现代中西医结合临床肿瘤学

主编 张 蓓　　副主编 黄圆圆

U0263952

SPM 南方出版传媒

广东科技出版社｜全国优秀出版社

·广 州·

图书在版编目（CIP）数据

现代中西医结合临床肿瘤学 / 张蓓主编. —广州：
广东科技出版社，2023.10
ISBN 978-7-5359-7865-3

Ⅰ.①现…　Ⅱ.①张…　Ⅲ.①肿瘤—中西医结
合疗法　Ⅳ.①R730.59

中国国家版本馆CIP数据核字（2023）第040582号

现代中西医结合临床肿瘤学
XIANDAI ZHONGXIYI JIEHE LINCHUANG ZHONGLIUXUE

出 版 人：严奉强
策划编辑：曾永琳
责任编辑：马霄行　李　芹　邹　荣　郭芷莹　潘羽生　王　珊
装帧设计：友间文化
责任校对：李云柯
责任印制：彭海波
出版发行：广东科技出版社
　　　　　（广州市环市东路水荫路 11 号　邮政编码：510075）
销售热线：020-37607413
https://www.gdstp.com.cn
E-mail: gdkjbw@nfcb.com.cn
经　　销：广东新华发行集团股份有限公司
印　　刷：广州市彩源印刷有限公司
　　　　　（广州市黄埔区百合三路 8 号 201 栋　邮政编码：510700）
规　　格：889 mm×1 194 mm　1/16　印张 41.25　字数 1 050 千
版　　次：2023 年 10 月第 1 版
　　　　　2023 年 10 月第 1 次印刷
定　　价：268.00 元

如发现因印装质量问题影响阅读，请与广东科技出版社印制室联系调换（电话：020-37607272）。

现代中西医结合临床肿瘤学编委会

主　编：张　蓓

副主编：黄圆圆

编　者：（按姓氏拼音排序）

蔡修宇　陈　浩　陈　平　陈徐贤　房财富　何湘子

胡丕丽　黄国贤　黄金圣　蒋　莉　黎燕芳　李婷炜

刘万里　骆卉妍　丘惠娟　权　琦　戎煜明　韦　玮

夏建川　夏云飞　徐伯平　赵　明

前言
PREFACE

对于恶性肿瘤这一严重危害人类健康的重大疾病，无论在国内还是国外都是人们关注的话题。多年来，在临床学者和肿瘤基础研究人员的不懈努力下，伴随着现代医学科学等学科的发展，人类对恶性肿瘤的认识逐步加深，有关恶性肿瘤的病因、诊断、治疗以及预后等方面的新理念、新观点、新方法、新技术不断涌现和更新，并且有些已经得到临床的验证，较大幅度地提高了治愈率。尤其在综合治疗成为肿瘤临床治疗主流的今天，中医药作为其中的组成部分，在肿瘤治疗中发挥了越来越重要的作用。据初步的临床统计，90%的肿瘤患者接受过不同程度的中医药治疗。进入21世纪，中西医结合治疗肿瘤的研究已经从简单的临床研究逐步走向科学化、规范化、系统化的大规模研究，习近平总书记在党的十九大报告中更明确提出"坚持中西医并重，传承发展中医药事业"。这就要求我们要继承好、发展好、利用好传统医学，用开放包容的心态促进传统医学和现代医学更好地融合，将西医治疗手段和中医中药治疗有机地结合起来，使二者优势互补，提高肿瘤的临床疗效。中西医汇聚将建立起一个融合双方优势的现代医学体系，促进医学科学发展进步，使医学科学更智慧、更精准、更强大，可产生"一加一大于二"的效应。中西医结合综合治疗肿瘤，是具有中国特色的医疗模式，在一定程度上可以认为是我国对于人类的贡献。对于从事肿瘤临床和研究的同道来讲，如何有机地结合运用中西医的不同理论体系，将临床与基础研究的新成果、新技术应用到临床，解决实际问题，体现治疗的规范化与个体化，实现中西医辨病、辨证的结合，具体地分析、治疗不同的恶性肿瘤，是目前中西医结合临床治疗肿瘤的重要命题之一。

本书具有鲜明的中医特色，作者从中医的视角来解读和探索中西医结合对于恶性肿瘤的认识，注重临床治疗，淡化中西医理论体系的结合，充分体现"实践是检验真理的唯一标准"的理念。在编写中，我们尽力做到"师古而不泥古"，从病位、病因、病机、病理演变到疾病属性，从现代医学分期、治疗及前沿进展到中医辨证论治、单方验方、饮食调护、预防保健等逐一论述，力求规范化、标准化，突出"全面性、前沿性"的特点。全书分为总论、各论以及附录三个部分，涉及中西医结合诊治恶性肿瘤的相关领域。相信本书对于从事中医、中西医结合肿瘤临床与基础研究的相关人员来说，是极富参考价值的工具书。本书在编写过程中参考和引用了大量的国内外专著与资料，在此也衷心希望读者不吝赐教，以使本书日臻完善。

由于时间仓促，加之我们的水平有限，书中难免会有很多疏漏与不足之处，祈请各位同仁和读者予以斧正。

张　蓓

2023年9月于广州

CONTENTS 目录 ❯

II 各　论

Ⅲ /附 录/

总　论

第一章
恶性肿瘤的中医药治疗

迄今为止，恶性肿瘤的主要治疗方法为外科治疗、化学治疗、放射治疗、分子靶向治疗、免疫生物治疗、中医药治疗、介入治疗、内分泌治疗、微波治疗、超声治疗及激光治疗等，每一种治疗方法都有其优势，但也具有局限性。目前，肿瘤治疗已进入多学科综合治疗的时代，根据患者的机体状况，肿瘤的病理类型、侵犯范围、发展趋向及临床分期，有计划地、科学地、合理地应用现有的中西医治疗手段，可以最大限度地提高患者生存率和生活质量。

中医药治疗是我国独特的治疗方法，是临床上应用广泛、疗效确切的治疗方法，在国外也日益受到重视并已应用于临床。

中医药对肿瘤的治疗，强调整体观念和辨证论治。通过整体调节、双向调节、自我调节、功能调节等多方面恢复和增强患者机体自身的抗病能力，从而达到平衡阴阳、治疗疾病的目的。

根据患者的个体情况，选择适当的治疗方法，对于提高疗效、减轻毒副反应、延长生存期有着重要的作用。

第一节　祖国医学对肿瘤的认识

一、中医对肿瘤的认识

中医学认为：肿者，肿大也；瘤者，留居也；肿大成块，留居在一起而不消散之物谓之肿瘤。

我国古代关于肿瘤和瘤样病变的描述和记载可追溯到距今三千多年前的殷周时期。殷墟甲骨文上已经有"瘤"的病名，两千多年前的《周礼》一书中已载有专治肿瘤一类疾病的医生，称为"疡医"，负责治疗"肿疡"，至今日本和朝鲜仍将肿瘤称为"肿疡"。我国现存最早的医书《黄帝内经》已有肿瘤病因的记录，宋代《卫济宝书》第一次使用"癌"字，"癌"字源自"嵒"字，且与"岩"字相通，明代开始正式用"癌"来统称恶性肿瘤。

二、中医对肿瘤病因及发病机制的认识

中医认为，肿瘤的病因不外乎内因与外因两方面。

外因包括四时不正之气（即风、寒、暑、湿、燥、火六淫之邪）和饮食因素（饮食不节、不洁、偏嗜）。现代医学已证明，有相当一部分肿瘤患者的发病原因与外界环境中的致癌因素有关。由于当时条件的限制，古人无法提出确切的病因，因此用六淫之邪来概括致癌物质。外邪侵犯人体及饮食所伤，使脏腑功能失调，气滞血瘀，痰浊内生，日久成癌。《灵枢·九针论》说："四时八风之客于经络之中，为瘤病者也。"提出外邪"八风"停留在经络之中可形成肿瘤等经久不愈的顽固性疾病。《灵枢·百病始生》说："积之始生，得寒乃生，厥乃成积也。"认为寒邪可以引起积证。饮食因素致癌，中医文献也早有记载。宋代的《济生方》说："过餐五味，鱼腥乳酪，强食生冷果菜，停蓄胃脘……久则积结为癥瘕。"元代的《卫生宝鉴》说："凡人脾胃虚弱，或饮食过度，或生冷过度，不能克化，致成积聚结块。"明代的《景岳全书》中说："饮食无节……多成痞块。"清代的《医碥》说："酒客多噎膈，饮热酒者尤多。"明代的《外科正宗》指出："茧唇，……因食煎炒，过餐炙煿。"说明过食肥甘厚味、煎炸食物或饮酒过度，易发生肿瘤。

内因包括情志因素和脏腑亏虚。因情志所伤，或先天禀赋不足，或体质虚弱，不能祛邪外出，邪积于内，日久则成癌。

喜、怒、忧、思、悲、恐、惊七种情志活动，在正常情况下，是人体精神活动的外在表现，若外界各种精神刺激程度过重或持续时间过长造成情志的过度兴奋或抑制，则可导致人体内的阴阳失衡，脏腑功能紊乱而发病。《景岳全书》认为："噎膈一证，必以忧愁思虑，积劳积郁，或酒色过度，损伤而成。"明代的陈实功说："乳岩由于忧思郁结，所愿不遂，肝脾气逆，以致经络阻塞，结积成核。"这些都认为肿瘤发病与精神因素有关。

脏腑功能失调、正气亏虚是肿瘤的主要致病因素。正气亏虚，人体内部环境的稳定性及机体内外的相对平衡性遭到破坏，致癌因子才能起作用而导致肿瘤的形成、浸润、扩散和转移。正如《黄帝内经》所云："正气存内，邪不可干。""邪之所凑，其气必虚。"《外证医案汇编》载："正气虚则成岩。"《活法机要》载："壮人无积，虚人则有之。"《医宗必读》载："积之成也，正气不足而后邪气踞之。"《景岳全书》载："脾肾不足及虚弱失调之人，多有积聚之病。"

以上这些因素往往不是单独致病，而是多种因素综合作用于机体而致病，而脏腑虚亏是肿瘤发病的先决条件。

肿瘤患者的病理改变以"痰、毒、瘀、虚"最为多见，因此，肿瘤的病机可概括为痰湿结聚、热毒内蕴、气滞血瘀，以及脏腑功能紊乱、气血亏虚、阴阳失调。

三、中医对肿瘤治疗方面的贡献

辨证论治是中医的精髓，强调治病必求其本，辨证是中医的诊断学，论治是中医的治疗学。辨证论治就是根据"四诊"所收集的病情资料，从症状和体征入手，结合体质、环境等因素，通过综合分析，揭示疾病本质，从而遣方用药进行治疗的一个过程。

中医认为人体是一个有机整体，肿瘤是全身性疾病的局部表现，肿瘤的发生、发展是一个正虚邪实的过程。因此，中医治疗肿瘤，并非一方一药就能治愈，必须按照四诊八纲、理法方药进行辨证论治，结合患者的具体情况、身体强弱、病期早晚，注意瘤体局部与机体整体的辩证关系，辨证与辨病相结合，采取或攻或补的方法，做到"扶正以祛邪，祛邪而不伤正"。

其中，"治病必求其本"是指导肿瘤治疗的大法。在肿瘤治疗上，所谓的"本"是肿瘤存在的原因，所谓的"标"是肿瘤所致的症状。"急则治其标，缓则治其本"的思想是指导肿瘤辨证论治的原则。肿瘤治疗在上述原则的指导下，遵循"结者散之""坚者削之"以及由此而发展起来的破瘀散结、软坚消导等治法。

古人对肿瘤治疗有较丰富的经验，这些经验对现代医学亦有指导意义。金代的张子和以攻下著称，他对于肿瘤的治疗强调"岂有病积之人，大邪不去而可以补之乎"，主张以攻法祛邪。元代的朱丹溪以滋阴著称，他对于肿瘤的治疗强调"壮人无积，虚人则有之。脾胃怯弱，气血两衰，四时有感，皆能成积，若遽以磨坚破结之药治之，疾虽去而人已衰矣"，主张"养正气，积自除"的思想。明代的张景岳系温补派的代表人物，他治疗肿瘤善于攻补兼施，调理脾胃。《景岳全书》云："攻补之宜，当于孰缓孰急中辨之。凡积聚未久而元气未损者，治不宜缓，盖缓之则养成其势，反以难制，此其所急在积，速攻可也。若积聚渐久，元气日虚，此而攻之，则积气本远，攻不易及，胃气切近，先受其伤，愈攻愈虚，则不死于积而死于攻矣……故凡治虚邪者，当从缓治，只宜专培脾胃以固其本。"明朝的李中梓强调肿瘤治疗必须注意分期立法，他说："初、中、末之三法不可不讲也。初者病邪初起，正气尚强，邪气尚浅，则任受攻；中者受病渐久，邪气较深，正气较弱，任受且攻且补；末者病根经久，邪气侵凌，正气消残，则任受补。"这是李中梓总结的治疗肿瘤的三个原则。

在中医古籍及民间广泛流传着许多治疗肿瘤的方剂。如明代的王肯堂用治各种肿瘤的鳖甲丸（鳖甲、三棱、枳壳、大黄、木香、桃仁等）、戴思恭治疗噎膈的导痰汤、陈实功治疗甲状腺肿瘤的海藻玉壶汤，清代王维德治疗乳癌的犀黄丸、张锡纯用治腹块的理冲汤（生黄芪、党参、白术、茯苓、生山药、天花粉、三棱、莪术、生鸡内金、知母）等至今仍在使用，并被证明是有效的。

第二节　中医对肿瘤的辨证论治

中医学认为人体是一个有机整体，肿瘤是全身性疾病的局部表现，其发生、发展、转移等都是人体正气亏虚所致。中医在肿瘤治疗上既注意消除外在致病因素，又重视调整人体内环境，增强免疫力，提高机体自身的抗癌能力。

癌症的发生、发展是一个正虚邪实的过程，在病灶局部表现多为邪实，而患者整体的表现多是正虚，要把扶正与祛邪、攻与补有机地结合起来，以手术、放疗（放射治疗的简称）、化疗（化学药物治疗的简称）及中医攻伐之品祛邪攻癌；同时，以扶正培本方药来调整人体阴阳、气血、脏腑、经络，增强机体抗癌能力，减轻其他治疗的毒副反应，力求做到"扶正以祛邪，祛邪而不伤正"。

一、肿瘤临床常见中医证型及其治疗

1. 气滞型

（1）主证：胸胁胀痛，痛无定处，食欲不振，易怒，或脘腹胀痛，或嗳气呕逆，或吞咽梗阻，或乳房胀痛，月经不调，或见瘿瘤、癥瘕、痞块，舌淡红，苔薄白，脉弦。

（2）治法：理气疏肝。

（3）常用方剂：逍遥散、柴胡疏肝散等。

（4）常用药物：柴胡、白芍、香附、枳壳、青皮、陈皮、郁金、白术、茯苓等。

临床上常见气病有肝郁气滞、脾胃气滞、肺气壅滞、胃气上逆、腑气不通，分别可选用逍遥散、保和丸、苏子降气汤、旋覆代赭汤、大承气汤等加减治疗。

2. 血瘀型

（1）主证：胸胁或脘腹胀痛，胸腹胁下痞块，疼痛固定拒按，面色黧黑或晦暗，舌质紫暗或见瘀斑，脉涩。妇女可见经闭痛经，色紫暗或夹血块，或乳房肿块胀痛。

（2）治法：活血化瘀。

（3）常用方剂：血府逐瘀汤、膈下逐瘀汤、通窍活血汤等。

（4）常用药物：牡丹皮、当归、赤芍、桃仁、红花、五灵脂、川芎等。

根据药物作用机制的不同，上述药物又可分为和血、活血、破血三类。

和血类药物：指有养血濡血作用的药物，包括当归、牡丹皮、丹参、生地黄、赤芍、鸡血藤等。

活血类药物：指有活血行血通瘀作用的药物，包括川芎、红花、蒲黄、五灵脂、北刘寄奴、郁金、三七、姜黄、益母草、泽兰、苏木、牛膝、延胡索、鬼羽箭、乳香、没药、王不留行等。

破血类药物：指有破血消瘀散结作用的药物，包括大黄、水蛭、虻虫、三棱、莪术、血竭、桃仁、土鳖虫等。

3．痰凝型

（1）主证：局部肿块隆起，无明显红肿热痛，或见瘰疬痰核、乳房包块、瘿瘤，喘咳痰鸣，或痰涎呕恶，或情志不舒，喜叹息，舌质暗，苔白滑，脉弦滑。

（2）治法：化痰散结。

（3）常用方剂：海藻玉壶汤、瘿瘤神方等。

（4）常用药物：海藻、昆布、贝母、陈皮、海螵蛸、海浮石、夏枯草、瓜蒌、半夏、天南星、皂角刺、猫爪草、莪术、鳖甲、龟甲、牡蛎、僵蚕、山慈菇、硇砂、土鳖虫等。

4．湿聚型

（1）主证：身热不扬，或发热缠绵，汗出热不退，肢体困重，呕恶纳呆，脘腹痞闷，或面目周身发黄，口苦尿黄，下痢黏稠腥臭，里急后重；或白带增多，黏腻腥秽，外阴瘙痒，舌红，苔黄腻，脉滑数。

（2）治法：清热利湿。

（3）常用方剂：茵陈蒿汤、加味二妙丸、八正散、白头翁汤等。

（4）常用药物：茵陈、栀子、黄柏、苍术、川草薢、白头翁、车前子、木通、猪苓、大黄等。

临床上肝癌、肠癌、肾癌、卵巢癌属湿热壅盛者，可分别选用茵陈蒿汤、白头翁汤、八正散和加味二妙丸。

5．热毒型

（1）主证：发热不退，口干咽燥，喜冷饮，或头痛，或鼻流脓涕或衄血，或痰黄或咳吐脓血痰，或带下色黄腥臭，少腹胀痛，或大便呈脓血性黏液，里急后重，或小便灼热疼痛，尿急，或全身有出血现象，舌红暗或瘀，苔黄干，脉弦滑或滑数。

（2）治法：清热解毒。

（3）常用方剂：犀角地黄汤、白虎汤合五味消毒饮、白头翁汤合桃红四物汤等。

（4）常用药物：水牛角、生地黄、赤芍、白头翁、黄柏、黄连、野菊花、金银花、蒲公英、紫花地丁、板蓝根、穿心莲、凤尾草、龙葵、垂盆草、重楼、石上柏、黄芩、虎杖、白花蛇舌草、半枝莲、山豆根、白毛藤、臭牡丹、喜树果、长春花、三尖杉、美登木、野百合、秋水仙、冬凌草、雷公藤、瓜蒌、鸦胆子、天花粉、青黛等。

6．气虚型

（1）主证：神疲乏力，少气懒言，头晕目眩，动辄气短，面色㿠白，心悸自汗，舌淡胖，苔薄白，脉弱无力。

（2）治法：补气健脾。

（3）常用方剂：四君子汤、参苓白术散等。

（4）常用药物：党参、白术、茯苓、黄芪、山药、炙甘草等。

脏腑气虚辨证论治见表1-1。

表1-1　脏腑气虚辨证论治

辨证分型	主　证	治则	方　药
肺气虚	喘咳无力，动则气短，神疲少气，声音低怯，咳声不扬，痰多清稀，咯痰无力，自汗怕冷，容易感冒	补益肺气	常用方：四君子汤合玉屏风散或补肺汤加减 常用药：人参、黄芪、党参、沙参、五味子、刺五加、白术、甘草
脾气虚	食少纳呆，大便溏泄，脘腹胀满，内脏下垂，面色萎黄，少气懒言，神疲乏力	益气健脾	常用方：四君子汤或参苓白术散 常用药：人参、黄芪、党参、白术、白扁豆、炙甘草、升麻、薏苡仁、茯苓、山药
心气虚	心悸怔忡，胸闷气短，神疲乏力，健忘失眠或多梦，自汗，面色苍白，脉细弱或结代	补益心气	常用方：养心汤或远志饮子 常用药：人参、黄芪、党参、五味子、茯神、远志、当归、炙甘草
肝气虚	心烦气短，惊悸不宁，胆怯而恐慌	补肝益气	常用方：安神定志丸 常用药：人参、何首乌、白术、党参、吴茱萸、酸枣仁、五味子、淫羊藿
肾气虚	腰膝酸软，眩晕耳鸣，动辄气短，小便清频，夜多小便，尿后余沥，遗尿遗精	补肾固摄	常用方：大补元煎或补肾固精汤 常用药：女贞子、菟丝子、金樱子、桑螵蛸、覆盆子、五味子、益智仁

7．血虚型

（1）主证：面色萎黄，头晕眼花，心悸失眠，唇甲苍白，手足发麻，妇女经行量少或闭经，舌淡，脉细无力。

（2）治法：补血填精。

（3）常用方剂：四物汤、归脾汤等。

（4）常用药物：熟地黄、当归、白芍、川芎、阿胶、紫河车、鸡血藤、何首乌、大枣、龙眼肉、花生衣等。

血虚辨证论治见表1-2。

表1-2　血虚辨证论治

辨证分型	主　证	治则	方　药
心血虚	心悸烦躁，健忘，失眠多梦，面色不华，脉细或结代	养心安神	常用方：养心汤或归脾汤 常用药：柏子仁、生地黄、丹参、当归、白芍、夜交藤、浮小麦、龟甲、百合
肝血虚	面色无华，头晕目眩，耳鸣，胁痛，肢体麻木，筋脉拘急，爪甲不华，经少经闭	补血养肝	常用方：补肝汤 常用药：当归、白芍、何首乌、枸杞子、熟地黄、鸡血藤、丹参、阿胶、大枣

8．阴虚型

（1）主证：口干咽燥，心烦失眠，眩晕梦多，潮热盗汗，五心烦热，形体消瘦，尿少色黄，大便干结，舌红少苔，脉细数。

（2）治法：滋阴生津。

（3）常用方剂：增液汤、六味地黄丸、生脉散等。

（4）常用药物：玄参、生地黄、麦冬、沙参、石斛、玉竹、天花粉、龟甲、鳖甲、百合等。

阴虚辨证论治见表1-3。

表1-3　阴虚辨证论治

辨证分型	主　证	治则	方　药
肺阴虚	干咳或痰少而黏，痰中带血，咽痒，舌红少津，脉细数	滋阴润肺	常用方：百合固金汤、沙参麦冬汤 常用药：沙参、麦冬、天冬、百合、阿胶、石斛、天花粉、黄精、玉竹、川贝母
心阴虚	心悸怔忡，胸痛胸闷，健忘，失眠多梦，咽干舌燥，五心烦热，低热盗汗，舌红少津，脉细数	滋阴安神	常用方：天王补心丹、柏子养心丸 常用药：柏子仁、生地黄、丹参、玄参、当归、白芍、龟甲、百合、夜交藤、浮小麦
肝阴虚	眩晕头痛，目涩畏光，两目昏花或夜盲，耳鸣，胁痛，心烦易怒，爪甲不华，口燥咽干，五心烦热，潮热盗汗，失眠多梦	养阴柔肝	常用方：一贯煎、杞菊地黄丸 常用药：山茱萸、生地黄、熟地黄、枸杞子、女贞子、杜仲、阿胶、鳖甲、白芍、乌梅
肾阴虚	腰膝酸软，耳鸣耳聋，发脱齿摇，梦寐遗精，眩晕	滋补肾阴	常用方：六味地黄丸、知柏地黄丸 常用药：熟地黄、龟甲、阿胶、黄精、女贞子、玄参、天冬、枸杞子、紫河车、山萸肉、桑寄生、牛膝、何首乌、墨旱莲

9. 阳虚型

（1）主证：面色㿠白，形寒肢冷，腰膝酸软，口淡不渴，神疲乏力，少气懒言，倦卧嗜睡，气短而喘，小便清长，大便溏薄，舌淡胖，苔白润，脉沉迟无力。

（2）治法：温补肾阳。

（3）常用方剂：附子理中汤、右归丸等。

（4）常用药物：附子、肉桂、仙茅、淫羊藿、鹿茸、锁阳、巴戟天、肉苁蓉、菟丝子等。

阳虚辨证论治见表1-4。

表1-4　阳虚辨证论治

辨证分型	主证	治则	方药
心阳虚	心悸气短，心胸憋闷，形寒肢冷，自汗少气，神疲体倦，面色苍白，脉细数或结代	温补心阳	常用方：保元汤、参附汤、四逆汤 常用药：桂枝、肉桂、附子、薤白
脾阳虚	腹胀纳呆，脘腹冷痛，喜温喜按，大便清稀或水泻，完谷不化，畏寒肢冷，神疲乏力，口淡喜热饮，肢体浮肿	温补脾阳	常用方：理中汤、实脾饮 常用药：干姜、苍术、吴茱萸、肉豆蔻、半夏、豆蔻、草豆蔻、益智仁
肾阳虚	腰膝酸冷，形寒肢冷，面色苍白，耳鸣，耳聋，发脱齿摇，便溏，浮肿，夜多小便或不禁，阳痿滑精，白带稀多，下利清谷，五更泻	温补肾阳	常用药：金匮肾气丸、右归饮 常用药：鹿茸、仙茅、淫羊藿、补骨脂、巴戟天、肉苁蓉、狗脊、续断、附子、肉桂

二、转移癌的治疗

中医对肿瘤转移的病因病机、诊治及预防均有独特的认识，其中"内虚"在肿瘤转移过程中起关键作用。"正气存内，邪不可干""邪之所凑，其气必虚"清楚地表明，机体正气弱是肿瘤复发和转移的主要因素之一。肿瘤患者久病体虚，正气不支，无力抗邪，邪气留而不去成积，就发生了转移。

中医强调治病必求其本，肿瘤转移的治疗也必须遵循辨证与辨病相结合的方法，既要兼顾原发病灶，也要注意转移灶的具体情况。只有这样，才能做到标本兼治，取得良好疗效。

1. 肝转移

（1）主证：右胁部不适或疼痛，或腹胀痛，或腹大如鼓，身黄目黄，足肿，或低热盗汗，纳呆，舌暗或有瘀斑，脉弦。

（2）治则：疏肝健脾，化瘀止痛。

（3）常用方药：柴胡、白芍、太子参、茯苓、白术、郁金、丹参、泽兰、绵茵陈、白花蛇舌草、蜈蚣、鳖甲、莪术等。

2．肺转移

（1）主证：咳嗽，胸痛或胸部不适，或有血痰，或气促，舌淡或暗红，或有瘀斑，苔薄白，脉弦或细。

（2）治则：宣肺止咳，化痰散结。

（3）常用方药：丹参、桑叶、北杏仁、浙贝母、天冬、麦冬、北沙参、天南星、蜈蚣、重楼、皂角刺、白花蛇舌草等。

3．骨转移

（1）主证：躯体或四肢等处骨骼疼痛，或伴有活动障碍，甚至出现截瘫，舌暗或有瘀斑，脉细或涩。

（2）治则：补肾壮骨，活血止痛。

（3）常用方药：丹参、透骨消、骨碎补、补骨脂、杜仲、威灵仙、桑寄生、三七末、蜈蚣等。

4．脑转移

（1）主证：头晕头痛，视物不清，肢体麻痹或半身不遂，神志不清或烦躁易怒，甚则肢体抽搐，舌硬不语，舌暗红或有瘀斑，脉弦数或涩。

（2）治则：活血化瘀，利水祛痰，通经活络。

（3）常用方药：丹参、赤芍、地龙、全蝎、僵蚕、蜈蚣、天麻、钩藤、石菖蒲、天南星、猪苓、木通等。

5．恶性胸腔积液

（1）主证：气促胸闷，咳嗽，甚则呼吸困难，脉略数或沉细无力。

（2）治则：宽胸理气利水。

（3）常用方药：瓜蒌、白术、葶苈子、大枣、商陆、龙葵、泽泻、陈皮、茯苓、猪苓等。

第三节　中医药抗肿瘤机制的研究

现代技术应用于中医药防治肿瘤机制的研究，使得中医药防治肿瘤作用的机制得到进一步阐明。大量的基础实验结果表明，中药是通过以下多个环节起到抑制恶性肿瘤作用的。

1．直接杀灭和抑制肿瘤细胞

有些用于肿瘤治疗的中药对肿瘤细胞有直接杀灭和抑制其生长的作用，如：半枝莲醇提物对体内移植的小鼠肉瘤细胞株（S180）和小鼠肝癌细胞株（H22）具有抑制其增殖活性的作用；蒲公英根成分中的主要三萜类化合物蒲公英萜醇和蒲公英甾醇具有显著的抑制Raji细胞（取自淋巴瘤患者的培养细胞）增殖的作用；半夏蛋白能凝集人肝癌细胞、艾氏腹水癌细胞和腹水型肝癌细胞，而对正常细胞无影响；皂角刺对S180有抑制作用，醇提取物对小鼠宫颈癌细胞（U14）有抑制作用，其抗肿瘤机制可能与抑制增殖细胞核抗原（PCNA）和突变型p53蛋白的表达有关；鸦胆子油能杀伤肝癌细胞；鸦胆子及其所含抗癌成分能抑制癌细胞对氧的摄取，抑制癌细胞DNA合成，对部分癌细胞有直接杀伤作用，能损害癌细胞的细胞膜和细胞核。

2．诱导肿瘤细胞凋亡

有些中药是通过诱导肿瘤细胞凋亡而发挥治疗肿瘤作用的，如草豆蔻中的总黄酮具有抗肿瘤活性。草豆蔻可通过调节免疫系统、影响细胞有丝分裂G0/G1期、下调肿瘤细胞中抗凋亡基因蛋白的表达以及上调拮抗促凋亡基因蛋白的表达等多种途径抑制肿瘤细胞的生长和转移，最终导致肿瘤细胞的凋亡；化橘红对小鼠移植性肉瘤和肝癌具有明显抑制作用，对癌细胞增殖周期中的S期细胞作用不大，但能使G2至M期细胞减少，使G0至G1期细胞增多，同时具有促使癌细胞凋亡的作用；采用MTT法研究白茅根水提物对人肝癌细胞株（SMMC-7721）影响的结果表明，白茅根水提物对SMMC-7721具有明显的增殖抑制作用并可诱导其凋亡。

3．抑制多药耐药

多药耐药是临床上肿瘤治疗失败的主要原因之一。现代研究表明，中药具有较好的抑制多药耐药的作用，如：大黄素和大黄酸均抗多药耐药，具有抑制酪氨酸激酶活性的作用，可增强肿瘤细胞对化疗药物的敏感性；贝母碱可逆转白血病细胞多药耐药的活性；补骨脂提取物（R3）可逆转乳腺癌MCF/ADR细胞的多药耐药；苦参碱能够降低黏蛋白P170和肺耐药蛋白LRP的表达，抑制化疗药物经跨膜蛋白和胞吐途径排出细胞，抑制TOPO Ⅱ的活性，降低其对耐药细胞DNA的修复能力，从而干预肿瘤获得性多药耐药的产生。

4．抑制肿瘤新生血管

肿瘤新生血管的形成决定了肿瘤拥有无限增殖的能力，所以抑制肿瘤的新生血管形成也是治疗肿瘤的一个重要切入点。有些中药可以抑制肿瘤的血管生成，如常山碱的衍生物常山酮对肝癌、肉瘤、脑癌、膀胱癌、乳腺癌及前列腺癌等诸多癌症模型有显著抑制作用，其抗肿瘤作用机制有抑制肿瘤细胞增殖、诱导肿瘤细胞凋亡、抑制肿瘤血管新生、抑制成纤维细胞活化、抑制Th12细胞分化等；蜈蚣多糖蛋白复合物有显著的抗血管生成活性，可降低血管内皮生长因子（VEGF）和血管紧张素Ⅱ（Ang-Ⅱ）表达，抑制肿瘤血管生成；灵芝能抑制肿瘤细胞生长，诱导肿瘤细胞凋亡和分化，抑制肿瘤细胞的侵袭和转移，抑制肿瘤血管新生，增强机体抗肿瘤免疫力。

5．调节机体免疫功能

扶正类中药大多对肿瘤患者的免疫功能有提升作用，中药可以作为免疫调节剂，增强网状内皮系统功能，增强机体抵抗力，对巨噬细胞功能有明显的保护作用，对抗体形成细胞有明显的抑制作用，对非特异性免疫和特异性免疫均有增强作用。常见的增强免疫中药有黄芪、猪苓、茯苓、人参、北五味子、女贞子、附子、枸杞子、肉苁蓉、黄精、锁阳、冬虫夏草等。

6. 促进肿瘤细胞分化

诱导癌细胞分化是肿瘤生物学中一个重要的研究领域。癌细胞在诱导分化因子的作用下，其恶性表型受到控制，甚至可逆转为正常细胞的基因表型，恢复某些正常功能。诱导分化剂在改变肿瘤生物学行为方面的研究已逐渐受到重视，而寻找高效低毒的诱导分化剂已成为肿瘤治疗的重要策略之一。目前有研究显示，多种中药有诱导肿瘤细胞分化的作用，如：白前有诱导白血病细胞分化的作用；淫羊藿可诱导肿瘤细胞分化，抑制肿瘤细胞增殖，抑制肿瘤细胞转移；莲房原花青素（LSPC）可使黑色素瘤B16细胞膜破损，细胞形态改变，黑色素水平增加，S-100蛋白阳性表达细胞数下降，黑色素瘤细胞减少，表明LSPC对B16细胞有形态上和功能上的诱导分化作用等。

除上述的作用机制外，中药还具有抗微管、干扰和拮抗促癌剂、调整凝血机制、减轻血液高凝状态及调节神经内分泌功能等作用。说明中医药是从多方面、多角度、多靶点来达到防治肿瘤的目的的。

第四节　中医药在肿瘤综合治疗中的作用

手术、放疗、化疗仍是目前治疗肿瘤的三大主要方法。但手术会损伤脏腑组织器官，引起创伤出血；放疗、化疗缺乏选择性，毒副反应大，而且对机体免疫功能有损伤，配合中医药治疗，可减轻其毒副反应，加强其抗癌作用，增强机体免疫功能，防止肿瘤复发转移，改善患者生活质量，提高患者生存率。因此，积极运用中医药与手术、放疗、化疗相结合是十分必要的，也是进一步提高疗效的重要途径。

1. 中医药与手术结合

（1）术前中药扶正治疗可增加手术切除成功率，减少手术并发症。术前中药扶正治疗大多使用补气养血、健脾补肾的药方，如四君子汤、八珍汤、十全大补汤等。术前中药抗癌治疗，目的在于控制癌症发展，为手术治疗创造条件，可使用华蟾素注射液、鸦胆子乳剂、秋水仙酰胺等。

（2）术后中药治疗是目前常用的治疗方法，该方法有利于术后的康复，为及时放疗、化疗创造条件。调理脾胃可予香砂六君汤；益气固表可用玉屏风散；养阴生津可用增液汤；长期中药维持治疗，一般应扶正与祛邪相结合，根据不同病种及脏腑特性，辨证与辨病相结合来遣方用药。

2．中医药与放疗结合

（1）防治毒副反应和后遗症。中医认为放射线为热毒之邪，易伤阴耗气，治疗应以养阴益气、清热解毒、凉补气血为主。放射性口咽炎及鼻腔炎可用增液汤加金银花、菊花、射干、天花粉、板蓝根等，放射性肺炎可用清燥救肺汤加鱼腥草、黄芩等，放射性食管炎可用增液汤加蒲公英、半枝莲、青皮等，放射性胃肠道反应可用香砂六君汤，放射性直肠炎可用小蓟饮子合地榆槐角丸，放射性膀胱炎可用八正散合导赤散，放射性肝炎可用茵陈蒿汤，放射性脑反应可用五苓散合六味地黄丸，放射引起的骨髓抑制可用八珍汤或升血调元汤。

（2）起放射增敏作用。中药配合放疗，有一定协同增效作用。动物与临床研究证明，从防己中提取的汉防己甲素是一种有效的放射增敏剂，川红注射液（含川芎、红花）及扶正增效方（含黄芪、枸杞子、女贞子、太子参、红花、苏木等）可通过改善癌细胞的乏氧状态而起增敏作用。

（3）巩固疗效。放疗属局部性疗法，难免有残留的癌细胞。中药治疗是放疗后较佳的接力性治疗方法，坚持长期服用扶正祛邪中药是提高远期疗效、减少肿瘤复发的关键。放疗后的中药治疗多以益气养阴扶正为主，辅以清热解毒散结等祛邪治疗，以提高治疗效果。

3．中医药与化疗结合

（1）防治毒副反应。中医认为，化疗损伤气血，应予补气养血、健脾和胃、滋补肝肾。全身反应或骨髓抑制可用八珍汤、升血调元汤等，消化道反应可用香砂六君汤，中毒性心肌炎可用五参饮及归脾汤，中毒性肝炎可用茵陈蒿汤，肾功能损伤可用六味地黄汤加减，药物性膀胱炎可用五苓散和小蓟饮子，闭经可用金匮肾气丸和桃红四物汤，炎症反应可用清热解毒药（金银花、连翘、板蓝根、蒲公英、黄连等）。

（2）对化疗药起增效作用。许多扶正中药所含的多糖类成分，与化疗药配合，能增强其疗效。动物与临床研究均证实，黄芪多糖等对化疗有增效作用。

4．辨证与辨病、扶正与祛邪相结合

对于已失去手术、放疗、化疗机会的晚期患者，中医药治疗自始至终均要以扶正为主，结合患者的体质情况及不同病种，在扶正培本的基础上，可选用大剂量的抗癌中药，如天南星、生半夏、蜈蚣、白花蛇舌草、半枝莲、三棱、莪术、僵蚕、全蝎、喜树果、红豆杉等，以期达到扶正以祛邪、祛邪而不伤正的效果，提高患者生存质量，延长其生存期。

（张蓓）

第二章
恶性肿瘤的外科治疗

一、肿瘤外科的历史

外科治疗是最早的恶性肿瘤治疗手段。公元前1600年的古埃及医学著作《艾德温·史密斯纸草文稿》（*Edwin Smith Papyrus*）中即有关于手术切除乳腺肿瘤的记载。我国古代医学典籍中也有很多肿瘤外科治疗的内容：1973年出土的马王堆文物《五十二病方》，约成书于春秋时期（公元前770—前476年），里面有我国最早的肿瘤外科治疗方面的记载；东汉期间的名医华佗（？—208年），利用麻沸散给患者全身麻醉后切除的腹内肿块，很可能就包括了某些肿瘤；公元7世纪的《晋书》也有"景帝目有瘤疾，使医割之"的记载。

现代的肿瘤外科治疗发端于19世纪的美国。1809年，Ephraim McDowell医生为一位女性患者切除了巨大的卵巢肿瘤，患者术后生存了30年。1842年，牙科医生William Morton和Crawford Long发明了全身麻醉；1846年，John Warren医生在乙醚全身麻醉下成功施行了颌下腺切除手术；1867年，Joseph Lister利用石炭酸进行外科消毒，促进了抗菌术的普及，这对于现代肿瘤外科学的发展起到了关键的推动作用。随着麻醉和消毒技术的发展，大型的肿瘤外科手术成为可能。因此，从19世纪的下半叶开始，许多肿瘤外科的手术技术得到了长足的发展。Albert Theodore Billroth首先成功开展了胃切除术和食管切除术；William Halsted阐明了肿瘤外科"整块切除"原则，并创立了标准的乳腺癌根治切除术式。此后，针对不同器官和部位的肿瘤的外科手术陆续得到开展并普及，如1909年Kausch医生首次成功完成治疗胰腺癌的胰十二指肠切除术，1911年Wendel医生开展肝切除术治疗肝癌，1933年Graham医生开展肺切除术治疗肺癌等，为肿瘤患者带来了更好的疗效。现代外科技术和器械，如腔镜手术、自动吻合器、机器人手术等，更是促进了肿瘤外科的飞速发展。而麻醉技术和理念的更新，重症监护医学的发展，以及术后康复手段的进步，则使得肿瘤外科手术的安全性更高，患者的恢复更为顺利。

二、肿瘤外科的作用

1. 预防肿瘤

某些疾病由于具有发展为肿瘤的风险，如家族性多发性结肠息肉、溃疡性结肠炎、家族性乳腺癌（常合并BRCA1/BRCA2基因突变）、隐睾、口腔/外阴白斑等，因此需要依靠外科手术进行处理，以避免肿瘤的发生。

2. 诊断肿瘤

活检是肿瘤外科的主要任务之一，目的是取得足够的组织标本以便做出准确的组织学诊断，包括抽吸活检、穿刺活检、切取活检、切除活检等。此外，活检结果对于肿瘤的准确分期以及后续治疗的选择也非常重要。

抽吸活检是利用细针（fine needle）穿刺病灶，抽吸细胞或组织进行诊断；穿刺活检是利用专门设计的空芯针（core needle）穿刺病灶，利用针芯凹槽切割小条状的组织进行诊断；切取活检（incisional biopsy）通常是切取巨大病灶的部分进行组织学检查；切除活检（excisional biopsy）是将怀疑的病灶完整切除以进行病理诊断。

进行活检时需要注意一些重要的原则，包括：①针道或者切口的选择，必须便于后续的手术切除；②避免活检过程中污染正常组织造成医源性肿瘤播散；③尽可能取得充足的组织以保证组织学或特殊诊断的需要；④应做好组织标本的方位标记，并选择适当的组织固定剂；⑤必要时在活检后放置金属定位标识以利于后续的其他治疗（如放疗等）。

3. 治疗肿瘤

目前外科手术仍是治疗实体肿瘤最重要的手段，主要包括以下手术方法。

（1）针对原发肿瘤的根治性手术：指以根治为目的的手术，最低标准要求达到R0切除（肉眼和病理均确认切缘阴性）。对于上皮来源的肿瘤，根治术的范围应包括肿瘤所在器官的大部或全部，与区域淋巴结一并完整切除。最为经典的例子是乳腺癌根治术，经典的切除范围包括全部乳腺、胸大小肌、腋窝及锁骨下淋巴脂肪组织。对于间叶组织来源的肿瘤，根治术的要求是进行肿瘤所在组织/器官的全部以及邻近组织的广泛切除，如横纹肌肉瘤的切除范围应包括受累肌肉的全部及深层的筋膜。

虽然理论上根治术能够提供最为彻底的切除，但是也往往伴随较大的创伤，因此在术前应慎重考虑这些问题：仔细选择最有可能受益的患者；选择疗效与创伤平衡性最佳的术式；选择适当的术前和/或术后的辅助性治疗以提高疗效，减少复发转移。

（2）姑息性手术：指无法达到根治效果，但是能减少肿瘤负荷，为后续的其他治疗创造条件，或者减轻症状提高患者生活质量的手术。典型的例子是对于卵巢癌腹膜转移的患者，减瘤术配合术后化疗可显著延长其生存期；而胰腺癌无法根治切除时，常采用胆肠、胃空肠吻合术等以解除胆道梗阻和幽门（十二指肠）梗阻。

（3）转移瘤的切除术：某些肿瘤虽已发生转移，但是在原发病灶已切除或控制良好，转移只限于特定部位或器官时，对转移灶的切除仍能明显延长患者的生存时间。结直肠癌肝转移和肺转移切除术就是一个成功的例子，在目前多种有效化疗方案的辅助下，部分选择性病例术后5年生存率甚至可高达58%。但是在评估转移性肿瘤的切除时，必须考虑以下因素：患者的全身情况，合并的基础疾病；原发肿瘤的生物学行为；充分的术前分期；彻底切除所有临床证实的转移灶的可能性；保留足够的手术靶器官功能。

（4）肿瘤相关急症手术：某些肿瘤相关急症，如出血、穿孔、梗阻等，常于短时间内危及患者生命，需要通过及时的外科手术进行干预。与择期手术相比，由于患者一般情况往往较差，且常合并贫血、白细胞低、血小板低等特殊情况，因此患者术后发生出血、感染等的风险也相应增加，需要加强相应的支持对症治疗，以保证手术的效果。

（5）重建与康复手术：指通过后续的手术，修复或减轻前期手术或放疗造成的创伤和功能障碍，如乳腺癌根治术后的乳房重建、头颈部肿瘤根治术后利用带蒂皮瓣和微血管吻合技术修补缺损、进行肌肉移位以改善肢体活动功能等。

三、肿瘤外科的基本原则

（一）准确的诊断和分期

肿瘤的外科手术常合并较大的创伤及永久性的功能丧失，如：直肠癌行Miles术后失去肛门，终生需要经肠造口排便；乳腺癌行根治术后永久性失去乳房；骨肿瘤截肢术后终身致残。因此在术前应尽量取得病理诊断，以免造成误诊。某些情况下术前无法明确病理诊断，而手术方案可能造成不可逆后果的，应在术中送冰冻病理检查，如未育女性的子宫肿瘤需行子宫全切术时。

对于治疗方案的选择和预后的判断，肿瘤分期是最为重要的依据。目前较为常用的肿瘤分期是国际抗癌联盟（Union for International Cancer Control，UICC）和美国癌症联合会（American Joint Commission for Cancer，AJCC）制定的TNM分期法，某些肿瘤也有特殊的分期系统，如肝细胞癌的BCLC分期、结直肠癌的Dukes分期等。临床分期对于制订初步的治疗方案具有指导意义，而外科手术能够提供更为精确的病理分期信息，如原发肿瘤的大小和浸润深度、淋巴结转移的情况、肿瘤对周围组织的侵犯程度以及远处转移的情况，这对于判断患者的预后和制订适宜的术后治疗方案是不可或缺的。

（二）选择适合的术式

肿瘤外科医生在选择具体手术方式的时候，必须考虑到以下因素。

（1）不同肿瘤的生物学行为与转移特点：上皮来源的肿瘤常发生淋巴结转移，因此手术中应重视对区域淋巴结的清扫，如胃癌和结直肠癌，手术中清扫的淋巴结数目是判断手术根治效果和准确分期的关键之一。但是乳腺癌和恶性黑色素瘤则可以先行前哨淋巴结的活检，如果结果为阴性，可以避免更为广泛的淋巴结清扫。间叶组织起源的肿瘤，如肉瘤等很少发生淋巴结转移，但易浸润生长导致局部复发，因此应保证足够的切除范围。

（2）权衡切除范围和保留正常组织器官的需要：当手术有希望达到根治效果时，应尽量保证足够的切除范围，这往往与保留正常组织器官的要求发生矛盾。一般要求后者服从前者，但是更需要术者根据具体情况进行权衡取舍，例如：对于肿瘤所在的肾脏是整个切除还是局部切除，需要考虑对侧肾脏的功能是否能保证正常的生理需要；肝癌患者往往合并不同程度的肝硬化，在切除肿瘤时应在保留足够残肝体积的前提下，尽量选择适宜的切除范围。

（3）综合考虑患者的合并症和全身状况：肿瘤好发于老年人，常合并高血压、心脏病、糖尿病等基础疾病，患者重要器官（心、肺、肝、肾等）的功能常有不同程度的受损。因此需要通过细致的术前检查和针对性的治疗，尽量降低高危因素造成的手术风险，并综合考虑患者的具体情况，制订个体化的手术方案。

（三）重视多学科综合治疗

目前外科治疗通常是作为多学科综合治疗中的核心一环，但是需要认识到，单纯依靠外科治疗是不够的。肿瘤外科医生应该重视与其他专业，如化疗、放疗医生的合作，多学科综合治疗（multidisciplinary therapy，MDT）模式已被证明能提供最优的肿瘤疗效。

（1）在手术治疗之前进行新辅助化疗和/或放疗，有可能使不可切除的肿瘤转化为可切除的，或使可切除的肿瘤降期而获得更佳的切除范围，还可提供观察原发肿瘤对治疗反应的机会，为术后的辅助治疗方案提供重要依据。如肿瘤在新辅助治疗期间发生进展，往往提示其恶性程度和侵袭性很强，预后较差，应避免不必要的手术。

（2）在手术治疗之后进行的辅助化疗、放疗、生物治疗、内分泌治疗等，有助于消灭残留的肿瘤细胞和/或术前已经存在的微小转移灶，防止或延迟肿瘤的复发，进一步提高外科切除的效果，延长患者生存时间。而传统的中医中药治疗不仅有助于患者手术后的恢复，还有助于减轻配合外科治疗的放疗、化疗的毒副作用，提高患者的免疫力和自我修复能力，是具有中国特色的、有独特优势的有效治疗手段。

（四）重视手术风险

手术相关死亡是最严重的手术风险，指的是手术后30天之内发生的死亡。美国麻醉医师学会根据患者的体力状况，建立了一个手术风险评分系统，将患者分为五个不同的风险组，手术相关死亡率依次增加。常见的手术相关死亡直接原因包括支气管肺炎、心力衰竭、心肌梗死、肺栓塞和呼吸衰竭。对于肿瘤患者而言，原发肿瘤的病情是影响手术死亡率的最重要因素，如接受姑息手术的晚期肿瘤患者，即使手术能缓解肿瘤相关症状，其手术死亡率仍可能高达20%。此外，年龄也是影响手术相关死亡率的一个重要因素，有研究显示，70岁以上患者的手术相关死亡率可高达9.2%，而70岁以下者仅为0.25%。由于肿瘤多发于老年人，因此这些患者的手术治疗中应特别注意手术风险与预期疗效的权衡，通过积极的术前准备，并充分尊重患者的知情权和选择权，避免不必要的手术带来的严重后果。

（五）无瘤原则

肿瘤外科除了遵循普通外科一般的无菌、止血、缝合等操作原则之外，无瘤原则也是肿瘤外科医生需要严格遵守的，这对于避免医源性的肿瘤播散具有重要意义，具体如下。

（1）探查时应轻柔触摸肿瘤和组织，不应挤压，以免造成肿瘤播散或扩散。

（2）分离肿瘤时充分利用正常组织间隙和解剖边界，尽量采用锐性分离，避免钝性分离造成肿瘤播散。

（3）先结扎输出静脉，再结扎输入动脉，降低手术操作中肿瘤细胞脱落经静脉进入血液循环的风险。

（4）清扫淋巴结按由远及近的顺序，避免清扫过程中对淋巴结的挤压造成癌细胞向远处淋巴结转移。

（5）将包括周围正常组织在内的肿瘤整块切除（en bloc），尽量避免术中肿瘤破裂，忌将肿瘤分块切除。

（6）使用纱布包裹肿瘤或病变器官，避免用手或器械直接接触肿瘤表面，及时更换被肿瘤细胞污染的手套、器械等，手术后用大量清水充分冲洗、浸泡瘤床和手术创面。

（韦玮）

第三章
恶性肿瘤的化学药物治疗

一、化学药物治疗的历史

化学药物治疗（chemotherapy）的概念是德国科学家Paul Ehrlich于1909年首先提出的，当时指的是对病原微生物、寄生虫、肿瘤等疾病采用化学药物治疗的方法，Ehrlich将这类能够特异性治疗疾病的化学物质称为"魔法子弹"，并希望能找到治疗肿瘤的有效药物。科学家们首先是利用小鼠的肿瘤移植模型筛选可能的抗癌药物，但是收效甚微，除了当时合成药物的能力有限之外，对肿瘤发生的原理以及肿瘤细胞和正常细胞的不同知之甚少也是重要原因之一。二战期间，科学家们观察到芥子气可以导致骨髓和淋巴组织的萎缩，1942年，氮芥被首次用来治疗一位非霍奇金淋巴瘤的患者；1948年，Sidney Farber报道用叶酸治疗可以诱导儿童白血病暂时缓解。这两个发现引起了研发抗肿瘤药物的热潮，直接导致了20世纪50年代氟尿嘧啶和环磷酰胺的发明，以及联合化疗在儿童白血病、淋巴瘤等治疗中的进展，部分患者可达到根治效果。1968年，Karnofsky正式提出肿瘤内科学（medical oncology）的概念，标志着肿瘤化疗从过去寻找新药的单一目标发展成包括药物治疗、细胞增殖动力学和免疫学在内的新的学科。此后，阿霉素、顺铂等一大批细胞毒性药物陆续被发现并应用于肿瘤的临床治疗。与此同时，对肿瘤细胞发生、增殖、耐药及调控等的认识进一步深化，极大地促进了新的化疗药物的研发和化疗理论的完善。

目前，化学药物治疗已成为与外科治疗、放射治疗并列的肿瘤三大常规治疗手段。广义的化学药物还包括近年来发展迅猛的分子靶向药物，本书另有章节介绍。

二、化疗的临床应用

目前，肿瘤的化疗在临床上的应用主要包括以下方面。

1．某些肿瘤的治愈性化疗

对于部分化疗敏感性较强的肿瘤，如成人霍奇金淋巴瘤和非霍奇金淋巴瘤、急性白血病、生殖细胞肿瘤、小细胞肺癌和绒毛膜癌，以及儿童的急性白血病、伯基特淋巴瘤、肾母细胞瘤、胚胎性横纹肌肉瘤等，可通过化疗获得根治性的疗效，称为治愈性化疗。

2．外科手术、放疗前的新辅助治疗手段

新辅助化疗指在采用局部治疗手段，如外科手术、放疗之前，为提高局部控制率，杀灭潜在的微小转移灶，利于后续治疗，达到更为彻底的根治效果而给予的化疗。新辅助化疗还可以观察肿瘤对化疗的反应，协助判断肿瘤的生物学行为，以及为手术、放疗后的辅助治疗提供重要依据。一般要求新辅助化疗所用药物必须是经过临床验证、对晚期患者有效的药物。目前新辅助化疗主要用于进展期肛管癌、直肠癌、膀胱癌、乳腺癌、食管胃底癌、头颈癌、非小细胞肺癌、骨肉瘤等。新辅助化疗还经常与放疗联合应用，可以同期进行，也可为序贯性。

3．外科手术、放疗后的辅助治疗手段

辅助化疗指在采用外科手术或放疗等局部治疗手段之后给予的化疗。由于肿瘤具有易于转移的特点，因此很多肿瘤在治疗前即已存在潜在的微小转移灶，难以通过手术等治疗完全清除，成为术后复发的根源。原发肿瘤切除以后，残余的肿瘤细胞快速增殖，对化疗的敏感性也会增加，此时给予辅助化疗，有利于提高化疗的效果，延迟或避免肿瘤耐药克隆的出现。已有大量的临床证据证实，辅助化疗可明显延长多种肿瘤术后患者的无瘤生存时间和总生存时间，主要包括乳腺癌、结直肠癌、胃癌、非小细胞肺癌、卵巢癌、头颈癌、宫颈癌、骨肉瘤、胶质瘤等。此外，辅助化疗还包括手术后的内分泌治疗，如雌激素受体阳性的绝经后妇女乳腺癌，应采用抗雌激素的药物（他莫昔芬、阿那曲唑、来曲唑等）进行辅助治疗，目前推荐的疗程一般为5年。

4．姑息性化疗

用于其他治疗无效的晚期肿瘤患者的化疗称为姑息性化疗。总体而言，与单纯支持治疗相比，化疗能够延长绝大多数患者的生存时间。由于化疗具有一定的毒副反应，因此应慎重评估姑息性化疗对于患者的利弊，并仔细监测和处理化疗毒副反应，避免强度过大的化疗方案影响患者的生活质量，甚至缩短其生存时间。

5．肿瘤所在部位或器官的直接灌注治疗

对于某些常规静脉给药不易达到有效浓度的情况，如肿瘤在胸膜、腹膜广泛播散时，可经体腔内给药，如采用化疗药物热灌注，以提高局部药物浓度和对病灶的渗透能力，加强药物的抗肿瘤活性。对于特殊部位或器官的肿瘤，经肝动脉（肝癌、结直肠癌肝转移）或颈外动脉（头颈部癌）持续灌注化疗，可明显提高局部控制率，减轻化疗药物的全身毒副反应。此外，为了预防急性淋巴细胞白血病或非霍奇金淋巴瘤的中枢神经系统转移，可采用鞘内注射将药物直接注入蛛网膜下腔，以避免因血脑屏障导致的药物浓度不足的问题。

三、常用的化疗药物分类及其作用机制

根据药物的来源、化学结构和作用机制，化疗药物可以分为6类。

1. 烷化剂

烷化剂类药物带有活泼的亲电性烷化基团，可与生物大分子（如DNA、RNA、酶等）中的磷酸基、氨基、巯基、羟基等重要基团形成共价键，使其丧失活性。烷化剂的细胞毒作用主要是通过与DNA分子内鸟嘌呤碱基上N7或腺嘌呤N3的分子形成交叉联结，或在DNA分子和蛋白质之间形成交联，导致细胞结构破坏而死亡。氮芥（HN$_2$）、环磷酰胺（CTX）、异环磷酰胺（IFO）、美法兰（melphalan）等，以及含铂的化合物顺铂（cisplatin）、卡铂（carboplatin）、奥沙利铂（oxaliplatin）等均属于烷化剂。氮烯咪胺（DTIC）、替莫唑胺（temozolomide）等能在人体内分解释放出甲基正离子（CH$_3$）$^+$，发挥烷化作用，由于后者可透过血脑屏障，因此可用于脑胶质瘤的治疗。

2. 抗代谢类药物

抗代谢类药物的化学结构和核酸代谢的必需物质类似，可以通过特异性干扰核酸的代谢，影响DNA、RNA和蛋白质等大分子的合成，阻止细胞的分裂和增殖，从而发挥抗肿瘤作用。代表性的抗代谢药物及其作用机制有：甲氨蝶呤（MTX），抑制二氢叶酸还原酶，使四氢叶酸生成障碍，最终抑制DNA的合成；巯基嘌呤（6-MP）和硫鸟嘌呤（6-TG），阻断次黄嘌呤转变为腺嘌呤核苷酸而抑制核酸的合成；羟基脲（HU），抑制核苷酸还原酶的活性，阻止胞苷酸转变为脱氧胞苷酸，选择性地阻止DNA的合成；阿糖胞苷（araC），抑制DNA聚合酶，干扰核苷酸掺入DNA从而阻止DNA的合成；氟尿嘧啶（5-FU），在体内活化为氟尿嘧啶脱氧核苷（FdUMP）后抑制胸苷酸合成酶，从而阻止尿嘧啶脱氧核苷转变为胸腺嘧啶脱氧核苷，干扰DNA的生物合成；同类的卡培他滨（capecitabine）和替吉奥，含5-FU的前体药物，在体内经代谢转化为5-FU，后者还含有5-FU的保护剂和增效剂，胃肠道毒性较轻；吉西他滨（gemcitabine），在体内经代谢活化成三磷酸化合物GCBTP，然后掺入DNA，抑制核苷酸还原酶，导致细胞内脱氧核苷三磷酸酯减少，从而干扰DNA聚合。

3. 抗生素类

对肿瘤细胞有杀灭作用的抗生素，根据作用机制可分为两类。一类是直接与DNA交叉结合，破坏DNA结构与功能，阻止DNA复制的抗生素，如丝裂霉素（mitomycin）、博来霉素（bleomycin）等；一类是嵌入DNA中干扰模板功能，抑制RNA合成的抗生素，如阿霉素（doxorubicin）、表阿霉素（epirubicin）等。近年来新开发的脂质体阿霉素由于采用了聚乙二醇外衣微球包裹的双层磷脂脂质体技术，避免了药物的外漏和机体免疫系统的识别，因此可保证血浆中的阿霉素维持长期稳定的低水平，降低了心脏毒性，提高了疗效。

4．拓扑异构酶抑制剂

双螺旋的DNA在复制过程中双链会打开，复制完成后形成的两股环状DNA会产生扭结，需要拓扑异构酶暂时切断DNA，解开扭结后再连接为正常的双链结构。而拓扑异构酶抑制剂通过与拓扑异构酶–DNA复合体结合，干扰DNA的再连接，可造成DNA双链断裂。主要作用于拓扑异构酶Ⅰ的拓扑替康（topotecan）和伊立替康（irinotecan）属于半合成水溶性喜树碱类衍生物，喜树碱由珙桐科喜树属植物喜树的树皮和枝干提取得到。主要作用于拓扑异构酶Ⅱ的依托泊苷（etoposide）和替尼泊苷（teniposide）则属于鬼臼毒素的合成衍生物。

5．微管蛋白抑制剂

细胞中的微管由微管蛋白聚合而成，而细胞骨架和纺锤体等多种细胞结构均由微管构成，对微管蛋白的抑制能阻碍微管结构的合成，进而抑制细胞的有丝分裂和增殖。提取自长春花类植物的长春花碱（vinblastine）、长春新碱（vincristine）、长春瑞滨（vinorelbine）等可与微管蛋白结合，阻止微管的聚合和形成；紫杉醇（taxol）是最早分离提纯自红豆杉树皮的二萜生物碱类化合物，现已能人工合成，与紫杉类化合物多西他赛（taxotere）作用机制类似，可加强微管蛋白聚合作用和抑制微管解聚作用，从而抑制肿瘤细胞的有丝分裂。

6．激素抑制/拮抗剂类

内分泌激素如雌激素、孕激素、睾丸素等可与细胞内相应的特异性受体结合，促进激素依赖性肿瘤如乳腺癌、前列腺癌等的生长。激素抑制/拮抗剂可通过抑制激素的合成或分泌，或竞争性结合激素受体，阻断相应激素的促肿瘤作用。常用的此类药物包括抗雌激素类的他莫昔芬（tamoxifen）、托瑞米芬（toremifene），抗雄激素类的氟他胺（flutamide）、比卡鲁胺（bicalutamide）、尼鲁米特（nilutamide），促黄体激素激动剂的亮丙瑞林（leuprorelin）、戈舍瑞林（goserelin）、布舍瑞林（buserelin），芳香化酶抑制剂类的氨鲁米特（aminoglutethimide）、福美司坦（formestane）、阿那曲唑（anastrozole）、来曲唑（letrozole）等。

四、化疗药物的毒副反应

（一）近期毒副反应

（1）骨髓抑制：是化疗药物最常见的毒副反应之一，也是肿瘤化疗的最大障碍之一，除激素类、博来霉素和L-门冬酰胺酶外，大多数细胞毒性药物均会导致不同程度的骨髓抑制。一般而言，寿命越短的外周血细胞越容易受化疗的影响而减少，即通常先出现白细胞减少，继而出现血小板减少，一般不会引起严重的贫血。严重骨髓抑制时可因三系血细胞减少而导致感染、败血症、脓毒血症和出血倾向等，危及生命，除了采用成分输血和各种集落刺激因子（GM-CSF、G-CSF、M-CSF、EPO、TPO等）来处理血细胞下降外，还须采取措施预防各种感染和出血等。

（2）胃肠道反应：是化疗药物最常见的毒性反应，其中尤以恶心、呕吐最为多见。根据发生的时间，化疗相关的恶心、呕吐分为急性和迟发性两种，前者常发生于化疗后24小时内，后者发生在化疗完成24小时以后。预防性使用5-羟色胺3（5-HT3）受体拮抗剂，如昂丹司琼（ondansetron）、格拉司琼（granisetron）、托烷司琼（tropisetron）、帕洛诺司琼（palonosetron）等，或神经激肽-1（NK-1）受体拮抗剂，如阿瑞匹坦（aprepitant）、福沙匹坦（fosaprepitant）等，可防止或减轻恶心、呕吐。化疗药物还可损害增殖活跃的消化道黏膜组织，容易引起口腔炎、口腔溃疡、舌炎、食管炎等，应注意口腔清洁卫生，防止感染。此外，化疗药物引起的腹泻以5-FU类和伊立替康较为多见，严重者可给予洛哌丁胺（loperamide）治疗。

（3）心脏毒性：以蒽环类如阿霉素最为常见，为剂量积累性，可引起心肌退行性病变和心肌间质水肿，最终导致心力衰竭，使用总剂量应注意控制在安全范围内。其他药物如紫杉醇、曲妥珠单抗等也会产生心脏毒性，需注意监测心肌酶、心电图和心脏彩超。

（4）肝脏毒性：多种化疗药物可造成肝脏功能损害，其中以奥沙利铂引起的肝窦阻塞综合征和伊立替康引起的非酒精性脂肪性肝炎最为典型。而原有肝功能损害的患者应用主要经肝脏代谢和排泄的化疗药物时，应注意调整剂量并加强护肝治疗。此外，由于细胞毒性药物常损害细胞免疫功能，有可能激活原有的肝炎病毒，导致急性重型肝炎，严重者危及生命，因此需预防性给予抗病毒治疗。

（5）肾脏毒性：大剂量环磷酰胺、异环磷酰胺可引起出血性膀胱炎，这可能与大量代谢物丙烯醛经泌尿道排泄有关，同时应用巯乙磺酸钠可预防其发生。顺铂由肾小管分泌，可损害近曲小管和远曲小管，保持充足的尿量有助于减轻其肾脏毒性。大剂量甲氨蝶呤经肾脏排泄可堵塞肾小管引起急性肾衰，使用时应注意水化、碱化尿液或联合亚叶酸钙解救治疗。此外，某些对化疗敏感的肿瘤细胞在治疗后可快速崩解，大量细胞内代谢产物进入血液循环会引起氮质血症及高钾、高磷、高尿酸血症等，称为急性肿瘤溶解综合征，同时大量的尿酸、黄嘌呤及磷酸盐等沉积于肾小管内可导致肾功能损害，应注意预防并及时处理。

（6）呼吸系统毒性：主要表现为间质性肺炎和肺纤维化，常由博来霉素、丝裂霉素、甲氨蝶呤、吉非替尼等引起。

（7）神经毒性：长春花碱类最容易引起外周神经病变，顺铂、奥沙利铂、甲氨蝶呤和5-FU等也常引起周围神经炎，表现为患者的感觉、运动和自主神经系统功能性障碍，有时还伴有神经病理性疼痛，补充钙、镁、维生素E、神经营养药物及某些抗惊厥、抗抑郁药物有一定的治疗作用。

（8）过敏反应：博来霉素、门冬酰胺酶、紫杉醇、多西他赛、奥沙利铂等可引起寒战、发热、过敏性休克、水肿等过敏反应，严重时可危及生命。化疗前皮试或预防性使用抗过敏药物，如地塞米松、西咪替丁、氯雷他定等，可防止或减轻过敏反应。

（9）其他：多数细胞毒性药物能引起不同程度的脱发、色素沉着，一般停止化疗后可自行恢复。持续灌注5-FU、口服卡培他滨可出现手足综合征，表现为手足疼痛、红斑、脱屑、溃疡等，应及时控制药物剂量。刺激性强的药物如丝裂霉素、多柔比星等可引起注射部位的血栓性静脉炎，注射液漏于血管外可致局部组织坏死，应避免注射不当，或采用深静脉置管化疗加以预防。

（二）远期毒副反应

（1）第二原发恶性肿瘤：很多抗肿瘤药特别是烷化剂具有致突变和致癌性，以及免疫抑制作用，在化疗并获得长期生存的患者中，部分会发生可能与化疗相关的第二原发恶性肿瘤。

（2）不育和致畸性：许多抗肿瘤药特别是烷化剂可影响生殖细胞的产生和内分泌功能，导致不育和产生致畸作用。男性患者睾丸生殖细胞的数量可明显减少，导致不育；女性患者可产生永久性卵巢功能障碍和闭经，孕妇则可引起流产或胎儿畸形。

五、肿瘤化疗的相关重要概念

（一）细胞周期动力学

细胞周期（cell cycle）指的是从亲代细胞分裂结束到子代细胞分裂结束所经历的过程，这一概念对于理解化疗药物的作用机制和化疗的基本原则十分重要，正常的细胞周期可分为四个阶段。

G1期，即DNA合成前期，指从有丝分裂完成到DNA复制之前的间歇时间，这一时期主要合成RNA和核糖体。

S期，即DNA合成期，指DNA完成合成倍增与复制的时期，这一时期主要合成DNA、蛋白和酶。

G2期，即DNA合成后期，指从DNA复制完成到再次有丝分裂开始之前的一段时期，这一时期主要合成RNA和微管蛋白，是有丝分裂的准备期。

M期，即有丝分裂期，这一时期是细胞分裂的连续过程。

除了以上阶段，还有一些细胞处于G0期，即静止期，这一时期细胞长期处于静止的非增殖状态，在G1期明显延长时出现。

根据作用于细胞周期时相的不同，化疗药物可分为两类。一类为周期特异性药物，指对处于细胞分裂周期中某一特定时相的肿瘤细胞产生杀伤作用的化疗药物。代表性药物有5-FU、阿糖胞苷、吉西他滨等（S期），长春瑞滨、紫杉醇、足叶乙苷等（M期），博来霉素（G2期）。

另一类为周期非特异性药物，指对处于细胞分裂周期中任一时相（包括G0期）的肿瘤细胞均有杀伤作用的化疗药物。代表性药物有铂类、环磷酰胺、阿霉素等。

根据细胞周期动力学，设计联合化疗方案时应注意以下原则。

（1）应选择单用具有抗癌活性的药物。

（2）每种药物应具有不同的作用机制。

（3）应选择作用于不同细胞周期时相的药物。

（4）避免选择毒副作用有重叠的药物。

（5）避免选择耐药机制类似的药物。

（二）肿瘤化疗的基本原则

临床上在对肿瘤患者进行化疗之前，应注意一些基本的原则，具体包括：

（1）肿瘤必须经细胞学或病理学确诊，某些类型的肿瘤还需要明确不同的亚型，以便选择最优的化疗方案。如无法获得病理学或细胞学诊断，则应有充分的临床证据支持诊断，并且在估计患者的受益超过化疗毒副作用和风险时，由有经验的肿瘤内科专家指导酌情进行化疗。

（2）应由经过肿瘤内科专科训练的合格医生执行化疗，要求医生熟悉化疗药物的作用机制、代谢特点、常用剂量和用法、不良反应及其处理措施，并严格掌握化疗的适应证和禁忌证。

（3）应根据不同患者的具体情况如肿瘤分期、全身情况、重要脏器功能等制订个体化的化疗方案，必要时可请相关专科如外科、放疗科、营养科等协助改善患者的全身状况，以提高患者的化疗耐受性，并制订综合的治疗方案。

（4）重视循证医学证据，尽量选择证据级别高的、疗效肯定的标准化疗方案，除出现毒副作用需要对剂量进行调整外，不应随意改变药物剂量和疗程。

（5）重视知情同意原则，化疗前应将化疗目的、预期疗效、相关风险等充分告知患者及其家属，并签署书面知情同意书留存于病历。

（三）化疗的剂量强度

Hryniuk在20世纪80年代提出了化疗剂量强度的概念，指的是不论给药途径、用药方案如何，按体表面积算出的患者每周所接受的化疗药物的剂量，常以mg/m^2来表示。由于剂量强度代表的是整个疗程中平均每周所接受的剂量，因此降低剂量或延长给药间隔，均会降低剂量强度。药理学研究显示：化疗药物对肿瘤细胞的杀伤作用与其剂量大小和暴露时间呈正相关，临床研究也显示化疗的剂量强度与化疗效果明显相关，因此应重视并保证化疗的剂量强度。如剂量强度不够，还有可能诱导肿瘤细胞产生耐药性。近年来，随着造血细胞集落刺激因子、造血干细胞移植（包括自体骨髓移植和同种异体造血干细胞移植）的应用，采用大剂量强度提高化疗效果成为可能，并已成功地使某些肿瘤，如难治性淋巴瘤、白血病、神经母细胞瘤等患者的生存率得到明显改善。

（四）对化疗药物的耐药性

肿瘤细胞对化疗药物的耐药性是化疗失败的主要原因。1979年，Goldie和Coldman提出假说，认为肿瘤细胞的耐药性可发生于化疗药物治疗之前。同时他们还利用数学模型预测出随着肿瘤细胞的增殖，可自发产生对药物的耐药性，并且这一现象可早于10^3至10^6个肿瘤细胞时出现，远低于临床可见所需的10^9个肿瘤细胞（约为直径1cm的肿瘤）。这就意味着即使以10^{-6}这样低的概率发生耐药突变，直径约为1cm的肿瘤中即已存在耐药性的细胞克隆。这也就能够解释耐药性导致化疗失败的原因：临床上绝大部分肿瘤随着化疗的进行，对化疗药物敏感的肿瘤细胞被杀灭，耐药克隆逐渐增殖占优势，最终导致化疗失败。

另一常见的肿瘤耐药性称为"多药耐药性"（multiple drug resistance，MDR），指肿瘤细胞在接触某一化疗药物后，产生了对其他结构不同和作用机制不同的药物的耐药性。这一现象多见于各种植物来源的生物碱类抗癌药和抗生素类抗癌药，可能是多药耐药基因的过表达引起肿瘤细胞的GP-170糖蛋白增加，促使化疗药物从细胞膜外漏增加所致。近年来的研究显示，肿瘤细胞化疗耐药性的产生可能远比我们所认识的复杂，更多是与肿瘤细胞的遗传不稳定性，以及与细胞周期调控、凋亡等相关的信号通路（如p53、Bcl-2家族分子、NF-κB等）改变有关。这也解释了利用某些药物，如钙通道阻滞剂维拉帕米（verapamil）、地尔硫草（diltiazem）或他莫昔芬逆转化疗耐药性对大多数肿瘤无效的原因。对肿瘤耐药性机制的深入研究有可能会为最终克服耐药性，提高化疗效果和患者生存率提供更为有效的策略和手段。

（骆卉妍）

第四章
恶性肿瘤的放射治疗

肿瘤放射治疗学（radiation oncology）是研究、应用放射物质或放射能治疗肿瘤的一门临床学科，它由放射物理学、放射生物学、放射技术学和临床放射肿瘤学构成。放射物理学（radiation physics）主要研究各种放射源的性能特点、治疗剂量学、质量控制、质量保证以及辐射防护等。放射生物学（radiation biology）主要研究机体正常组织和肿瘤组织对射线的反应及如何人为地改变这些反应的质和量。放射技术学（radiation technology）主要研究具体运用各种放射源及设备治疗肿瘤病人，包括射野设置、体位固定、定位、摆位操作等技术实施内容。临床放射肿瘤学（clinical radiation oncology）则在临床肿瘤学的基础上，研究肿瘤放射治疗的适应证，根据病理、分期、预后确定治疗策略，综合运用放射物理学、放射生物学、放射技术学等知识实施放射治疗，并在治疗过程中及时处理放疗反应、并发症，防治后遗症。

第一节　放射物理学与放射生物学基础

一、电离辐射的物理效应

高能射线与物质作用时，物质中的电子会从原子或分子轨道移动发生电离。电离是射线引起物质物理、化学变化及生物效应的主要机制。电离辐射包括电磁辐射和粒子辐射。

电磁辐射是指引起电离的高能射线为频率$>10^{16}$r/s、波长$<10^{-7}$m的电磁波，实质为光子线。临床上使用的光子线主要为高能X射线（放射能）和γ射线（放射物质）两种。粒子辐射指引起电离的高能射线为粒子，这些粒子均为原子结构中的成分，如高能电子束、中子、质子、重粒子等。

电离辐射作用于物质时，会产生光电效应、康普顿效应、电子对效应等三种物理效应。

（1）光电效应：入射光子把能量全部传递给轨道电子（主要是内层）而释放出光电子，导致初级电离，光电子的能量等于光子的全部能量减去该电子束缚能。当射线能量<35keV时，该效应是电离辐射的主要效应。骨、肌肉、脂肪对这类射线能量的吸收有明显差别，因此该效应主要应用于影像诊断。

（2）康普顿效应：入射光子把能量部分传给外层电子，使其成为反冲电子，而光子以较低能量改变射程，成为散射线。当射线能量为0.5～1MeV时该效应就会变得明显。由于骨、肌肉、脂肪对这类射线能量的吸收大致相同，因此这类射线成为放射治疗的主要射线。

（3）电子对效应：入射光子能量>1.02MeV时，光子与原子核相互作用后，会变成一对正负电子。当光子能量>10MeV时，此效应成为电离辐射的主要效应。此时，骨对射线能量的吸收增大。

二、电离辐射的生物效应

1. 射线的生物效应

当射线照射的物质是生物机体时，发生的物理作用就会引发机体的生物效应。生物效应首先发生于细胞内，靶分子是细胞核，继而引起受照组织的生物变化。细胞对放射的反应分为以下三个阶段。

（1）物理阶段。射线作用于生物体后产生次级电子，次级电子可使相邻原子激发或电离，导致一连串的电离事件。

（2）化学阶段。物理阶段的电离作用可产生有机自由基（—RH），使细胞核中的DNA物质发生化学变化，出现碱基破坏、酶损伤、DNA单链和双链断裂或交联，这称为直接作用。更多的情况下，射线只是作用到靶分子周围的水分子（机体组织中含80%的水），使水分子电离或激发产生活性很强的羟自由基（—OH），羟自由基弥散到靶分子使之受到上述一样的损伤，这称为间接作用。这就使电离辐射由物理阶段转入化学阶段。

（3）生物反应阶段。大部分细胞的酶和DNA受到化学损伤后可成功修复，继续存活；部分处于有丝分裂间期的细胞受照后所有功能都终止，立即死亡，细胞溶解，称为间期死亡。部分正在分裂的细胞受到照射后在分裂一次或几次后死亡，称为增殖期死亡。因此，射线引起的损伤，按其能修复与否及修复程度，分为致死性损伤（lethal damage，LD）、亚致死性损伤（sublethal damage，SLD）和潜在致死性损伤（potential lethal damage，PLD）。LD亦称为不可修复损伤，是指细胞所受损伤在任何情况下都不能修复。SLD是指在一定时间内能正常修复的损伤。PLD则是指细胞受损后，如有适宜环境条件可以修复，否则将转化为不可逆的损伤。

2．细胞辐射损伤的主要影响因素

（1）氧。细胞对电离辐射的效应强烈依赖于氧的存在。氧在射线和生物体相互作用中所起的影响称为氧效应。氧效应的机制尚不完全清楚，比较公认的理论是"氧固定假说"，即当射线穿过机体产生自由基击断靶分子化学键造成损伤后，在有氧存在的情况下，氧与自由基R作用形成有机过氧基（—RO$_2$），它是靶物质的不可逆形式，于是损伤被化学固定下来，因此认为氧对辐射损伤起了"固定"作用，故称为"氧固定假说"。有氧条件下的照射剂量与乏氧及空气缺乏情况下达到相等生物效应所需的照射剂量之比，称为氧增强比（oxygen enhancement ratio，OER），通常用以衡量不同射线氧效应的强弱。

（2）射线的质。射线的质用线性能量传递（liner energy transfer，LET）来描述。LET表示沿次级粒子径迹单位长度上的能量转换，单位为keV/μm（千电子伏/微米），临床上一般分为高LET及低LET射线。高、低LET射线的区别主要在于其物理特性和生物特性的差异。高LET射线电离密度大，传递给介质的能量高，相对生物效应（relative biological effect，RBE，用来衡量不同质射线对同一种细胞生物效应的大小）大，OER为1.0～1.8，对含氧状态依赖小，有利于杀伤乏氧细胞；而且高LET射线入射到机体，从皮肤开始，以一个很小的剂量穿入前行，随着射程增加，速度减慢，到最后射程能量突然增加，形成电离布拉格峰（Bragg peak），随即能量急剧降至零，因此剂量分布较好，峰以外及皮肤入射处剂量很小，并可调节峰的位置及宽度，适于精确放疗；此外，高LET射线引起的DNA双链断裂多，主要为致死性损伤，有利于提高疗效。而低LET射线的OER为2.5～3.0，RBE较小，对乏氧细胞杀灭差。

（3）照射剂量。照射剂量与细胞损伤形式有关。小剂量引起的是分子水平放射损伤，通过遗传突变（染色体畸变、基因损伤）形式显现；剂量增大，可导致细胞分裂抑制；造成细胞死亡则需要更高剂量。

（4）剂量率。单位时间内照射的剂量称为剂量率，目前常用外照射剂量率范围在1～10Gy/min，生物效应差别不大。但使用过低剂量率照射时，由于亚致死性损伤的修复和未损伤细胞的再增殖，可出现更多细胞存活，需要提高总剂量、缩短总疗程时间才能达到治疗效果。

3．肿瘤细胞在分次照射中的反应

由于放射治疗多采用分次照射，因此了解肿瘤细胞在分次照射中的反应，有助于认识放疗治癌的原理。其主要反应有四个方面，即"4R"。

（1）肿瘤细胞放射损伤的修复（repair）。肿瘤细胞由于其生物特性，具有"无限"繁殖分裂能力，肿瘤组织中的细胞处在有丝分裂期的数量多，易受辐射损伤，损伤后的修复时间较长，往往在下一次照射时还不能完成修复，因此损伤严重，修复率低，甚至不能修复。而正常细胞一般都处于G0期，不易损伤，即使损伤，修复起来也相当快，修复率高。临床上就是利用这种差异进行分次治疗的。

（2）肿瘤细胞的再增殖（regeneration）。肿瘤受照射后多数细胞受损而死亡丢失，肿瘤逐渐消退，但残存的肿瘤细胞会出现加速再增殖，且G0期细胞会进入增殖周期，这是放射治疗局部控制失败的主要原因。临床上对于增殖快的肿瘤已试行加速分割治疗，以克服肿瘤细胞的再增殖。

（3）细胞周期再分布（redistribution）。肿瘤细胞处于增殖期内不同时相时，其放射敏感性是不同的。处于M期和G2末期的细胞对射线最敏感，S期（特别是S晚期细胞）放射敏感性最低，G0期细胞对放射抗拒。那些存活细胞在照射期间重新恢复增殖周期活动后又可进入放射敏感时相。

（4）乏氧细胞的再氧合（re-oxygenation）。肿瘤细胞分裂繁殖速度快，肿瘤血管生成相对较慢，且构造不同于正常血管，所以肿瘤内层细胞呈乏氧状态甚至坏死。在分次照射时富氧肿瘤细胞易受放射损伤而死亡，随着细胞丢失耗氧减少，肿瘤体积缩小，毛细血管循环改善，残存乏氧细胞可获得较多氧而变成富氧细胞。

4. 正常组织与肿瘤组织对辐射反应的异同

（1）射线对正常组织的影响。射线对正常组织和器官造成的损伤是相当复杂的。一般而言，人体组织对射线的敏感性与其增殖能力成正比，与其分化程度成反比。在一定剂量下敏感性与照射体积有关，受照射体积越大，反应越大，反之亦然。身体状况好坏、有无其他伴发疾病、年龄等都影响放射敏感性。

正常组织受损伤后，自动稳定控制系统开始作用，细胞增殖周期缩短，以适应修复的需要。近年来根据增殖动力学认识和细胞存活公式的推算，将正常组织分为早反应组织、晚反应组织。一般认为快更新组织在放疗中属于早反应组织，而慢更新或基本无更新的组织属于晚反应组织。肿瘤基本属于早反应组织。

早反应组织在照射后主要表现为急性反应，大多数早反应组织细胞在放疗过程中（4～5周）有显著的再增殖，如皮肤细胞、造血系统的前体细胞、小肠隐窝细胞和睾丸精原细胞等。晚反应组织受照射后，损伤一般由纤维细胞和其他结缔组织的过度生长、纤维化来修复，如肺、骨髓、膀胱、脑和肾组织。区分早反应组织和晚反应组织有利于临床上改变分次照射方案，如将常规分割（2Gy/次）改为低分割（＞2Gy/次）时，晚期并发症增加，而急性期反应则可以通过减少总剂量以适应此改变。

（2）肿瘤对辐射的反应。大多数肿瘤都有相当比例的快增殖细胞，对射线的反应类似于早反应组织。肿瘤对射线的反应与肿瘤内在敏感性相关，根据放射敏感程度，可将肿瘤分为3类：①放射敏感肿瘤，如淋巴瘤、白血病、精原细胞瘤等；②中度放射敏感肿瘤，如鳞状细胞癌、部分腺癌等；③放射不敏感或抗拒肿瘤，如特殊组织的腺癌、黑色素瘤、软组织肉瘤等。1923年，Bergonie-Tribondeau 在用大鼠研究放射效应时，提出了B-T定律：一个组织的放射敏感性与其细胞的分裂活跃性成正比，与分化程度成反比。但放射敏感性只是衡量肿瘤是否适宜放疗的指标之一，放射敏感并不等于能够放射治愈，能否放射治愈，还取决于许多因素，如肿瘤细胞的转移、正常组织细胞的损伤导致的功能下降等。

（3）正常组织器官耐受量。虽然射线对正常组织器官的损伤较对肿瘤组织的损伤小，但不同组织器官对射线的耐受都有一定的剂量范围，超过一定剂量，就会出现放射合并症。因此，放射治疗时肿瘤周围正常组织所接受的剂量应不超过其耐受剂量。临床上常用TD5/5和TD50/5来衡量。TD5/5即最小耐受量，是指照射后5年内放射合并症发生率不超过5%所对应的放射剂量；TD50/5即最大耐受量，是指5年内放射合并症发生率不超过50%所对应的剂量。不同组织器官的TD5/5和TD50/5有所不同，甚至相差非常悬殊，在放疗设计中要充分掌握受照正常组织、器官的耐受量。此外，耐受量受照射分割方式、受照体积等多种因素影响，临床上要予以充分考虑。

第二节　放射治疗设备与治疗流程

一、放射源及其设备

放射源分为放射能和放射物质。低传能线密度辐射（low LET radiation）能主要是指由X射线治疗机和各类加速器产生的不同能量的X射线，属于光子线。深部X射线机产生的X射线能量低，皮肤剂量大，深部量下降快，骨吸收量高，现已少用，但对浅表肿瘤或良性肿瘤如血管瘤、早期基底细胞癌等有良好的疗效，且价格最低廉。高能X射线由直线加速器产生，为目前外照射使用最多的X射线，一般能量在4~15MV。高能X射线皮肤剂量低，骨、脂肪、肌肉吸收基本相同，深度量可根据需要调节，散射线相对较少，为低LET射线中最理想的X射线，但相关设备价格较高，需要高素质的工程、物理人员维护和开发使用。

此外，临床上常用的低LET放射能还有直线加速器产生的高能电子束，它本身属于粒子辐射线，临床使用的能量范围多在4~15MeV。高能电子束是带电粒子，其剂量特点如下。

（1）在组织中射程深度与其能量成正比，可按病灶深度选择合适能量进行照射。

（2）从表面到一定深度内，它的剂量分布比较均匀，超过一定深度后剂量迅速下降，有利于保护深于病灶的正常组织。临床上常选择的电子线能量是使照射区置于85%深度量处，该深度大约是电子线能量的1/3厘米数，如15MeV电子线的85%深度量约在5cm深处。

（3）骨、脂肪、肌肉等对电子线的吸收差异不显著（但肺含气腔，空气吸收少，肺组织实际吸收量比计算吸收量大，需行剂量校正）。

（4）可用单野做浅表或偏心部位肿瘤的照射。

临床主要使用的低LET放射物质为γ射线。放射物质分为两类：一类是天然放射物质，主要是镭（^{226}Ra），由于其半衰期长（1622年），防护困难，现已不再使用；另一类是人工同位素，临床上常用的是钴（^{60}Co），主要适用于远距离（外照射）治疗机，该设备结构比较简单，故障率低，皮肤量小，百分深度量大，价格适中，是20世纪60年代的主要治疗设备。但因其能量不可调，在目前以适形照射为主要治疗模式的临床治疗中，^{60}Co逐渐退出使用。铱（^{192}Ir）γ能量在0.296～0.612MeV，半衰期＞74天，很适合用于高剂量率后装放射治疗。后装放射治疗是近距离放射治疗的主要方法。治疗时先用后装放疗机把施源器通过人体腔道或直接插植于组织间，操作人员在隔离室内开动机器，把铱源送到需照射部位进行照射，所以称为"后装"，这样可使工作人员避免射线辐射。由于^{192}Ir能量较高，一般每次照射在10分钟内可达到较高的分次剂量，便于门诊病人治疗。碘（^{125}I）是近年来兴起的另一种近距离照射——放射性粒子组织间近距离照射（粒子植入）常用的放射源，半衰期为60.2天，平均光子能量为28keV，用镍钛合金包壳制成微型粒子，在影像引导下永久植入肿瘤组织，近距离杀灭肿瘤。由于起始剂量较低，肿瘤周边剂量为每年12Gy，因而可不考虑对周围的辐射，周围正常组织损伤小，对于局限（≤7cm）且增殖比较慢的肿瘤，有极佳疗效，特别适合前列腺癌和胰腺癌等的治疗。

近年来，临床上兴起高LET射线治疗如质子治疗和重粒子治疗，低LET射线常规分割放疗不敏感的肿瘤适合用质子治疗和重粒子治疗；另外，由于高LET射线显著的布拉格峰的物理特性，在放疗中肿瘤深面的正常组织能够得到更好的保护，因此儿童肿瘤也是高LET射线治疗的合适癌瘤。

二、放疗流程

放疗基本的照射方式根据放射源及设备特点的不同，分为远距离照射（外照射）和近距离照射两类。远距离照射一般是指源皮距（放射源到人体皮肤的距离）大于30cm，即射线从体外发出穿过机体组织到达肿瘤部位的照射，直线加速器常用源皮距为100cm。近距离照射包括后装和粒子植入两种方式，是直接把放射源置于肿瘤边缘或肿瘤组织内的照射。外照射和近距离照射的流程基本相同，现仅以外照射为例简述之。

1. 确定治疗原则

因为放射治疗在杀灭肿瘤的同时，对正常组织也有所损害，甚至会诱发第二肿瘤或基因突变而致畸，所以放疗主要用于恶性肿瘤，对良性肿瘤有严格的使用限制。实施放射治疗，首先必须取得病理确诊。病理确诊对治疗剂量的选择以及综合治疗方案的制订有关键作用。病理确诊后，医师要根据临床体检及影像学资料进行TNM分期（T：原发灶；N：区域淋巴结；M：远处转移），只有对肿瘤所在的器官和位置、病理和临床分期做出诊断才能称为确诊。确诊后根据肿瘤的情况和身体功能状况确定治疗方案，制定出整个治疗原则。

2. 体位固定

现代放疗以适形放疗为常规治疗模式，对放疗体位的重复性要求较高，摆位误差要控制在几个毫米之内。因此在定位之前先要做体位固定，通常头颈部肿瘤采用硬塑面膜做面罩或头颈肩面罩固定，体部肿瘤用体膜或负压真空袋固定体位。

3. 定位

肿瘤定位过去用X线模拟机来进行。X线模拟机是能够模拟各种放射治疗条件的X线影像系统，在透视下通过旋转机头及升降、进退床面寻找出体内肿瘤位置的等中心点，通过激光系统定出各个照射野的体表入射点和体表等中心点，然后予以拍片完成定位。现代放疗已进入三维适形放射时代，X线模拟机已不作为定位主要设备，代之以CT模拟机定位。CT模拟机实质与诊断CT机相同，区别在于孔径较大，且扫描床与治疗床一致，是平板的而非凹形的，可容许病人在体位固定下连同固定装置一起行CT扫描。CT模拟机最关键的是激光定位系统，该系统可很容易定出肿瘤中心位置。近来临床上也开始使用磁共振（MR）模拟机，MR模拟机在扫描图像上较CT图像有更清晰的分辨率，对肿瘤的勾画更精准，更适合用于各种靶区勾画的临床研究。CT/MR扫描图像可通过CT/MR模拟机工作站传输至治疗计划系统（treatment planning system，TPS）工作站进行虚拟计划设计。

4. 放疗计划设计

近十年来，得益于计算机和影像学的发展，三维适形放疗（three-dimensional conformal radiation therapy，3D-CRT）已逐渐取代常规放疗，在此基础上还开展了调强放射治疗、立体定向放射治疗，并向影像引导放射治疗、生物调强放射治疗等方向发展。放疗计划的制订一般都在三维TPS工作站进行。放疗科医师在CT图像上逐层勾画靶区，明确处方剂量、危及器官剂量限制，交予物理师进行射野设置、计划设计。射野完成后放疗医师与物理师共同评估放疗计划是否达到各项要求，若不满意继续修改，满意后打印放疗计划，完成该患者的放疗计划设计。TPS的实质是一台计算机，可显示影像学检查图像，必要时还可以行图像融合（如CT与MRI、PET/CT图像融合），虚拟显示体内射线投照的方向、射野大小，确定入射点和摆位标志点体表位置，从三维方向观察照射区域内肿瘤及附近组织的剂量分布，并且可以通过剂量体积直方图（dose volume histogram，DVH）、正常组织并发症概率（normal tissue complication probability，NTCP）模型等评价、优化治疗计划。

靶区指需要照射的范围，具体定义如下：

（1）肿瘤区（gross tumor volume，GTV）：指经临床及影像学检查能见到的肿瘤范围。

（2）临床靶区（clinical target volume，CTV）：指包括肿瘤区、亚临床灶和根据肿瘤生物学特性估计的肿瘤可能侵犯的范围。

（3）计划靶区（planning target volume，PTV）：包括患者器官在射野中的移动导致临床靶区的位移范围以及日常摆位、设备系统误差等造成靶位置和靶体积变化所致必须予以适当扩大照射的范围。

（4）危及器官（organ at risk，OAR）：指在照射范围内需要保护的重要正常组织器官。

5．适形照射实施方法

临床上主要包括使用适形挡块和使用多叶准直器（multi-leave collimator，MLC）两种方法。适形挡块多用低熔点铅，根据各射野靶区形状灌制而成，用于静态照射。MLC则可由计划系统根据PTV自动生成，可用于静态或动态照射，其作用是使射线最大限度地与肿瘤形状适合，尽量保护正常组织免受射线照射。

6．网络传输

放疗计划设计完毕后，除打印出放疗参数形成放疗处方外，TPS工作站尚需通过网络将放疗计划传输到治疗机，以控制每次照射。

7．实施照射

放疗计划传输到治疗机后，放疗技师予以设定及复核无误后，患者便可在治疗机房进行放射治疗。放疗技师将患者用固定装置固定在治疗床上，开启治疗室激光装置的激光线，通过治疗床控制手盒左右移动、上下升降或旋转床的位置，使治疗室激光线与CT扫描激光线重合（三维重合）。然后打开机头灯光野，根据医嘱上各射野参数，先设定源轴距（SAD）、0位源皮距（0位SSD）、射野大小，准直器设置X（X1/X2，射野横轴尺寸），准直器设置Y（Y1/Y2，射野纵轴尺寸）；移床到0位（肿瘤中心点到体表的垂直距离在体表的标志点），再设定多叶光栅（或挂上低熔点铅挡块）、臂架角度、准直器角度，如有使用楔形板则同时核对楔形板角度和方向，核对光野中心点与该射野入射点重合无误说明摆位成功，如医嘱上有补偿膜要求则需按厚度、大小要求在体表射野铺上补偿膜，拍摄射野验证片交设计医师审核。设计医师审核无误后签名同意，便可进行实际照射了。照射后把治疗机臂架、床面、准直器恢复到0位，松开固定装置让患者离开治疗室，然后按照射日期在处方上填写各射野该次实际投照剂量，并签上技师姓名，这样就完成了初次照射。第二次照射一般无须再拍摄射野验证片，待医师认为有需要时再在治疗期间拍。放疗过程中，放疗技师在控制室内要对投照中的患者实时监控，如发现设备有故障或患者有异常，必须马上停止放疗进行处理，避免发生意外。因此，治疗室与控制室之间必须有闭路电视和对讲设备。验证片的拍摄方法有很多种，常用的是慢感光γ片拍摄或利用治疗机上加装的电子射野成像装置（electronic portal imaging device，EPID）拍摄。

由于外照射多采用分次治疗，现代放疗技术又以精确放疗为主，对放射治疗质量保证、质量控制、剂量测定等有很严格的规定，因此各步骤需要放疗医师、工程物理师和技师们共同合作、负责，才能保证放射治疗的顺利实施。

第三节　放射治疗的临床应用

一、治疗原则

1. 诊断明确

放疗前要取得明确的病理诊断，这对于治疗方式的选择和放疗剂量的确定具有重要意义。以肺癌为例，小细胞肺癌需采用每次1.5Gy、每天两次、间隔6～8小时的超分割放疗模式，而非小细胞肺癌则一般使用常规分割照射（2Gy/次，每天1次，每周5天）或5～6Gy/次、每周3～4次的大分割照射。在病情紧急的情况下，如出现严重上腔静脉压迫综合征或中枢神经压迫（包括压迫脑或脊髓），也必须根据临床症状和体征，综合各项有关检查特别是肿瘤标志物及影像学资料足以临床诊断为恶性肿瘤，经科室集体讨论同意及患者或其家属知情同意后才可予以放射治疗。

2. 重视首程治疗，选择最佳方案

首程放疗失败，再程放疗一般效果不佳，且后遗症明显增加，甚至导致患者无法耐受再程放疗。因此，首程治疗应根据具体病情缜密考虑综合治疗方案及放疗的具体实施方案，力求取得最佳的治疗效果及生存质量。

3. 优化放疗计划

一个好的放疗计划，应符合临床剂量学原则：靶区剂量应控制在目标剂量±5%内，照射区内正常组织照射剂量尽可能降低，力争不要超过其耐受量TD5/5，照射体积应尽可能小，即靶区的适形度要高。

4. 适当辅助治疗

放疗前适当的辅助治疗可以使放疗较顺利地进行，对避免或减少并发症，如贫血的纠正、靶区内炎症的处理、中枢神经照射时的脱水减压，以及基础疾病的控制，都至关重要。

二、放射治疗适应证

放射治疗虽然是一种局部治疗手段，但作为综合治疗中的一种重要手段，适应证很广。它既可作为根治性治疗的主要手段，如鼻咽癌和浅表基底细胞癌，又可在晚期肿瘤的治疗中起到很好的姑息性治疗作用，如骨转移的局部止痛、肿瘤压迫（如上腔静脉压迫和脊髓压迫）的缓解、癌性溃疡的出血控制、溃疡的缩小甚至愈合、腔道梗阻的缓解（如食管、气管、结直肠等），起到抑制肿瘤生长、减轻痛苦、延长寿命、提高生活质量的作用。

三、放射治疗禁忌证

一般来说，对于放疗有效的大部分肿瘤患者，放射治疗禁忌证并不十分严格，严格的放疗禁忌证主要如下：患者已到肿瘤终末期，随时可能死亡或伴有严重基础疾病，放疗有可能加剧病情甚至导致生命危险；患者肿瘤区曾经接受过首程放疗，照射区正常组织器官已不能耐受再程放疗。

四、放射反应及其处理

放疗反应是指在射线作用下出现的暂时性且可恢复的全身或局部反应。

1. 全身反应

常表现为失眠、疲乏或易激动、食欲下降、恶心呕吐。血常规反应为白细胞、血小板减少等。反应程度主要与放射剂量大小、照射体积、照射部位有关，也与患者全身情况以及个体耐受差异有关，一般只需对症处理。严重病例可予以输液、升白或成分输血，很少需暂停放疗。

2. 局部反应

指照射区内皮肤、黏膜、小血管等在照射过程中发生的急性反应。其中以全脑照射时出现脑水肿或脑水肿加剧、喉癌照射初期喉头水肿引起呼吸困难等症状最为危急。照射过程中应密切观察，及时处理。

3. 放射性损伤

放射性损伤是辐射引起的组织器官不可逆的永久损伤，会给患者带来极大痛苦，如放射性溃疡、脊髓坏死、脑干坏死、骨坏死等，应尽力避免。

五、放疗在综合治疗中的应用

目前，就诊时已是中晚期的恶性肿瘤患者居多，单纯手术、放疗、化疗一般疗效欠佳，制订合理的综合治疗方案，可以提高疗效，改善患者的生存质量。因此，放疗作为综合治疗主要手段之一，得到了广泛应用。

1．放疗与手术综合治疗

（1）术前放疗：①可以缩减肿瘤浸润范围，减少癌性粘连，提高手术切除率；②使手术野内有活力的肿瘤细胞数目减少，降低肿瘤的种植机会；③闭塞瘤床血管、淋巴管，减少复发及远处转移的机会。术前放疗最成功的病为直肠癌，可使60%以上的直肠癌病例降期，有效提高了远期生存率。

（2）术中照射：可采用术中切除大体肿瘤后暴露瘤床，在直视下对准瘤床行一次性大剂量照射，主要用于腹盆腔肿瘤。其优点是可有效避免邻近耐受量不高的肠管受到辐射损伤，但需严格消毒机房，运送患者不便，且剂量只能单次给予，总量受到限制，疗效未达理想，因此较少开展。

（3）术后照射：目的是消灭手术野和/或区域淋巴结残存或亚临床病灶，减少局部复发进而减少远处转移。一般在拆线后，身体基本恢复后尽快开始。适用病种较多，如软组织肉瘤行广泛切除术后常规放疗可有效降低复发率。经过多年临床实践，各病种术后放疗适应证已有明确的指引，本书各论中有详细的介绍。

2．放疗与化疗综合治疗

放射治疗是局部治疗，不能解决潜在的远处转移，而化疗可望解决这一难题。有些需要放疗根治的肿瘤，因肿瘤范围较大，邻近有放射耐受较差的器官、组织，限制了放疗剂量的提高，通过化疗可缩小肿瘤范围，从而能予以根治剂量放疗；还有一些肿瘤，本身内在放射敏感性不高，但在放疗过程中加用化疗，可大大提高其放射敏感性。临床上常用的方法有诱导化疗、同期化疗、辅助化疗等几种方法。尤其是同期放化疗，已成为目前放疗最重要的治疗模式之一。放化疗综合得当，能提高肿瘤的局部控制率，降低远处转移率，提高患者生存率。临床上肺癌、食管癌的根治性放疗，在综合放化疗中已取得显著效果。

3．手术、放疗和化疗综合治疗

临床上经常使用多种治疗手段综合治疗肿瘤，如常见儿童肿瘤及中晚期乳腺癌。多学科综合治疗的优越性已被大量临床资料证明，具体请参考本书专门章节。

第四节　肿瘤放射治疗的新进展

近20年来，肿瘤放射治疗学的发展非常迅速，主要集中于放射物理方面。三维适形放疗（3D-CRT）已成为常规放疗方式，在此基础上进行的调强适形放射治疗、图像引导的放射治疗已在临床上得到广泛应用，并取得了显著临床效果。

当前，肿瘤放射治疗的新进展主要有以下内容。

1．调强放射治疗（intensity modulated radiation therapy，IMRT）

IMRT是三维适形放射治疗的高级形式，即在照射野内，根据肿瘤的三维形状和危及器官具体解剖关系，通过各种照射实施方式（补偿器、多叶准直器、螺旋断层等）对束流强度进行调节，使照射野内的剂量分布更加合理和均匀。

2．图像引导放疗（image guide radiation therapy，IGRT）

IGRT是在调强放射治疗的基础上，充分考虑靶区及正常组织在治疗过程中的运动和分次治疗间的位移误差（如呼吸运动、日常摆位误差、靶区收缩等）对放疗剂量分布和治疗计划的影响，在患者进行治疗前、治疗中利用各种影像设备（X线、CT等）对肿瘤及正常器官进行实时的监控，并根据器官位置的变化调节照射野，使其与靶区保持一致，进而提高治疗的精确度。

3．四维CT（four-dimensional computed tomography，4D-CT）

国际辐射单位和测量委员会（ICRU）62号报告提出了内靶体积（internal target volume，ITV）的概念，其定义为正常器官生理运动或治疗中肿瘤退缩/位移而导致的临床靶体积（CTV）在三维空间上的变异。4D-CT是近年来出现的一项评价肿瘤和器官运动的新技术，它将CT扫描过程中患者的呼吸周期同步记录下来，其内容除了三维空间因素外还包括了不同呼吸时相器官运动的信息，故称四维CT扫描。4D-CT影像资料中包括了肿瘤随呼吸运动而变化的信息，在所有时相的CT图像中分别进行GTV勾画，融合后加上亚临床灶边界就得到ITV，可为个体化放疗提供更好的条件。

4．自适应放疗（adaptive radiation therapy，ART）

ART是图像引导放疗（IGRT）发展延伸出的一种新型放疗技术。其实施是通过照射方式的改变来实现对患者组织解剖或肿瘤发生变化后的治疗调整，即通过引导图像（如CT、EPID等）评判患者解剖和生理变化，根据最初数次（5～9次）的测量结果，或治疗过程中所得到的反馈信息如肿瘤大小、形态及位置变化，分析分次治疗与原计划设计之间的差异，从而指导后续分次治疗计划的重新设计。

5．生物靶区（biological target volume，BTV）

随着功能影像学的发展，靶区内由肿瘤生物学因素决定的放射敏感性不同的区域可被确定。这些生物学因素包括乏氧、血供、增殖、凋亡、细胞周期调控、癌基因和抑癌基因改变以及侵袭转移等，它既考虑了肿瘤区内的敏感性差异，也考虑了正常组织的敏感性差异，并且能够通过分子影像学技术进行显示，从而在放疗中给予不同BTV以不同剂量的照射，并最大限度地保护敏感组织。

6．重离子治疗

所谓重离子就是比质子重的带电粒子，通常包含带电的氦、碳及氖离子等，如碳-12、氖-22、钙-45和铁-56等。重离子放射治疗是先进有效的肿瘤放疗方法，这是由重离子射线独特的物理特性和生物特性所决定的，重离子束的高LET射线既有布拉格峰的明显放射物理学特性，又有高RBE值。重离子损伤、杀死癌细胞不依赖于细胞所处的细胞周期时相，对常规射线不敏感的乏氧癌细胞，重离子同样有很强的杀伤作用，因而对低LET射线抗拒的难治性肿瘤，重离子具有较高的有效率。但是，由于重离子治疗花费昂贵，同时相关的基础和临床研究仍处于探索阶段，因而其在临床上的广泛应用受到限制。

7．螺旋断层放射治疗系统（TOMO therapy）

该系统是集IMRT、IGRT及剂量引导放疗（DGRT）于一体的肿瘤放射治疗设备，其以螺旋CT旋转扫描的方式，在计算机断层影像的校准和引导下，对肿瘤进行360°聚焦断层照射。TOMO实现了肿瘤的自适应放疗，可应用于全身各种肿瘤，特别是对多发病灶和紧邻重要脏器或组织肿瘤的治疗更具优势；TOMO在充分保护正常器官的前提下，可提高靶区照射剂量，从而提高肿瘤患者的治愈率。

8．赛博刀（Cyberknife）

赛博刀（射波刀）是一种图像引导的立体定向治疗设备，全称是机器人放射外科手术系统，其将6MV直线加速器置于1台可360°自由旋转的大型机器人手臂上，以图像导引系统和呼吸门控技术取代刚性的立体定向框架，其加速器的等中心可以随靶区的变化而同步变化，实现了对单个或多个病灶的同时治疗。

9．MR直线加速器放射治疗系统

这是一种MR引导的直线加速器放射治疗系统，它可以做到实时MR引导和自适应放射治疗，在治疗中能确保对肿瘤进行始终精准的定位，同时保护肿瘤周围的正常组织。由于MR扫描图像分辨率更高，因此该系统在精准定位和提高放射治疗比方面有其独特的优势。

10．术中放射治疗（intraoperative radiotherapy，IORT）

IORT是在手术中采用特殊的放疗设备在直视下对暴露的瘤床，以及未能完全切除的肿瘤和周围转移淋巴结给予单次大剂量照射，同时尽量把对放射敏感的正常组织牵拉到照射野外，从而达到最大限度杀灭肿瘤细胞，同时减少正常组织损伤的一种治疗方式。目前临床上使用的有移动式电子束术中放射治疗系统和移动式光子术中放射治疗系统。术中放疗不同于远距离外照射放疗，其直接作用于治疗部位，单次大剂量相当于分次照射剂量生物学效应的数倍，目前已广泛应用在许多临床肿瘤领域，如乳腺癌、胰腺癌、软组织肉瘤、腹膜后肿物等。

我们相信，随着本学科基础研究、放射技术及多学科综合治疗的发展，放射治疗的疗效将不断提高，而放疗并发症的发生率将不断下降。

（夏云飞）

第五章
恶性肿瘤的介入治疗

肿瘤的传统治疗包括手术、化疗、放疗及生物治疗等，随着介入医学的发展，肿瘤的介入治疗已越来越为广大医患所接受，尤其是对那些不能手术的肿瘤患者，介入治疗因具有微创、安全、疗效好等优点，越来越显示出在肿瘤治疗中的地位。肿瘤的介入治疗已经成为现代肿瘤综合治疗中一个非常重要而有效的方法。

肿瘤介入治疗可分为血管性介入治疗（经血管）和非血管性介入治疗（不经血管）两大类。

一、血管性介入治疗

经血管介入治疗技术主要包括以下几种。

1. 肝动脉栓塞术（TAE）

TAE是通过阻断肿瘤动脉血供促使肿瘤组织缺血坏死的一种治疗方式。阻断动脉血供主要使用的是明胶海绵颗粒（gelatin sponge particles）、聚乙烯醇颗粒（polyvinyl alcohol particles，PVA）及空白栓塞微球颗粒（polyacrylamide microspheres particles）。TAE经循证学依据证实可有效治疗不可切除的肝细胞癌。

2. 经导管动脉化疗栓塞术（TACE）

TACE是将化疗药物同碘化油（lipiodol）乳化后经动脉注入肿瘤，再用颗粒剂如明胶海绵等栓塞动脉血管，促使肿瘤缺血、坏死及凋亡。该方法在最大限度地针对性治疗肿瘤的同时，不伤及正常肝组织，同时碘化油会携带化疗药物沉积在肿瘤组织内，因此系统药物浓度很低，系统性化疗不良反应小。TACE已经是目前公认的中期肝癌标准治疗方式。富血供的肿瘤均为其治疗适应证，如肾癌、子宫肌瘤等。

3. 载药微球TACE（DEB-TACE）

传统TACE使用的是碘化油栓塞剂，其是一种肝动脉末梢栓塞剂，栓塞效果明显，然而其不良反应相对大，使用剂量一般不能超过20mL。近年来，一种新型栓塞材料——载药微球在肝癌的局部治疗中掀起了一股新的研究热潮，其最主要的特征就是具有缓释抗肿瘤药物的能力，可使病灶局部达到较高的血药浓度，副反应相对较小。载药微球由聚乙烯醇和2-丙烯酰胺基-2-甲基丙磺酸聚合而成，通过静电吸附药物。目前载药微球主要有50～100μm、100～300μm、300～500μm、500～700μm、700～900μm等规格，可负载阿霉素、伊立替康、顺铂、奥沙利铂等正电荷药物。动物研究显示，与单纯动脉给药比较，载药微球可使血浆阿霉素浓度降低82%，肿瘤局部药物浓度在3d时达到高峰，并维持7～14天。DEB-TACE在肝功能储备不佳、多肝叶散在病灶及复发性肝癌群体中显出较好的疗效。

4．放射性栓塞术（TARE）

TARE是在栓塞微球（glass or resin microspheres）上加载可释放β射线的放射性物质（yttrium-90）的一种介入治疗技术，通过该技术栓塞剂可到达肿瘤动脉血管床，从而避免对正常肝实质的损害。它所造成的肿瘤坏死，大部分源于放射线的作用，小部分源于缺血，这是它不同于传统TACE以及DEB-TACE的地方。越来越多的循证学数据证实，TARE在肝功能储备不佳的不可切除肝癌患者中表现出良好的有效性。

5．经肝动脉灌注化疗术（TAI）

TAI可将几种最有效的抗癌药搭配在一起，通过导管技术找到肿瘤的供养动脉，把抗癌药直接注入肿瘤组织。该疗法将高浓度的药物直接作用于局部，发挥最大的抗肿瘤作用，对全身毒副作用小，绝大部分患者能接受。适用于不可切除的肝、肺、胃、肾、盆腔、骨与软组织恶性肿瘤。

二、非血管性介入治疗

肿瘤非血管性介入治疗技术主要包括以下几种。

1．肿瘤消融治疗

肿瘤消融治疗是采用射频、微波、冷冻、激光等治疗肿瘤的方法。消融治疗技术是"精准医学"和"微创医学"的有机结合，是现代新型手术治疗模式的典型代表。影像引导肿瘤消融治疗技术的发展已有30余年历史，它将医学成像技术应用于手术全过程，医生在CT、MRI、超声和DSA等影像引导下把进行射频、微波、冷冻、激光、纳米刀等消融治疗的治疗极/治疗针精准穿刺至肿瘤靶区，实施精准微创物理或化学消融术，原位灭活肿瘤，是全新的精准微创手术。该技术具有定位精确、创伤小、手术时间短、适应证广等优点，正在临床上日益得到广泛应用。

（1）射频消融术（RFA）。射频消融治疗的原理是利用高频电流（＞10kHz）使活体中组织离子随电流变化的方向产生振动，从而使电极周围有电流作用的组织离子相互摩擦产生热量。在局部温度达到45～50℃时，组织会发生脱水、活体细胞蛋白质变性、细胞膜崩解；温度达到70℃时，组织会产生凝固性坏死；温度达到100℃时，局部组织开始出现炭化。RFA电极在局部组织中位点的温度可升高到90℃以上，可保证相应消融的肿瘤组织完全坏死。目前，RFA已经被广泛应用于治疗肝癌、肺癌、肾癌等实体脏器肿瘤。对于特殊部位的肝脏肿瘤，如位于肝门部、靠近膈肌或邻近大血管、肠管的肿瘤，使用RFA需谨慎。这些部位的肿瘤需采用保护性措施后方能进行消融治疗。无接触射频消融（no-touch RFA）是近年新提出的一种射频消融治疗方式，它是将2根或多根射频电极穿刺到肿瘤周边，通过射频发生器同时或几乎同时输出射频波，从而将电极之间的肿瘤组织消融的新技术。它严格遵循无瘤原则，在手术过程中射频电极的操作均不会直接接触肿瘤本身，是很有前景的一种新型实体肿瘤消融治疗技术。

（2）微波消融术（MWA）。1986年，微波消融最早在日本被运用于临床。其原理是在针状电极周围产生高速交流电场，使水分子旋转，局部产生热能，使组织发生凝固性坏死。1994年，日本学者Seki首次成功用MWA治疗原发性肝癌。1996年，我国学者与微波厂家对微波消融针进行了改进，目前的MWA技术以其热效率高、升温速度快、高温热场较均匀、凝固区坏死彻底、受血流影响小等优势得以在肝癌临床治疗中广泛应用。MWA在我国发展迅猛，微波消融针的质量和单点消融体积明显改善。目前以肝肿瘤应用最多，也用于肺、骨、肾脏、乳腺、甲状腺等脏器肿瘤的治疗。

（3）冷冻消融术。自从Cooper于1963年首次介绍冷冻治疗肿瘤以来，其技术不断得到发展。冷冻消融是利用超低温造成肿瘤细胞不可逆的冻伤而杀灭肿瘤组织，其有效治疗温度为-40～-180℃。冷冻消融适应证同RFA，还可根据肿瘤大小、形态进行适形布针消融，一般常用于中小肿瘤的消融治疗。冷冻消融时患者一般无痛感，而同样的部位采用RFA/MWA则痛感明显，甚至需要全麻。冷冻消融有较好的远期疗效，对肝脏肿瘤的局控率可达85%～90%。冷冻消融的缺点是无法对针道进行消融，术后出血风险相对增高，此外可产生冷休克、出血等严重并发症，需提前预防和及时治疗。应用套管针技术进行冷冻消融后，在撤出冷冻探针的同时应用止血绫填塞外套管以有效降低术后出血的发生率。

（4）激光消融术。用激光来治疗肿瘤最早开始于1983年。1985年和1989年分别有报道其被用于治疗原发性肝癌和肝转移瘤。每次治疗可使2cm大小的区域发生凝固性坏死。该技术是以激光为能源的消融术，与其他热消融术相比，激光消融的组织凝固范围较小，治疗肿瘤时需多针适形布针，适用于较小肿瘤的消融治疗。

（5）不可逆电穿孔技术。不可逆电穿孔（IRE）最早在2012年被美国食品药品监督管理局（FDA）批准和欧盟认证应用于临床。其机制是将高压电场以微秒脉冲的形式传递到细胞，改变细胞跨膜电势，造成脂质双分子层细胞膜上纳米级的孔隙，以增加细胞膜的通透性。在持续电场的作用下，靶区细胞可出现不可逆的电穿孔，导致肿瘤死亡，而对治疗区内血管、胆管、胰管、肠管和神经等组织的影响较小，一般是可恢复性的一过性损伤。IRE消融治疗的适应证同RFA，也适用于胰腺癌和肝门区及邻近胃肠道等危险部位肿瘤的消融治疗。IRE设备配有心电门控技术，可确保消融的瞬间高压落在心脏电生理活动的绝对不应期上，从而明显减少诱发心律失常的概率。IRE治疗时患者需全身麻醉并要求完全肌松，这也增加了麻醉的风险。由于IRE价格较贵，目前多用于胰腺癌、肝门区胆管癌，以及邻近肝门区、消化管道、胰段胆管等危险部位肿瘤的消融治疗，弥补了传统物理消融组织选择性低的缺点，拓展了物理消融治疗领域，使上述危险部位肿瘤的消融治疗成为现实，极大地推动了肿瘤消融的发展。

2．经皮经肝穿刺胆道引流术（PTCD）

PTCD是在影像技术支持下经皮经肝在胆道内放置导管的一项技术手段，可解除恶性肿瘤所致的胆道梗阻，减轻或消退黄疸，为其他抗肿瘤治疗创造条件，也可以作为长期姑息性的治疗方法，延长患者生存时间、改善预后。胰头癌、壶腹周围癌、胆管癌等可造成梗阻性黄疸，发现时多为晚期，不能耐受手术或已无手术指征。胆道梗阻会引起胆道压力增高，胆红素入血，造成皮肤巩膜黄染，还会造成肝细胞肿胀，导致肝细胞功能受损甚至多器官功能障碍。此时可通过胆汁引流降低胆道压力，改善肝功能，缓解患者痛苦，提高患者的生存质量。胆汁引流方法包括PTCD、内镜下胆汁引流（EPD）及胆肠吻合术。其中，PTCD被广泛应用。PTCD可通过内引流和外引流的方式引流胆汁。对于恶性梗阻性黄疸患者，术中导丝不易经过狭窄，因此单纯的外引流方式较为常见。多侧孔导管远端通过狭窄可实现内引流，这种方式可将胆汁引流至肠道，近似生理性胆汁引流，更加被推崇。经PTCD管置入支架经过狭窄段同样可以实现内引流，现已成为治疗胆系恶性肿瘤的一种重要的姑息治疗方法。此外，PTCD术后经导管植入放射性粒子条行进一步放射治疗在临床上有一定局部疗效。

3．胸腹腔穿刺引流术

胸腹腔穿刺引流术是应用经皮穿刺方案将引流管引入胸腹腔，清除胸膜腔或腹腔内气体或液体的治疗方式，其同时具有明确胸腹水性质、缓解大量积气或积液所致的压迫症状、引流感染性胸腹水避免胸腹部粘连增厚、向胸腹腔内注药治疗等作用。

4．经皮椎体成形术（percutaneous vertebroplasty，PVP）

PVP是指经皮通过椎弓根或椎弓根外向椎体内注入骨水泥（化学名：聚甲基丙烯酸甲酯）以达到增加椎体强度和稳定性，防止塌陷，缓解疼痛，甚至部分恢复椎体高度的一种微创技术。转移瘤和骨髓瘤是最常见的脊柱溶骨性恶性肿瘤，常使患者出现背部剧烈疼痛并丧失活动能力，治疗措施取决于受累椎体的数量和部位、椎管内受累程度、有无神经症状、患者的一般情况、疼痛程度及活动受限的程度。广泛应用的放射治疗能够缓解90%以上患者的症状，但一般需在10～20天后才能显示效果，且不能维持椎体的稳定性，肿瘤仍可在放疗后的椎体复发。PVP应用于脊柱恶性肿瘤的最佳适应证是恶性肿瘤导致局部剧烈疼痛、活动受限，需要卧床休息，靠止痛药缓解症状，且无椎管内硬膜结构受侵；伴椎体压缩性骨折时，椎体至少需要保持在正常高度的1/3以上，但椎体后部的皮质不必完好无损。由于椎体恶性肿瘤有导致压缩性骨折发生的倾向，因此即使患者无症状，PVP治疗仍是一个较好方法。据资料表明，80%以上的患者经PVP治疗后症状明显缓解，生活质量提高。应用PVP治疗椎体恶性肿瘤后可辅助放疗以巩固疗效，因为放疗并不影响骨水泥的物理、化学特性。

5．放射性粒子植入术

组织间放射性粒子植入（也称近距离）治疗法，是将微型放射源（粒子）植入肿瘤内或受肿瘤浸润的组织中，包括恶性肿瘤沿淋巴途径扩散的组织，通过放射性粒子源发出持续低能量的γ射线，使肿瘤组织遭受最大限度的辐射损伤和破坏，而正常组织不受损伤或仅受轻微损伤，以达到治疗目的。对各种不同肿瘤的粒子植入治疗有不同的具体方法，首先要明确肿瘤的形态、位置、大小及与邻近器官、血管的关系，描绘出治疗的区域；其次要确定植入粒子的数量和位置，这取决于肿瘤的大小和放射源的活性强度；最后确定粒子植入的方式与方法。常用粒子植入治疗有3种方式：模板种植、B超和CT引导下种植、术中种植。由于粒子植入在三维空间进行，而每种放射性粒子的物理特性不同，因此对每种核素都需要制定一种特殊的三维治疗计划系统。可根据B超、CT、发射计算机断层显像（ECT）、MRI等影像检查获得的肿瘤图像模拟粒子植入的空间分布，以决定粒子植入数目和靶区及周围危险器官的剂量分布，指导临床粒子植入。

6．支架植入术

支架植入术指的是利用穿刺、导管、球囊导管扩张形成和金属内支架置入等技术，使狭窄、闭塞的血管或腔道扩张、再通的一种技术。血管、腔道狭窄、闭塞是介入支架植入技术的治疗强项。其具有创伤小、疗效高、风险低、并发症少、住院时间短等优点，为血管、腔道狭窄、闭塞的治疗开创了一条新路。

三、展望

肿瘤介入治疗学是肿瘤学中非常重要和活跃的交叉学科之一，近年来，随着肿瘤介入疗法的临床普及和微创治疗理念的深入人心，肿瘤介入治疗的理论、技术方法和临床研究也不断深入，取得了傲人的进步。基础研究方面，新材料、新技术和新设备如药物洗脱微球、放疗微球、不可逆电穿孔、新型消融设备等不断涌现，进一步提升了肿瘤局部介入治疗的安全性和有效性；临床研究方面，一方面采用循证医学的方法开展一些大规模、多中心的随机对照试验（RCT）研究，从而验证不同肿瘤治疗方法的效果，另一方面开展了以微创治疗为中心的肿瘤综合治疗，如不同消融技术的联合、肿瘤消融与TACE的联合、TACE与放化疗的联合、肿瘤消融与放化疗的联合、介入治疗与分子靶向治疗药物间的联合、介入治疗与免疫治疗的联合等，逐步探索肿瘤综合治疗新模式；再有，在肿瘤介入治疗的引导手段和影像随访方面，也出现了多种影像检查手段联合应用的趋势，提高了介入治疗的安全性和准确性。将来的肿瘤介入工作者，尤其是年轻医师，应跟踪国际发展前沿，积极参加国际协作，运用循证医学的方法，开展一些大规模、多中心的RCT研究；同时，积极开展基础研究和转化医学研究，研发具有自主知识产权的介入治疗药物、器材和设备。

（赵明）

第六章
恶性肿瘤的靶向治疗

近年来，随着肿瘤生物学及相关学科的发展，有观点认为细胞癌变原因之一是细胞信号转导通路失调，从而导致细胞无限增殖。这导致了抗肿瘤药物研发理念的转变：抗肿瘤药物研发焦点正在从传统的细胞毒性药物转向可对肿瘤细胞内异常信号系统靶点发挥作用的特异性的抗肿瘤药物，即肿瘤靶向药物。1997年美国FDA批准了第一个肿瘤靶向药物利妥昔单抗（rituximab），肿瘤治疗从此开启了崭新的靶向时代，截至2017年年底，FDA共批准了近80种靶向药物。在我国，国家食品药品监督管理总局（CFDA，现国家药品监督管理局）共批准了20多种靶向药物。靶向药物针对的靶点在肿瘤细胞上高表达、特异性表达，而在正常组织细胞低表达或不表达，因此相对于传统的细胞毒性药物，靶向药物的不良反应相对较少，抗肿瘤疗效相对较高。

靶向药物分为抗体药物（大分子）和激酶抑制剂（小分子）。两者的主要抗肿瘤机制分别表现在阻止信号分子和受体的结合，以及抑制激酶的催化过程。从相对分子质量上来说，抗体是一种蛋白质，而小分子药物是一种有机小分子，二者体积和相对分子质量上有差别。有的小分子药物和抗体类药物针对的是同一个靶点，但它们的作用机制不同。如吉非替尼和西妥昔单抗均能抑制表皮生长因子受体（epidermal growth factor receptor，EGFR）。EGFR 与很多受体一样，均由胞外区和胞内区两部分组成，中间则由一段跨膜蛋白连接起来，胞外区是与表皮生长因子（epidermal growth factor，EGF）结合的部位；胞内区也叫激酶区，当胞外区和EGF 结合之后，激酶就进行催化加磷酸反应，激活相应的细胞代谢过程。小分子靶向药物相对分子质量小，可口服给药，生产成本低廉，但是半衰期短，需每天服用；大分子药物对肿瘤位点的靶向性强，半衰期长，一般1～4 周给药1次。

一、常见肿瘤的靶向药物分类

1. 肺癌

原发性支气管肺癌（primary bronchogenic carcinoma）简称肺癌，是起源自支气管黏膜或腺体的恶性肿瘤。我国的流行病学调查显示，肺癌是我国发病率和死亡率均为第一的恶性肿瘤，并且由于很多患者确诊时已经是中晚期，导致肺癌预后极差。靶向药物的出现为肺癌的临床治疗提供了新的思路。肺癌的治疗靶点主要分为三大类：一是最常见的驱动基因EGFR，在40%的肺腺癌中出现，在部分不吸烟的鳞癌患者中也有一定的发病率。针对EGFR突变的药物较多，形成了庞大的药物体系，以一代吉非替尼、厄洛替尼，二代阿法替尼，三代奥希替尼为代表，正在研究中的还有达克替尼、波齐替尼、奥莫替尼、艾维替尼等。二是间变性淋巴瘤激酶（anaplastic lymphoma kinase，ALK），这是继EGFR之后第二大肺癌驱动基因，在非小细胞肺癌（NSCLC）中的检出率为5%～10%，针对ALK的药物有克唑替尼、色瑞替尼、艾乐替尼，以及正在研究中的劳拉替尼、ensartinib（X-396）、entrectinib（RXDX-101）等。三是血管内皮生长因子（vascular endothelial growth factor，VEGF），针对VEGF的抗血管生成抑制剂包括大分子类的贝伐珠单抗、雷莫芦单抗以及小分子药物安罗替尼等。上述药物中艾乐替尼和奥希替尼是最近在国内上市的新品种。另外还有一些针对罕见突变如HER2突变、RET重排、ROS1重排或融合、NTRK融合、BRAF突变、MET14突变等的药物，如T-DM1、卡博替尼、劳拉替尼等。肺癌常见靶向药物如表6-1所示。

表6-1　肺癌已批准靶向药物、靶点及在中国上市情况

通用名	英文名	靶点	是否已在中国上市
吉非替尼	gefitinib	EGFR（HER1/ErbB1）	是
厄洛替尼	erlotinib	EGFR（HER1/ErbB1）	是
埃克替尼	icotinib	EGFR（HER1/ErbB1）	是
阿法替尼	afatinib	EGFR（HER1/ErbB1），HER2	是
奥希替尼	osimertinib	EGFR（HER1/ErbB1）	是
克唑替尼	crizotinib	ALK，MET，ROS1	是
色瑞替尼	ceritinib	ALK，ROS1	否
艾乐替尼	alectinib	ALK	是
达拉非尼 曲美替尼	dabrafenib trametinib	BRAF	否
安罗替尼	anlotinib	VEGFR，PDGFR，FGFR，c-Kit	是
雷莫芦单抗	ramucirumab	VEGFR2	否
贝伐珠单抗	bevacizumab	VEGF-A	是
耐昔妥珠单抗	necitumumab	EGFR（HER1/ErbB1）	否

2．乳腺癌

乳腺癌（breast cancer，BC）主要发生于乳腺上皮或导管上皮，北美、北欧属于高发地区，目前其发病率越来越趋于年轻化。我国京津沪及其他沿海城市为乳腺癌高发区，主要发

生于女性，男性约占1%。目前，用于乳腺癌分子靶向治疗的药物包括以人表皮生长因子受体2（HER2）为靶点的药物如曲妥珠单抗、帕妥珠单抗、T-DM1、拉帕替尼、来那替尼以及新上市的我国自主研发的吡咯替尼，以雷帕霉素靶蛋白（mTOR）为靶点的依维莫司，以及作用于细胞周期蛋白依赖性激酶（cyclin dependent kinase，CDK）的CDK4/6激酶抑制剂帕博西林（palbociclib）等。目前，乳腺癌常用靶向药物如表6-2所示。

表6-2　乳腺癌已批准靶向药物、靶点及在中国上市情况

通用名	英文名	靶点	是否已在中国上市
贝伐珠单抗	bevacizumab	VEGF-A	是
帕博西林	palbociclib	CDK4，CDK6	是
曲妥珠单抗	trastuzumab	HER2（EFBB2/neu）	是
帕妥珠单抗	pertuzumab	HER2（EFBB2/neu）	否
T-DM1	ado-trastuzumab emtansine	HER2（EFBB2/neu）	否
拉帕替尼	lapatinib	HER1/HER2	是
来那替尼	neratinib	HER1/HER2/HER4	否
吡咯替尼	pyrotinib	HER1/HER2/HER4	是
依维莫司	everolimus	mTOR	是

3．结直肠癌

结直肠癌（colorectal cancer）是胃肠道常见的恶性肿瘤，分为结肠癌（colon cancer）和直肠癌（rectal cancer），癌变部位包括盲肠、结肠各部、直肠等，多见于中老年人，30～70岁占绝大多数，男性多于女性。治疗结直肠癌的分子靶向药物的靶点比较多，如EGFR、K-ras、BRAF、VEGF、PTEN、PI3K、KIT等，另外还包括微卫星不稳定性（MSI）。目前，结直肠癌常用靶向药物如表6-3所示。

表6-3　结直肠癌已批准靶向药物、靶点及在中国上市情况

通用名	英文名	靶点	是否已在中国上市
西妥昔单抗	cetuximab	EGFR（HER1/ErbB1）	是
帕尼单抗	panitumumab	EGFR（HER1/ErbB1）	否
贝伐珠单抗	bevacizumab	VEGF-A	是
雷莫芦单抗	ramucirumab	VEGFR2	否
瑞戈非尼	regorafenib	KIT，PDGFRβ，RAF，RET，VEGFR1/2/3	是
阿柏西普	aflibercept	VEGFA/B，PIGF	否
呋喹替尼	fruquintinib	VEGFR1/2/3	是

4．白血病

白血病（leukemia）是造血系统的恶性肿瘤，表现为白血病细胞在骨髓或其他造血组织中的恶性增生，可浸润体内各个器官和组织，损伤各个脏器的功能，常有贫血、发热、感染、出血以及肝、脾、淋巴结不同程度肿大等症状和体征。其靶向药物的靶点主要有ABL、CD20（一种B细胞分化抗原）、BCL2等。目前在中国上市的药物较少，有伊马替尼、尼洛替尼等。白血病常用靶向药物如表6-4所示。

表6-4　白血病已批准靶向药物、靶点及在中国上市情况

通用名	英文名	靶点	是否已在中国上市
伊马替尼	imatinib	KIT，PDGFβ，ABL	是
尼洛替尼	nilotinib	ABL	是
达沙替尼	dasatinib	ABL	是
博舒替尼	bosutinib	ABL	否
伊布替尼	ibrutinib	BTK	是
利妥昔单抗	rituximab	CD20	是
奥滨尤妥珠单抗	obinutuzumab	CD20	否
奥法木单抗	ofatumumab	CD20	否
阿仑单抗	alemtuzumab	CD52	否
口服激酶抑制剂	idelalisib	PI3K	否
双特异性抗体	blinatumomab	CD19，CD3	否
ABT-199	venetoclax	BCL2	否

5．淋巴瘤

淋巴瘤（lymphoma）分为霍奇金淋巴瘤（HL）和非霍奇金淋巴瘤（NHL）两大类，主要表现为无痛性的淋巴结肿大，可伴有肝脾肿大、发热、盗汗等，全身各组织器官均可受累。其靶向药物以单抗类药物为主，但大部分未在中国上市，伊布替尼在2017年8月被CFDA批准在中国上市，其靶点为布鲁顿酪氨酸激酶（Bruton's tyrosine kinase，BTK）。淋巴瘤常用靶向药物如表6-5所示。

表6-5　淋巴瘤已批准靶向药物、靶点及在中国上市情况

通用名	英文名	靶点	是否已在中国上市
伊布替尼	ibrutinib	BTK	是
替伊莫单抗	ibritumomab tiuxetan	CD20	否
利妥昔单抗	rituximab	CD20	是
托西莫单抗	tositumomab	CD20	否

（续表）

通用名	英文名	靶点	是否已在中国上市
奥滨尤妥珠单抗	obinutuzumab	CD20	否
本妥昔单抗	brentuximab vedotin	CD30	否
贝利司他	belinostat	HDAC	否
罗米地辛	romidepsin	HDAC	否
伏立诺他	vorinostat	HDAC	否
口服激酶抑制剂	idelalisib	PI3K	否
硼替佐米	bortezomib	proteasome	是

6. 黑色素瘤

恶性黑色素瘤（malignant melanoma，MM）是来源于黑色素细胞的一类恶性肿瘤，常见于皮肤，亦可发生在黏膜等部位，是发病率增长最快的肿瘤之一。黑色素瘤的靶向药物不太多，且大多未在中国上市，其中维罗非尼在2017年被CFDA批准上市，其靶点为BRAF。黑色素瘤常用靶向药物如表6-6所示。

表6-6　黑色素瘤已批准靶向药物、靶点及在中国上市情况

通用名	英文名	靶点	是否已在中国上市
维罗非尼	vemurafenib	BRAF	是
达拉非尼	dabrafenib	BRAF	否
曲美替尼	trametinib	MEK	否
卡比替尼	cobimetinib	MEK	否
重组人白介素-2	aldesleukin		是

7. 肾癌

肾细胞癌（renal cell carcinoma，RCC）简称肾癌，是最常见的肾实质恶性肿瘤，约占成人恶性肿瘤的2%～3%。RCC早期症状不明显，患者常在体检或其他疾病检查时发现。肾癌起源于肾小管上皮细胞，病理分型为肾透明细胞癌（70%～80%）、乳头状肾细胞癌或称为嗜色细胞癌（10%～15%）、嫌色细胞癌（4%～5%）、肾集合管癌、肾髓质癌、Xpll.2易位/TFE3基因融合相关性肾癌、神经母细胞瘤相关性肾细胞癌、黏液性小管状及梭形肾细胞癌和未分类肾细胞癌。索拉非尼是FDA批准的第一个用于治疗肾癌的分子靶向药物，此后FDA又陆续批准了其他药物。帕唑帕尼除了可以治疗肾癌，还可以用于进展期软组织肉瘤的治疗。目前，在中国获批进口的有索拉非尼、舒尼替尼、依维莫司、阿昔替尼等。肾癌常用靶向药物如表6-7所示。

表6-7　肾癌已批准靶向药物、靶点及在中国上市情况

通用名	英文名	靶点	是否已在中国上市
仑伐替尼	lenvatinib	VEGFR1/2/3，FGFR1/2/3/4，PDGFRα，KIT，RET	否
重组人白介素-2	aldesleukin		是
替西罗莫司	temsirolimus	mTOR	否
帕唑帕尼	pazopanib	VEGFR，PDGFR，KIT	是
雷莫芦单抗	ramucirumab	VEGFR2	否
舒尼替尼	sunitinib	PDGFRα/β，VEGFR1/2/3，KIT，FLT3，RET	是
阿昔替尼	axitinib	KIT，PDGFRβ，VEGFR1/2/3	是
卡博替尼	cabozantinib	FLT3，KIT，MET，RET，VEGFR2	否
贝伐珠单抗	bevacizumab	VEGF-A	是
依维莫司	everolimus	mTOR	是

8. 胃癌和胃肠道间质瘤

胃癌（gastric cancer）是全球常见的一种胃肠道恶性肿瘤，预后较差，我国胃癌的发病率和病死率分别居全球第5位和第6位。全国男性胃癌发病率位居所有恶性肿瘤的第2位，女性则位居第4位。胃肠道间质瘤（gastrointestinal stromal tumor）可发生在消化道的任何部位，多见于胃和小肠。多数胃肠道间质瘤患者有进食后腹胀、腹部不适、便血等消化道症状。整体而言，目前胃癌及胃肠道间质瘤的靶向药物比较有限，由我国自主研发的小分子靶向药阿帕替尼于2014年获批上市，这是目前胃癌三线治疗的唯一标准治疗药物。已批准上市的胃癌和胃肠道间质瘤靶向药物如表6-8所示。

表6-8　胃癌和胃肠道间质瘤已批准靶向药物、靶点及在中国上市情况

通用名	英文名	靶点	是否已在中国上市
阿帕替尼	apatinib	VEGFR2	是
舒尼替尼	sunitinib	PDGFRα/β，VEGFR1/2/3，KIT，FLT3，RET	是
伊马替尼	imatinib	KIT，PDGFβ，ABL	是
瑞戈非尼	regorafenib	KIT，PDGFRβ，RAF，RET，VEGFR1/2/3	是
雷莫芦单抗	ramucirumab	VEGFR2	否
曲妥珠单抗	trastuzumab	HER2（EFBB2/neu）	是

9. 肝癌

我国是一个肝癌（liver cancer）大国，这与我国肝炎病毒感染率高有极大关系。目前，原发性肝癌发病率和病死率分列我国癌症的第4位和第3位。索拉非尼（sorafenib）是第一个被多个国家批准可以用于治疗原发性肝癌的分子靶向药物，其靶点主要为VEGFR、PDGFR、KIT和

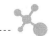

RAF。目前，索拉非尼已在国内上市。2018年8月，FDA批准了仑伐替尼用于一线治疗无法切除的肝细胞肝癌（HCC），这是继2007年索拉非尼获批之后，第二个获批的一线治疗HCC的靶向药物。肝癌常用靶向药物如表6-9所示。

表6-9　肝癌已批准靶向药物、靶点及在中国上市情况

通用名	英文名	靶点	是否已在中国上市
索拉非尼	sorafenib	VEGFR，PDGFR，KIT，RAF	是
瑞戈非尼	regorafenib	KIT，PDGFRβ，RAF，RET，VEGFR1/2/3	是
仑伐替尼	lenvatinib	VEGFR1/2/3，FGFR1/2/3/4，PDGFRα，KIT，RET	否

10．甲状腺癌

甲状腺癌（thyroid carcinoma）是人体内分泌系统常见的恶性肿瘤，其发病率近年来呈逐渐上升趋势。虽然相比其他癌症类型，大多数早期甲状腺癌患者在接受手术治疗、术后促甲状腺激素（TSH）抑制治疗以及放射性碘治疗后预后良好，10年生存率＞90%，但25%～66%的局部进展或转移的患者对放射性碘治疗无效。这部分患者因缺少有效的治疗方案可能预后较差，5年生存率＜50%。近年来，分子靶向治疗的出现和发展，为晚期甲状腺癌的治疗带来了曙光。目前针对甲状腺癌的靶点主要有EGFR、VEGFR、RET、FLT3、KIT、RAF等。甲状腺癌常用靶向药物如表6-10所示。

表6-10　甲状腺癌已批准靶向药物、靶点及在中国上市情况

通用名	英文名	靶点	是否已在中国上市
索拉非尼	sorafenib	VEGFR，PDGFR，KIT，RAF	是
凡德他尼	vandetanib	EGFR（HER1/ErbB1），RET，VEGFR2	否
仑伐替尼	lenvatinib	VEGFR1/2/3，FGFR1/2/3/4，PDGFRα，KIT，RET	否
卡博替尼	cabozantinib	FLT3，KIT，MET，RET，VEGFR2	否

11．多发性骨髓瘤

多发性骨髓瘤（multiple myeloma，MM）是一种常见的血液系统恶性肿瘤，是继非霍奇金淋巴瘤之后的第二多发的血液系统恶性肿瘤，以骨髓中克隆性浆细胞恶性增殖为特征，该病多发于中老年人，大约80%的患者超过60岁，男性略多于女性。随着中国人口的老龄化，骨髓瘤的发病率呈逐年上升的趋势。在过去的十几年中，随着靶向治疗药物的不断问世及检测水平的提高，尤其在新药联合自体造血干细胞移植、移植后巩固治疗以及长期维持治疗后，骨髓瘤患者的缓解率和缓解深度得到很大的改善，超过50%的患者可以达到完全缓解。目前治疗多发性骨髓瘤的靶向药物并不是很多，以新型蛋白酶体抑制剂为主，常用的如表6-11所示。

表6-11　多发性骨髓瘤已批准靶向药物、靶点及在中国上市情况

通用名	英文名	靶点	是否已在中国上市
硼替佐米	bortezomib	proteasome	是
卡非佐米	carfilzomib	proteasome	否
帕比司他	panobinostat	HDAC	否
达雷木单抗	daratumumab	CD38	否
埃罗妥珠单抗	elotuzumab	SLAMF7（CS1/CD319/CRACC）	否
伊沙佐米	ixazomib	proteasome	否

12．胰腺癌

胰腺癌（pancreatic cancer）是一种恶性程度较高的消化系统肿瘤，预后极差。胰腺癌占所有癌症相关死亡的6%，是男性和女性中第四常见的癌症死亡原因。目前还没有很好的胰腺癌早期诊断的检查手段。外科手术切除是胰腺癌最有效的治疗手段，但因术后远处转移和局部复发，其5年生存率仍低于20％。治疗胰腺癌的靶向药物较少，与胰腺癌相关的靶点包括VEGFR、EGFR、K-ras等，大部分药物处于临床研究中，目前适用于胰腺癌的靶向药物仅有厄洛替尼和依维莫司，如表6-12所示。

表6-12　胰腺癌已批准靶向药物、靶点及在中国上市情况

通用名	英文名	靶点	是否已在中国上市
厄洛替尼	erlotinib	EGFR（HER1/ErbB1）	是
依维莫司	everolimus	mTOR	是

13．妇科肿瘤

宫颈癌（cervical cancer）、卵巢癌（oophoroma）和子宫内膜癌（endometrial carcinoma）是妇科最常见的三种恶性肿瘤。目前已经有4类分子靶向药物成为针对妇科肿瘤的一线/二线用药，分别为抗血管生成药物、多腺苷二磷酸核糖聚合酶［poly-（ADP-ribose）polymerase，PARP］抑制剂、免疫抑制剂及表皮生长因子（EGF）受体阻断剂。妇科肿瘤常用的靶向药物还是比较有限，如表6-13所示。

表6-13　妇科肿瘤已批准靶向药物、靶点及在中国上市情况

通用名	英文名	靶点	是否已在中国上市
奥拉帕尼	olaparib	PARP	是
贝伐珠单抗	bevacizumab	VEGF-A	是

14．软组织肉瘤

软组织肉瘤（soft tissue sarcoma，STS）是一组起源于间叶组织的恶性肿瘤，占全部恶性肿瘤的1%，恶性程度高和亚类繁多是其主要特点。目前采取的主要治疗手段包括手术、放疗及化疗等。与胃肠道间质瘤对伊马替尼的良好反应不同，其他软组织肉瘤的创新治疗面临着更多困难，不同亚型间的遗传和临床特点异质性强，患者生存时间差异巨大。近年来，分子靶向药物在这一疾病领域进展迅速，有潜力的治疗靶点和异常的信号通路被不断发现，在个体化治疗和提高患者生存质量等方面的优势明显，为无法手术和不能接受常规化疗的患者提供了新的治疗手段。目前针对软组织肉瘤治疗的靶点主要包括VEGF/VEGFR、PDGFR、IGF-1R、FGFR、mTOR/PI3K/AKT、MEK、CDK等，但大多药物处于临床研究阶段，唯一获批治疗晚期软组织肉瘤的靶向药物是帕唑帕尼，见表6-14。

表6-14　软组织肉瘤已批准靶向药物、靶点及在中国上市情况

通用名	英文名	靶点	是否已在中国上市
帕唑帕尼	pazopanib	VEGFR，PDGFR，KIT	是

15．其他肿瘤

见表6-15所示。

表6-15　其他肿瘤已批准靶向药物、靶点及在中国上市情况

疾病	通用名	英文名	靶点	是否已在中国上市
骨巨细胞瘤	狄诺塞麦	denosumab	RANKL	否
基底细胞癌	维莫德吉	vismodegib	PTCH	否
	索尼德吉	sonidegib	Smoothened	否
头颈癌	西妥昔单抗	cetuximab	EGFR（HER1/ErbB1）	是
神经母细胞瘤	地努妥昔单抗	dinutuximab	GD-2	否
腹膜癌	贝伐珠单抗	bevacizumab	VEGF-A	是
胶质母细胞瘤				
皮肤纤维肉瘤	伊马替尼	imatinib	KIT，PDGFβ，ABL	是

二、肿瘤靶向药物常见不良反应

分子靶向药物作用于肿瘤细胞特定的靶点，因此相对于传统的细胞毒性药物，其不良反应少且较轻，但因靶向药物的靶点在正常组织也会表达，所以靶向药物也会有一定的不良反应，最常见的不良反应是全身反应，即乏力、虚弱、发热寒战和关节肌肉痛等。

1．胃肠道不良反应

胃肠道不良反应主要为腹泻，大多为轻中度。呕吐常见，常为轻中度，患者常伴食欲不振、口腔溃疡。严重者可出现脱水、恶心。腹泻原因主要为以下3种：EGFR在正常胃肠道黏膜过度表达，可抑制氯分泌，而EGFR抑制剂可能增加氯的分泌，从而引起分泌性腹泻；同时，药物可直接损伤正常肠黏膜，减少水分、电解质和其他物质的吸收而引起腹泻；另外，用药引起肠道菌群的改变同样可能导致腹泻。

2．皮肤毒性

皮疹、皮肤瘙痒为靶向药物常见的皮肤毒性，还可能表现为红斑、干燥等；中度皮肤反应可见脓疱性皮疹、多形性红斑等，偶见荨麻疹外周水肿、手足综合征等。相关研究认为，皮肤毒性与抑制EGFR有关。EGFR主要在表皮角质细胞中表达，对表皮维持正常发育和生理功能起着重要的作用。EGFR抑制剂通过增加转录激活因子的表达和信号转换，在引起基底角质细胞过早成熟分化和生长停滞的同时，往往伴有中性粒细胞的释放。中性粒细胞释放的酶可引起角质细胞凋亡，已凋亡的细胞聚集在真皮下可引起皮肤进一步损伤，最终导致触痛、丘疹脓疱和甲沟炎等皮肤毒性。与此同时，凋亡细胞的存在为细菌过度繁殖提供了条件，加重了炎症反应。因此，建议靶向治疗患者用清水洗脸，不用肥皂等碱性物品清洁皮肤，以减少对皮肤的刺激。

3．肝肾毒性

厄洛替尼、吉非替尼、伊马替尼、舒尼替尼等多数靶向药物是通过细胞色素通路在肝脏代谢的，因此均有一定的肝脏毒性，主要表现为转氨酶升高、胆汁淤积和肝衰竭等，具体机制尚不明确。

4．心血管毒性

靶向药物可能导致高血压、心动过速、心肌缺血、充血性心力衰竭等不良反应。其中，高血压是VEGF/VEGFR单克隆抗体最常见的不良反应，尤其是贝伐珠单抗，但多为中轻度，可能是VEGF信号通路受到抑制引起的。VEGF可诱导NO释放，这与血管扩张有关。抑制VEGF通路还可能降低毛细血管密度，引起外周循环阻力增大，最终导致高血压。

曲妥珠单抗诱导的心脏毒性可能与抑制HER2有关。HER2对于维持正常心功能及正常心肌细胞的发育起着重要的作用。曲妥珠单抗可通过激活蛋白介导的线粒体凋亡途径来抑制线粒体功能，而心肌细胞需要大量的腺嘌呤核苷三磷酸（ATP）来维持其收缩功能，线粒体功能受损，可导致ATP合成不足而引起心肌细胞收缩功能障碍。

5．凝血功能异常

凝血功能异常可能会导致出血、动静脉血栓、脑卒中等。研究认为，凝血功能异常与靶向药物抑制VEGFR有关。由于VEGF能维持血管内皮的完整性，其被抑制后可引起内皮细胞的凋亡，或导致促凝物质的暴露，促发凝血反应，进而导致血栓。同时，VEGF被抑制后，打破了抗凝平衡，血管内皮不能自主更新修复，血小板功能受到抑制，机体易于出血。

三、小结

随着传统化疗药物治疗效果进入平台期，靶向药物的出现为抗肿瘤提供了一个乐观的前景。目前，通过CFDA审批的靶向药物远少于通过FDA批准的，但已经有越来越多的靶向药物通过了CFDA的审批，也有越来越多的靶向药物进入国家医保。靶向药物获批及进入医保的速度越来越快，我国自主研发的靶向药物也在临床上获得了较好的疗效。未来一定会有更多的靶向药物进入中国市场，为肿瘤患者提供一种崭新的治疗选择。

（蔡修宇）

第七章
恶性肿瘤的免疫治疗

免疫治疗（immunotherapy）近年来以燎原之势，席卷全球。它是通过主动或被动方式使机体产生肿瘤特异性免疫应答，恢复或提高机体免疫系统活性，充分发挥其抑制和杀伤肿瘤功能的治疗方法。免疫治疗主要包括免疫检查点阻断、过继性免疫治疗、肿瘤特异性疫苗治疗等。免疫检查点抑制剂由于突出的疗效和良好的治疗耐受性，从后线治疗步步前移，而且免疫检查点抑制剂之间的"强强联手"以及其与化疗、放疗、靶向治疗的战略合作颠覆了既往治疗格局。另外，细胞治疗在血液肿瘤领域异军突起，斩获无数。其他一些免疫疗法，包括个体化肿瘤疫苗、溶瘤病毒治疗也呈现出欣欣向荣的发展态势。

一、常见免疫治疗方法分类

（一）免疫检查点阻断（immune check point blockade）

免疫检查点可以在肿瘤免疫信号通路中通过配体/受体相互作用调节免疫应答的强度，维持自身免疫耐受，此外，检查点还与肿瘤免疫逃逸相关。通过阻断免疫细胞活化共抑制信息分子以释放处于抑制状态的免疫系统就是肿瘤免疫检查点阻断治疗。

1. PD-1/PD-L1受体及其抑制剂

PD-1（programmed cell death protein-1）是从凋亡的T细胞杂交瘤中得到的，由于其和细胞凋亡相关而被命名为程序性死亡受体1，PD-1是一种重要的免疫抑制分子，为CD28超家族成员。PD-1主要在激活的T细胞和B细胞中表达，是激活型T细胞的一种表面受体，PD-1有两个配体，分别是PD-L1（B7-H1）和PD-L2（B7-DC）。机体内的肿瘤微环境会诱导浸润的T细胞高表达PD-1分子，肿瘤细胞会高表达PD-1的配体PD-L1和PD-L2，导致肿瘤微环境中PD-1通路持续激活，PD-L1与PD-1连接后，T细胞功能被抑制，不能向免疫系统发出攻击肿瘤的信号。

目前全球上市的免疫检查点抑制剂PD-1/PD-L1抑制剂共5个，分别是纳武利尤单抗（nivolumab）、帕博利珠单抗（pembrolizumab）、阿替利珠单抗（atezolizumab）、度伐利尤单抗（durvalumab）和阿维鲁单抗（avelumab）。其中纳武利尤单抗与帕博利珠单抗已相继于2018年6月和7月在国内获批上市。前者在国内获批的适应证为经过系统治疗的非小细胞肺癌（不包含敏感基因突变患者），后者获批的适应证则为一线治疗失败的不可切除或转移性黑色素瘤。上述药物的具体用药信息见表7-1。

表7-1　全球已批准上市的5种PD-1/PD-L1抑制剂

中文名	纳武利尤单抗（O药）	帕博利珠单抗（K药）	阿替利珠单抗（T药）	度伐利尤单抗（I药）	阿维鲁单抗（B药）
英文名	Opdivo	Keytruda	Tecentriq	Imfinzi	Bavencio
通用名	nivolumab	pembrolizumab	atezolizumab	durvalumab	avelumab
作用靶点	PD-1	PD-1	PD-L1	PD-L1	PD-L1
适应证	黑色素瘤 非小细胞肺癌 肾癌 经典霍奇金淋巴瘤 头颈鳞状细胞癌 尿路上皮癌 结直肠癌 肝细胞癌 小细胞肺癌 胃癌	黑色素瘤 非小细胞肺癌 头颈鳞状细胞癌 经典霍奇金淋巴瘤 尿路上皮癌 结直肠癌 胃癌及胃食管交界处腺癌 MSI-H/dMMR实体瘤 宫颈癌	局部晚期或转移性尿路上皮癌 非小细胞肺癌	局部晚期或转移性尿路上皮癌 非小细胞肺癌	转移性梅克尔（Merkel）细胞癌 膀胱癌
全球首次获批时间	2014年12月	2014年9月	2016年10月	2017年5月	2017年3月
使用周期	2周1次	3周1次	3周1次	2周1次	2周1次
使用剂量	3mg/kg	2mg/kg	1 200mg	10mg/kg	10mg/kg
剂型规格	100mg，50mg	100mg，50mg	1 200mg	500mg，120mg	200mg

2. CTLA-4受体及其抑制剂

细胞毒性T淋巴细胞相关抗原4（cytotoxic T lymphocyte-associated antigen-4，CTLA-4）又称为CD152，主要表达在活化的T细胞或自然杀伤（NK）细胞中，是T细胞上经活化诱导的同源二聚体糖蛋白受体，可与抗原呈递细胞表面的B7-1（CD80）/B7-2（CD86）配体发生相互作用。当与CD80/CD86结合后，CTLA-4可以负向调节T细胞的活化，导致T细胞应答的下调。因此，阻断CTLA-4可以重新激活T细胞的免疫反应，起到抗肿瘤的作用。目前主要的CTLA-4抑制剂有伊匹木单抗（ipilimumab）、替西木单抗（tremelimumab）等，其中伊匹木单抗是首个获批上市的肿瘤免疫治疗药物，于2011年3月被FDA批准用于治疗转移性黑色素瘤。替西木单抗是一种与伊匹木单抗类似的全人源化IgG2单克隆抗体，是于2015年4月被FDA批准用于治疗恶性间皮细胞瘤的孤儿药。

3. 新型免疫检查点治疗靶点

目前除 CTLA-4、PD-1、PD-L1 外，新的免疫检查点如 LAG-3、TIM3、VISTA、A2aR、CD160 等的研究也在不断进行中。

淋巴细胞活化基因 3（lymphocyte activation gene-3，LAG-3/CD223）是一种在活化的T细胞、NK细胞、B细胞和浆细胞样树突细胞中表达的免疫检查点分子。目前LAG-3唯一已知的配体为Ⅱ类主要组织相容性复合体（MHC）。早期的研究发现在$CD4^+$T调节细胞中，LAG-3会出现选择性上调。LAG-3在体外可以影响T调节细胞的功能，最新的研究也表明LAG-3抑制剂（或者基因敲除）会影响T细胞的功能。此外，在慢性感染模型中存在LAG-3和PD-1的共表达，另外在卵巢癌和黑色素瘤患者中也发现大量抗原特异性CD8 T细胞共表达LAG-3和PD-1。

T细胞免疫球蛋白和黏蛋白-3（ T cell immunoglobulin and mucin domain-containing protein 3，TIM3）是一种表达在人活化的T细胞、NK细胞和单核细胞中的一种免疫检查点分子。有证据支持TIM3作为下调效应Th1/Tc1细胞反应的抑制分子。其通过与配体半乳凝素-9（galectin-9）结合诱导Th1细胞凋亡。人TIM3抑制剂目前尚未进入临床，但已处于研发阶段。

（二）过继性免疫治疗

过继细胞疗法（adoptive cell therapy，ACT）属于高度个体化的肿瘤治疗方法，它将机体自然反应产生的抗肿瘤免疫细胞在体外诱导分化、改造、扩增后回输到患者体内，发挥其抑制和杀伤肿瘤的作用。ACT主要包括淋巴因子激活的杀伤细胞（lymphokine activated killer cell，LAK cell）、细胞因子活化的杀伤细胞（cytokine induced killer cell，CIK cell）、肿瘤浸润淋巴细胞（tumor infiltrating lymphocytes，TILs）、DC-CIK、CAR-T、TCR-T、CAR-NK等。

嵌合抗原受体（chimeric antigen receptor，CAR）修饰的T淋巴细胞是一种通过基因工程改造可表达CAR的淋巴细胞，又称为CAR-T细胞。CAR-T疗法是免疫治疗中另一个炙手可热的"明星疗法"，可高效识别肿瘤抗原且肿瘤细胞杀伤效果好，近年来在多种肿瘤研究中均有满意的结果。尽管在2013年就位列*Science*杂志评选的年度十大突破，但CAR-T由于其专利之争及安全性"疑云"，发展的历程颇为曲折。最终在2017年8月FDA批准CAR-T疗法药物（tisagenlecleucel）用于难治或至少接受二线方案治疗后复发的B细胞急性淋巴细胞白血病（ALL）的治疗。

（三）肿瘤特异性疫苗

肿瘤特异性疫苗是近年肿瘤免疫治疗的研究热点之一，其原理是基于肿瘤突变而产生的抗原，将肿瘤抗原导入患者体内，激活机体产生细胞和体液免疫应答，克服了肿瘤引起的集体免疫抑制状态，从而达到预防肿瘤发生和清除肿瘤的目的。

2015年，FDA批准了针对转移性前列腺癌的树突状细胞免疫疗法，这也是全球首个肿瘤疫苗疗法。2017年7月，*Nature*杂志同时刊登了美国和德国两个团队肿瘤特异性疫苗研究的临床Ⅰ期结果。这两项研究的结果显示，在黑色素瘤患者中，两个团队针对患者癌症突变定制的特异性疫苗均激发了患者体内CD8+T细胞和CD4+T细胞应答，使得肿瘤缩小或消失，且未观察到复发。2018年1月，*Science Translational Medicine*杂志发表了美国斯坦福大学的一项研究，研究人员在老鼠体内植入淋巴瘤，之后通过向淋巴瘤病灶处注射OX40抗体＋CpG（一种免疫激活剂），促使肿瘤组织中原本就存在的T细胞活化从而达到杀灭肿瘤的治疗目的。结果90只小鼠中87只的淋巴瘤消失并实现了治愈，尽管87只中有3只复发，但经过二次治疗后肿瘤再次消退。

从临床角度看，研究中的疫苗尚处于动物实验阶段。考虑到小鼠肿瘤与人类肿瘤在发病机制、生物学行为和异质性等方面存在显著的差别，疫苗能否在人体收获同样鼓舞人心的结果，仍是未知数。

（四）溶瘤病毒（Maraba病毒）

溶瘤病毒治疗是另一类值得关注的免疫治疗。2015年，溶瘤病毒T-VEC获得FDA批准，用于治疗病灶位于皮肤和淋巴结、手术未能完全清除的黑色素瘤。在此之后，更多类型的溶瘤病毒在黑色素瘤及其他类型肿瘤（如脑瘤、肝癌等）中的应用探索不断开展。近期关于溶瘤病毒的研究聚焦于将溶瘤病毒与免疫检查点抑制剂联合起来应用。今年年初发表于*Science Translational Medicine*的一项加拿大研究发现，溶瘤病毒作为三阴性乳腺癌新辅助化疗术前治疗手段，能够加强术后使用的免疫检查点抑制剂的疗效。在实验小鼠中，两者联合应用治愈了60%～90%的小鼠，而单独的检查点抑制剂在三阴性乳腺癌小鼠模型中的治愈率为零，单独应用Maraba病毒的治愈率为20%～30%。尽管这只是动物实验，但这是首项显示溶瘤病毒治疗乳腺癌潜力的研究，也是首项在手术和转移模型中测试溶瘤病毒和检查点抑制剂的研究，如果能在人体试验中收获类似疗效，那么对于临床将会有重要的指导意义。

二、免疫治疗常见毒副作用及处理方法

见表7-2。

表7-2　免疫治疗相关常见毒副作用及处理方法

部位	疾病（症状）	处理方法
皮肤	皮疹红斑、白癜风、中毒性表皮坏死	局部使用类固醇激素，口服止痒药，必要时行皮肤组织活检
黏膜	干燥	使用润滑性眼药水，使用类固醇激素或毛果芸香碱盐酸盐漱口水漱口

（续表）

部位	疾病（症状）	处理方法
胃肠道	恶心、呕吐、腹泻、结肠炎、穿孔和胰腺炎	使用类固醇激素治疗，严重的或激素治疗耐受的可短期使用抗肿瘤坏死因子α抗体英利昔单抗
甲状腺	甲状腺功能减退、甲状腺功能亢进，前者多于后者	使用激素替代治疗。甲状腺功能亢进鲜有报道，最后几乎都进展为甲状腺功能减退
垂体	下垂体炎、垂体功能减退症	使用激素替代治疗，如左旋甲状腺素和氢化可的松
肾上腺	肾上腺功能减退	使用类固醇激素治疗
肺	免疫相关性肺炎	使用类固醇激素治疗，严重的或激素治疗耐受的可使用抗肿瘤坏死因子α抗体英利昔单抗
肝脏	自身免疫性肝炎	使用类固醇激素治疗，严重的或激素治疗耐受的可使用咪唑硫嘌呤或霉酚酸吗啉乙酯（MMF）治疗
胰腺	免疫相关性糖尿病	使用胰岛素替代治疗，类固醇激素治疗不推荐使用
眼	免疫相关的巩膜外层炎、结膜炎、葡萄膜炎、眼眶炎	局部使用类固醇激素
关节	多发性关节炎	口服少量类固醇激素控制关节症状

三、小结

肿瘤免疫治疗于2013年被*Science*杂志评为年度十大科技突破之首。而2018年的诺贝尔生理学或医学奖颁给了美国免疫学家詹姆斯·艾利森（James P. Allison）以及日本免疫学家本庶佑（Tasuku Honjo），以表彰他们在肿瘤免疫治疗领域做出的杰出贡献。目前肿瘤的治疗已经进入了免疫治疗时代，长期抑制甚至治愈肿瘤的梦想已开始变为现实。但在如何选择合适生物标志物、筛选获益人群、寻找新靶点来开发单一治疗药物及联合治疗方案的选择上仍需要不断深入研究。随着精准医疗和个体化医疗的不断发展，肿瘤免疫治疗不断进步，肿瘤免疫治疗也必将走向规范化和标准化。

（蔡修宇）

第八章
肿瘤标志物的检查

一、肿瘤标志物的概念

肿瘤标志物（tumor marker，TM）是指特征性存在于恶性肿瘤细胞，由肿瘤细胞异常产生的，或是宿主对肿瘤起反应而产生的物质。这些物质存在于肿瘤细胞和组织中，也可进入血液和其他体液中。当肿瘤发生、发展时，这些物质的表达明显异常，可用于肿瘤筛查、疗效观察、复发监测、预后评价，也可作为肿瘤治疗的靶点。

理想的肿瘤标志物应符合以下各项特征：①敏感度高，能将大多数患者检测出来，而且最好能早期发现；②特异性强，不存在于正常组织和良性疾病中，能对良恶性肿瘤进行鉴别；③TM浓度与肿瘤大小相关，且半衰期短，有效治疗后下降快，能较快地反映体内肿瘤变化的实际情况；④浓度与肿瘤复发、转移及恶性程度相关，能协助肿瘤分期和预后判断；⑤存在于体液特别是血液中，易于检测。然而，至今未发现绝对理想的肿瘤标志物。目前，肿瘤标志物只能用于癌症的辅助诊断，不能单独用于癌症的诊断。

二、肿瘤标志物的来源

1. 肿瘤细胞的代谢产物

如糖酵解产物、组织多肽及核酸分解产物等。虽然其特异性不高，但随着测定方法的改进，其在诊断和监测肿瘤中的价值也将随之提高。

2. 癌变的细胞基因产物

细胞癌变，可使原来处于沉默的基因被激活，这些基因的产物在细胞恶化中会过量表达。这类物质在成人中不表达或仅以极低水平存在，癌变后被重新合成或大量分泌，是一类特异性比较高的肿瘤标志物。

3．肿瘤细胞坏死崩解产物

主要是一些细胞骨架蛋白成分，如作为角蛋白成分的CyFra21-1、血清中的多胺类物质等，这些物质多在肿瘤的中晚期或治疗后肿瘤细胞坏死时出现，可作为对治疗效果动态观察的指标。

4．癌基因、抑癌基因、肿瘤相关微小RNA（miRNA）和循环肿瘤细胞

在癌变组织中通常可检测到各种癌基因或突变的抑癌基因及其产物，它们是导致细胞恶变的关键，在肿瘤生长过程中，这些突变的癌基因DNA也可在血液循环中被检测到。miRNA既可在组织中又可在血浆中被检测到，与肿瘤的发生和发展密切相关。肿瘤转移时，肿瘤细胞可进入血液循环，形成循环肿瘤细胞（circulating tumor cell，CTC）。这类标志物可以为肿瘤早期诊断或肿瘤基因靶向治疗提供依据，或预示肿瘤的转移和复发。

5．宿主反应类产物

如在鼻咽癌患者血清中可以检测到抗EB病毒衣壳抗原（VCA）、早期抗原（EA）的IgA抗体（VCA-IgA，EA-IgA），肝癌患者血清中铁蛋白和转肽酶水平升高，中晚期癌患者应激性蛋白如唾液酸水平升高。这些非肿瘤细胞的特异成分可以伴随肿瘤的发生、发展和治疗而变化，因此也被列入肿瘤标志物范畴。

从上述肿瘤标志物来源可以看出，同一种肿瘤可能有不止一种标志物，同一种标志物也可能在不同的肿瘤中出现。某一肿瘤特异性较高的标志物对另一肿瘤来说不一定是好的标志物，而某一组织的正常产物对另一组织来源的肿瘤来说却可成为较好的肿瘤标志物。这些特点为肿瘤的临床检测提供了灵活而多样的组合方式。

三、肿瘤标志物的分类

随着研究的深入，越来越多的肿瘤标志物被发现和鉴定，由于其来源复杂、种类繁多，因此对其分类的方法尚无统一的认识。就广义而言，肿瘤标志物可分为两类：①肿瘤相关抗原（tumor associated antigens），如病毒抗原，包括与肝癌相关的乙型肝炎病毒（HBV）、与鼻咽癌及伯基特淋巴瘤相关的EB病毒以及与宫颈癌相关的人乳头瘤病毒（HPV）；②肿瘤特异性抗原（tumor specific antigen，TSA），如前列腺癌细胞产生的前列腺特异性抗原（PSA）和前列腺酸性磷酸酶（PAP）。

也可根据肿瘤标志物的生物化学和免疫特性将其分成以下几大类：①胚胎性抗原，如甲胎蛋白（AFP）、癌胚抗原（CEA）；②糖类抗原（carbohydrate antigen，CA），如CA19-9、CA125；③蛋白类，如$\beta2$-巨球蛋白（$\beta2$-M）、细胞角蛋白19片段（CyFra21-1）；④酶和同工酶，如乳酸脱氢酶（LDH）、神经元特异性烯醇化酶（NSE）；⑤激素，如降钙素（CT）、人绒毛膜促性腺激素（HCG）；⑥癌基因和抑癌基因产物，如c-myc、ras、p53；⑦其他肿瘤标志物。

四、肿瘤标志物检测的技术

目前，肿瘤标志物的研究及临床最常用的检测技术主要是免疫学技术，包括酶联免疫吸附测定（ELISA）、化学发光免疫测定（CLIA）、放射免疫测定（RIA）等。该类技术通过将抗原抗体反应的特异性与标记物的敏感性相结合，具有特异、敏感、快速等优点，且试剂标准化、操作简便、易于自动化，可定性、定量检测肿瘤细胞分泌到体液中的各种具有免疫原性的肿瘤标志物。

其他检测技术还包括：①生化技术，如电泳法、酶生物学活性法等，特别适用于各种酶及同工酶的测定；②免疫组化技术，可从形态学上详细阐明细胞分化、增殖和功能变化的情况，因而有助于确定肿瘤组织类型、判断预后及分析其临床特征；③基因诊断技术，如利用PCR、real-time PCR、芯片技术、PCR-测序、PCR-质谱测序技术等，分析癌基因和抑癌基因的表达水平及其DNA序列结构的改变和修饰，进行肿瘤发病机制研究和诊断，该技术具有高灵敏度和高特异性，能直接检测基因水平上的变化，已应用于肿瘤的分子诊断和肿瘤病因学的研究；④蛋白质组技术。在恶性肿瘤生长过程中，由于基因的突变、异常转录与翻译，必然导致不同程度的蛋白质异常表达与修饰。蛋白质组学主要应用高分辨率的电泳、色谱和质谱技术分析和鉴定细胞内动态变化的蛋白质组成成分、表达水平与修饰状态，高通量地对比分析健康与疾病时蛋白质表达谱的改变，可应用于肿瘤标志物的筛选和鉴定、肿瘤分类、疗效评价及肿瘤发生机制等方面的研究，使得肿瘤的诊断、分类、疗效评价由过去应用单一肿瘤标志物进行判断发展成为现在的应用蛋白质谱或基因谱的改变来进行综合判断。

五、肿瘤标志物的应用

肿瘤标志物可用于一些高危人群的肿瘤筛查，也可作为肿瘤的鉴别诊断、预后判断、疗效观察和监测复发的指标。

1. 高危人群的筛查

应用肿瘤标志物对高危人群进行筛查时应遵循下列原则：①选择对早期肿瘤的发现有较高灵敏度的肿瘤标志物，如甲胎蛋白（AFP）和前列腺特异性抗原（PSA）；②测定方法的灵敏度、特异性要高，重复性要好；③筛查费用经济、合理；④对筛查时肿瘤标志物异常升高但无症状和体征者，必须复查和随访。但实际上没有一种肿瘤标志物的特异性和灵敏度均能达到100%，因此肿瘤标志物在普查中的应用受到限制。目前，可用于普查的肿瘤标志物有应用于肝癌的AFP、前列腺癌的PSA、卵巢癌的CA125和HE4、鼻咽癌的VCA-IgA和EA-IgA以及宫颈癌的高危HPV亚型。

2．肿瘤的鉴别诊断与分期

肿瘤标志物常用于良、恶性肿瘤的鉴别。对于影像和病理确诊困难的肿瘤患者，检测其肿瘤标志物往往能够得到有用的信息帮助区分良、恶性肿瘤。大多数情况下，肿瘤标志物浓度与肿瘤大小和临床分期之间存在着一定的关联。肿瘤标志物定量检测有助于临床分期和对疾病进展的判断。但各期肿瘤的肿瘤标志物浓度变化范围较宽，会有互相重叠。因此，依据肿瘤标志物浓度高低来判断肿瘤的大小及进行临床分期仍有一定局限性。

3．肿瘤的器官定位

由于绝大多数肿瘤标志物的器官特异性不强，因此肿瘤标志物不能对肿瘤进行绝对定位。但少数肿瘤标志物，如前列腺特异性抗原、甲胎蛋白、甲状腺球蛋白等对器官定位有一定价值。

4．肿瘤的疗效监测

恶性肿瘤治疗后肿瘤标志物浓度的变化与疗效之间有一定的相关性。临床可通过对肿瘤患者治疗前后及随访中肿瘤标志物浓度变化的监测，了解肿瘤治疗是否有效，并判断其预后，为进一步治疗提供参考依据。为了确定何种肿瘤标志物适用于疗效监测，应在患者治疗前做相关肿瘤标志物检测，选择一种或一组肿瘤标志物作为疗效判断指标。治疗前后肿瘤标志物的浓度变化常有三种类型：①肿瘤标志物浓度下降到参考范围内或治疗前水平的5%，提示肿瘤治疗有效；②肿瘤标志物浓度下降但仍持续在参考范围以上，提示有肿瘤残留和/或肿瘤转移；③肿瘤标志物浓度下降到参考范围一段时间后又重新升高，提示肿瘤复发或转移。

5．肿瘤的预后判断

一般治疗前肿瘤标志物浓度明显异常，表明肿瘤较大、患病时间较长或可能已有转移，预后较差。表皮生长因子受体（EGFR）、癌基因c-erB-2编码蛋白（HER-2）等指标均可用于预后的评估。

6．肿瘤复发监测

恶性肿瘤治疗结束后，应根据病情对治疗前升高的肿瘤标志物做定期随访监测。一般治疗后2～3月内做首次测定，年内每3个月测定1次，3～5年每半年测定1次，5～7年每年测定1次。随访中如发现有明显改变，应在2周后复测1次，连续2次升高，提示复发或转移。此提示常早于临床症状和体征，有助于临床及时处理。

7．靶向治疗

近年来，随着分子生物学技术的进步和对肿瘤发病机制的进一步认识，肿瘤标志物已经不仅可以作为肿瘤的诊断、分类、预后判断以及治疗指导，许多肿瘤标志物还可以直接作为靶向治疗的靶点。肿瘤标志物在筛选靶向治疗适用患者、靶向治疗疗效监测等方面具有重要作用。目前大多数靶向治疗的靶点实质上就是肿瘤标志物，如ER和HER-2/neu是乳腺癌分子标志，同时应用针对ER和HER-2/neu的靶向药物已经成为乳腺癌治疗的常规方案。例如乳腺癌靶向治疗药物曲妥珠单抗（赫赛汀）只对过度表达HER-2的肿瘤有活性，如果将所有乳腺癌患者纳入治疗，治疗有效率会很低。同样地，表达ER和PR是选择应用他莫昔芬的重要依据。尽管如此，表达靶基因的患者对于相应的靶向治疗的有效性一般只有20%～50%，但不表达靶基因的患者对于相应的靶向治疗基本无效。因而，这些分子标志的检测有利于富集治疗有效的患者群体，从而大大提高治疗的有效率。

六、常见肿瘤标志物的检测及其临床意义

（一）胚胎性抗原

1. 甲胎蛋白

甲胎蛋白（α-Fetoprotein，AFP）在胚胎期是功能蛋白，合成于卵黄囊、肝和小肠中，脐带血含量为1000～5000ng/mL，1年内降为成人水平。成人血中含量极微，几乎无法测出。临床意义：①原发性肝癌的诊断。AFP对肝癌诊断的阳性率差别很大，一般为60%～70%，动态观察尤有价值。目前多数意见认为AFP≥400ng/mL且持续4周者，在排除妊娠、慢性或活动性肝病以及生殖腺胚胎源性肿瘤情况下不排除肝癌；低浓度（200ng/mL）持续8周阳性的患者，应视为肝癌高危者。如果AFP≥400ng/mL，并结合临床，可确诊为原发性肝癌。②原发性肝癌的疗效观察和病情预后评估。原发性肝癌手术切除后若术前无转移，手术切除彻底，血中AFP于2～4周内可降到正常水平（<10ng/mL）；若浓度不降或降后复升，提示有弥漫性肝癌或癌复发。在术后化疗过程中如AFP含量保持在术后水平，示病情稳定；下降示病情好转，持续不降则疗效不佳。尽管AFP的诊断价值已被肯定，但统计表明AFP对原发性肝癌的敏感性只有60%～70%，仍有相当一部分患者可能漏诊，对转移性肝癌的诊断效果就更差。因此，对于AFP阴性，临床疑为原发性肝癌的患者应结合其他检查资料或多指标联合检测以互相弥补，减少漏诊。③生殖细胞瘤的诊断，如精原细胞瘤、畸胎瘤、睾丸肿瘤、绒毛膜上皮癌时，AFP也会升高，可作为诊断此类肿瘤的指标。④肝炎、肝硬化、妊娠、胎儿神经管畸形、无脑儿和脊柱裂发生时，血清AFP也显著升高。

2. 癌胚抗原

癌胚抗原（carcinoembryonic antigen，CEA）是一种存在于结直肠癌细胞膜和胚胎黏膜细胞上的酸性糖蛋白，胚胎期在小肠、肝脏、胰腺中合成，婴儿出生后血中含量降低，成人血清中含量极低。临床意义：①恶性肿瘤的辅助诊断。大约70%的直肠癌患者CEA升高，且CEA浓度与Duke分期有关，28%的A期和45%的B期患者CEA都异常；另外，55%的胰腺癌、50%的胃癌、45%的肺癌、40%的乳腺癌、40%的膀胱癌、25%的卵巢癌患者CEA升高。由于CEA只在肿瘤中晚期才有较显著的升高，也不局限于某一类肿瘤，因此，CEA对多数癌症的早期发现和

鉴别诊断均无帮助。②预后评估和复发监测。术前CEA水平正常的患者手术治愈率高，术后不易复发；术前CEA已升高者则大多数已有血管壁、淋巴系统和神经周围的侵犯和转移，预后都较差。术后若癌症有转移或复发者，在临床症状出现前10周至13个月，CEA已开始升高。CEA浓度会随病情恶化而升高。直肠癌术后1～6周，若CEA的量由升高降至正常水平，表示预后良好；若CEA浓度短期下降后又复升示癌已转移或复发。某些非癌人群如长期吸烟者及溃疡性结肠炎、胰腺炎、结肠息肉、活动性肝病患者中部分人的CEA含量也会增高，临床应用时应排除这些非癌性的CEA升高。

（二）糖类抗原

1. CA19-9

CA19-9是分子量为$50×10^5$ Da的类黏蛋白糖蛋白，其抗原决定簇是唾液酸化Ⅱ型乳酸岩藻糖。临床意义：①主要用于辅助诊断胰腺癌，敏感性为80%，特异性为90%。胆管癌、肝癌、胃肠道肿瘤、卵巢黏液性肿瘤、宫颈腺癌等的血清CA19-9也有较明显的升高；②疗效监测。通常术后1周CA19-9可降至正常，若持续不降或降后复升提示病灶残留或复发。急性胰腺炎、胆囊炎、胆管炎（胆汁淤积性胆管炎）、肝炎、肝硬化等疾病的CA19-9也不同程度升高。

2. CA125

CA125是可被单克隆抗体OC125结合的、分子量为$2×10^5$Da的糖蛋白。临床意义：①50％的Ⅰ期和90％的Ⅱ期卵巢癌患者血清CA125水平明显升高，CA125水平与肿瘤大小、分期相关。CA125水平在手术和化疗后很快下降，复发时会迅速升高，比临床发现早1～14个月，是一个观察疗效、有无复发的良好指标。②乳腺癌、胰腺癌、胃癌、肺癌、结直肠癌、肝癌及其他妇科癌瘤也有一定的阳性率。③子宫内膜炎、盆腔炎、卵巢囊肿、急性胰腺炎、肝炎、腹膜炎和某些孕妇血清中CA125水平也可升高。

3. CA15-3

CA15-3属乳腺癌相关抗原，是能被115-D8和DF-3两种单抗识别、分子量为$4×10^6$Da的糖蛋白。临床意义：①CA15-3诊断中晚期乳腺癌的敏感性可达到80%～87%。由于原位乳腺癌CA15-3升高不显著，因此CA15-3常作为Ⅱ/Ⅲ期乳腺癌监测疗效和复发的指标，当CA15-3比治疗前水平升高25％时预示病情进展或恶化，无变化意味病情稳定。②该标志物也是广谱的，卵巢癌、胰腺癌、肺腺癌、肝癌、直肠癌时也往往升高；良性乳腺疾病、子宫内膜异位症、卵巢囊肿、肝脏疾病患者及部分孕妇（约8%）血清CA15-3也偶见升高。

4. CA27-29（BR27-29）

CA27-29是黏蛋白类乳腺癌肿瘤标志物家族（包括CA15-3、CA549）的新成员。CA27-29单克隆抗体的反应序列和用于CA15-3分析的DF3抗体的反应序列在抗原决定簇图谱中相重叠。临床意义：同CA15-3一样，CA27-29可用于中晚期乳腺癌患者的辅助诊断，CA27-29比CA15-3

灵敏度高，但特异性较低。CA27-29的水平反映了肿瘤的活性，可用于预测Ⅱ期或Ⅲ期乳腺癌患者的病情复发，在患者复发症状出现前约5个月CA27-29又升高。

5．CA72-4

CA72-4是分子量为4×10^5Da的糖类抗原。临床意义：①主要用于胃癌的辅助诊断，对胃癌检测灵敏度高于CA19-9和CEA。约40%的胃癌患者CA72-4升高，如与CA19-9同时检测，阳性率可达56%。CA72-4可作为胃癌分期和判断术后是否残存肿瘤的良好指标。②约30%的卵巢癌患者CA72-4显著升高，CA125和CA72-4联合检测可明显提高卵巢癌检出率；部分乳腺癌、结肠癌、胰腺癌、肺癌患者血清CA72-4含量也会升高。许多良性疾病如胰腺炎、肝硬化、肺病、风湿病、卵巢良性疾病、乳腺病、胃肠道良性功能紊乱等，患者血清CA72-4水平也升高。

（三）蛋白质抗原

1．细胞角蛋白19片段（CyFra21-1）

细胞角蛋白（cytokeratin，CK）是一类分子量为40～70kDa的细胞结构蛋白。应用双向电泳可将CK分离出20条区带，命名为CK1至CK20，肿瘤细胞中含量最丰富的是CK18和CK19。CK19是分子质量为40kDa的酸性蛋白，主要分布于单层上皮细胞，如肺泡、胰管、胆囊、子宫内膜等的上皮细胞。当这些细胞癌变时，CK19可溶性片段进入血液循环，能被单抗Ks19-1、BM19-21所识别，此可溶性片段称为细胞角蛋白19片段（CyFra21-1）。临床意义：①非小细胞肺癌患者血清中CyFra21-1含量明显升高，灵敏度可达60%，特异性可达95%，明显优于CEA、鳞癌细胞相关抗原（squamous cell carcinoma antigen，SCCA）。它对非小细胞肺癌早期诊断、疗效观察有重要意义，与CEA联合应用，诊断非小细胞肺癌符合率可达到78%。②对浸润性膀胱癌有一定的特异性，可作为膀胱癌治疗、预后监测的标志物。③前列腺癌、胰腺癌、乳腺癌、肝癌、卵巢癌、子宫癌、胃癌、肠癌等血清中CyFra21-1含量也会不同程度升高。血清CyFra21-1水平升高还可见于部分肝炎、胰腺炎、肺炎、前列腺增生患者。

2．SCCA

SCCA是从子宫颈鳞状细胞癌组织中分离出来的、存在于鳞状细胞癌细胞质内、分子量为48kDa的糖蛋白，分为SCCA1和SCCA2两种抗原，对鳞癌有较好的特异性。临床意义：SCCA是鳞状细胞癌的重要标志物。SCCA升高主要见于鳞状细胞癌如子宫颈鳞癌、头颈部鳞癌、肺鳞癌、食管鳞癌，还可见于皮肤癌、消化道癌、卵巢癌和泌尿道肿瘤。SCCA升高程度和肿瘤恶性程度密切相关，SCCA一旦升高往往预示病情恶化，伴发转移，所以常用于治疗监视和预后判断。另外，皮炎、肾功能衰竭、结核、肺炎、肝硬化、肝炎等疾病SCCA也有一定程度的升高。

3．β2-微球蛋白

β2-微球蛋白（β2-microglobulin，β2M）是一种单链低分子量蛋白，分子量1～2 kDa，电泳时位于β2球蛋白区带，故被命名为β2M。人体内所有有核细胞都有β2M，其中淋巴细胞表面含量特别丰富。由于β2M分子量小，所以容易被肾小球滤过且全部由肾近曲小管重吸收。肿瘤患者血清β2M升高有以下几方面原因：①癌细胞合成β2M增多；②癌细胞坏死释放β2M；③肿瘤患者免疫稳定遭破坏、免疫激活、淋巴细胞活性增高，使β2M分泌增加。临床意义：①慢性淋巴细胞白血病、非霍奇金淋巴瘤、多发性骨髓瘤患者的血、尿中β2M明显升高，其水平与肿瘤细胞数量、生长速率、预后及疾病活动性有关。例如骨髓瘤β2M水平高于4.0mg/L时，预示生存时间短；高于6.0mg/L时，对化疗反应不敏感。②肝癌、胃癌、肠癌、肺癌患者血、尿中β2M含量也会升高。③肾脏疾病如肾小管炎、肾盂肾炎患者尿中β2M含量也会升高。④免疫系统疾病如系统性红斑狼疮、艾滋病、类风湿等患者血清中β2M含量也会升高。

4. 人附睾蛋白4

人附睾蛋白4（human epididymis protein 4，HE4）属于乳清酸性4-二硫化中心（WFDC）蛋白家族，此蛋白大概为20～25 kDa。HE4首先在附睾远端的上皮中被发现，并且最初认为它是一种与精子成熟相关的蛋白酶抑制剂。后来发现卵巢癌细胞高表达HE4，可作为卵巢癌首选标志物，尤其是可作为妇女盆腔肿瘤良恶性的鉴别标志物。HE4与CA125联合使用，计算ROMA指数，比单独使用任一种指标诊断卵巢癌都更为准确。血清HE4水平也可作为卵巢癌预后的指标，术后HE4水平不下降或治疗后又重新升高预示预后不良或复发。另外，在子宫内膜癌早期，HE4要比CA125更敏感。HE4水平升高也见于肺腺癌，且肾功能衰竭、肝炎、肝硬化、肺炎等良性疾病患者血清HE4水平也升高。血清HE4水平随年龄增加而升高。

（四）酶类

肿瘤患者机体的酶活力会发生较大变化，这是因为：①肿瘤细胞或组织本身会诱导其他细胞和组织产生含量异常的酶；②肿瘤细胞被破环，细胞内的酶被释放到血液中；③肿瘤细胞的代谢旺盛，细胞通透性增加，肿瘤细胞内的酶得以进入血液，或因肿瘤导致某些器官功能不良，各种酶的灭活和排泄障碍；④肿瘤组织压迫某些空腔而使某些通过这些空腔排出的酶反流回血液。

1. 前列腺特异性抗原

前列腺特异性抗原（prostate specific antigen，PSA）是一种由前列腺上皮细胞分泌的蛋白酶，分子量为$3.4×10^5$ Da的单链糖蛋白，它只表达于人前列腺导管上皮细胞，这一严格的器官定位和细胞类型特异性使之成为前列腺癌的一种有价值的诊断标志物。20%的PSA以未结合形式存在，称为游离PSA（FPSA）。用化学发光法检测的参考值为：TPSA（总PSA）<4 ng/mL，FPSA<0.86 ng/mL，FPSA/TPSA>0.25。临床意义：①PSA是目前诊断前列腺癌最敏感的指标，可用于前列腺癌的早期诊断、疗效及复发监测。前列腺癌患者可见PSA浓度升高，TPSA的血清浓度随病程进展而增高，随病程好转而降低。故PSA是前列腺癌病程变化和疗效的重要指标。②前列腺癌患者血清FPSA/TPSA比值低于前列腺良性疾病患者。因此，测定PSA的类型和两者比值有利于鉴别前列腺良恶性疾患。FPSA/TPSA比值下降可能表明前列腺癌恶性度较高，若TPSA和FPSA升高，而FPSA/TPSA比值降低，则前列腺癌的可能性大；FPSA/TPSA比值＜10%提示前列腺癌，FPSA/TPSA比值＞25%提示前列腺增生，其特异性达90%，正确性达80%。③前列腺炎、前列腺增生及肾脏疾病等患者的血清中TPSA和FPSA含量也会轻度升高，必须注意鉴别。

2．神经元特异性烯醇化酶

神经元特异性烯醇化酶（neuron specific enolase，NSE）是神经元和神经内分泌细胞特有的酶，它在小细胞肺癌和神经内分泌肿瘤（如神经母细胞瘤、甲状腺髓质癌等）中有过量的表达而成为肿瘤标志物。常用化学发光方法测定。临床意义：①血清NSE对小细胞肺癌（SCLC）的敏感度为80%，特异性为80%～90%，主要应用于小细胞肺癌患者的疗效观察和复发监测。经放疗或化疗后肿瘤缩小时NSE活性下降，完全缓解时则恢复正常；当病情恶化或复发时血清NSE活性又重新上升，一般在复发前3～12周可出现NSE水平升高，且早于X线胸透及支气管活检。②用于小细胞肺癌预后判断，血清NSE水平显著升高者预后差。③神经母细胞瘤NSE水平异常增高，可用于疗效观察和预后评估。④嗜铬细胞瘤、精原细胞瘤、胰岛细胞瘤、甲状腺髓样瘤、黑色素瘤、视网膜母细胞瘤等患者的血清中NSE也可增高。但要注意，标本溶血和放置时间过长时血清NSE水平会升高。

3．胃蛋白酶原

胃蛋白酶原（pepsinogen，PG）是胃蛋白酶的无活性前体、分子质量为42 kDa的单链多肽。PG依其琼脂糖电泳迁移率的不同，可以分为7个组分，较快移向阳极的1～5组分的免疫原性近似，称为胃蛋白酶原Ⅰ（PGⅠ），主要由胃底腺的主细胞分泌；6～7组分被称为胃蛋白酶原Ⅱ（PGⅡ），由胃黏膜的腺体（包括胃底腺、胃贲门腺、胃窦幽门腺）和近端十二指肠的布伦纳腺产生。胃蛋白酶原无活性，合成后的PG绝大多数释放入胃腔，在酸性胃液作用下活化成有活性的胃蛋白酶，只有少量（约1%）PG通过血/黏膜屏障进入血液循环。在正常人血清中的PGⅠ浓度是PGⅡ的6倍。

血清PG水平可反映不同部位胃黏膜的形态和功能。PGⅠ与胃酸分泌有关，可较好地反映胃壁细胞量，是检测胃泌酸细胞功能的指标。胃酸分泌增多则PGⅠ升高，胃酸分泌减少、胃黏膜腺体萎缩或胃部分切除术后PGⅠ降低。PGⅡ由多种腺体产生，在各种胃疾病中，血清PGⅡ水平相对稳定。当萎缩性胃炎伴有肠化生、胃窦腺假幽门腺化生时，PGⅡ含量会随之增高。血清PGⅠ和PGⅠ/PGⅡ比值被认为是胃体黏膜结构和功能的重要血清学指标。临床意义：①PG主要用于萎缩性胃炎的诊断，由于萎缩性胃炎患者是胃癌高危人群，PG联合幽门螺杆菌、胃泌素17和胃镜检查是目前胃癌早期筛查手段。在PGⅠ＜70ng/mL和PGⅠ/PGⅡ＜3.0人群中，胃癌发生率远高于PGⅠ和PGⅠ/PGⅡ比值正常者，检出的胃癌有90%属于早期，远高于常规临床56.9%的早期诊断率。②血清PG含量还可以作为胃癌术后复发与转移的检测指标。胃癌术后血清PGⅠ、PGⅡ的数值有助于了解残胃黏膜腺体的分泌情况。对胃癌根治术后PG变化进行追踪调查发现，认为PGⅠ、PGⅡ相对升高是胃癌复发的临床指标之一。胃癌根治术后长期呈良性状态的患者，血清PGⅠ、PGⅡ无明显变化；但胃癌复发时血清PGⅠ常明显升高，因此可认为血清中PGⅠ的检测对诊断复发以及有无转移有意义。

（五）激素类

具有激素分泌功能的细胞发生癌变时，其分泌的激素增加，称为原位激素（eutopic hormone）。正常情况下不能产生和分泌激素的细胞癌变后可分泌激素，或正常分泌激素的细胞癌变后分泌其他类型激素，这类激素称为异位激素（ectopic hormone）。不同类型肿瘤可分泌不同类型的激素或同一种异位激素，而同一种肿瘤可分泌一种或多种不同的异位激素。

1．人绒毛膜促性腺激素

人绒毛膜促性腺激素（human chorionic gonadotropin，HCG）是胎盘滋养层细胞分泌的一种糖蛋白激素，有α、β两个亚基，其中β亚基（β-HCG）决定了HCG的免疫学和激素特性。通常用ELISA法或化学发光法测定β-HCG。

临床意义：100％的滋养体和绒毛膜上皮癌β-HCG异常升高，可达100万IU/L，其浓度变化可以反映癌瘤的病程和疗效，在随访中也可测定β-HCG以了解是否有癌症的复发和转移；β-HCG中度升高见于精原细胞睾丸癌，70％的非精原细胞睾丸癌β-HCG轻度升高（往往与AFP同时升高）；部分乳腺癌、卵巢癌、宫颈癌、子宫内膜癌、肝癌、肺癌的β-HCG轻度异常。

2．降钙素

降钙素（calcitonin，CT）是甲状腺C细胞产生的、由32个氨基酸组成的多肽，分子量为3.5 kDa，具有调节血钙平衡的作用，与骨代谢密切相关。

临床意义：①甲状腺髓样癌占所有甲状腺癌的9％～12％，甲状腺髓样癌CT明显升高，可达2 000～5 000ng/L，相当于正常人的650～16 000倍；CT的测定对甲状腺髓样癌有特异性诊断价值，且CT水平与肿瘤的大小、浸润和转移有关，常用于监测甲状腺髓样癌的治疗。②其他部位的肿瘤如小细胞未分化型肺癌的CT也升高。

3．儿茶酚胺

儿茶酚胺（catecholamine，CA）是一类结构中含有儿茶酚的物质的总称，包括肾上腺素、去甲肾上腺素、香草扁桃酸（VMA）等。VMA除了在嗜铬细胞瘤中明显升高外，在70％的神经母细胞瘤中也升高。与儿茶酚胺有关的物质还包括促肾上腺皮质激素（ACTH），ACTH含39个氨基酸，分子量为4.5kDa，由垂体前叶促皮质细胞分泌。大约60％的肺癌ACTH升高，部分胰腺癌、乳腺癌和胃肠道癌可见ACTH升高。

（六）与肿瘤相关的病毒标志物

1. 抗EB病毒相关抗原的抗体与鼻咽癌

1964年，Epstein和Barr首先从伯基特淋巴瘤中培养成功两株淋巴瘤细胞系，电镜下观察，其在形态上与疱疹病毒相同，血清学及生物学研究证明，这是一种独特的疱疹病毒，称为EB病毒（Epstein-Barr virus，EBV）。EB病毒是传染性单核细胞增多症的病因，与伯基特淋巴瘤和鼻咽癌的关系也十分密切。伯基特淋巴瘤和鼻咽癌患者外周血都含有高滴度的抗EB病毒抗体，如衣壳抗原（VCA）、早期抗原（EA）和EB病毒核抗原1（EBNA1）的抗体；这些抗体不是肿瘤细胞表达的产物，而是受EB病毒感染后机体免疫系统的产物，其中对鼻咽癌具诊断价值的是IgA抗体的升高。临床应用间接酶免疫法（IEA）或ELISA法测定EBV的VCA-IgA、EA-IgA和EBNA1-IgA的水平，通常以阳性反应血清的最高稀释度作为相应抗体的血清滴度。临床意义：①用于鼻咽癌的诊断。正常人VCA-IgA、EBNA1-IgA阳性率约为10%，鼻咽癌患者的阳性率约为90%；EA-IgA诊断鼻咽癌的特异性可达98%，敏感性为50%。临床上通常以VCA-IgA和EBNA1-IgA二者联合检查来提高鼻咽癌诊断的灵敏度。②用于高危人群的筛查。在鼻咽癌高发区，以VCA-IgA和EBNA1-IgA阳性为标准划分的高危人群，鼻咽癌的检出率比自然人群高40倍，且先于鼻咽癌确诊4～46个月即可出现阳性。有的报道可将VCA-IgA滴度≥1∶40或在定期检查中抗体水平持续上升者列入鼻咽癌高危人群范围。无论应用哪一种方式，都说明血清VCA-IgA和EBNA1-IgA抗体水平已成为当前鼻咽癌流行病学监测中最有效的应用指标。③监测治疗效果。鼻咽癌患者VCA-IgA抗体维持高滴度的时间比较长，许多患者即使在治疗后仍可维持高滴度，可见对于大部分患者该标志物不适用于监测治疗效果。少数患者治疗后抗体水平上升，往往提示癌症复发。

2. 高危HPV亚型与宫颈癌

人类乳头瘤病毒（human papilloma virus，HPV）是引起生殖道感染常见的病原体，HPV通过性行为传播，在15～25岁的女性中极为普遍，我国正常妇女HPV感染率为20%～46%。HPV感染的后果与HPV的类型有密切关系。HPV感染分为皮肤和黏膜感染。有30余种类型的HPV可能导致生殖道黏膜感染，根据危险度可将HPV分为低危险性HPV和高危险性HPV两类。低危险性HPV可引起尖锐湿疣，恶变概率较小；高危险性HPV可导致男性阴茎癌和女性宫颈癌。高危险性HPV主要包括13种亚型：HPV16、HPV18、HPV31、HPV33、HPV35、HPV39、HPV45、HPV51、HPV52、HPV56、HPV58、HPV59和HPV68。PCR技术或杂交技术可检测高危险性HPV DNA。

临床意义：由于99.8%的宫颈癌患者可以检测到高危险性HPV，高危险性HPV检测可作为宫颈癌患者的筛查指标。高危险性HPV阳性是可能患宫颈癌的重要警示，结合细胞学检查，可准确地评估妇女患宫颈癌的危险度。

（七）癌基因、抑癌基因和肿瘤相关的miRNA

目前已知的癌基因和抑癌基因种类繁多，测定细胞内癌基因、抑癌基因及其表达产物的变化不仅能了解它们在肿瘤发生和发展中的作用，也可为早期监测肿瘤发生、预后评估、靶向治疗提供依据。另外，肿瘤相关miRNA与肿瘤的发生和发展密切相关。肿瘤转移时，肿瘤细胞进入血液循环，可检测出循环肿瘤细胞；这类标志物一般用分子生物学（如PCR、real-time PCR、FISH等）和免疫化学方法在组织或细胞中进行定性或定量检测。

1．EGFR

EGFR是上皮生长因子（EGF）细胞增殖和信号转导的受体。EGFR属于ErbB受体家族的一种，该家族包括EGFR（ErbB-1）、HER2/c-neu（ErbB-2）、HER3（ErbB-3）和HER4（ErbB-4）。EGFR也被称作HER1、ErbB1，是一种膜糖蛋白，属于酪氨酸激酶型受体，分子量为170 kDa。EGFR位于细胞膜表面，通过与配体结合而激活，配体包括EGF和TGF-α（transforming growth factor-α）。激活后，EGFR由单体转化为二聚体。EGFR形成二聚体后可以激活它位于细胞内的激酶通路，包括Y992、Y1045、Y1068、Y1148、Y1173等激活位点。自磷酸化过程可以引导下游信号通路的磷酸化，包括MPAK、Akt和JNK通路，从而诱导细胞增殖。许多实体肿瘤中存在EGFR的高表达或基因突变。EGFR与肿瘤细胞的增殖、血管生成、肿瘤侵袭、肿瘤转移及细胞凋亡的抑制有关。其可能机制有EGFR的高表达引起下游信号转导的增强、突变型EGFR受体或配体表达的增加导致EGFR的持续活化、自分泌的作用增强、受体下调机制的破坏、异常信号转导通路的激活等。突变型EGFR的作用可能包括：使具有配体非依赖型受体的细胞持续活化；由于EGFR的某些结构域缺失而导致受体下调机制破坏；激活异常信号转导通路；抑制细胞凋亡；等等。突变体的产生是由于EGFR基因的缺失、突变和重排。对于中、晚期肺癌患者，EGFR基因突变常发生在编码EGFR酪氨酸激酶区域的18～21号外显子，其中以19号（缺失）和21号（L858R）突变为主。EGFR基因突变患者对表皮生长因子受体酪氨酸激酶抑制剂（EGFR-TKI）如易瑞沙、特罗凯等敏感，其中EGFR19外显子缺失的患者在疗效上比EGFR21外显子点突变者稍占优势，前者在症状改善方面也优于后者。对于晚期结直肠癌EGFR基因扩增和蛋白高表达的患者使用针对EGFR的单抗，如帕尼单抗和西妥昔单抗，靶向治疗有效。

2．ras癌基因及其表达产物

ras癌基因编码酪氨酸激酶，位于人类1号染色体短臂，其表达产物为188个氨基酸，分子量为21kDa，由K-ras、H-ras和N-ras组成。K-ras、H-ras和N-ras三者高度同源，相互同源性达85%。当ras癌基因的第12位、第13位、第61位碱基发生点突变，编码产物发生变化时，可导致ras癌基因活化。临床上ras癌基因点突变多见于胰腺癌、神经母细胞瘤、膀胱癌、急性白血病、消化道肿瘤、乳腺癌。上述肿瘤ras癌基因突变率为15%～70%，突变后表达产物增高且和肿瘤浸润度、转移相关。

目前治疗结肠癌，特别是转移性结肠癌的药物有针对表皮生长因子受体（EGFR）的帕尼单抗（panitumumab）和西妥昔单抗（cetuximab）。大量临床研究表明，靶向药物（如西妥昔单抗和帕尼单抗）对于未发生K-ras基因突变的患者有效率可达到60%，而对已发生K-ras基因突变的患者则完全无效。通过检测K-ras基因有没有突变，可以筛选出抗EGFR（表皮生长因子受体）靶向治疗有效的大肠癌患者，实现肿瘤患者的个体化治疗。

3．p53抑癌基因及其表达产物

p53基因是一种抑癌基因，位于17号染色体短臂（17p13），它在G1/S期控制点起重要作用，可决定细胞是否启动DNA合成或决定细胞是否进行程序化死亡，监视细胞基因组的完整性，阻止具有癌变倾向的基因突变的发生。野生型p53基因发生突变可使这一控制作用消失，诱发肿瘤。p53基因的产物为p53蛋白，是由393个氨基酸组成的磷酸化蛋白。p53基因点突变常见第175、248、273位的碱基变异，而在肝癌细胞中p53基因第249位的碱基由G变成T。突变的p53蛋白半寿期较长。由于许多肿瘤与p53基因异常有关，因此大部分肿瘤患者都可检测到突变的p53蛋白，尤其是乳腺癌、胃肠道肿瘤、肝癌和肺癌患者，阳性率为15%～50%。

4．EML4-ALK融合基因

EML4-ALK融合基因是癌基因，能提高间变性淋巴瘤激酶（ALK）表达水平，激活ALK引起的肿瘤细胞生长、增殖、抗凋亡。其存在于3%～7%的非小细胞肺癌中，常见于不吸烟的年轻女性腺癌患者。以该癌基因为靶点的分子靶向药物克唑替尼（crizotinib）可显著提高肺癌患者的生存率，因此检测EML4-ALK融合基因可用于指导靶向药物克唑替尼的治疗。

5．c-Kit酪氨酸激酶和血小板衍化生长因子受体（PDGFRA）

胃肠道间质瘤（gastrointestinal stromal tumor，GIST）占胃肠道恶性肿瘤的1%～3%。GIST对常规放射治疗和化学治疗均不敏感，主要采取外科手术和分子靶向治疗。伊马替尼（格列卫）是小分子酪氨酸激酶抑制剂，作为靶向药物用于治疗GIST，可特异性抑制c-Kit酪氨酸激酶及血小板衍化生长因子受体（PDGFRA），抑制肿瘤细胞的增殖并诱导其凋亡。伊马替尼可用于治疗转移或不可切除的GIST。临床研究表明，c-Kit或PDGFRA基因特定位点突变的胃肠道间质瘤患者可从伊马替尼治疗中获益，因此在接受伊马替尼治疗前进行c-Kit和PDGFRA基因突变检测有助于帮助选择适合的个体化治疗方案。

6．肿瘤相关miRNA

miRNA是一类在进化史上极为保守的内源性非编码小RNA，它们通过诱导目标mRNA的降解或干扰蛋白质的翻译过程下调特异性基因的表达，在控制细胞的生长、分化和凋亡等方面起着非常重要的作用。许多miRNA与肿瘤的发生和发展有重要的关系，它们扮演着癌基因或抑癌基因的角色，称为肿瘤相关miRNA。肿瘤患者的血浆或血清中也可以检测到肿瘤相关miRNA，且较稳定、易于检测，常用定量荧光PCR技术检测。各种肿瘤患者血浆中存在肿瘤特异性

miRNA，因而检测循环miRNA可以辅助诊断肿瘤，如前列腺癌患者血浆let-7c和let-7e，乳腺癌患者血浆miR-10b、miR-21、miR-145和miR-155，结直肠癌患者血浆miR-29a、miR-19a、miR-18a等可用于相关肿瘤的辅助诊断，但是其诊断性能还需要临床大规模验证。另外，一些循环miRNA还可以作为肿瘤预后指标；与常规肿瘤标志物比较，循环miRNA具有较高的灵敏度和特异性，但其临床应用还需进一步验证。

（八）循环肿瘤细胞、循环肿瘤DNA、白血病相关标志物

1. 循环肿瘤细胞

通常把从原发灶或转移灶脱落入血，并随机体血液循环一起转运的实体肿瘤细胞称为循环肿瘤细胞（circulating tumor cell，CTC）。CTC检测作为一种新型的非侵入性诊断工具，除了可作为肿瘤检测手段外，还可用于化疗药物的快速评估，个体化治疗包括临床筛药、耐药性的检测、肿瘤复发的监测以及肿瘤新药物的开发等。目前CTC的检测主要用于肿瘤转移和复发的诊断。临床研究显示，CTC可作为乳腺癌、前列腺癌、结直肠癌转移和预后不良的标志物；如果7.5mL血液中≥5个CTC，则提示肿瘤转移、治疗效果不好和预后不良。循环肿瘤细胞还可用于个体化分子诊断，对于原发灶切除的肿瘤患者，循环肿瘤细胞无疑是靶向药物分子诊断的最好检测材料，可以及时判断患者治疗后靶向基因或蛋白的变化，指导临床及时调整治疗方案。

2. 循环肿瘤DNA

循环肿瘤DNA（circulating tumor DNA）是一种无细胞状态的胞外DNA，存在于血液、滑膜液和脑脊液等体液中，主要由单链或双链DNA以及单链与双链DNA的混合物组成，以DNA-蛋白质复合物或游离DNA两种形式存在。1989年，Stroun等发现肿瘤患者外周血游离DNA具有肿瘤细胞DNA的某些特征，称为循环肿瘤DNA。正常人循环血中存在少量游离DNA，主要来源于细胞核DNA和线粒体DNA，常小于10 ng/mL；肿瘤患者循环血DNA主要来源于肿瘤细胞，其血浆DNA浓度平均可达180ng/mL。最近肿瘤分子生物学研究发现，循环肿瘤DNA可作为一种新的肿瘤标志物，在肿瘤组织无法获得的情况下，循环肿瘤DNA可动态反映肿瘤基因突变概貌，在肿瘤的诊断、个体化治疗及预后判断等方面具有重要临床应用价值。

另外，对于表观遗传学，即在不改变基因组序列的前提下，通过DNA和组蛋白的修饰等来调控基因表达，其中又以DNA甲基化（DNA methylation）最为常见，成为表观遗传学的重要组成部分。DNA甲基化水平和模式的改变是肿瘤发生的一个重要因素。这些变化包括CpG岛局部的高甲基化和基因组DNA低甲基化状态。在正常细胞中，位于抑癌基因启动子区域的CpG岛处于低水平或未甲基化状态，此时抑癌基因处于正常的开放状态，抑癌基因不断表达，抑制肿瘤的发生。而在肿瘤细胞中，该区域的CpG岛被高度甲基化，染色质构象发生改变，抑癌基因的表达被关闭，从而导致细胞进入细胞周期，凋亡丧失，DNA修复缺陷等，最终可导致肿瘤发

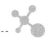

生。检测肿瘤组织、血液、痰和大便等标本中肿瘤特异性甲基化DNA可用于肿瘤早期检测和预后评估，如检测血浆中Septin 9 DNA甲基化水平，可用于大肠癌早期诊断。

3. 白血病免疫分型

正常造血细胞在分化、发育及成熟过程中，细胞分化抗原及其他免疫标志呈现规律性变化。在一定的分化阶段哪些抗原表达上调或下调，以及抗原表达量的多少存在着明显的规律性。而在血液恶性肿瘤发生时，细胞分化抗原出现的规律性时常发生紊乱，具体表现有：①异常细胞比例明显升高，细胞大小或者颗粒性发生变化。②抗原表达过强、过弱甚至不表达；表达其他系列抗原；不同成熟时相的抗原同时表达；抗原异质性表达消失，出现均一性表达；等等。③成熟淋巴细胞出现单克隆性；B细胞单克隆表达膜免疫球蛋白轻链，如只表达kappa或者lambda；浆细胞单克隆表达胞浆免疫球蛋白轻链，如只表达胞浆kappa或者胞浆lambda；NK细胞单克隆表达KIR（killer cell immunoglobulin-like receptor，杀伤细胞免疫球蛋白样受体）；T细胞单克隆表达TCRVβ。这些异常表型可以作为诊断白血病的指标，也可作为检测残存白血病的重要标志，更是白血病相关免疫表型（leukemia-associated immunophenotypes，LAIPs）分析技术的诊断依据。

白血病免疫分型主要根据不同类型不同时期的血液恶性肿瘤细胞出现的抗原时序混乱表达、抗原跨系表达及分化阻滞等现象，通过流式细胞术（flow cytometry，FCM）免疫荧光染色法，比较分析分化抗原（cluster of differentiation，CD）在肿瘤细胞和正常造血细胞上的表达有何不同，是否出现过度表达、缺失表达、不规则表达或非生理性表达等，从而对血液恶性肿瘤进行诊断、分型及预后判断，并为选择治疗方案提供重要依据。原始细胞发生恶变的时候，形态学可以有很大的改变，但是免疫学标志基本不会发生很大的改变，因此免疫分型一个最重要的作用就是给肿瘤细胞定性（判断系列、阶段、良恶性）。血液恶性肿瘤的免疫表型存在个体化差异，多种免疫标志的组合分析，有利于对异常细胞群的比例和性质进行判断，以及对跨系表达进行确认。白血病免疫分型常用的抗原如下（表8-1）。

表8-1　白血病免疫分型常用的抗原

细胞/病种	表达抗原
白细胞	共同抗原：CD45（淋巴细胞高表达，单核细胞、粒细胞及幼稚细胞依次减弱，红细胞不表达）
T淋巴细胞白血病	细胞膜及细胞液CD3、CD2、CD5、CD7、CD4、CD8
B淋巴细胞白血病	CD19、CD22、细胞液CD79a、细胞液IgM、CD20
髓细胞性白血病	MPO、CD13、CD33、CD64、CD14、CD15、CD11b、CD16
红白血病	GIyA（血型糖蛋白A）
巨核细胞白血病	CD41a、CD42b、CD61

（续表）

细胞/病种	表达抗原
幼稚标志抗原	CD34、TdT（非特异性幼稚标志），CD1a、CD99强阳性（T细胞幼稚标志），CD10（T细胞和B细胞幼稚标志），CD117（髓系幼稚标志，某些急性T淋巴细胞白血病阳性）

七、常见肿瘤标志物的联合检测及影响因素

（一）肿瘤标志物的联合检测原则

同一种肿瘤或不同类型的肿瘤可有一种或几种肿瘤标志物异常，同一种肿瘤标志物可在不同的肿瘤中出现。为提高肿瘤标志物的辅助诊断价值和确定何种肿瘤标志物可作为治疗后的随访检测指标，可进行肿瘤标志物联合检测，但联合检测的指标须经科学分析、严格筛选。在上述前提下，可合理选择几项灵敏度、特异性互补的肿瘤标志物组成最佳组合进行联合检测。

（二）影响TM浓度变化的因素

1．分析前影响因素

（1）临床诊疗措施对肿瘤标志物的影响：前列腺按摩和穿刺、导尿和直肠镜检查后，血液中前列腺特异性抗原（PSA）和前列腺酸性磷酸酶（PAP）可升高；某些药物会影响肿瘤标志物浓度，如抗雄激素治疗前列腺癌时可抑制PSA的产生；丝裂霉素、顺铂等抗肿瘤药可导致PSA假性升高；用一些细胞毒性药物（如5-氟尿嘧啶）治疗肿瘤时，可使癌胚抗原（CEA）暂时升高；细胞毒素治疗和放疗可造成大量肿瘤细胞溶解，释放大量肿瘤标志物入血，引起肿瘤标志物明显增高。

（2）肝肾功能异常的影响：肝功能异常、胆道排泄不畅、胆汁淤滞等均可造成CEA、CA19-9、碱性磷酸酶（ALP）、γ谷氨酰转移酶（γ-GT）、细胞因子等浓度增高；肾功能不良时细胞角蛋白19片段（CyFra21-1）、鳞状细胞癌抗原（SCC）和β2微球蛋白（β2M）可升高；肾功能衰竭时，多数肿瘤标志物血清浓度升高。

（3）生物学因素的影响：PSA随年龄的增长而升高，老年人CA19-9、CA15-3、CEA等可升高；部分妇女在月经期CA125和CA19-9可升高，在妊娠期AFP、CA125等明显升高；某些长期抽烟者可见CEA升高。肿瘤血供较差，肿瘤产生的标志物不易进入血液循环，可导致血液中的肿瘤标志物不升高或升高不明显。

（4）标本采集和保存的影响：由于红细胞和血小板中也存在神经元特异性烯醇化酶（NSE），因此标本溶血可使血液中NSE浓度增高。酶类和激素类肿瘤标志物不稳定、易降解，应及时测定或分离血清低温保存。

2．分析中影响因素

肿瘤标志物测定方法有ELISA 、RIA、CLIA等。每种测定方法有各自的精密度、重复性和相应的参考值范围。同一肿瘤标志物用不同方法测定，结果差异较大。因此，在工作中要尽量使用同一方法、同一仪器和同一厂家试剂盒进行测定。

常见肿瘤的常用肿瘤标志物联合检测谱见表8-2。

表8-2　几种常见肿瘤的常用肿瘤标志物联合检测谱

恶性肿瘤	首选肿瘤标志物	次选肿瘤标志物
前列腺癌	PSA	FPSA、PAP、TPS
乳腺癌	CA15-3	CEA 、CA549、CA27-29 、ER、PR、HER-2
宫颈癌	HPV、SCC	CA125、CEA、TPA
卵巢癌	CA125、HE4	CA19-9、CEA、TPS 、AFP、β-HCG
结直肠癌	CEA	CA19-9、CA50、CA242、CA72-4
胃癌	CA72-4	CEA、CA19-9、CA50、PG Ⅰ/Ⅱ、CA242
原发性肝癌	AFP	AFP异质体、异常凝血酶原、γ-GT、GST
肺癌	CEA、NSE、SCCA、CyFra21-1、ProGRP	CA125、HE4、CA15-3、ACTH、降钙素、TPS、铁蛋白
食管癌	CEA、CyFra21-1、SCCA	CA50
胰腺癌	CA242、CA19-9	CEA、CA50、CA72-4、TPA
膀胱癌	NMP22	BTA、CEA、TPA
肾癌		肾素、CA15-3、NSE
脑胶质瘤	VMA	HVA、NSE、铁蛋白
白血病		β2M 、LDH、铁蛋白
淋巴瘤	β2M	Ki-67、LDH、铁蛋白
鼻咽癌	VCA-IgA、EBNA1-IgA	Rta-IgG、EBV-DNA

（陈浩　刘万里）

第九章
肿瘤的生物治疗

恶性肿瘤的生物治疗经历了一个漫长曲折的过程，早期人们试图通过刺激机体的免疫功能来达到抵抗肿瘤的目的，故称为免疫治疗。随着对肿瘤免疫学的了解，以及肿瘤细胞生物学、免疫、基因技术的发展，生物治疗出现了不少新疗法，其内涵也更广泛，统称为生物治疗。

第一节 肿瘤的免疫学特性

一、免疫系统对肿瘤的抑制作用

在控制具有免疫原性肿瘤细胞生长方面，T细胞介导的特异性免疫应答起重要作用。CD8$^+$CTL是抗肿瘤免疫最重要的肿瘤杀伤细胞，其杀伤机制有二：一是通过其抗原受体识别肿瘤细胞上的特异抗原，并在Th细胞的辅助下活化，然后直接杀伤肿瘤细胞；二是分泌IFN-γ、TNF-β淋巴毒素等细胞因子间接杀伤肿瘤细胞。若要激活T细胞介导的抗肿瘤免疫反应，肿瘤抗原必须在肿瘤细胞内或抗原提呈细胞内被加工成抗原肽，抗原肽与MHC-Ⅰ类分子结合共表达于肿瘤细胞或抗原提呈细胞的表面，CD8$^+$CTL通过其抗原受体识别与MHC-Ⅰ类分子结合的肿瘤抗原肽并与之结合，获得第一活化信号。CD8$^+$CTL通过表面的某些分子如CD28识别肿瘤细胞或抗原提呈细胞表面的分子（如B7分子）从而获得第二活化信号。

NK细胞无须预先致敏就能杀伤肿瘤细胞，其作用不受MHC限制，也无肿瘤细胞特异性。NK细胞是一类在肿瘤发生早期起作用的效应细胞，是机体抗肿瘤的第一道防线。

巨噬细胞在抗肿瘤免疫中既是抗原提呈细胞，也是杀伤肿瘤的效应细胞，其杀伤机制有：①与肿瘤细胞结合后通过释放溶酶体直接杀伤肿瘤细胞；②处理和提呈肿瘤抗原，并通过产生IL-1和IL-12等激活T细胞；③通过特异性IgGFc受体介导ADCC效应；④分泌TNF、一氧化氮等间接杀伤肿瘤细胞。

体液免疫在肿瘤免疫中的作用有待进一步研究。抗体Fab片段结合肿瘤细胞表面抗原后，Fc片段结合NK样细胞，介导NK样细胞杀伤靶细胞，称为抗体依赖性细胞介导的细胞毒作用（ADCC）。如果Fc片段介导补体杀伤靶细胞，则称为补体依赖的细胞毒性（CDC）。但是，目前应用于临床的单克隆抗体的主要作用机制是干扰信号通路，而ADCC和CDC作用是次要的。

从理论上讲，化疗杀伤增殖中的肿瘤细胞，而生物治疗不依赖细胞周期，对休眠期细胞也有效，两者互相补充。在设计免疫治疗方案时，应全面分析肿瘤细胞的免疫表型和患者的免疫功能状况，既要设计人类白细胞抗原Ⅰ类分子（HLA-Ⅰ）限制的抗原特异性杀伤，又要设计不依赖HLA-Ⅰ的非特异性杀伤。肿瘤根治术不仅使机体的肿瘤负荷降到最低，而且解除了肿瘤诱导的免疫抑制，因此，根治术后是进行免疫治疗的最佳时机。在体外，免疫清除效应为0级动力学，即一定数量的淋巴细胞杀伤一定数量的肿瘤细胞。当肿瘤直径达1cm时，肿瘤负荷约为10^9。发生转移时，肿瘤负荷达10^{11}，终末期患者的肿瘤负荷达10^{12}。一般来讲，50个CTL细胞可杀伤一个肿瘤细胞，而临床常规治疗所用的免疫效应细胞为10^{10}数量级，提示免疫细胞治疗的适应证应该是微小病变。临床研究已证实这一假设。一方面，2004年，美国国家卫生研究院（NIH）的Rosenberge总结了5种疫苗用于765例晚期癌症患者的临床试验结果，其客观效率仅为3.8%。另一方面，肿瘤疫苗在肾细胞癌、结肠癌和黑色素瘤的辅助治疗临床试验中已取得阳性结果。正反两方面的经验均支持免疫细胞治疗的最佳适应证是微小病变。

二、肿瘤的免疫逃逸机制

肿瘤免疫逃逸是肿瘤发生与发展的重要机制。肺癌细胞表达的肿瘤抗原有癌-睾丸抗原、突变的癌基因和抑癌基因、过度表达的抗原等三类。当肿瘤细胞不能提供适当的抗原或肿瘤细胞能抵抗免疫效应细胞的攻击，如肿瘤细胞不表达抗原表位、抗原加工缺陷、抗原调变、抗原脱落、缺乏MHC-Ⅰ类分子、缺乏免疫共刺激分子、肿瘤细胞表达抑制分子、肿瘤细胞表达Fas配体（FasL）等，或机体处于免疫缺陷、免疫抑制状态时均可能发生免疫逃逸。

Ropponen等在1997年发现很多肿瘤组织中存在很多肿瘤浸润淋巴细胞（TIL），TIL在肿瘤免疫中起非常重要的作用，TIL可通过释放颗粒酶、穿孔素，或通过Fas系统杀伤肿瘤细胞。这种由肿瘤细胞诱导的TIL的凋亡被认为是导致肿瘤免疫逃逸的主要原因。结直肠癌细胞通过多种机制诱导免疫耐受，表现为血清TGF-β、IL-10、VEGF和PEG细胞因子浓度升高，外周血中不成熟细胞增多，T细胞无反应，Th1细胞凋亡，Th2细胞极化，T细胞和NK细胞CD3复合物ζ链表达下调，调节性T细胞增加等。肿瘤抗原上皮细胞黏附分子（Ep-CAM）结合人类白细胞相关免疫球蛋白样受体-1（LAIR-1）后能直接抑制细胞免疫反应，因此，减轻肿瘤负荷、解除肿瘤诱导的免疫抑制是免疫治疗的重要前提。直肠癌细胞可通过表达FasL，诱导TIL发生凋亡，反击机体免疫系统，这可能也是肺癌免疫逃逸的重要机制之一。肺癌组织通过FasL的上调表达以主动逃避机体的免疫杀伤，对肿瘤的发生发展起到了重要的促进作用，也启发了临床肿瘤治疗的新途径。

第二节　肿瘤生物治疗的概念与分类

一、定义

肿瘤生物治疗（cancer biotherapy），简言之就是指通过调动宿主的天然防御机制或应用生物学物质或生物制剂等刺激机体自身的抗肿瘤生物学反应，从而达到杀伤肿瘤细胞、抑制肿瘤生长或消除肿瘤的治疗方法。因此，肿瘤生物治疗主要是通过调节机体免疫和肿瘤之间的平衡来实现治疗肿瘤的目的，这与传统的手术治疗、放疗和化疗等疗法明显不同。目前肿瘤生物治疗主要包括肿瘤疫苗治疗、肿瘤免疫治疗、肿瘤基因治疗、肿瘤抗血管生成治疗等。

其实，肿瘤生物治疗迄今已有100多年的历史。19世纪末期，欧美的医生观察到肿瘤患者合并严重感染，感染被成功控制后，肿瘤也明显缩小。根据这一事实，他们用混合细菌疫苗（mixed bacterial vaccine，MBV）治疗癌症患者，取得了一定的疗效。现代肿瘤生物治疗发展迅速，许多生物反应调节剂（biological response modifier，BRM）、基因治疗制剂、肿瘤疫苗、单克隆抗体以及抗肿瘤新生血管制剂等均已进入临床或正在临床试验中。

在早期阶段，肿瘤生物治疗主要在一些免疫原性较强的肿瘤中进行，如黑色素瘤、肾癌、恶性脑胶质瘤等。随着生物治疗研究的发展，其应用范围越来越广，近年来肿瘤生物治疗在结直肠癌的综合治疗中发挥的作用也越来越大。

二、肿瘤生物治疗分类

肿瘤的生物治疗主要包括肿瘤免疫治疗和肿瘤基因治疗。前者主要包括肿瘤的免疫调节治疗、肿瘤疫苗治疗、过继性细胞免疫治疗和免疫检查点阻断治疗，是肿瘤生物治疗的基础，也是目前研究最多的领域；后者是生物治疗的方向。

第三节 免疫调节剂

生物治疗的领域涉及面极广，几乎生物反应调节剂的所有方面均有不同程度的进展。其中肿瘤疫苗治疗、过继性细胞免疫治疗、靶向治疗和免疫检查点阻断治疗前文已述，本文仅就免疫调节剂的进展和问题做一代表性的介绍。

免疫调节剂是指增强及调节免疫功能的非特异性生物制品。根据免疫调节剂对机体免疫功能作用的不同，可以将其分为免疫增强剂、免疫抑制剂、双向免疫调节剂。按其来源可分为人和动物免疫系统的产物（如TNF-α、白介素和干扰素等）、化学合成剂、生物制剂（如卡介苗、短棒杆菌和香菇多糖等），以及中药或植物来源的免疫调节剂。

1. 细胞因子

细胞因子（cytokine）是由免疫细胞（淋巴细胞、单核巨噬细胞等）及其相关细胞合成分泌的一类低分子蛋白或糖蛋白的大家族，其生物作用的特点是微量高效。在体内各种细胞因子构成复杂的网络关系，常以自分泌或旁分泌的方式在局部发挥免疫调节作用。临床上常用的抗肿瘤细胞因子有白介素-2（IL-2）、干扰素（interferon，IFN）、肿瘤坏死因子（TNF）以及粒细胞-巨噬细胞集落刺激因子（GM-CSF）等。

（1）IFN是一种糖蛋白，于1975年被Isaacs和Lindenmann在一种病毒干扰的细胞产物中发现并提纯，可防止病毒的进一步感染。IFN的主要作用有：直接抗病毒；增强主要组织相容性抗原（MHC）和肿瘤相关抗原（TAA）的表达；增强自然杀伤细胞（NK细胞）的细胞毒作用；增强抗体依赖性细胞介导的细胞毒作用（ADCC）；直接抗肿瘤细胞增殖和抗血管生成；等等。IFN有三种，即IFN-α、IFN-β和IFN-γ。

IFN-α是第一个用于临床的重组基因细胞因子，于1981年开始临床试用，1986年被FDA正式批准用于毛细胞白血病和转移性肾癌的治疗。单用IFN-γ治疗结肠癌、乳腺癌、肺癌、骨肉瘤等实体瘤的效应不足10%。

（2）白介素（interleukin，IL）是特指由白细胞产生的可以调节其他细胞反应的可溶性蛋白或糖蛋白，其通过内分泌（endocrine）、自分泌（autocrine）和旁分泌（paracrine）等途径发挥作用，也通过对血管内皮细胞、成纤维细胞、角化细胞、脂肪细胞等的作用发挥全身调节作用。目前，以白介素命名的细胞因子已达18种。其中，以IL-2的研究最为深入，应用最为广泛。

IL-2通过作用于T细胞、B细胞、NK细胞、巨噬细胞表面受体而起作用。对于IL-2在肿瘤治疗中的应用过去一度成为研究热点，经过十几年的临床实践和全世界各大研究所及医院的努力，对于IL-2治疗肿瘤的评价日趋客观和冷静。

许多基础和临床研究已证明，IL-2对某些恶性肿瘤的治疗有一定的应用价值。例如，IL-2

与LAK细胞联用有一定的疗效，IL-2与化疗药物联用的疗效更显著，目前已经进入临床研究阶段。鉴于IL-2在T细胞激活和增生中的重要地位和它在免疫反应中所扮演的关键性角色，作为辅助治疗，IL-2可能对绝大多数实体肿瘤有效。但在取得实质性效益前，尚需进一步了解它在调节肿瘤消退中的机制和判断治疗效应的指标，还需要做许多临床研究，目前尚无成熟经验。在临床应用IL-2的时候，更需注意它可引起几种全身性剂量限制性副作用，最常见的是血小板减少，其次有免疫抑制所伴随的对细菌感染抵抗力的降低、可逆性心肌炎、心律失常伴低血压和心肌梗死。IL-2引起的低血压则是造成IL-2相关死亡的最常见原因。因此对有潜在性心肌缺血性疾病的患者，不宜应用大剂量的IL-2。

白介素-12（IL-12）可激活T细胞的分泌，通过与IL-2类似的途径激活免疫，介导杀伤肿瘤细胞，并有较强的抗血管生成活性，对小鼠B16黑色素瘤、Lewis肺癌和肾癌有抗转移活性。

2．非特异性免疫刺激剂

卡介苗（BCG）可以通过诱导机体主动非特异性免疫反应来发挥抗肿瘤作用。其唯一有前景的研究是美国乳腺与肠道外科辅助治疗研究组（NSABP）发现的单独利用卡介苗作为免疫辅助治疗能够提高Ⅱ/Ⅲ期结肠癌患者的5年生存率并降低复发率，但是对于这个研究结果未有进一步的深入研究。传统医学是我国的优势，近年从中草药中提取出多种免疫调节剂，如商陆多糖、人参总皂苷、冬虫夏草、香菇多糖、云芝多糖、黄芪多糖、刺五加多糖、扶正女贞素（LL-E）、枸杞多糖、淫羊藿多糖等，其体外试验、临床试验均提示有良好的作用，但是缺乏严格设计的大规模临床试验进行验证，其对大肠癌的治疗效果尚待进一步研究。

3．造血生长因子

造血生长因子（hematopoietic growth factor）是一类细胞因子的总称，它们都可以影响造血细胞，在主细胞的生长和分化上起重要的调节作用，在成熟造血细胞的功能激活上也起重要作用。目前美国FDA批准正式临床使用的造血生长因子有三种，即粒细胞生长因子（G-CSF）、粒细胞-巨噬细胞集落刺激因子（GM-CSF）和红细胞生成素（EPO）。G-CSF、GM-CSF用于治疗化疗、放疗导致的红细胞/中性粒细胞缺乏。2003年，EPO已经获批进行恶性肿瘤贫血的临床研究治疗。

第四节　基因治疗

自1990年美国首先对腺苷脱氢酶（ADA）缺乏病患者首次应用基因治疗以来，欧美等地开展了各种基因治疗的临床试验，目前美国FDA所批准实施的基因治疗方案已经超过600种，60%

应用于癌症的治疗。3 500例患者接受了基因治疗，其中2 400例是癌症患者。目前针对基因治疗的类型主要有以下几种。

1. 自杀基因治疗

又名基因介导的酶前药物治疗（gene directed enzyme prodrug therapy，GDEPT），是通过目的基因的转导，将外源酶转入肿瘤细胞中，使无毒的药物前体在肿瘤中代谢为有细胞毒性的药物，从而杀死肿瘤细胞。

2. 癌基因和抑癌基因有关的基因治疗

大量实验证明，癌症的发生与多个癌基因的激活或抑癌基因的失活有关，如癌基因K-ras、myc，抑癌基因p53、p16等。恶性肿瘤相关的癌变异基因治疗的关键在于肿瘤内要存在某种基因的高表达。该治疗目前主要是敲除致病基因和导入正常的抑癌基因。

3. 免疫基因治疗

免疫基因治疗是通过基因调节，激活细胞介导和/或抗体依赖性肿瘤特异性免疫反应。针对肿瘤细胞繁殖导致的免疫下调和肿瘤抗原的复杂性，肿瘤的免疫基因治疗主要是输入细胞因子基因及用肿瘤相关抗原基因重组的病毒基因，临床前试验证明包括IL-2、IL-4、IL-12、GM-CSF、IFN-γ在内的一系列细胞因子有免疫增强作用。

4. 联合治疗

联合治疗是目前基因治疗的发展方向，即将几种基因治疗协同应用。应用于肿瘤的联合基因治疗主要有自杀基因与细胞因子基因的联合应用、自杀基因与放疗的联合应用等。动物实验已表明，自杀基因与细胞因子基因的联合应用可避免肿瘤的复发，延长动物的成活时间。

单纯疱疹病毒胸苷激酶基因/更昔洛韦（herpes simplex virus thymidine kinase/ganciclovir，HSV-TK/GCV）、大肠杆菌胞嘧啶脱氨酶基因/5-氟胞嘧啶（cytosine deamniase/5-fluorocytosine，CD/5-FC）、硝基还原酶/CB1954（nitroreductase/CB1954）自杀基因治疗方法，p53抑癌基因治疗以及某些免疫基因治疗已进入Ⅰ期临床试验阶段。这些试验将验证基因治疗的有效性和安全性，并探讨其使用的剂量、途径和疗程等实际问题。但肿瘤基因治疗的临床应用仍存在很多问题，如基因转导的低效性、抗肿瘤效应的低效性、基因表达的安全性、基因转导的靶向性、自体免疫反应、基因载体的安全性、非损伤性基因表达监控等。随着这些问题的解决，肿瘤的基因治疗必将愈加完善，成为人类医治恶性肿瘤的重要手段。

第五节 生物治疗存在的问题与展望

肿瘤的生物治疗模式当前正处于快速发展期。全新的单克隆抗体类药物、细胞信号转导类药物的临床应用、推广，为肿瘤的生物治疗提供了新手段，具有划时代的意义。但针对肿瘤的生物治疗目前面临的主要问题是没有合适靶点，没有足够经济、长期的方案，没有正确的观念，因此，如何发展更多有意义的肿瘤分子靶点，建立规范的治疗方案，降低治疗费用，真正有效地服务于患者，是近期需要解决的问题，以一种新的思维方式对待生物治疗，将有助于正确和客观地认识生物治疗的作用与地位。

综合应用现有的可能方法治疗肿瘤已经深入人心，并为肿瘤临床工作者所接受，综合治疗已成为肿瘤治疗最佳和最流行的模式，这一概念强调了机体和疾病两个方面，强调了应有计划、合理地联合生物治疗和其他治疗手段，其目的一方面是要提高治疗的效果，延长患者生存时间，另一方面是要改善患者的生活状态，提高其生活质量，最终的结果是达到治疗效果和生存质量并重的统一。

肿瘤研究的各个领域所取得的进展，如分子生物学研究、肿瘤发展过程中的调控、单克隆抗体、基因治疗等方面新药的研究等，都必然会促进肿瘤生物治疗的发展，这对肿瘤治疗的个体化和进一步提高疗效具有十分重要的意义。但是很多药物也存在相当多的不良反应，临床经验也还不多。应用时需要对患者、肿瘤、药物三方面进行特别深入的了解，谨慎使用也很重要。相信随着临床经验的积累、治疗策略和用药艺术的提高，肿瘤的生物治疗在综合治疗中的地位必然会有所提高，而且会给患者带来较大的裨益。

（夏建川）

第十章
恶性肿瘤患者膳食建议

第一节　肿瘤患者营养状况概述

一、肿瘤对机体营养状态的影响

恶性肿瘤是一种全身性疾病，癌细胞的代谢产物和癌细胞产生的毒素会造成机体的营养障碍和代谢紊乱，加上患者心理上的悲观情绪，以及肉体上的痛苦等因素，会造成机体各种生理功能下降，如与饮食营养关系最大的消化系统，可出现味觉、嗅觉逐渐迟钝，各种消化酶分泌减少，胃肠道吸收功能减低，从而出现食欲减退，最终导致营养不良，甚至出现恶病质。若是消化道肿瘤，营养不良就更加明显。

恶性肿瘤细胞增殖活跃，在其增殖过程中要摄取机体大量的能量和营养物质，当消耗机体的能量和营养物质超过患者摄入的营养物质时就会造成营养失调。同时，肿瘤的增大、浸润、转移和破坏会引起发热、出血、渗液（胸腔积液、腹水），都会导致机体大量丢失蛋白质，癌细胞分泌的毒素更会导致贫血甚至全血减少和血浆蛋白质低下，最后导致全身各种功能低下，严重时可出现多器官功能衰竭甚至死亡。

二、抗肿瘤治疗对机体营养状态的影响

抗肿瘤相关的手术、放疗和化疗对机体和营养状态都有不同程度的影响。

手术创伤、术中出血、术后疼痛以及可能出现的继发感染，尤其是消化道肿瘤，手术后都会引起消化吸收功能障碍，导致蛋白质和水电解质丢失等，从而导致机体营养失调。

化疗主要的毒副反应是消化系统及造血系统的损害，常见有恶心、呕吐、腹泻、溃疡以及贫血，可造成营养失调。

放疗性损伤，特别是头颈部位的放疗，多引起味觉减退、消化道黏膜损伤、唾液分泌减少，出现恶心、呕吐、腹泻、纳呆、口干、咽痛、吞咽困难、血尿、便血等，也会导致机体营养失调。

营养失调与肿瘤的发生、发展有密切的关系，与肿瘤治疗息息相关。饮食治疗能改善病程中因消耗引起的营养不足，同时，对于接受抗癌治疗的患者，饮食治疗在调动和保护机体抗病能力、提高机体的免疫功能、延长寿命以及促使病体早日康复方面都有积极的意义。因此，饮食疗法是治疗肿瘤的重要环节之一。

第二节　现代医学关于肿瘤患者饮食的指导和建议

2018年2月，我国发布实施《恶性肿瘤患者膳食指导》（WS/T 559—2017），该标准提出成人恶性肿瘤患者膳食指导原则、能量和营养素推荐摄入量、食物选择，适用于对在抗肿瘤治疗期和康复期的恶性肿瘤患者（尤指携瘤患者）进行膳食指导。以下是该标准的具体内容。

1. 恶性肿瘤患者膳食指导原则

（1）合理膳食，适当运动。

（2）保持适宜的、相对稳定的体重。

（3）食物的选择应多样化。

（4）适当多摄入富含蛋白质的食物。

（5）多吃蔬菜、水果和其他植物性食物。

（6）多吃富含矿物质和维生素的食物。

（7）限制精制糖摄入。

（8）肿瘤患者抗肿瘤治疗期和康复期膳食摄入不足，在经膳食指导仍不能满足目标需要量时，建议给予肠内、肠外营养支持治疗。

2. 恶性肿瘤患者能量和营养素推荐摄入量

（1）能量：一般按照20～25kcal/（kg·d）（非肥胖患者的实际体重）来估算卧床患者的能量，按照30～35kcal/（kg·d）（非肥胖患者的实际体重）来估算能下床活动患者的能量，再根据患者的年龄、应激状况等调整为个体化能量值。

（2）蛋白质：一般可按1～1.2g/（kg·d）（非肥胖患者的实际体重）给予，严重营养消耗者可按1.2～2g/（kg·d）（非肥胖患者的实际体重）给予。

（3）脂肪：脂肪供能占总能量的35%～50%。推荐适当增加富含ω-3及ω-9脂肪酸的食物。

（4）碳水化合物：碳水化合物供能占总能量的35%～50%。

（5）水：水（饮水和食物中所含水）一般按 30～40mL/（kg·d）给予，使每日尿量维持在1 000～2 000mL。有心、肺、肾等脏器功能障碍的要特别注意防止液体过多。

（6）矿物质及维生素：参考同龄、同性别正常人的矿物质及维生素每日推荐摄入量给予。在没有缺乏的情况下，不建议额外补充。

3．恶性肿瘤患者的食物选择

（1）谷类和薯类：保持每天适量的谷类食物摄入，成年人每天摄入200～400g为宜。在胃肠道功能正常的情况下，注意粗细搭配。

（2）动物性食物：适当多吃鱼、禽肉、蛋类，减少红肉摄入。对于放化疗胃肠道损伤患者，推荐制作软烂细碎的动物性食品。

（3）豆类及豆制品：每天适量食用大豆及豆制品。推荐每日摄入约50g等量大豆，其他豆制品按水分含量折算。

（4）蔬菜和水果：推荐蔬菜摄入量300～500g，建议食用各种颜色蔬菜、叶类蔬菜。水果摄入量200～300g。

（5）油脂：使用多种植物油作为烹调油，每天25～40g。

4．其他

（1）避免酒精摄入。

（2）限制烧烤（火烧、炭烧）/腌制和煎炸的动物性食物。

（3）肿瘤患者出现明确的矿物质及维生素等营养素缺乏时，在寻求医学治疗的同时，可考虑膳食强化，补充部分营养素，常见富含这些营养素的食物如下（参考2009年出版的《中国食物成分表》列出的常见营养素含量排名前20的食物）。

常见富含铁的食物：沙蓬子（沙米）、珠茶、蛏子、南瓜粉、鸡血、豆腐干（小香干）、鸭肝、芝麻（黑）、猪肝、鲍鱼（杂色鲍）、桂花藕粉、酸酪蛋、胡麻子、口蘑（白蘑）、扁豆、奶疙瘩（奶酪干、干酸奶）、羊血、藕粉、腐竹、糜子米（炒米）。

常见富含维生素C的食物：刺梨（茨梨、木子梨）、酸枣、柿叶茶、枣（鲜）、黑醋栗（黑加仑）、野苋菜（假苋菜）、辣椒（红、小）、蜜枣（无核）、芥蓝（甘蓝菜、盖蓝菜）、中华猕猴桃（毛叶猕猴桃）、苦瓜、红果（山里红、大山楂）、西兰花、香菜（芫荽）、草莓（洋莓、凤阳草莓）、水萝卜（脆萝卜）、芦笋（石刁柏、龙须菜）、藕（莲藕）、木瓜（番木瓜）、荔枝。

常见富含维生素E的食物：鹅蛋黄、葵花子仁、芝麻（黑）、核桃（鲜）、葵花子（生）、松子（生）、黄豆粉、羊肝、腐竹、素鸡丝卷、豆腐卷、南瓜粉、榛子（炒）、小麦胚芽粉、红螺、杏仁、牛肉松、花生仁（生）、鸡肉松、鸡蛋黄粉。

（4）常见富含β-胡萝卜素的食物：西蓝花（绿菜花）、野苋菜（假苋菜）、胡萝卜（红）、芹菜叶、菠菜（赤根菜）、小叶橘、生菜（叶用莴苣）、小白菜、蜜橘、韭菜、辣椒（红、小）、香菜（芫荽）、羊肚菌（干狼肚）、哈密瓜、杧果（抹猛果、望果）、南瓜（倭瓜、番瓜）、柑橘、小葱、青豆（青大豆）、甘薯（红心）（山芋、红薯）。

（5）常见富含硒的食物：猪肾（腰子）、牛肾、小麦胚芽粉、羊肾、鸭肝、松花蛋（鸡蛋）、鸡蛋粉（全蛋粉）、鸡肝、腰果、羊肉、扁豆、鸡蛋黄粉、鹅蛋、南瓜子（炒）、鸡蛋黄、松花蛋（鸭蛋）、豆腐干（小香干）、西瓜子（炒）、鹅。

第三节　中医药膳的原则和建议

中医药膳是具有保健、防病、治病等作用的特殊膳食，是在传统中医药学理论指导下，秉承"药食同源"的观念，将不同药物与食物进行合理的组方配伍，采用传统和现代科学技术加工制作，具有独特色、香、味、形、效的膳食，其既能果腹、满足人们对美味食品的追求，又能发挥保持人体健康、调理生理机能、增强机体素质、预防疾病发生、辅助疾病治疗及促进机体康复等作用。

"药膳"的名称，最早见于《后汉书·烈女传》，但历代有关饮食的疗法多以"食养""食治""食疗"的名称出现。《素问·经脉别论》提到治病要"调食和药"，《素问·脏气法时论》指出："毒药攻邪，五谷为养，五果为助，五畜为益，五菜为充，气味合而服之，以补益精气。此五者，有辛甘酸苦咸，各有所利，或散或收，或缓或急……四时五脏病，随五味所宜也。"《素问·五常政大论》谓："大毒治病，十去其六；常毒治病，十去其七；小毒治病，十去其八；无毒治病，十去其九。谷肉果菜，食养尽之，无使过之，伤其正也。"强调疾病的治疗必须与食物相结合，特别是善后康复，更需要药食结合以调理，才能达到"补益精气"、治疗疾病的目的。

药膳固然对某些疾病具有治疗作用，但其基本立足点是通过药物与食物的结合，对机体进行缓渐调理，尤其适用于药物治疗后的康复调理、某些慢性病如恶性肿瘤患者的缓渐治疗、机体衰弱时的逐步改善、平常状态下的滋补强壮……药膳既可以是药治后的补充，同时更是慢性病患者或体弱人群或机体阴阳气血偏颇时适宜的调理方法。药膳不同于一般膳食，施用时必须遵循一定的原则，做到辨证、辨病、辨治疗阶段，并注意三因制宜、配伍禁忌等，现概述如下。

一、辨证施食

中医根据疾病发生的部位和不同的证候表现而有阴阳、表里、寒热、虚实之辨，在脏、在腑、在经络之异，虚损有气、血、阴、阳、精、津之不同，而药物、食物有寒、热、温、凉、平之性和酸、苦、甘、辛、咸之味。食疗时，药食与病证相符才能达到治疗或辅助治疗的目的。

（一）补虚

中医理论认为，"邪之所凑，其气必虚""正气虚则成岩"，意思是说肿瘤的发生和发展与患者身体有虚直接相关。根据中医"虚则补之"的辨证施治原则，合理应用补益的药物和食物，对提高人体机能、增强抗癌能力、减少复发、提高生存质量有重要的作用。

中医虚证常见的有气虚、血虚、阴虚和阳虚四种，因而补虚有各种不同的补法。

（1）气虚：表现为气短、懒言、神疲、乏力、面色苍白、舌质淡胖。补气的中药有人参、党参、黄芪、白术、黄精、五味子等，食物有各种肉、鱼、蛋、乳制品以及黄豆、山药、大枣、栗子等，常用药膳有参枣米饭、黄芪炖乌鸡、人参枣莲肉汤、人参桂圆粥、怀山汤丸、茯苓包子、健胃益气膏等。

（2）血虚：有头晕、眼花、面色萎黄或淡白无华、唇甲苍白、心悸、肢麻、舌质淡白等表现。补血的药物有阿胶、当归、何首乌、白芍、枸杞子等，食物有动物肝脏、龙眼肉、荔枝肉、葡萄、黑芝麻、花生衣等，药膳有参归怀山炖乌鸡、天麻川芎白芷鱼头汤、八珍鸡汤、当归羊肉羹、菠菜猪肝汤等。

（3）阴虚：有口干、咽燥、心烦、失眠、手足心热、潮热盗汗、舌红少苔等表现。补阴的中药有西洋参、冬虫夏草、灵芝、太子参、沙参、玉竹、百合、麦冬、女贞子、龟甲、鳖甲、阿胶、枸杞子等，食物有雪梨、西瓜、桑椹、莲藕、银耳、鸽肉、鸭肉、鱼肉等，药膳有虫草红枣炖甲鱼、百合花旗参猪肺汤、灵芝木耳汤、秋梨膏等。

（4）阳虚：有畏寒肢冷、口淡不渴、神疲乏力、腰膝酸痛、小便清长、大便溏薄、舌质淡胖等虚寒表现。补阳的中药有人参、干姜、大枣、肉桂、杜仲、巴戟天、肉苁蓉等，食物有核桃、牛肉、羊肉、海参等，药膳有参杞羊头汤、肉桂茶等。

肿瘤患者经过手术、放疗、化疗之后体质下降，功能失调，容易并发感染而见发热表现。中医的热证有虚热和实热之分。虚热者，表现有潮热、盗汗、消瘦、五心烦热、口干、咽燥等，选用的药物、食物及药膳等与补阴的相仿，如地骨皮饮等。实热者，证见发热喜冷、口渴多饮、面红、目赤、小便短赤、大便燥结、舌红苔黄、脉数等，宜用药物有白花蛇舌草、鱼腥草等，食物宜选择清淡的，如红萝卜、竹蔗、蜂蜜、荸荠、雪梨、莲子、莲藕、绿豆、西瓜，药膳有平肝清热茶、荷叶冬瓜汤、马齿苋绿豆粥等。

（二）泻实

肿瘤患者常见气滞、血瘀、痰凝、湿热、热盛等邪实的表现，可分别选用相应的中药及食物。

（1）气滞：表现为局部胀、闷、痞、痛，其胀闷、疼痛时轻时重，部位多不固定，痞胀时没时现，时聚时散，可随嗳气或放屁而减轻。气滞患者宜吃易消化食物，忌油腻、煎炸食品，宜常用理气消胀药，如陈皮、佛手、砂仁、莱菔子，常用药膳有橘皮粥、柿蒂汤等。

（2）血瘀：表现为局部刺痛、包块、出血、发斑、面色黯黑、青筋显露、蜘蛛痣、唇舌青紫等，应吃有活血化瘀作用的药物和食物，如山楂、萝卜、蝎子、三七等，常用药膳有三七蒸鸡，忌食油腻煎炸食品。

（3）痰凝：表现为咳嗽痰多、胸部痞闷、乳房肿块、瘿瘤以及体表无痛性肿物等，宜吃具有化痰散结作用的药物及食物，如昆布、海藻、夏枯草、猫爪草、乌龟、甲鱼、牡蛎等，不宜吃甜食、油腻食物，更不宜喝酒，饮食宜清淡易消化。

（4）湿热：表现为身热不扬、头身困重、口干不欲饮、胸闷腹胀、纳呆、皮肤发痒、舌苔黄腻。湿热患者饮食应以清淡易消化为主，如豆腐、绿豆、扁豆、芹菜、荞麦等，忌食肥腻煎炸食品以及辛辣食物，如猪肉、羊肉、牛肉、狗肉、辣椒等。

（5）热盛：表现为发热、疼痛、局部红肿、口干渴、尿黄、便干、舌红苔黄、脉数等，宜食清淡易消化食物，忌食肥腻、辛辣食物。

总之，食疗中坚守辨证用膳，才能实现康复目的；反之不经辨证，随意用膳，不仅对身体无益，反而有害。

二、辨病施食

中医的病与证的概念不同，一病可以有数证。在某种情况下，辨病对治疗有着不可忽视的特殊意义。

头颈部肿瘤应多食昆布、海藻、海带、紫菜、芦笋等具有软坚散结作用的食物。

绝大多数鼻咽癌患者在放疗期间及放疗后有口干、多饮、大便干结等中医称为阴虚的表现，食物及药物宜选择清补及清凉之品，食物如各种瘦肉、蛋、奶、甲鱼、水产品（虾、蟹类除外），药物如沙参、太子参、西洋参、冬虫夏草、红萝卜、荸荠、莲藕、莲子、雪梨、冬瓜、西瓜、绿豆等，忌食一切煎炸、辛辣、燥热的食物。

肺癌患者常有咳嗽、气急、痰中带血等症状，中医辨证多属阴虚证，可选用杏仁、荸荠、百合、莲藕、莲子、柿子、梨、山药、银耳等止咳化痰、养阴润肺的食物，以及牛奶、豆浆、鸭肉、猪瘦肉、新鲜蔬菜、水果等；药物以清补类为主，如太子参、沙参、玉竹、冬虫夏草、西洋参等,忌食滋腻、助湿生痰的荤腥油腻食物、辛辣刺激食物以及伤阴动血的烟、酒。

食管癌患者常有吞咽困难现象,往往有营养不良表现,应及时增加营养,补充富含蛋白质、糖、脂肪、维生素的食物,如各种肉、鱼、豆制品、奶制品以及果汁等。食管癌患者中医辨证多有气阴两虚表现,可用黄芪、人参、党参、太子参、沙参、玉竹、天花粉、冬虫夏草、蜂蜜、百合等治疗,忌食辛辣、粗糙及生冷食物。

胃癌患者多有纳呆、恶心、呕吐、腹痛等消化不良的症状,中医辨证多属脾虚证。饮食上应少食粗糙食物,避免烟、酒等辛辣刺激,勿食过热过冷的食物。胃癌患者除进食各种鱼、肉、蛋、豆及奶制品外,宜多食生薏苡仁、藕粉、猴头菇、百合、豆芽、芝麻、果汁等,宜用药物有人参、黄芪、党参、龙眼肉、大枣等。

大肠癌患者往往有大便脓血等症状,中医称为湿热证的表现,宜多食无花果、葛根、黑木耳、白扁豆、芥菜、苹果;如有大便不通则宜多食番薯、马铃薯、嫩叶青菜、大蕉、蜂蜜、萝卜等,忌辣椒、胡椒、咖啡、烟酒以及滋腻、粗纤维的食物。

肝癌患者多有纳呆、消瘦等脾虚症状,又多合并肝硬化而往往有低蛋白血症,饮食应以高蛋白、低脂肪、容易消化的食物为主,宜多食各种肉类、蛋、牛奶、豆制品和新鲜蔬菜、水果等,可进食富含维生素K的动物肝脏和菠菜、绿豆、大蒜等食物;如有腹水、脚肿,宜多食薏苡仁、绿豆、赤小豆、冬瓜、扁豆、山药等淡渗利湿的食物。

乳腺癌患者宜食用鲫鱼、黄鱼、鳝鱼以及丝瓜、南瓜、芦笋、莴笋、桂圆、枇杷、柑橘、橙等食物。

宫颈癌患者多有白带多,中医辨证多为湿热证,宜多食海鱼、鸭肉、兔肉、粟米、白果、无花果、大枣、扁豆、山楂、石榴、梅、桂圆等。

三、因治疗方法而择食

不同的肿瘤患者由于采用的治疗手段不同,因此需要选择不同的食物。

术后的饮食:由于手术出血及创伤,尤其是消化道手术,术后需禁食及进行胃肠道减压,患者多有气血两虚、脾胃虚弱的症状,因此在饮食调理上,既要注意适当补充营养,给予高蛋白、高维生素食物,又要调理脾胃功能,振奋胃气。除可选择各种肉、鱼、蛋、奶外,还要多食新鲜蔬菜、水果。药物多选用温补气血之品,如人参、党参、黄芪、枸杞子、龙眼肉、大枣、阿胶、熟地、山药、薏苡仁、核桃仁、黑芝麻、罗汉果、无花果、生姜、山楂、砂仁等,忌食生冷、滋腻的食物。

根据手术部位的不同,饮食选择应有所区别。头颈部的手术可多服化痰利咽、软坚散结之品,如杏仁、橘子、梨、枇杷、海带、紫菜、昆布、海藻等。胸部手术后宜多服宽胸利膈、化痰止咳的食物，如橘子、苹果、罗汉果、红枣、莲藕、杏仁、蛤蚧肉等。胃肠道手术后开始宜用流质食物如豆浆、牛奶、米汤、果汁等，然后是半流质饮食如薏苡仁粥、芝麻糊等，以后再进软食至普食；由于胃肠道手术都有胃肠减压，患者往往会有低钾，所以术后宜多吃含钾丰富的新鲜蔬菜水果，如苹果、橘子、莴笋、萝卜、白菜等，不宜吃油腻之物。妇科手术后宜食有养血调经、利尿通便作用的食物，如红枣、桂圆、芝麻、西瓜、乌贼、鲫鱼等。

放疗后的饮食选择：放疗后常有热盛伤阴的症状，如口干、多饮、大便干结、舌红少苔等。在饮食调理注意多食滋阴生津、甘寒清淡，亦即清补凉的食物，如红萝卜、荸荠、甘蔗、鸭梨、莲藕、蜂蜜、莲子、葡萄、冬瓜、绿豆、西瓜等，以及鱼肉、乌龟、水鱼、海参、蚌、鸭肉、鸽肉等。药物宜选用花旗参、沙参、玉竹、莲子、百合、银耳、生薏苡仁、山药、杏仁、无花果、白扁豆等。药膳可选红萝卜竹蔗荸荠汤、沙梨百合汤、银耳羹、皮蛋瘦肉粥等。湿热并重的患者常感口干不想喝水、纳呆、胸腹胀满等，饮食上宜多食清热利湿、健脾理气的食物，如山楂、莲藕、薏苡仁、丝瓜、芦笋、扁豆、冬瓜等，忌食辛辣、香燥等刺激性食物，忌烟酒。

化疗后的饮食选择：化疗期间饮食应力争达到"三高一多"，即高热量、高蛋白、高维生素、多汤水。摄入高热量食物才可保证机体化疗后的基本生理需要，将身体维持在正常水平；摄入高蛋白质食物才能保证化疗后的损伤得到及时修复。化疗期间患者不要盲目忌口，以防食谱太窄。化疗期间患者往往有恶心、呕吐、纳呆等消化不良症状，应适当调整食物结构和进食方法，如少食多餐，避免出现肠胃饱胀感。避免甜食、油炸或过于肥腻的食物，因为这些食物会导致消化不良及饱胀感。食物温度应适中，避免过热过冷。应避免接触不喜欢的气味，化疗期间患者有可能出现味觉改变，有些患者可能怕吃肉，甚至闻肉味也会恶心、呕吐。此时，家属应在烹调肉食时多想办法，如放患者喜欢的酱油、果汁、酒等调味品。注意进食环境和气氛，如与家人、朋友一同进食有助于激发食欲。如进食量太小，应注意给予"三高"食物。

化疗后患者常常出现骨髓抑制情况，中医辨证多为气血两虚或脾胃虚寒，严重者甚至出现脾肾阳虚等机体功能障碍，因而在饮食调理上既要注意适当补充营养，给予高蛋白、高维生素的食物，又要注意补脾健胃、温补脾肾以强化先天及后天之本。食物多选择温补之品，如鸡肉、牛肉、羊肉、驴肉及乳制品、蛋类，以及黄芪、党参、红枣、核桃、枸杞子、桂圆、猪或牛骨髓、黑木耳、猴头菇、薏苡仁、山药、扁豆、胡椒、生姜等。药膳可选猪肝杞子汤、鹅血木耳汤、核桃瘦肉汤等，忌食生冷瓜菜及腥味之品。

肿瘤患者在治疗过程中常常出现失眠、抑郁、呕吐、腹泻或便秘等不适症状，通过辨明证型也有相应的药膳可帮助缓解上述症状。

（1）失眠：中医称为不寐，主要表现为睡眠时间、深度的不足，轻者入眠困难，或寐不能酣，时寐时醒，或醒后不能再寐，重则彻夜不寐，主要有以下证型。

心火炽盛者，表现为心烦不寐，口干舌燥，小便短赤，口舌生疮，舌尖红，苔薄黄，脉细数或脉数有力。宜食清心泻火、宁心安神药膳，如地芩竹叶饮、丹参茶、酸枣仁粥、玉竹卤猪心、莲心栀子甘草茶、莲子黑米粥等。

肝郁化火者，表现为不寐多梦，急躁易怒，伴头晕头胀，目赤耳鸣，口干口苦，便秘尿赤，不思饮食，舌红苔黄，脉弦而数。宜食疏肝泻火、镇心安神药膳，如菊花决明子粥、菊槐绿茶饮、龙胆竹叶粥、玫瑰萼梅冰糖茶、甘麦大枣汤、甘麦枣藕汤等。

阴虚火旺者，多心烦不眠，入睡困难，心悸多梦，头晕耳鸣，健忘，腰膝酸软，潮热盗汗，五心烦热，咽干少津，男子遗精，女子月经不调，舌红少苔，脉细数。宜食滋阴降火、交通心肾药膳，如桑椹煎、生地黄鸡、生熟地煲脊骨、酸枣仁熟地粥、酸枣仁猪心汤、柏子仁炖猪心、柏子仁粥、柏仁玉竹粥、银耳大枣羹、百合粥、百合银耳羹、莲子莲心猪心汤、莲子百合煲瘦肉等。

心脾两虚者，表现为不易入睡，多梦易醒，心悸健忘，神疲食少，四肢倦怠，腹胀便溏，面色少华，舌质淡，苔薄，脉细无力。宜食补益心脾、养血安神药膳，如龙眼莲子羹、龙眼枣仁饮、茯苓膏、茯苓饼、酸枣仁鸡蛋汤、灵芝炖肉汤、山药芡实粥、山药羊肉汤、人参桂圆鹧鸪汤、人参鸡汤、人参茯苓粥、黄芪童子鸡、莲子芡实荷叶粥等。

（2）郁证：以心情抑郁、情绪不宁、胸胁满闷胀痛，或善怒易哭，或咽中如有异物梗塞等为主要临床表现，主要分为以下证型。

肝气郁结者，表现为精神抑郁，情绪不宁，胸部满闷，胁肋胀痛，痛无定处，脘闷嗳气，不思饮食，大便不调，月事不行，苔薄腻，脉弦。宜食疏肝解郁、理气宽中药膳，如佛香梨、佛手郁藻粥、玫瑰萼梅冰糖茶、玫瑰花茶、甘麦大枣汤、逍遥粥等。

痰气郁结者，表现为精神抑郁，胸部闷塞，胁肋胀满，咽中如有物梗塞，吞之不下，咳之不出，苔白腻，脉弦滑。宜食行气开郁、化痰散结药膳，如鲜姜萝卜汁、萝卜姜汁饮、蜜汁佛手果、青皮枳壳饮等。

心脾两虚者，表现为多思善疑，头晕神疲，心悸胆怯，失眠健忘，纳差，面色不华，舌质淡，苔薄白，脉细。宜食健脾养心、补益气血药膳，如龙眼粥、莲子粥、莲子甘草饮、党参枣仁膏等。

气滞血瘀者，表现为情绪低沉，夜不能寐，急躁焦虑或烦躁易怒，健忘，疑病恐病，面色晦暗，胸胁满闷或胀痛，或呈刺痛且痛有定处，头晕目眩眼花，口苦口干，或身体时有冷感或发热感，舌质淡暗或紫或有瘀斑，苔白或白腻，或唇见紫绀，脉沉弦、弦滑、细涩或结代。宜食活血化瘀、理气解郁药膳，如青皮山楂粥、二花调经茶、佛手苏梗粥、佛手延胡索猪肚汤、玫瑰茉莉茶、桃仁粥等。

（3）呕吐：指胃失和降，气逆于上，迫使胃中物从口中吐出的一种病症。一般以有物有声谓之呕，有物无声谓之吐，临床呕与吐常同时出现，故合称呕吐，主要分为以下证型。

外邪犯胃者，表现为突然呕吐，胸脘满闷，发热恶寒，头身疼痛，舌苔白腻，脉濡缓。宜食疏邪解表、化浊和中药膳，如生姜紫苏粥、生姜乌梅饮、生姜饴糖饮、香薷扁豆汤、藿香粥、丁香鸭、花椒姜糖水、干姜陈皮散等。

饮食停滞者，症见呕吐酸腐，脘腹胀满，嗳气厌食，大便秽臭，或溏薄或秘结，苔厚腻，脉滑实。宜食消食化滞、和胃降逆药膳，如山楂橘子水、麦芽山楂茶、莱菔子粥、蜜饯萝卜、枳实白术茶等。

肝气犯胃者，表现为呕吐吞酸，嗳气频繁，胸胁满闷，可因情志不遂而加重，舌质红，苔薄腻，脉弦。宜食疏肝理气、降逆和胃药膳，如生姜乌梅饮、砂仁粥、高良姜香附鸡肉汤、香橼佛手粥、乌梅生姜红糖汤等。

（4）便秘：是指粪便在肠内滞留过久，秘结不通，排便周期延长，或周期不长，但粪便干结，排出艰难，或粪质不硬，虽有便意，但便而不畅的症状。便秘主要有以下证型。

热结肠胃者，表现为大便干结，小便短赤，面红身热，或兼腹胀腹痛，口干，口臭，口苦，舌红苔黄腻或燥裂，脉滑数或弦。宜食清热润肠通腑、清淡易消化药膳，如薄荷藕梨、菊花决明子粥、决明通便茶、番泻叶饮、番泻叶鸡蛋汤等。

肝脾气郁者，表现为大便秘结，欲便不得，嗳气频作，胸胁痞满，甚则腹中胀痛，纳少，舌苔薄腻，脉弦。宜食顺气行滞、清淡易消化药膳，如油焖枳实萝卜、枳实白芍茶、紫苏麻仁粥等。

津亏血燥者，表现为面色无华，头晕目眩，心悸，舌淡，脉细涩。宜食养血滋阴润燥药膳，如麻仁当归猪蹄汤、郁李仁赤小豆粥、杏仁粥、杏仁雪梨汤、罗汉果茶、紫苏麻仁粥、蜂蜜决明茶、双参焖鸭、桃仁粥、胶蜜汤、何首乌煲鸡蛋、桑椹粥、黑芝麻红糖饮、芝麻核桃糊、沙参玉竹焖老鸭等。

阳虚寒凝者，表现为大便艰涩，排出困难，小便清长，畏寒喜暖，面色㿠白，或兼腹冷腹痛，舌淡苔白，脉沉迟。宜食温通开秘药膳，如锁阳桑椹茶、核桃仁粥、牛肉当归蜜膏、决明苁蓉茶等。

气虚便秘者，表现为虽有便意，但临厕努挣乏力，难以排出，汗出气短，便后疲乏尤甚，面色㿠白，神疲气怯，舌淡嫩，苔白，脉弱。宜食益气润肠、清淡易消化药膳，如麻仁栗子糕、柏子仁粥、人参黑芝麻饮、黄芪苏麻粥、土豆苁蓉蜜膏等。

（5）泄泻：指排便次数增多，粪质稀溏或完谷不化，甚至泄出水样便。古称大便溏薄而势缓者为泄，大便清稀如水而势急者称为泻，临床一般统称泄泻，主要分为以下证型。

伤食泄泻者，表现为腹痛肠鸣，脘腹胀满，泻下粪便臭如败卵，泻后痛减，完谷不化，嗳腐吞酸，不思饮食，舌苔垢浊或厚腻，脉滑。宜食健脾消食导滞药膳，如莱菔鸡金粥、胡萝卜汤、山楂神曲粥、鸡内金粥等。

脾胃虚弱者，表现为大便时溏时泻，水谷不化，迁延反复，食少，食后脘闷不适，稍进油腻之物则便次明显增多，面色萎黄，肢倦乏力，舌质淡，苔薄白，脉细弱。宜食健脾益气、化湿止泻药膳，如五苓粥、苓术止泻粥、荷叶米粉肉、薯蓣汤、粟米怀山糊、复合怀山粉、山药芡实粥、山药荔枝干粥、参苓白术散、黄芪蒸鸡、芡实粥、芡实点心、八珍糕等。

肾阳虚衰者，表现为黎明之前，脐腹作痛，肠鸣即泻，泻后则安，腹部喜温，形寒肢冷，腰膝酸软，舌淡苔白，脉沉细。又称"五更泻"。宜食温肾健脾、固涩止泻药膳，如吴茱萸粥、补骨脂蛋、补骨脂炖猪腰、山药面、山药粥、山药荔枝干粥、丁香鸭、菟丝子羊肉煲等。

四、因人设食

人的体质千差万别，产生差异的主要因素：一是先天禀赋；二是后天调摄，如饮食、环境、生活习惯、职业、情绪以及疾病等。不同的体质，对食疗用膳有不同的要求和反应，因此，在食疗过程中，要全面考虑食疗对象的体质因素，合理用膳。如老年人体质虚弱，适当选用温补之药膳，且久食之，如人参、黄芪、西洋参、山药、大枣、核桃肉、黑芝麻、枸杞子、蜂蜜等。小儿因饮食不能自节，脾胃常易受伤，在食疗时一要顾护胃气，酌加山药、山楂、内金、砂仁等，二要顾助肾气，因其肾气未充，中医认为在生长发育中肾有极重要的作用，故需酌选猪肾、麻雀肉、枸杞子、核桃肉等。少壮之人，气血方刚，纵有不足，病之过也，故宜慎用补益之膳且忌久食。妇人易血虚，食疗时注意补血，并配以补气，可选用阿胶、桑椹、枸杞子、桂圆、红萝卜、葡萄、猪肝、羊肉等。肥胖者，多有气虚和痰湿内蕴，食疗时酌用益气健脾、化痰利湿食物，如茯苓、薏苡仁、大枣、山药、冬瓜、赤小豆、泥鳅、鳝鱼等，忌用滋腻食物。

五、因时用膳

中医认为，人与自然是一个统一体，天人相应，因此，不同的季节对人体生理、病理会产生不同的影响，食疗须随季节的变化而有所不同。春季，万物生长，五行属木，肝气当令，在此季节食疗时要注意养肝，酌选用猪肝、羊肝、鸡肝等佐膳。夏季，天气炎热，主暑，暑气易伤津、耗气，人亦多汗，心气当令，食疗时宜消暑生津，适宜食西瓜、梨、椰子汁、绿豆、乌梅、木耳、苦瓜、冬瓜等。在长夏，暑热夹湿，脾气当令，食疗时可酌加白扁豆、冬瓜、黄瓜、生薏苡仁、黄花菜、马齿苋等。秋季，天气凉爽转燥，肺气当令，食疗时，宜选加润肺清燥之品，如沙参、川贝母、梨、荸荠、白果、蜂蜜等。冬季，天气寒冷，阳气深藏，肾气当令，寒邪最易伤人肾阳，在食疗时宜顾护肾阳，可选用羊肉、鹿茸、羊肾等。

六、因地制宜

根据不同地区的地理环境不同，去选择不同的药膳，称为因地制宜。地理环境对人的生理功能、生活习惯和疾病的发生均有一定的影响。东南沿海一带，面临海洋，雨季长，天气潮湿，每易湿热内蕴而发疮疡，食疗时宜选择清热解毒的食物及药物，可选用冬瓜薏苡仁水鸭汤，中药宜选用五花茶等。南方天气炎热，容易出汗，人们多纳凉饮冷，中焦阳气易损，津液常显不足，食疗时宜用甘寒之品，以清热生津。

总之，在具体食疗中，应把天、地、人和疾病、证型有机地结合起来，全面考虑，灵活掌握，才能立法严谨，食疗配方准确，疗效满意。食疗过程中，还应注意既要康复机体又不过量成害的原则，如《素问·五常政大论》强调说："谷肉果菜，食养尽之，无使过之，伤其正也。"

第四节　癌症患者的忌口问题

患癌之后，要不要忌口，这是癌症患者及其家属、亲友十分关心的问题。忌口有广义和狭义之分，狭义的忌口常指患病后应忌服什么食品，也称病中忌口，如肿瘤患者手术或化疗后，消化功能尚差，忌食寒性食品、甜品及不易消化的食品。广义的忌口，除病中忌口外，也包括因年龄、体质、地区和季节不同而忌服某些食品，如人们在冬季往往炖服人参，此时就不宜同时进食萝卜等食品，因前者的药理作用是"补"，而后者的药理作用是"消"，属药理对抗，同时服用就达不到补身的目的。忌口问题，在我国起源很早，2000多年前的《黄帝内经》中已有忌口的论述。忌口也是我国特有的提法，因为中医很早就注意到饮食与肿瘤的发生、发展有关。清代何梦瑶的《医碥》有载"酒客多噎膈，饮热酒者尤多"，元代朱丹溪的《丹溪心法》认为乳癌是"厚味所酿"，明代陈实功的《外科正宗》有载，茧唇是"因食煎炒，过食炙煿"所致。《金匮要略》载"所食之味，有与病相宜，有与身为害，若得宜则益体，害则成疾"，意思是说患病之后，适当的饮食有利于身体的康复，不当的饮食则有害于身体，"与身为害"的饮食就是忌口的饮食。忌口应遵循以下原则。

（一）辨证施食

中医把疾病和食物用八纲来加以分析归纳，主要归纳为寒、热两方面。疾病如表现为畏寒喜暖、口淡不渴、面色苍白、肢冷蜷卧、小便清长、大便稀烂、舌质淡者，中医称为寒证；凡表现为怕热喜凉、口渴饮冷、面红目赤、心烦失眠、小便短赤、大便秘结、舌红者，中医称为热证。癌症患者可表现为热证，也可表现为寒证。食物也分为寒性食物及热性食物两大类。癌症患者如表现为寒证，应忌食或少食寒性食物，如各种蔬菜、西瓜、绿豆、雪梨，以及偏凉的鸭肉、鸽肉等。表现为热证者应忌食或少食热性食物，如人参、鹿茸、桂圆、公鸡、狗肉、羊肉、黄鳝、虾、生姜、韭菜、辣椒等。忌口应根据患者的不同表现而定，即因人、因病、因证的不同而异。

（二）避免或少食含有致癌或促癌物质的食物

流行病调查资料发现：乳腺癌、大肠癌、子宫内膜癌、前列腺癌和胆囊癌与过食脂肪及蛋白质有直接关系，而过食腌制、盐泡、烟熏食物与胃癌、食管癌有明显关系。蛋白质、脂肪在烧、烤、焙、煎、炸过程中可产生致癌的杂环胺类，长期食用易患肿瘤。以上古代和现代都认为有致癌或促癌作用的食物都应列为忌口或少食的食物。

（三）其他

少食"发物"，如螃蟹、虾、无鳞鱼、狗肉、公鸡、竹笋、韭菜等。虽然至今仍无明确科学证据证明这些食物有致癌或促癌作用，但作为传统忌口之物，还是以少食为宜。对于肿瘤来说，凡能诱发肿瘤或促进肿瘤发生、发展之品均称为发物，如香烟，各种酒类，不必要或过量的色素添加剂，腌制、霉变食品，污染食品，烤熏致焦的鱼、肉，煎、炸食品等。除此之外还应包括对个体致敏的食物和各种特殊禁忌食物，如水肿忌盐，肝昏迷、尿毒症忌肉食，糖尿病忌糖等。

（1）鼻咽癌患者放疗后忌辛辣、燥热食物。

（2）肝癌患者如有腹水应注意限制盐类的摄入；如有神志障碍，则忌高蛋白饮食。

（3）肺癌患者不宜进食过甜、过于油腻及热性食物。

（4）胆囊癌、胰腺癌、乳腺癌患者忌高脂肪饮食，宜低脂肪饮食。

（5）食管癌、胃癌、肠癌患者饮食宜清淡易消化，忌硬食物及难消化食物，忌食煎炸、燥热助湿之食物，如有呕血及便血，应暂时禁食。

（6）用人参、黄芪、党参等补气中药时，不宜同时进食萝卜等破气消散食品。

（7）茶叶中含较多鞣酸，其与重金属或生物碱可发生沉淀反应，中药有效成分中含生物碱较多，故不宜以茶送服药物。

（8）葱、蒜、芥末、辣椒、姜、胡椒等调味品，按饮食习惯可适量吃些，但需适可而止，勿过量进食。

（黄圆圆）

第十一章
癌性疼痛的治疗

疼痛是恶性肿瘤患者最常见的症状，也是严重影响恶性肿瘤患者生活质量最常见的原因。世界卫生组织（WHO）把癌性疼痛提到重要和优先解决的地位。恶性肿瘤初诊患者的疼痛发生率约为25%；恶性肿瘤晚期患者的疼痛发生率则为60%～80%，其中1/3的患者为重度疼痛。恶性肿瘤疼痛，简称癌痛（cancer pain），如果得不到缓解，患者将遭受极度不适，并且可能引发或加重失眠、焦虑、抑郁、乏力、食欲减退等症状。癌痛持续加重，将严重干扰患者的日常活动、自理能力、交往能力及整体生活质量。

WHO于1982年在意大利召开专家会议，成立了世界卫生组织癌痛治疗专家委员会。经讨论，与会专家一致认为，利用现有的镇痛药物和对癌性疼痛的认识，可以解除大多数癌症患者的疼痛。会上制订了WHO癌症三阶梯止痛治疗方案，并提出到2000年达到在全世界范围内"使癌症患者无痛"的目标。此后三阶梯止痛疗法成为癌痛治疗的基本方法，在全世界得到推广。

第一节 癌性疼痛的治疗基础

一、癌痛的分类

1. 疼痛分类

（1）疼痛按病理生理学机制分为伤害性疼痛（nociceptive pain）和神经病理性疼痛（neuropathic pain）两大类。

伤害性疼痛：是因有害刺激作用于外周组织伤害感受器，传入神经产生电化学神经脉冲，并将信号传导至中枢神经系统，从而感知到的疼痛，伤害性疼痛包括躯体痛和内脏痛。躯体痛常表现为钝痛、锐痛或者压迫性疼痛，内脏痛通常表现为定位不够准确的弥漫性疼痛和绞痛。

神经病理性疼痛：是由于外周神经或中枢神经受损，痛觉传递神经纤维或疼痛中枢产生异常神经冲动所致。神经病理性疼痛的发病机制较复杂。神经病理性疼痛常被描述为刺痛、烧灼样痛、放电样痛、枪击样疼痛、麻木痛、麻刺痛、幻觉痛、胀痛，疼痛发作常表现为自发性疼痛、触诱发痛、痛觉过敏或痛觉超敏。

（2）疼痛按发病持续时间分为急性疼痛和慢性疼痛，癌性疼痛大多表现为慢性疼痛。慢性疼痛持续时间长，病因不明确，疼痛程度与组织损伤程度可呈分离现象，具有痛觉过敏、异常疼痛、常规止痛疗效不佳等特点。

2．癌痛类型

癌痛主要由于肿瘤增大压迫、浸润邻近脏器、神经、骨骼及软组织所致。中医认为"痛则不通，不通则痛"，疼痛是由于经脉瘀阻、气血不畅所致。根据癌痛发生的原因可分为以下4种类型。

（1）直接由癌症引起的疼痛，如肿瘤浸润神经系统及脏器受累等导致的疼痛。

（2）与癌症相关的疼痛，如作为癌症非特异性表现的骨关节的疼痛等。

（3）与癌症治疗有关的疼痛，如术后和化疗后所致的各种疼痛综合征及放疗后溃疡或纤维化引起的疼痛等。

（4）与癌症无关的疼痛，如患者原来就有的痛风和关节炎等导致的疼痛。

对于前两种类型的疼痛，抗肿瘤治疗可在一定程度上使疼痛缓解，所以治疗原则应是抗肿瘤加止痛；对于后两种类型的疼痛则需要进行止痛和其他有关的辅助治疗。

二、癌痛的评分

1．数字评分法（NRS）

该方法将疼痛程度用0～10的数字依次表示，0表示无疼痛，10表示最剧烈的疼痛。患者可自己选择一个最能代表自身疼痛程度的数字，或由医护人员询问患者：你的疼痛有多严重？由医护人员根据患者对疼痛的描述选择相应的数字。程度分级标准为：0，无痛；1～3，轻度疼痛；4～6，中度疼痛；7～10，重度疼痛。

2．主诉疼痛分级法（VRS）

该方法将疼痛程度分为4级。

0级：无痛。

1级（轻度疼痛）：虽有疼痛但可忍受，并能正常生活，睡眠不受干扰。

2级（中度疼痛）：疼痛明显，不能忍受，需要服用镇痛药物，睡眠受干扰。

3级（重度疼痛）：疼痛剧烈，不能忍受，需要镇痛，睡眠受严重干扰，可伴有自主神经功能紊乱表现或被动体位。

3．视觉类比量表法（即画线法，VAS法）

该量表为一条10cm长的线段，线段的两端分别标有无痛和极痛，让患者根据自己的疼痛体验在此线段上做标记，以从左端到记号的距离代表患者的疼痛程度。

4．面部表情疼痛评分量表法

对于用数字表达疼痛程度有困难的患者，可采用面部表情疼痛评分量表评估疼痛程度。该量表主要适用于表达数字及语言受限的患者，如儿童、老年人及认知功能障碍、语言交流障碍、因文化差异或其他因素所致交流障碍的患者。

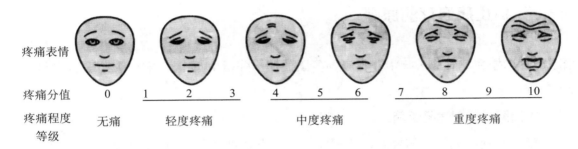

三、癌痛治疗的疗效评价

1．根据主诉疼痛程度分级法

（1）显效：疼痛减轻2级以上。

（2）中效：疼痛减轻约1级。

（3）微效：疼痛稍有减轻，远不到1级。

（4）无效：疼痛无减轻。

2．疼痛缓解四级法

（1）完全缓解（CR）：疼痛完全消失。

（2）部分缓解（PR）：疼痛明显减轻，睡眠基本不受干扰，能正常生活。

（3）轻度缓解（MR）：疼痛有些减轻，但仍感有明显疼痛，睡眠、生活仍受干扰。

（4）无效（NR）：疼痛无减轻。

第二节　癌性疼痛的西医药治疗

癌痛治疗应当采用综合治疗的原则，根据患者的病情和身体状况，有效应用止痛治疗手段，持续、有效地消除疼痛，预防和控制药物的不良反应，降低疼痛及治疗带来的心理负担，以期最大限度地提高患者的生活质量。

癌痛治疗方法包括病因治疗、药物止痛治疗、介入治疗及心理精神支持治疗。针对癌痛病因，给予手术、放疗或化疗等抗肿瘤治疗，可能从根本上解除癌性疼痛。但是，大多数患者无法及时或完全通过抗肿瘤治疗达到止痛的目的。特别是晚期恶性肿瘤的疼痛患者，更是难以通过抗肿瘤治疗缓解疼痛，也难以耐受积极的抗肿瘤治疗。对于晚期恶性肿瘤的疼痛患者，尤其是终末期患者，药物止痛治疗是他们可能获益，甚至是唯一可能耐受的有效止痛治疗方法。

一、药物止痛治疗的原则

根据WHO癌症三阶梯止痛治疗指南、各国癌痛治疗指南及中国癌痛诊疗规范，药物止痛治疗基本原则如下。

（一）口服及无创途径给药

对于慢性癌痛，尤其是需要长期止痛治疗的患者，推荐首选口服或无创途径给药。透皮贴剂给药也是常用的无创给药途径。对于无法口服的患者，还可以选择其他无创和微创途径包括经颊黏膜、舌下、直肠、皮下注射给药。

（二）按阶梯用药

根据癌症患者的疼痛程度，可有针对性地选用不同镇痛强度的止痛药或联合用药。

（1）轻度疼痛：推荐选用非甾体抗炎药（NSAID）或对乙酰氨基酚，或上述药与阿片类药物的复方制剂。

（2）中度疼痛：推荐选用弱阿片类药物，如可待因、曲马多。也可根据病情选用强阿片类止痛药，或合用非甾体抗炎药或对乙酰氨基酚。

（3）重度疼痛：推荐选用强阿片类药，如吗啡、芬太尼、羟考酮。也可根据病情选择合用非甾体抗炎药或对乙酰氨基酚。三阶梯止痛方法见表11-1。

表11-1　三阶梯止痛方法

阶梯	治疗药物
轻度疼痛	非阿片类止痛药±辅助药
中度疼痛	弱阿片类药±非阿片类止痛药±辅助药
重度疼痛	强阿片类药±非阿片类止痛药±辅助药

（三）按时用药

按时用药是指根据止痛药的药物代谢动力学特点，确定给药的间隔时间，并按其规定的间隔时间规律性给药。

（四）个体化给药

按照患者病情和癌痛缓解药物剂量，制订个体化用药方案。使用阿片类药物时，由于个体差异，阿片类药物无理想标准用药剂量，应当根据患者的病情，个体化滴定阿片类止痛药用药剂量，以有效安全缓解疼痛。个体化给药还强调个体化联合用药，例如，神经病理性疼痛应考虑联合应用三环类抗抑郁药物或抗惊厥类药物等辅助药物。

（五）注意具体细节

止痛药物治疗应密切观察患者用药后疼痛的缓解情况和药物的不良反应。注意联合应用药物的相互作用，积极预防和处理止痛药物的不良反应，以期提高患者的生活质量。

二、药物选择与使用方法

（一）非甾体抗炎药及对乙酰氨基酚

非甾体抗炎药和对乙酰氨基酚是癌痛治疗的基本药物，常用于缓解轻度疼痛，或与阿片类药物联合用于缓解中、重度疼痛。该类药的作用机制是通过抑制前列腺素等炎症因子的合成及活性，发挥其解热镇痛及抗炎作用等。非甾体抗炎药与阿片类止痛药相比较，不产生药物依赖性，但其镇痛作用具有剂量极限性（天花板效应）。当使用一种NSAID药物，疼痛得不到缓解时，不宜换用其他NSAID类药物（除非因为不良反应而换药），而应直接升到第二阶梯用药。常用非阿片类止痛药见表11-2。

表11-2　常用的非阿片类止痛药

药物	常用剂量/给药时间/日限量	给药途径	主要不良反应
阿司匹林	500～600mg/每4～6h/1 300mg	口服	过敏、胃肠道反应、血小板功能障碍
对乙酰氨基酚	500～1 000mg/每4～6h/4 000mg	口服	肝肾毒性
布洛芬	200～400mg/每4～6h/2 400mg	口服	胃肠道反应、血小板减少
吲哚美辛	25～50mg/每4～6h/150mg	口服	胃肠道反应、头晕头痛、粒细胞及血小板减少
萘普生	250mg/每8～12h/1 250mg	口服	胃肠道反应
双氯芬酸	25mg/每6h/150mg	口服	胃肠道反应、头晕头痛、过敏
塞来昔布	200mg/每12h/600mg	口服	胃肠道、心血管系统反应及过敏反应

（二）用于中度疼痛的止痛药

当用非阿片类止痛药不能控制疼痛时，应选用弱阿片类药物或其他治疗中度疼痛的药物，这些药物可单独应用，也可以与非阿片类止痛药或辅助药物联合应用。可待因是弱阿片类止痛药的代表性药物，30mg口服剂量的可待因在止痛效果方面大约相当于650mg的阿司匹林，当这两种药物联合使用时，止痛效果等于或超过60mg可待因的效果。可待因可单用或与阿司匹林或对乙酰氨基酚联合使用，每次推荐剂量为30～60mg，每4～6h给药1次，可待因的不良反应为便秘、恶心和呕吐。用于治疗中度疼痛的其他药物有曲马多、氨酚双氢可待因、氨酚羟考酮等。常用的弱阿片类止痛药见表11-3。

表11-3　常用的弱阿片类止痛药

药物	常用剂量/给药时间	给药途径	主要不良反应
可待因	30～120mg/每4～6h	口服	恶心、呕吐、便秘、头晕
曲马多	50～100mg/每4～6h	口服	头晕、恶心、呕吐、出汗、嗜睡、排尿困难
氨酚双氢可待因（对乙酰氨基酚500mg+双氢可待因10mg）	1～2片/每4～6h	口服	轻度胃肠反应、肝功能异常
氨酚羟考酮（对乙酰氨基酚325mg+羟考酮5mg）	1～2片/每4～6h	口服	肝功能异常

（三）阿片类药物

阿片类镇痛药是中、重度疼痛治疗的首选药物。目前，临床上用于癌痛治疗的阿片类镇痛药包括吗啡（morphine）、可待因（codeine）、芬太尼（fentanyl）、羟考酮（oxycodone）、曲马多（tramadol）、美沙酮（methadone）、氢吗啡酮（hydromorphone）。短效阿片类药物为吗啡即释片、可待因即释片。长效阿片类药物为吗啡缓释片、羟考酮缓释片、芬太尼透皮贴剂等。美沙酮的代谢半衰期长，因此其普通即释片也具有长效作用。对于慢性癌痛的治疗，推荐选择阿片受体激动剂类药物，不推荐哌替啶、丙氧氨酚、阿片受体混合激动-拮抗剂（如喷他佐辛、纳布啡、布托啡诺、地佐辛）。长期用阿片类止痛药时，首选口服，或无创、微创途径给药。

1. 剂量滴定

阿片类止痛药的个体化调整过程称为剂量滴定。对于初次使用阿片类药物止痛的患者，可按照如下原则进行滴定：使用吗啡即释片进行治疗时，根据疼痛程度，拟定初始固定剂量5～15mg，每4h给药1次；口服用药后疼痛不缓解或缓解不满意，用药1h后根据疼痛程度给予滴定剂量。剂量滴定过程中，应密切观察患者疼痛程度和药物的不良反应。第一天的治疗结束后，总结用药剂量即计算出次日用药剂量。次日总固定量=前24h总固定量+前24h滴定剂量临时用药的总量。然后再将计算所得次日总固定量分6次口服，次日用于继续滴定剂量或解救暴发性疼痛的每次用药剂量为前24h总固定量的10%～20%，逐日调整剂量，直到疼痛评分稳定在0～3分。如果出现不可控制的不良反应，且疼痛强度<4分，应该考虑将用药剂量下调25%，并重新评估病情。

对于未曾接受过阿片类药物治疗的中、重度癌痛患者，初始用药推荐选择阿片类止痛药短效制剂，并仔细进行个体化剂量滴定。当阿片类止痛药的用药剂量滴定到理想安全止痛剂量水平时，即可考虑换用等效剂量的长效阿片类止痛药。对于癌痛病情相对稳定的患者，初始用药也可考虑选择常规剂量的阿片类药物控释剂作为背景给药，在此基础上备用短效阿片类药物，用于剂量滴定和解救暴发性疼痛。对于已使用阿片类药物治疗疼痛的患者，如果止痛效果不理想，可以根据患者疼痛强度进行剂量滴定。当个体化滴定用药剂量仍不能达到理想镇痛效果时，应注意进一步分析患者癌痛的性质和原因，如果系神经病理性疼痛，应考虑联合辅助用药。剂量滴定增加幅度参考标准详见表11-4。

表11-4　剂量滴定增加幅度参考标准

疼痛强度（NRS）	剂量滴定增加幅度
7～10	50%～100%
4～6	25%～50%
2～3	≤25%

2. 维持用药

癌痛大多为慢性疼痛，止痛治疗需要长期维持用药，推荐选择长效阿片类药物。在应用长效阿片类药物期间，应当备用短效阿片类止痛药。当患者因病情变化，长效止痛药物剂量不足时，或发生暴发性疼痛时，立即给予短效阿片类药物，用于解救治疗及剂量滴定。解救剂量为前24h用药总量的10%～20%。如果每日短效阿片类药物解救暴发性疼痛的用药次数大于3次，多提示长效阿片类止痛药的按时给药剂量不足。此时，应该计算前24h解救用药总量，将其换算成长效阿片类止痛药的按时给药剂量。

不同种类阿片类药物之间轮换的剂量换算，可参照表11-5。换用另一种阿片类药时，仍然需要仔细观察病情，并个体化滴定用药剂量。如需减少或停用阿片类药物，则采用逐渐减量法，即先减量30%，两天后再减量25%，直到每天剂量相当于30mg口服吗啡的用药剂量，继续服用此剂量两天后即可停药。

表11-5　阿片类药物剂量换算

药物	非胃肠给药	口服	等效剂量
吗啡	10mg	30mg	非胃肠道：口服=1∶3
可待因	130mg	200mg	非胃肠道：口服=1∶1.2 吗啡（口服）：可待因（口服）=1∶6.5
羟考酮	10mg	15～20mg	吗啡（口服）：羟考酮（口服）=（1.5～2）∶1
芬太尼透皮贴剂	25μg/h（透皮吸收）	—	芬太尼透皮贴剂（μg/h）每72h剂量=50%×口服吗啡（mg/d）剂量
氢吗啡酮	1.5mg	7.5mg	非胃肠道：口服=1∶5

3．不良反应防治

阿片类药的不良反应主要包括便秘、恶心、呕吐、嗜睡、瘙痒、头晕、尿潴留、谵妄、认知障碍、呼吸抑制等。除便秘外，阿片类药物的不良反应大多是暂时性或可耐受的。恶心、呕吐、嗜睡、头晕等不良反应大多出现在未曾使用过阿片类药物患者用药的最初几天。初次用阿片类药物的数天内，可考虑同时给予甲氧氯普胺等止吐药预防恶心、呕吐，如无恶心症状，则可停用止吐药。便秘症状通常会持续发生于阿片类药物止痛治疗全过程，多数患者需要使用缓泻剂防治便秘。出现过度镇静、精神异常等不良反应时，需要减少阿片类药物用药剂量。用药过程中，应当注意肾功能不全、高钙血症、代谢异常、合用精神类药物等因素的影响。吗啡应用过量可致急性中毒，抢救措施主要是应用人工辅助呼吸和给氧（但不能给纯氧，因为吗啡中毒时需靠低氧血症以维持呼吸中枢兴奋性，否则会导致呼吸停止），静脉注射吗啡拮抗剂纳洛酮，1次0.4～0.5mg，总量不超过10mg，可迅速解除呼吸抑制及昏迷等情况。

（四）辅助药物

使用辅助药物的目的：①增强止痛药物的止痛效果，治疗特殊类型的疼痛；②减轻癌症患者伴发的其他症状；③治疗止痛药物引起的不良反应。辅助药物可用于癌痛三阶梯治疗的任何一个阶段。

对于神经受压、脊髓压迫、颅内压增高引起的疼痛及脉管阻塞性疼痛，皮质类固醇作为辅助用药可显著增强镇痛效果。如果皮质激素与非甾体抗炎药合用，将会增加胃肠道不良反应。由神经损伤引起的神经性疼痛，阿片类和非阿片类止痛药往往疗效不佳。对神经性疼痛有效的药物包括抗惊厥药、抗抑郁药和皮质激素。抗惊厥药对神经损伤疼痛尤其是刺痛和烧灼痛有效。抗惊厥药从小剂量开始，如果耐受性良好，可3～5天增加1次剂量，每次增加50%～100%。例如：卡马西平可从起始剂量100mg每天2次增加到400mg每天2次；加巴喷丁可从初始剂量每晚100～300mg增加到每天900～3 600mg，分2次或3次给药；普瑞巴林可从初始剂量50mg每天3次增加到100mg每天3次，最大剂量每天600mg，分2次或3次给药。

对于老年人、身体虚弱者或肾功能不全的患者，增加剂量要缓慢。三环类抗抑郁药既有抗抑郁作用，可改善患者的心理状态和睡眠障碍，又具有止痛作用，可增强阿片类药的止痛效果和直接止痛作用，特别是对烧灼性神经痛有效。三环类抗抑郁药从小剂量起始，如果耐受性良好，可每3～5天增加1次剂量。例如阿米替林、去甲替林和地昔帕明的起始剂量均为每晚10～25mg，可逐步增加到每晚50～150mg。大约70%的癌症患者有抑郁、焦虑等症状，对于有明显抑郁或焦虑的患者，除了给予止痛药外，还要加用抗抑郁或抗焦虑药作为辅助治疗，常用的药物有氟西汀、奥氮平、阿米替林和地西泮等。

双膦酸盐类药物具有抑制破骨细胞活性、减少骨吸收作用。骨转移患者使用唑来膦酸、伊班膦酸等双膦酸盐类药物可以减轻骨痛，减少病理性骨折的危险。如果患者在开始使用阿片类止痛药时发生恶心、呕吐，可用甲氧氯普胺等止吐药治疗。甲氧氯普胺的剂量为每次 10～20mg，口服或肌内注射，每4～8h给药1次。重度恶心、呕吐可加用5-羟色胺拮抗剂（如昂丹司琼8mg，每天1次，口服或静脉注射，或格拉司琼2mg，每天1次，口服或静脉注射）。为防止便秘，在患者开始使用阿片类止痛药时就应该调整饮食和服用缓泻药。应鼓励患者适当活动，多饮水、多吃含纤维素的食物及缓泻剂，如乳果糖等。必要时可灌肠治疗。

（五）暴发性疼痛的治疗

癌症患者在出现持续性慢性疼痛的同时，可发生暴发性疼痛。暴发性疼痛的特点有：①表现为中至重度疼痛；②发作迅速；③持续时间相对较短（43%的患者短于3min）；④发作频率为每天1～4次。大约63%的骨转移患者伴有暴发性疼痛，表现为受累肢体活动时突然发生剧烈疼痛，减少活动及休息时疼痛减轻。控制暴发性疼痛的主要方法是在按时用止痛药的同时，在暴发性疼痛发作时给予速效或短效止痛药，如吗啡即释制剂，单次用药剂量一般按患者每日止痛药总剂量的10%～20%给予，可选择口服、口腔含化、皮下注射等给药途径。如果可能，短效和控释剂型最好采用相同的阿片类药物。

（六）癌痛的介入治疗和其他治疗

部分癌痛患者由于药物不良反应太大而无法耐受阿片类药物治疗。对于这类癌痛患者，可考虑采用镇痛药物的局部输注（硬膜外、鞘内、局部神经丛）、神经损毁术、神经刺激术、射频消融术等介入疗法。阿片类药物鞘内给药对多个解剖部位（如头部和颈部、上肢和下肢、躯干）的疼痛能起到明显的改善作用。对于阿片类药物导致过度镇静和精神错乱而无法耐受的患者，或疼痛控制不满意的患者，可考虑鞘内给药。疼痛可能通过神经阻滞（如上腹部内脏性疼痛可以进行腹腔神经丛阻滞，下腹部疼痛可以进行上腹下神经丛阻滞，其他还有肋间神经阻滞或周围神经阻滞）得到缓解。

第三节　癌性疼痛的中医药治疗

中医学将癌症所致的疼痛称为癌瘤痛，是指瘤毒侵犯经络或瘤块阻滞经络气血所致机体某部位的疼痛。癌瘤痛在中医文献中常出现于癥、积、瘤、石、乳岩、石疽、噎膈、反胃、脏毒等及其所致的气血衰败诸病候中。《黄帝内经》中有"大骨枯槁，大肉陷下，胸中气满，喘息不便，内痛引肩项"的描述，极似肺癌晚期疼痛。又有"积者阴气也，其始发有长处，其痛不离其部"的记载，说明积块开始产生时有固定部位，其疼痛位于积块处，且痛处不移。

癌痛辨证论治原则

（一）审证求因，抓住主证，综合治疗

审证求因，方能审因论治。一般来说，窜痛多为风；冷痛拘急多为寒；灼痛肿痛多为火热炽盛；沉痛多为湿；胀痛多为气滞；刺痛多为血瘀。

（二）审察病位，区别气血

审证求因之后，当察病位，包括阴阳、表里、上下、脏腑、经络、气血等不同的病位和层次。

脏腑、经络、气血等不同病位的病理改变可导致不同部位的痛症。病位涉及脏腑，表示病位较深而且病情较重，痛多表现在脏腑所在部位。如肺癌、食管癌多有胸痛；肝癌有胁痛；胃癌有脘痛；肠癌有腹痛；肾癌有腰痛等。痛在经络者，病位较浅。如头痛，若枕后痛，下连项背，病在太阳经；前额部痛，连及眉棱者，病在阳明经；头两侧痛者，病在少阳经；全头痛者，病在太阴经；头痛连齿者，病在少阴经。

经络疼痛，以通经活络为主，兼顾使用有关经络的引经药，使药力直达病所：如头顶痛使用藁本、吴茱萸；偏头痛用柴胡、白蒺藜；后头痛用羌活、麻黄；前额痛使用白芷、葛根。脏腑疼痛，着重辨明疼痛之寒热虚实，在气在血分别治之，以通为主。

最重要的是辨别气痛或血痛。气痛者，多为胀痛，以胀为主，忽聚忽散，时痛时止，痛时无形，气行则舒，过后复痛如故，气痛治宜疏理气滞。血痛者，多为刺痛，痛有定处，久痛不移，拒按或痛而存形，血痛治宜活血化瘀。

（三）辨别痛性之寒热虚实

1．寒痛特点

表现为冷痛、掣痛、紧痛、瘀痛，有收束感，遇寒痛剧，得温痛减，苔白，脉弦紧。寒痛多属于癌症晚期，阳气亏虚，脉络失养，治宜温补阳气，散寒止痛。

2．热痛特点

表现为切痛、跳痛、肿痛，痛处灼热，拒按，遇冷痛减，往往伴有壮热，烦渴，面红耳赤，便结溲赤，舌红，脉数。热痛多为癌毒壅盛，治宜清热解毒，缓急止痛。

3．虚痛特点

起病较缓，病程较长，痛势绵绵，可以忍耐，痛处喜按，多为隐痛、酸痛，劳累则甚，休息则减，往往食后痛减，过食则甚，脉虚细。虚痛多为正虚不煦，荣血不润，治宜补虚止痛。

4．实痛特点

病程短，病情重，变化快，疼痛剧烈，痛处不移，拒按；多为胀痛、刺痛、绞痛、暴痛；病机多为气滞、血瘀；食后疼痛加剧；脉象实，弦紧；治宜疏解气滞，活血化瘀。

（四）揆度病势，防止传变

在防治疾病过程中，一定要掌握疾病发生、发展规律及其传变途径。做到揆度病势，辨微识变，防止传变。气虚之痛，日久不愈，既可因气不生血而见血虚，又可因气虚而致血瘀，故当辅以补血或行血之品。阳旺之躯，易于热化而伤阴，应在清热之中少佐养阴之品。阴寒之体易于寒化而伤阳，则应在散寒之中少佐温阳之品。

（五）癌痛常见分型和治疗

1．气机郁滞型

主证：闷胀疼痛，部位游走不定，时痛时缓，舌质暗红，脉弦。

治则：行气止痛。

方药：柴胡疏肝散或四逆散加减，药用柴胡15g、白芍15g、郁金15g、佛手15g、枳壳15g、香附15g、延胡索20g、川楝子15g、当归15g、丹参20g。

2．血瘀毒结型

主证：固定性疼痛，拒按，入夜更甚，局部皮肤发紫，静脉怒张，舌质紫暗或瘀斑，脉弦细涩或结代。

治则：活血化瘀，散结止痛。

方药：通窍活血汤、血府逐瘀汤、少腹逐瘀汤、失笑散等，药用桃仁、红花、三棱、莪术各10g，延胡索20g，五灵脂10g，三七6g，桂枝10g，柴胡15g，路路通15g，制乳香10g，制没药10g。

3．痰湿凝聚型

主证：疼痛隐隐，伴见神昏、嗜睡、头晕、目眩，全身困重，胸腹满闷，呕吐痰涎，不思饮食，局部见"痰核"单个或多个簇生，大小不一，皮色不变，舌质淡胖，苔白腻，脉沉滑。

治则：健脾燥湿，化痰止痛。

方药：常用陈夏六君汤、导痰汤、半夏天麻白术汤等，药用藿香10g、白豆蔻10g、薏苡仁30g、苍术10g、砂仁6g、厚朴10g、茯苓15g、白术15g、僵蚕12g、石菖蒲10g、胆南星10g、陈皮6g、半夏12g。

4．热毒蕴结型

主证：疼痛剧烈，持续，口渴欲饮，小便短赤，大便干结，局部红、肿、热、痛或酿脓，皮肤变蜡黄色，溃破后流出脓血，或出现高热等全身中毒症状，舌质红绛，苔黄，脉数或洪大。

治则：清热解毒，散结止痛。

方药：常用有五味消毒饮、黄连解黄汤等，药用夏枯草20g、龙胆草15g、蒲公英30g、地丁15g、连翘15g、延胡索20g、牡丹皮15g、穿心莲10g、草珊瑚30g。

5．气血亏虚型

主证：久病体虚，疼痛隐隐，喜温喜按，畏寒怕冷，面色萎黄，精神不振，语声低微，纳呆便溏，舌质淡，苔白，脉细弱。

治则：补气益血，养血止痛。

方药：常用八珍汤、附子理中汤等，药用人参10g、黄芪30g、当归15g、白芍20g、桂枝6g、鸡血藤30g、桑寄生15g、生地黄15g、细辛3g、川芎10g、延胡索20g。

在辨证用药的基础上，根据疼痛部位和性质，针对性地使用以下药物，可增加止痛效果。

头痛：川芎、白芷、蔓荆子、细辛、蜈蚣、白僵蚕、全蝎。

上肢痛：桑枝、桂枝。

下肢痛：牛膝、千年健。

胸痛：全瓜蒌、香橼、土鳖虫、威灵仙。

腹痛：延胡索、香附、没药、白芍、甘草。

心腹痛：蒲黄、石菖蒲。

腹胀痛：大腹皮、厚朴。

肝区痛：预知子、玫瑰花。

胃脘痛：九香虫、绿萼梅。

少腹痛：刘寄奴、苏木。

腹部瘤块：鳖甲、牡蛎、三棱、莪术。

肩背痛：姜黄、郁金。

骨转移痛：用药特点有二，其一根据"肾主骨，骨生髓"的理论，重用补肾中药如生地黄、熟地黄、山茱萸、菟丝子、补骨脂、骨碎补、肉苁蓉、淫羊藿等；其二是重用虫蚁搜剔类中药，如土鳖虫、蜈蚣、全蝎等，常取得好的疗效。中药止痛，对轻、中度疼痛有一定疗效，据临床报道有效率在70%左右。

（黄圆圆）

第十二章
常见肿瘤并发症的治疗

第一节　癌性发热

一、概述

发热是恶性肿瘤最常见的临床症状之一。医学所讲的发热是指病理性的体温升高，是人体对于致病因子的一种全身性反应。一般来说，腋下温度在37℃以上者称为发热。西医所指的癌性发热多属外感发热，如肺癌阻塞性肺炎引起的发热；化疗后血常规下降合并感染引起的发热等。中医所指的发热有外感发热和内伤发热，外感发热由六淫及疫毒所致，入里化热，或温热之邪，由表及里；内伤发热多因脏腑功能失调，郁而化火，病机虽有不同，但发热为其共性，发热为主证，而癌性发热多属内伤发热。

癌症患者并发感染严重影响预后，故对癌症患者的发热，需严密观察，详细询问病史，进行必要的检查，做到早期预防，及时诊断和治疗。

二、癌性发热的原因

1．癌症导致发热

现代医学认为癌性发热多由于恶性肿瘤生长迅速、血液供应不足、肿瘤组织坏死，坏死组织释放内源性致热原所致；亦有可能是癌细胞能产生一些致热性物质引起发热；另外，癌转移到中枢神经的某些部位也可引起中枢性发热。

2．感染性发热

肿瘤患者的发热，很多是由感染引起的，这与肿瘤患者存在一系列感染易感因素有关。

（1）免疫抑制：部分肿瘤患者如多发性骨髓瘤、霍奇金淋巴瘤及晚期肿瘤患者可有免疫功能明显低下。放疗、化疗、皮质激素治疗均可使免疫功能减退；肿瘤手术后免疫抑制达1～3周。

（2）粒细胞减少：中性粒细胞减少是癌症患者发生感染最重要的因素，抗肿瘤药物绝大多数可引起粒细胞减少，骨髓贮备能力差的患者，如老年人及反复多次化疗患者尤为明显。放疗也有程度不同的骨髓抑制，导致粒细胞减少。肿瘤浸润骨髓也往往引起粒细胞减少。

（3）肿瘤本身引起皮肤黏膜的糜烂溃疡、坏死、损伤生理屏障，水肿、压迫和梗阻导致引流不畅，均会导致感染。

（4）其他因素：静脉穿刺、留置插管可导致细菌感染，发生血栓性静脉炎，甚至引起败血症。各种穿刺术、插管造影、纤维内窥镜检查破坏皮肤及黏膜屏障均可导致感染而发热，故对这类医源性感染应予重视，严格执行消毒灭菌制度，尽量避免感染的发生。

3．药物性发热

肿瘤患者的药物性发热，常见于使用生物免疫制剂治疗时，如细胞因子、干扰素、白介素-11、肿瘤坏死因子等，大多不影响抗肿瘤治疗。

抗肿瘤药物中引起发热的以博来霉素最常见。大剂量化疗治疗恶性淋巴瘤也见发热，这是由于化疗药对肿瘤细胞大量杀伤后释放出内源性致热原所致。阿霉素、柔红霉素、顺铂等化疗药及赫赛汀等靶向药物也有可能引起发热。肝癌介入治疗后也引起发热，部分可高达39℃以上，持续3～7天不等，这是肝癌细胞大量死亡后释放出内源性致热原所致。

中医认为癌性发热多属于热毒壅盛及湿热内蕴，但肝肾阴虚、气血亏虚、肝经郁热以及瘀血内结也导致发热，需辨证论治。

三、诊断

仔细分析发热情况，详细询问病史和体检，尤其当白细胞低于正常值，伴发热＞38℃时应详细检查易感部位，并采集标本（血液、尿液、引流物、分泌物等）送培养，结合上述致病因素诊断常无困难。发热在临床上分为感染性和非感染性两类。

（一）感染性发热特点

（1）发热常有畏寒及寒战。

（2）常有不同程度的消化系统症状，如恶心、呕吐、纳呆等。

（3）区域淋巴结可有肿大。

（4）白细胞尤其中性粒细胞增多。

（5）血培养、尿培养对病因学的诊断有决定意义。

（6）许多发热疾病有特殊热型，这些热型可帮助鉴别诊断。

肿瘤患者经过治疗后绝大多数有免疫功能低下。免疫功能低下患者的感染与一般感染不同，表现在：

（1）由一种以上病原微生物引起混合感染较多。

（2）由于病原菌的毒力较低，且患者常伴有粒细胞减少等原因，感染的临床表现常不典型，容易贻误诊断。

（3）感染易于扩散，导致发生败血症、脑膜炎等严重感染。

（4）病情凶险，死亡率高。

（5）抗菌药物的疗效较差。

临床上免疫功能降低的类型多种多样，患者免疫功能降低的类型与引起感染的病原微生物有密切关系。例如，中性粒细胞减少者易发生肠道革兰氏杆菌、葡萄球菌或真菌感染；体液免疫功能低下者易发生肺炎球菌、流感杆菌等细菌感染；细胞免疫功能低下者易发生军团菌、结核杆菌、真菌、病毒、原虫等感染。深部霉菌感染多继发于长期、大量接受广谱抗生素治疗，或长期使用肾上腺皮质激素，或其他免疫抑制剂之后，最常见的致病菌有念珠菌、隐球菌及曲霉菌属等。深部霉菌感染预后差、死亡率高，有30%～85%感染者难以治疗。此外，原虫和病毒也是发热的病原之一。

目前认为外周血中粒细胞数低于$0.5 \times 10^9/L$，伴有原因不明中度发热的患者几乎100%属感染性发热。一般认为，最初1周内发生的感染多为细菌感染，2周后真菌感染的机会大大增加，抗菌治疗一段时间后疗效不满意，则考虑真菌感染，如经抗生素及抗真菌治疗无效，应想到病毒、原虫或其他特殊细菌感染。

（二）癌性发热特点

（1）间歇性发热，间歇期长短不一，热程或长或短。

（2）热型多为弛张型或不规则型，病者通常无恶寒与寒战。

（3）尽管发热时间较长但消化系统症状不明显，食欲往往无明显减退。

（4）长时间的发热往往伴随进行性消瘦、贫血等。

（5）各种积极抗感染治疗无效，国外有报道甲氧萘丙酸有选择性抗肿瘤性发热的作用，亦有人报道用萘普生、吲哚美辛等非甾体消炎镇痛药能控制肿瘤热，可用来鉴别感染性与肿瘤性发热。

（三）药物性发热

抗癌药物及输血引起的发热，一般为中、低度，持续时间短，发热常在24h内消退，使用抗癌药之前1～2h给予消炎痛或皮质激素，可使其不发热或减轻发热程度，输血同时使用皮质激素也很少发热。

四、治疗

（一）中医治疗

1．需注意辨证论治

1）热毒壅盛型

主证：高热不退，烦躁，神昏或有寒战，口渴喜冷饮，面红、汗出，尿黄，大便干结，舌质红，舌苔黄，脉数。

治则：清热解毒，凉血散热。

方药：石膏汤加味，常用生大黄15g（先煎）、生石膏30g（先煎）、黄芩10g、黄连10g、山栀子10g、竹叶10g、金银花10g、连翘10g、玄参15g、地丁10g、生地黄15g、水牛角粉1.5g（冲）、生甘草5g等。

水煎服，每日1剂，分2～3次服。

2）湿热内蕴型

主证：发热缠绵多日，午后较甚，忽高忽低，胸脘痞闷，身体沉重，头重如裹，腹胀，大便黏滞，尿黄，舌质红，舌苔黄腻，脉滑数。

治则：清热利湿。

方药：甘露消毒丹加减。常用茵陈15g（后下）、薄荷10g（后下）、藿香10g（后下）、连翘10g、黄芩10g、黄连10g、黄柏10g、白豆蔻10g、滑石30g、佩兰10g。

或用三仁汤加减，常用杏仁15g、白蔻仁15g、薏苡仁15g、滑石30g、竹叶15g、木通10g、金银花10g等。

水煎服，每日1剂，分2～3次服。

3）肝经郁热型

主证：身热，热势常随患者情绪好坏而起伏，平时性情急躁易怒，喜叹息，心烦，胸胁闷胀，口苦，舌质红，舌苔黄，脉弦数。

治则：疏肝解郁清热。

方药：丹栀逍遥散加减。常用牡丹皮10g、栀子10g、柴胡10g、薄荷10g（后下）、当归10g、白芍10g、川楝子10g、郁金10g、龙胆草10g、黄芩10g。

水煎服，每日1剂，分3次服。

4）瘀血内结型

主证：下午或夜晚发热，口干而不多饮，身体常有肿胀伴固定痛处，甚则肌肤甲错，面色萎黄或黯黑，唇舌青紫或有紫斑，脉象细涩。

治则：活血祛瘀退热。

方药：血府逐瘀汤加减。常用桃仁10g、红花5g、当归10g、川芎10g、赤芍10g、柴胡10g、生地黄15g、枳壳15g、大黄10g、牡丹皮10g、土鳖虫10g。

水煎服，每日1剂，分2次服。

5）气血双亏型

主证：发热常不定时，劳累后发作或加重，热势或高或低，伴头晕、乏力、自汗，易感冒，气短懒言，食少便溏，面色苍白，唇甲色淡，心悸怔忡，舌质淡胖有齿痕，舌苔薄白，脉细弱。

治则：益气养血，甘温除热。

方药：参芪四物汤加减。常用黄芪30g、党参15g、白术10g、当归15g、白芍15g、熟地黄15g、鸡血藤30g、川芎10g、甘草5g、山药30g、大枣5枚。

水煎服，每日1剂，分2～3次服。

自汗多者，可加牡蛎30g、龙骨30g以固表止汗；时冷时热，汗出恶风者，可加桂枝10g、芍药15g以调和营卫。

6）阴虚内热型

主证：午后或夜间潮热，或手足心发热，或骨蒸颧红，心烦盗汗，失眠梦多，口干咽燥，大便干结，尿少色黄，舌质红而干，少苔或剥苔或无苔，脉细数。

治则：滋阴清热。

方药：清骨散加减。常用鳖甲15g、知母10g、银柴胡15g（后下）、地骨皮30g、青蒿30g（后下）、秦艽10g、胡黄连10g、生地黄15g、玄参15g、麦冬15g。

失眠加柏子仁30g、酸枣仁20g、首乌藤30g，以养心安神；盗汗可加煅牡蛎30g、浮小麦30g、糯稻根30g，以固表敛汗。

水煎服，每日1剂，分2次服。

2．中成药治疗

安宫牛黄丸（适用于实热证）：每次1丸，每日2～3次。

紫雪丹（适用于实热证）：每次服0.3～0.5g，每日2～3次。

至宝丹（适用于实热证）：每次服1丸，散剂服0.5g，每日2～3次。

犀角粉或羚羊角粉：每次1.5～3g，冲服或煎服，或水牛角粉10g冲服或煎服。

五、现代中西医结合治疗

1．物理降温（体温在39.5℃以上适用）

（1）30%～50%酒精擦浴20min左右，重在腋窝、腹股沟、腘窝等处，禁擦前胸及腹部。

（2）冰敷降温：胶袋内放冰块，外包毛巾放置于颈、腋、腹股沟等大血管部位，头部可用冰帽。

（3）温水擦浴，加入适量薄荷油。

（4）荆芥、薄荷各30g，煎水擦浴。

2．化学药物退热（体温38～39.5℃可选用）

（1）阿司匹林0.3～0.6g，适用于无汗或汗少者。

（2）扑热息痛：每次0.25～0.5g，消化道副作用比阿司匹林轻，但有肝肾功能损害者慎用。

（3）消炎痛：每次25mg口服，或消炎痛栓由肛门塞入，后者胃肠道副作用较轻。

3．体温超过39.5℃可选用以下方法退热

（1）复方氨基比林：用于高热不退无汗者，每次肌注0.25g，必要时可重复使用。

（2）地塞米松5～10mg或氢化可的松100～200mg加入5%葡萄糖500mL静滴，感染未控者要同时使用抗生素。

（3）生大黄60g加水400mL煎成200mL，保留灌肠。

4．持续高热状态

除使用醒脑静、清开灵及地塞米松外还可使用冬眠疗法。冬眠合剂：氯丙嗪、异丙嗪各50mg，盐酸哌替啶100mg加5%葡萄糖250mL静滴。以上为1个剂量，1天最多可用3～4个剂量，注意冬眠疗法会导致体位性低血压。

合并感染者及时恰当使用抗生素，有条件的应进行病原微生物检查及药敏试验，根据检验结果使用有效的抗生素；但细菌培养及药敏试验要一周左右时间才有结果，"迅速、早期按经验进行抗生素治疗"现仍为治疗癌症感染的准则。使用抗生素治疗癌症感染应遵循以下原则：①静脉给药；②选用广谱抗生素，应兼及革兰氏阴性和阳性的常见病原菌；③以杀菌剂为宜，剂量应充足；④联合用药并肯定两者有协同作用；⑤足够的治疗时限；⑥纠正同时存在的免疫功能低下；⑦有粒细胞减少者，应同时使用粒细胞集落刺激因子（G-CSF）或粒细胞-巨噬细胞集落刺激因子（GM-CSF）。

因肿瘤患者的特殊性，应认真选择增加疗效并可减少毒性的抗生素，临床上也应顾及医院和病房的细菌病原及其对抗生素的敏感性。如氨基糖苷类和两性霉素B，因其可增强肾毒性，尽可能避免联合应用。万古霉素只在特殊情况下使用，但因只对万古霉素敏感的革兰氏阳性菌引起感染的发生率增加，使其在肿瘤发热经验性治疗中更为普遍。对有革兰氏阳性菌暴发性感染的高危患者应早期使用万古霉素，但如48h后革兰氏阳性菌培养阴性，即可停止万古霉素的经验性应用。但早期使用万古霉素并不能改善死亡率和并发症，且有报道显示肿瘤患者过度使用万古霉素会引起耐药的肠球菌感染。

5．血液系统感染的治疗

当粒细胞＜0.5×10⁹/L，体温＞38℃，持续3h以上，并排除输血及输液反应，临床应疑为菌血症，在抽血做血培养的同时，应即凭经验治疗。特别是绿脓杆菌菌血症，若不及时治疗，约50%的患者死于72h内。由于白细胞减少的感染以革兰氏阴性杆菌多见，目前普遍认为选用氨基糖苷类（阿米卡星、妥布霉素等）加抗绿脓杆菌的β-内酰胺类（如哌拉西林、呋苄西林等）有较确切疗效。若患者有肾功能不全则单药应用头孢他啶（复达欣）或泰能或马斯平，或者两种β-内酰胺类抗生素联合使用（如哌拉西林+头孢哌酮，哌拉西林+头孢他啶等）。若感染可能为大静脉插管所引起，考虑有革兰氏阳性球菌（如金黄色葡萄球菌、溶血性链球菌等）感染，在氨基糖苷类、β-内酰胺类联合应用的基础上加用万古霉素，或第一、二代头孢菌素以增强疗效。抗生素应用3天后，若体温降至正常，原方案至少用至7天，若白细胞仍低下，可适当延长抗生素的应用时间。

抗生素应用3天后，体温持续不退可考虑更换抗生素。由于肿瘤患者往往经过放疗、化疗，白细胞每有下降，免疫功能低下，因发热使用抗生素治疗的第一周内即有可能出现双重感染，治疗第二周，双重感染发生率可上升到40%。如有效的抗生素治疗后出现再次发热，或持续高热5～7天，表明可能耐药或双重感染，此时需注意隐匿感染及真菌、病毒等感染。真菌感染可选用氟康唑、两性霉素B；口腔、皮肤、阴道等局部感染用药可用制霉菌素。病毒感染可选用阿昔洛韦、阿糖腺苷、利巴韦林等。

6．呼吸系统感染的治疗

近年的资料表明，肺炎的致病菌以革兰氏阴性杆菌最多，约占60%以上，如绿脓杆菌、肺炎克雷伯菌、埃希氏大肠杆菌、流感嗜血杆菌、黏质沙雷菌、不动杆菌、变形杆菌等，故所选择抗生素必须针对革兰氏阴性杆菌，宜选用第二、三代头孢菌素，或β-内酰胺类抗生素加β-内酰胺酶抑制剂（克拉维酸或舒巴坦）复合物，选用抗菌药物应根据肺炎的轻重程度和有无危险因素而定。

轻、中度肺炎可选用的抗生素有：哌拉西林；头孢唑林加庆大霉素；第二代头孢菌素，如头孢呋辛（西力欣）、头孢美唑等；第三代头孢菌素，如头孢噻肟、头孢唑肟、头孢曲松等；喹诺酮类，如环丙沙星、氧氟沙星等；β-内酰胺抗生素加β-内酰胺酶抑制剂复合物，如阿莫西林克拉维酸钾、氨苄西林钠舒巴坦钠、替卡西林钠-克拉维酸钾等。

有下列危险因素者除使用以上基本抗生素外应加用抗生素。

（1）胸腹大手术或大量误吸者加抗厌氧菌抗生素，如甲硝唑或克林霉素。

（2）有糖尿病、昏迷、头部外伤者加抗金黄色葡萄球菌抗生素，如苯唑西林或萘夫西林或万古霉素。

（3）曾使用大剂量皮质激素者加抗嗜肺军团菌抗生素，如大环内酯类的红霉素、罗红霉素等。

（4）有人工气道、机械通气者选用抗绿脓杆菌或混合感染的抗生素，如哌拉西林、阿洛西林、头孢他啶、环丙沙星等。

（5）重度肺炎以及长期住院、长期使用抗癌药、反复应用抗生素者往往为混合感染、耐药菌感染或合并真菌感染等，一开始使用抗生素就应选用：头孢他啶（复达欣）、泰能、舒普深、环丙沙星等。以上可酌加氨基糖苷类药如庆大霉素、妥布霉素、阿米卡星。

7．抗真菌治疗

肿瘤患者一旦合并真菌感染，临床死亡率极高。联用抗真菌治疗目前已被视为抗感染治疗的标准之一。

（1）预防治疗。指在真菌感染高危的患者中，预先应用抗真菌治疗。预防阶段比较合适的药物是伊曲康唑和氟康唑，而具体选择应根据院内真菌、药敏及耐药的情况而定。推荐治疗药物：伊曲康唑口服液、氟康唑口服液或静脉注射剂。

（2）经验治疗。经验性治疗指在免疫缺陷、长期应用糖皮质激素治疗后出现不明原因的发热，广谱抗生素治疗7天无效者，或起初有效但3～7天后再出现发热，在积极寻找病因的同时，可经验性地应用抗真菌治疗。在经验性治疗中，伊曲康唑所拥有的理想的广谱抗菌活性和安全性使其成为更为合适的经验性治疗的首选药物。推荐治疗药物：一线用药有伊曲康唑、两性霉素B、氟康唑；二线用药有伏立康唑、卡泊芬净。

（3）临床诊断患者的治疗。两性霉素B是侵袭性真菌感染的标准治疗用药。对于曲霉菌感染，由于氟康唑对其不敏感，两性霉素B和伊曲康唑均为首选药物，两者可以单一应用，也可以联合应用；对于白念珠菌导致的感染，上述三类药物均可考虑应用。也可以考虑应用伏立康唑、卡泊芬净。推荐治疗药物：应根据临床推断的致病菌种决定用药，可选择伊曲康唑、两性霉素B和氟康唑，也可考虑伏立康唑和卡泊芬净。

8．支持疗法

（1）补充液体：给予葡萄糖氯化钠，补液总量视饮食情况而定，一般在3 000mL以上。

（2）进食易消化食物。

（3）给予复合维生素B及大量维生素C。

（4）注意纠正电解质紊乱、纠正酸中毒。

（5）加强护理，及时更换湿衣服。

第二节　恶性胸腔积液

一、概况

恶性胸腔积液是恶性肿瘤常见的并发症，是临床的晚期表现，癌细胞通过侵犯胸壁的血管，使毛细血管通透性增加，胸腔积液生成增加，肿瘤细胞通过释放蛋白因子引起炎症反应，导致胸膜毛细血管通透性增加，胸腔积液渗出增加，侵犯淋巴系统，使淋巴孔堵塞，胸腔积液回吸收减少，从而产生胸腔积液，临床上称为恶性胸腔积液，可单侧也可双侧出现，恶性胸腔积液一旦形成，不易吸收，压迫心肺，使患者出现憋气、咳嗽等临床症状，甚至严重影响患者的呼吸功能、循环功能，还会因为体液、营养物质的大量丢失，使患者很快进入恶病质状态而危及生命，其中位生存期一般是3～12个月。引起胸腔积液的常见恶性肿瘤有肺癌、乳腺癌、恶性淋巴瘤、恶性胸膜间皮瘤、胃癌、肝癌、大肠癌、卵巢癌等。

二、诊断

（一）临床症状和体征

恶性胸腔积液患者由于肺扩张受胸腔积液限制，致使肺容积减少，容易发生肺不张和反复感染，因而常见症状是呼吸困难、咳嗽、胸痛、胸闷、低热，占50%左右。但有25%的患者起病时无症状。其他症状有心悸、纳呆、体重减轻等。典型体征为叩诊浊实音，呼吸音减低、语颤减低。

恶性胸腔积液绝大多数为血性渗出液。血性胸腔积液提示胸膜上有癌细胞种植，细胞学检查可找到癌细胞。恶性胸腔积液不仅量大（500～5 000mL），并有增长迅速、抽而复生的特点。

（二）影像学检查

1. X线平片

胸部X线检查是最实用的诊断工具，如有胸腔积液存在，侧位片有助于估计积液量和游离的胸膜腔。

2. B超

有助于确定较小量的液体及定位，也可区别漏出液与渗出液。漏出液无回声，而渗出液、血性胸腔积液及脓液表现为均质的回声。

3. CT

用于胸腔积液引流后，诊断有关胸内的病变。

通过这些检查可确定胸腔积液的存在及积液量的多少：当胸腔积液在250～500mL时，X线后前位胸片表现为肋膈角变钝；500～1 000mL则膈下胃泡影与肺的膈面间距增宽，纵隔向对侧移位提示胸腔积液生长十分活跃。上述检查如有胸腔积液同时有纵隔淋巴结肿大，多考虑为恶性淋巴瘤；如胸膜有不规则增厚、钙化或结节影，不伴胸廓凹陷，患者并有石棉接触史，提示有胸膜间皮瘤；肺门或肺组织有占位性病变者考虑为肺癌等。

（三）胸腔穿刺术及胸腔积液检查

可在超声检查定位下抽取胸腔积液，行微生物学、生化及细胞学检查，是诊断癌性胸腔积液最常用和最具特异性的方法。其中，胸腔积液脱落细胞学检查是最佳的首选检查，但未查到的恶性细胞也不能排除恶性肿瘤。细胞学诊断的敏感性为40%～90%，特异性＞97%，假阳性率仅为3%。多数患者首次胸腔积液检查可确诊，少数情况下需多次胸穿方可明确诊断。阳性率的高低与下列因素有关：①送检胸腔积液大于250mL；②选送抽液后期标本；③离心沉淀后涂片检查；④增加送检次数，有报告认为送检三次阳性率可达90%。

生化检查：胸腔积液患者应抽胸腔积液做常规检查，包括比重、pH、红细胞及白细胞计数、血清乳酸脱氢酶（LDH）及蛋白测定、细菌及真菌染色和培养等。生化检查后，如为漏出液胸腔积液，几乎不含细胞且蛋白质含量＜30g/L；如为渗出液，则蛋白质含量＞30g/L，胸腔积液蛋白与血清蛋白比值＞0.5，胸腔积液LDH与血清LDH比值＞0.6，胸腔积液LDH值＞200U/L则多提示胸腔积液为渗出液。

（四）胸腔镜检查

胸腔积液细胞学检查阴性的患者20%胸膜活检可明确诊断。如果胸腔积液细胞学检查和胸膜活检均呈阴性，可行胸腔镜检查和开胸探查术。胸腔镜检查确诊率超过80%，危险性也较开胸探查低。

三、治疗

恶性胸腔积液应积极采用全身或局部治疗，两者合理地综合应用可以提高疗效。恶性淋巴瘤、小细胞肺癌、睾丸肿瘤、卵巢癌、乳腺癌等对全身化疗高度敏感者，首选全身化疗；对其他肿瘤引起的胸腔积液，多采用局部治疗或局部加全身治疗，务求使肺完全膨胀和恶性胸腔积液得到较长时间的控制。在治疗胸腔积液的同时，应考虑及时治疗原发癌，以阻止原发癌继续向胸膜播散。

（一）西医治疗

1. 胸腔穿刺及胸腔闭式引流

穿刺抽液可缓解患者的肺部压迫症状，并可同时注射药物。一般第一次抽胸腔积液

500～1 000mL，以后再次抽液时可适当加大抽液量。如果一次抽液量过大，会引起扩张性肺水肿和纵隔移位。一次抽液后在3～7天内胸腔积液又积聚到抽液前的水平。由于胸腔积液中每100mL含4g左右蛋白，反复胸穿抽液易致低蛋白血症及胸腔感染、胸腔积液包裹、气胸等。因此，应在抽尽胸腔积液的同时使用抗癌药或硬化剂使胸膜腔粘连、闭合，以降低再次发生胸腔积液的可能性。胸腔置管闭式引流及胸腔内注入硬化剂或抗癌药或生物反应调节剂等是目前推荐的首选方法。

2．胸膜固定术

可选用化学药物等注入胸腔内给药。给药后应变换体位（每个体位保持10～15min），使药物均匀分布在胸膜上，以促使胸膜腔广泛粘连达到封闭胸膜腔的目的。

（1）抗癌药物胸腔注射法：常用药物有顺铂（DDP）、阿霉素（ADM）、博来霉素（BLM）等，不良反应主要有恶心、呕吐、胸痛、发热、白细胞减少等。

DDP：胸腔闭式引流干净胸腔积液后，将60～80mgDDP，稀释于50～100mL生理盐水中经胸引流管注入胸腔。使用DDP时要注意水化，以防肾损伤。

ADM：方法同上，50～80mgADM，如心脏功能欠佳者用表阿霉素60～100mg。

BLM：是控制恶性胸腔积液较好的药物，剂量为75～120mg加5%葡萄糖注射液50mL胸腔注射。

（2）生物反应调节剂胸腔注射疗法：常用有短棒杆菌（CP）、自身LAK细胞联合IL-2、注射用红色诺卡氏菌细胞壁骨架（胞必佳）、榄香烯乳等。

3．全身化疗

恶性胸腔积液是恶性肿瘤的局部表现，单纯胸腔内局部治疗并不能控制全身其他部位的癌细胞，虽然胸腔积液暂时得到控制，但全身其他部位肿瘤未得到彻底控制，胸腔积液还会短期复发。因此，胸腔积液的全身治疗是十分重要的，尤其是恶性淋巴瘤、小细胞肺癌和乳腺癌等对化疗十分敏感的肿瘤更要注意全身化疗，化疗方案见有关章节。

4．放疗

对纵隔肿瘤或淋巴结肿大等原因引起的中心型胸腔积液，尤其是对放疗敏感的肿瘤（如淋巴瘤），宜选用放疗。但实践证明，放疗对因其他肿瘤所致的胸腔积液疗效不满意，因此，临床应根据病因、病情酌情选用。

5．胸膜切除术

胸膜切除术只适用于经过严格选择、全身状况良好且经其他手段治疗失败的患者。目前，胸腔镜下行胸膜切除术已经成熟，避免了原来的剖胸切口，且有创伤小、安全、成功率高的特点。胸膜切除术后再行胸膜固定治疗，成功率更高。

（二）中医治疗

恶性胸腔积液属于中医学的痰饮（悬饮）范畴，中药以扶正益气为主，加以解毒利水药物治疗胸腔积液具有较好疗效，作用温和，毒副反应轻，提高了患者的生存质量。

1．饮停胸胁型

主证："悬饮"早期，以实证为主，证见胸胁胀痛，咳唾、转侧、呼吸时疼痛加重，胸中室闷，痰多而黏，甚则不能平卧。舌质淡红，舌苔白腻，脉弦滑。

治则：泻肺祛饮。

方药：椒目瓜蒌汤合十枣汤加减。常用川椒目50粒、全瓜蒌15g、桑白皮10g、葶苈子20g、苏子10g、白蒺藜10g、橘红3g、茯苓15g、甘遂2g、大戟1.5g、芫花1.5g、大枣10枚、猪苓15g、防己15g、龙葵15g。

2．痰饮壅盛型

主证："悬饮"中期，胸胁胀满疼痛，咳嗽，气促，动则咳喘加重，不能平卧，口唇青紫，舌暗苔腻，脉弦滑。

治则：攻逐水饮。

方药：十枣汤或葶苈大枣泻肺汤加减，前者为峻下逐饮之品，宜用于体实证，积饮量多者，后者药力较缓，反应较轻，用于体质偏弱，不任峻下者。一般使用十枣汤时可取甘遂、大戟、芫花各等份研末装胶囊，每次服1～3g，于早晨空腹时用大枣10枚煎汤送服，可连服3～5日，或每次1g，每日2次。葶苈大枣泻肺汤常用药为葶苈子、大枣、苏子、炒莱菔子、白芥子、车前草、龙葵、半夏、茯苓等。

3．阴虚内热型

主证：口干咽燥，或午后潮热，心烦失眠，手足心热，盗汗，胸胁胀痛，咳嗽痰黏，形体消瘦，舌红少苔，脉细数。

治则：养阴清热。

方药：沙参麦冬汤合泻白散加减。常用沙参30g、麦冬15g、玉竹15g、天花粉15g、桑白皮10g、扁豆20g、地骨皮20g、粳米30g、生甘草5g。

4．肺肾两虚型

主证：胸胁胀满，咳喘急促，咳声低微，痰多色白，甚则面目浮肿，不能平卧，面青肢冷，神疲汗出，舌淡苔白厚，脉沉细无力。

治则：温补肺肾。

方药：真武汤（《伤寒论》）合葶苈大枣泻肺汤（《金匮要略》）加减。药用熟附子12g、茯苓15g、白术15g、桂枝12g、麻黄6g、葶苈子15g、槟榔12g、枳壳12g、猪苓20g、大枣15g。

随症加减：饮多、咳嗽、喘促者，加茯苓皮、桑白皮、大腹皮、杏仁、炙麻黄、桔梗以宣肺利水；饮邪化热者，加黄芩、石膏；高热者，加青蒿、青天葵、威灵仙以清热解毒；胸胁疼痛者，加延胡索、三七粉以活血止痛；痛如针刺者，加桃仁、土鳖虫、制乳香、丝瓜络以活血化瘀、通络止痛。

第三节　恶性腹水

一、概况

恶性腹水是指由恶性肿瘤引起的腹腔内液体的异常聚积，也称为癌性腹水，是恶性肿瘤晚期并发症之一。恶性腹水可原发于腹膜肿瘤，主要是腹膜间皮瘤，临床上少见，绝大多数为腹腔及盆腔内脏器的恶性肿瘤浸润腹膜或转移到腹膜所致。女性以卵巢癌最多；男性以肝癌、胃肠道癌最多；其他如恶性淋巴瘤、子宫颈癌、乳腺癌、肾癌，多发性骨髓瘤、恶性黑色素瘤也有报道。其病理机制有多因素参与，如营养不良、低蛋白血症致血浆胶体渗透压降低，门静脉阻塞、压力增高，肝转移，淋巴及静脉回流受阻等，而肿瘤分泌的某些介质导致腹膜血管通透性增加及静脉或淋巴管阻塞则为主要原因。癌性腹水中位生存期小于6个月，尽管如此，成功的姑息性治疗对一些患者的预后有改善作用。

二、诊断

（一）临床症状和体征

恶性腹水患者除原发病的表现外，还常见消化功能障碍、食欲减退、纳呆、消瘦、易疲劳、腹水、腹块，可有腹痛、压痛及反跳痛，或伴有下肢水肿，晚期可出现尿少、血压降低等症状。腹水的临床诊断主要依据为腹部叩诊有移动性浊音。少量腹水只能在膝胸位叩腹部有浊音而确定；中量腹水则出现显著的移动性浊音；大量腹水时两侧腹部膨出如蛙腹。恶性腹水的特点为生长迅速，多为血性、穿刺排液后又迅速增长。

（二）影像学检查

腹部超声、CT、MRI、腹腔镜等检查可确定腹水的存在及有助原发肿瘤的诊断。一般腹腔内有300mL左右液体即可通过超声探查出，膝胸位脐周探及无回声区——水坑征，可发现少至100mL的腹水。腹腔镜结合腹膜活检对腹水来源的诊断率为86%。女性原发灶不明的恶性腹水中，25%来源于妇科肿瘤（卵巢、子宫或宫颈），另外10%来自胃肠道。而男性则以胃肠道来源为主（大于50%），亦有找不到确定的原发病灶。尽管恶性腹水最常来源于卵巢、结直肠、胃、胰腺和子宫等脏器的肿瘤，但亦应考虑到其他组织学类型的可能，特别是当常规腹腔检查未能发现肿瘤病灶时。

（三）腹水的生化检查及细胞学检查

诊断性腹腔穿刺抽取腹水应做以下检查：外观、颜色、比重、细胞计数、蛋白定量、癌胚抗原（CEA）、甲胎蛋白（AFP）、乳酸脱氢酶（LDH）、腹水沉淀物做细胞学检查等，有助于良性及恶性腹水的诊断。恶性腹水大多为血性，实验室检查为渗出液，镜下有大量红细胞。原发性肝癌所致的腹水中AFP升高。恶性腹水大多数LDH>250U/L，腹水LDH与血清LDH的比值常大于1。癌性腹水铁蛋白升高，常超过100 μg/L，腹水/血清铁蛋白的值>1。

三、治疗

（一）西医治疗

1. 恶性腹水的全身治疗

（1）一般治疗。腹腔积液时，因有效血容量减少，导致一系列神经内分泌和电解质变化，如激活RAS系统，引起水钠潴留，加重积液。患者应进低盐饮食（≤2g/d）、易消化和高蛋白饮食，必要时补充白蛋白。

（2）利尿疗法。以安体舒通为主，配以速尿或双氢克尿噻等进行利尿治疗。一般安体舒通用量为20～40mg/次，口服，每日3次，最大可用至每日300～1 000mg。呋塞米20～60mg/次，每日3次，口服或肌内注射、静脉滴注。注意预防电解质紊乱。

2. 化疗

对于原发肿瘤化疗敏感者，应直接针对原发恶性肿瘤，采用有效的全身化疗，不仅可缩小原发病灶，也可使腹水明显减少。

3. 恶性腹水的局部治疗

（1）腹腔穿刺放液疗法。该法有助于缓解腹内压力，对大量腹水者只能暂时缓解症状。迅速大量放腹水（2L以上）可导致低血压和休克，一般第一次放腹水不宜>1.5L。若频频放腹水可致低蛋白血症、电解质失衡和增加感染机会。每次抽腹水量应根据患者体重及患者的反应而定，可1 000～4 000mL不等。腹水引流要控制引流速度，术中应逐步收紧腹带。术后应及时补充丢失的蛋白，注意电解质平衡。腹腔置管引流术可更好地适应恶性腹水需反复放液的特点，极少引起水-电解质紊乱和凝血机制障碍，且无癌细胞转移风险。

（2）腹腔穿刺放液联合腹腔药物治疗。腹膜腔内药物治疗是恶性腹水局部治疗的重要手段。在腹腔穿刺排液后经腹膜腔内局部注射药物，腹腔内药物浓度较静脉给药能提高几十到几百倍，延长药物与肿瘤直接接触时间，提高了局部细胞毒作用，且不增加副反应。为了使药物能均匀分布在整个腹腔，与各个部分充分接触，在大量腹水引流后，注入化疗药物后输注1 500~2 000mL等渗溶液。常用药物有：顺铂、氟尿嘧啶（5-FU）、甲氨蝶呤（MTX）、阿霉素（ADM）等。

（3）腹腔热灌注化疗。这是一种热疗与化疗相结合的综合治疗方法，采用腹腔高温液体连续灌注，既能洗出腹腔游离的癌细胞，又能使温热和抗癌药直接接触癌灶，热疗不仅使化疗药物的反应速度加快，还可减少药物引起DNA断裂的修复，从而增加了DNA的损伤，即热疗可以促进化疗药物进入肿瘤细胞内的速度，增加肿瘤细胞内的药物浓度，同时加热可加速化疗药物的反应，从而加快了肿瘤细胞的死亡，故治疗恶性腹水效果较好。适用于胃肠道肿瘤术后复发及预防术后腹膜复发和不能切除的晚期癌肿并发腹水者。

（4）生物反应调节剂。在腹腔内治疗中应用一些生物制剂，可以增加抗癌的治疗效果。常用的生物反应调节剂有干扰素、白介素-2、肿瘤坏死因子、单克隆抗体、短小棒状杆菌（CP）等。它们与化疗药联用后，不仅提高抑癌效果，亦使毒副反应有所减轻。

（二）中医治疗

恶性腹水属于中医的"臌胀"的范畴，多由于情志抑郁、饮食损伤、感受邪毒及他病转归等各种病因长期作用于人体，致使人体正气虚损，气血失和，邪毒结聚，日久瘀血肿毒结而不散，积于腹中而成癥积，积块日渐增大，壅滞气机，隧道不通，可致水湿停留。脾肾功能不足，不能运化、气化水湿，致水湿停留体内，最终导致气、血、水湿三者互结，积于腹中而成臌胀。壅塞脉络，阻碍血行，血络不能疏通畅泄，血瘀气滞则无法运化水湿，内停于横膈以下则为腹水。臌胀早期多属实证，晚期多属虚证。恶性腹水的辨证分型及治疗如下：

1．辨证治疗

1）气滞湿阻型

主证：腹大胀满，按之不坚，胁下痞胀或疼痛，小便短少，纳呆，食后作胀，嗳气，舌苔白腻，脉弦。

治则：疏肝理气，除湿散满。

方药：柴胡疏肝散合胃苓汤加减。常用药物有柴胡15g，白芍15g，川芎10g，香附10g，郁金15g，青皮、陈皮各10g，枳壳15g，苍术10g，厚朴15g，茯苓15g等。腹胀甚酌加木香、槟榔以破气行滞；呕吐清水酌加半夏、干姜以和胃降逆。

2）寒湿困脾型

主证：腹大，按之如囊裹水，胸腹胀满，全身浮肿，精神困倦，怯寒懒动，尿少，便溏，苔白腻，脉细缓。

治则：温运中阳，化湿行水。

方药：实脾饮合胃苓汤加减。常用药物有厚朴15g，苍术、白术各15g，陈皮6g，草果5g，附子10g，干姜10g，茯苓皮15g，泽泻10g，甘草5g等。如小便不利酌加猪苓20～30g以助化气行水之力；脘胁胀痛酌加青皮、香附、延胡索以疏肝理气；脘腹胀闷酌加郁金、砂仁、枳壳以理气宽中。

3）肝脾血瘀型

主证：腹大坚满，脉络怒张，胁腹疼痛，面色黯黑，头颈胸臂有蜘蛛痣，朱砂掌，唇色紫褐，舌质紫红或舌边青紫斑，脉细涩。

治则：活血化瘀。

方药：膈下逐瘀汤加减。常用药物有当归10g、赤芍15g、桃仁10g、红花5g、三棱10g、莪术10g、五灵脂6g、鳖甲15g、大腹皮15g、乌药6g、泽兰10g、泽泻10g，如水胀满甚，患者体质尚好者，可用舟车丸、十枣汤以攻逐水气。

4）脾肾阳虚型

主证：腹大胀满不舒，入暮尤甚，面色苍白或苍黄，胸闷纳呆，神疲懒言，肢冷或下肢水肿，小便短少不利，大便稀溏，舌淡暗或淡紫胖大，有齿痕，苔白滑，脉沉细无力。

治则：温补脾肾，化气行水。

方药：附子理中汤合五苓散加减。常用药物有附子10g、干姜10g、党参15g、白术15g、茯苓15g、猪苓15g、泽泻10g、胡芦巴10g、鹿角胶10g等。

5）肝肾阴虚型

主证：腹大胀满，形体消瘦，面色晦暗，唇紫，口干舌燥，五心烦热，小便短赤，舌质红绛少津，脉沉细。

治则：柔肝滋肾，利水消胀。

方药：麦味地黄汤加味。常用药物有麦冬15g、五味子10g、生地黄15g、山茱萸10g、猪苓15g、泽泻15g、太子参15g、地骨皮20g、石斛10g、枸杞子15g、银柴胡10g等。如见齿鼻衄血、吐血、便血则用犀角地黄汤并冲服参三七粉；如见休克，症见汗出肢冷者则用独参汤。

2．验方及中成药

（1）牵牛子粉：每次吞服1.5～3g，每天1～2次。

（2）禹功散：牵牛子120g、小茴香30g，共研细末，每次吞服1.5～3g，每天1～2次。

（3）甘遂大戟散：甘遂、大戟等量，研末装入胶囊，每次1g，每天吞服1～2次。

（4）甘遂末：每次0.5～1g，装入胶囊吞服，每天1次（体虚者慎用）。

（5）十枣汤：每次150mL，每天2次。

（6）艾迪注射液：先行胸、腹腔穿刺，尽量抽液后，将艾迪注射液50mL缓慢注入患侧腹腔内，每周2次，3周为1个疗程。艾迪注射液腹腔局部应用对癌性腹水的控制有一定的疗效。

（7）康莱特注射液：100mL，静脉滴注，每天1次，20天为1个疗程。

（8）复方苦参注射液：复方苦参注射液40mL联合DDP 40mg，腹腔内注射，每周1次，4周为1个疗程。

（黄圆圆）

第十三章
肿瘤患者的中西医结合护理

祖国医学早就认识到，肿瘤的起因，主要由七情内伤所致，即情志变化加上外感邪气（如病毒侵染等），所谓"忧思郁结，所愿不遂，肝脾气逆，以致经络阻塞，结积成核"。恶性肿瘤患者往往情绪低落，丧失信心。要了解患者的痛苦和需要，从生活上予以照顾，给予患者心理安慰，解除其恐惧、绝望等心理压力，帮助建立积极乐观的人生态度，使其对生活充满希望和信心。而且癌症本身是一种恶性刺激，具有治疗时间长、费用高、疗效差等特点，其疾病本身导致复杂的生理、病理变化，并给患者及其家属带来各种心理问题和社会问题。针对这种情况，护理好患者就显得尤其重要。

第一节　肿瘤患者的心理护理

癌症患者的不良心态，不仅会影响治疗的效果和康复，更会导致病情的恶化与肿瘤的复发。因此，应针对不同患者的心理特征，做好相应的心理护理。

一、心理分析

癌症患者一旦知道自己患了癌症，出现的心理反应是非常震惊和怀疑的，希望此诊断是误诊，还有一种企图逃避现实诊断的侥幸心理。通过多方面的认真检查、诊断后，最终不得不承认自己确实患的是癌症时，会立即感到对周围一切无限的愤怒和不平，有种被生活遗弃、被命运捉弄的感觉。并把这种愤怒向周围人发泄，同时还害怕被亲人遗弃。随着病情的发展，出现疼痛加剧、失眠、厌食等症状，使患者更加恐惧、悲哀和焦虑。这时患者感到生命彻底无助，走进孤独、抑郁和悲哀之中。随着病情进一步恶化，死亡的威胁渐渐降临，患者产生了绝望的心理，想到自己还未完成的事业，想到亲人及子女和家中的一切，而自己又不能顾及时，内心深处产生不可名状的痛苦。有些癌症患者虽有多种心理矛盾，但最终认识到现实是无法改变的，因此表现得异常平静。当然，具体表现程度是因人而异的。

二、心理护理

对存在以上心理问题的患者都应进行心理疏导，通过各种途径和方法帮助他们树立与疾病做斗争的信心和决心。首先，对于是否告知患者本人诊断结果，要因其社会角色、地位、文化素养、个人性格、耐受力及自我意识水平等情况而定。关于如何将诊断的结果告知患者一直在医学界存在争议，目前临床上存在着3种处理形式。

第一种形式是传统模式，家属强烈要求隐瞒病情，不告诉患者，使患者免受心理打击，即所谓的保护性医疗措施。然而，这种隐瞒病情的方式正在逐渐被淘汰，因为从法律角度来讲，患者有知情权，而且这种隐瞒还会造成医患关系的隔阂。此外，虽然多数患者被告知病情后，会出现负性情绪，但适应一段时间后，就会减少不确定的感觉，焦虑症状也会缓解。

第二种形式是将病情全部告知患者，患者有权知道病情，医生有责任告知患者病情，治疗应由患者来决定和选择。然而在实际临床过程中，并非所有患者都能承受患了不治之症的现实。

第三种形式是因人而异选择性地告知病情，即逐步告诉患者。这样不但可以使患者更好面对诊断和治疗，也有利于建立良好的医患关系，增加患者的依从性。

第三种告知病情的方式目前比较公认。应在告知患者诊断结果之前先制订一个计划，一般越早越好，安排一个相对宽裕的时间及一个安静的地点；一般分多次告知，同时应尽可能给患者希望，如有哪些令人鼓舞的好消息等；告知病情后与患者共同制订治疗计划等，以免影响患者对医务人员的信任。

首先是鼓励患者表达自己的情绪和情感，树立正确的生命理念。为患者介绍现代医学发展动态，多介绍新技术、新成就，并充分利用治愈或生命得到延续的成功病例来现身说法。鼓励患者增强治疗的信心。指导患者使用自我镇静方法来减少焦虑及恐惧感，如深呼吸，听音乐，自我安慰，练气功、太极拳及八段锦等。可以尝试做以下的"深呼吸训练"来舒缓心情。

（1）选一个舒适的坐姿或睡姿。

（2）调整呼吸，吸气—呼气—吸气—呼气……

（3）想些积极的词语（正能量）和此词语的反义词（负能量）。

（4）默念词语并配合呼吸：吸气—呼气—吸入（正能量）—呼出（负能量）……例如：吸入快乐—呼出忧伤—吸入健康—呼出疾病—吸入平静—呼出焦躁—吸入成功—呼出失败……

（5）反复多次，每天坚持进行。

第二节　中药治疗护理

中草药具有一定的抗肿瘤作用，又能减轻放疗、化疗的反应（如食欲差、恶心、呕吐、口干、咽痛、白细胞下降等），并能调理身体，提高机体免疫功能。煎剂是中药的主要给药方法，它必须经过"煎药"和"服药"两个步骤，才能使药物进入体内以发挥治病作用。煎药与服药得当与否，对药的治疗效果有直接影响。因此，希望接受中医治疗的患者或其家属，应该掌握一定的煎服中药知识，才能更好地配合医生的治疗以取得效果。

一、煎煮过程中的注意事项

1. 煎煮前

清洗：煎煮前一般无须清洗。如果草药中有泥沙，可以用水迅速漂洗一下，忌浸洗，以免一些水溶性成分丢失。

浸泡：煎煮前用凉水浸泡药材约30min，可以使水溶性成分析出在汤水中，同时也能增加汤药的浓度。

2. 煎煮中

用水：以水浸过药材表面2～3cm为佳，或者用手轻轻摁住药材，水面刚好漫过手背。通常一些花草类的药物吸水量较大，在浸泡30min后，因水被药材吸收导致水位下降，可以另加凉水至标准水位，再开始煎煮。

火候：一般的中药应先用武火（即大火），煮沸后改为文火（即小火）。但一些治疗外感的中药，可以在煮沸之后，继续用武火煎煮15min左右即可。

时间：一般中药，第一遍煎煮的时间至少要30min，复煎第二遍时，不少于20min；解表类中药（即治感冒），第一遍煎煮10～15min，复煎10min；滋补类中药，第一遍煎煮应在30～40min，复煎25～30min。

复煎：一剂中药在煎煮两遍后，所含有效成分已大为降低，故以煎煮两遍为佳。第一遍煎煮一般是6碗水煮成1碗水（容量大小参照日常使用饭碗，1碗水大概300mL），复煎大概3碗水煮成半碗水，两碗混合一起再分次服用。但滋补类中药，可以煎煮3遍。而一些药量较大的处方，也可煎煮3遍。

3. 煎煮后

立即滤取：药汤煎煮好，应趁热过滤倒出，不宜久置锅中。否则含胶体过多的药液，随温度下降会产生胶凝，难以过滤，影响药效，同时也易造成酸败。

二、选用合适的煎煮容器

最佳煎煮容器是传统的瓦罐、砂锅，搪瓷锅、不锈钢锅亦可，忌用铝锅、铁锅和铜锅，以防止金属器皿与药物发生反应，影响药物疗效甚至对人体产生危害。

三、特殊药物的煎煮

特殊药物的煎煮方法见表13-1。

表13-1　特殊药物的煎煮方法

名称	说明	常见药物
久煎	有一定毒性的抗肿瘤药物，煎煮时间必须长，持续煮沸的时间不少于150min，可以减轻其毒性，又保留其抗肿瘤的作用	有毒药物：乌头、生南星、生半夏等
先煎	一般煮沸10～15min，再加入其他药同煎。目的是增加某些药物的溶解度或降低药物的毒性，充分发挥疗效	矿物类、贝壳、生石膏、动物骨类（如鳖甲）等
后下	在药汁将要煎好前2～3min，投入同煎，目的是减少挥发油的损耗，避免有效成分被破坏，煎的时间超过5min挥发油就会完全挥发，疗效会降低	薄荷、木香、青蒿
布包煎	用纱布包裹和其他药物一同煎	天花粉
烊化（溶化）	应于其他药物煎得滤出液后，再入药液中加热溶化	阿胶、龟胶、鹿胶、蜂蜜、芒硝等
冲服	用已滤去药渣的药液冲服	
焗服	先将焗服药放在碗中，用煎好的药汁或沸水冲入，加盖焗至适温时，滤出药汁服用	
另煎	贵重药物须放在另一煎器内煎煮取汁，兑入其他药物的药液	羚羊角、人参等
另包	按医生意见使用	

四、汤药的服法

一般每日1剂分为2次服下，两次间隔至少4h。小儿酌情增减。药液应放冰箱保存，以免变质。空腹服药有利于药物较快、较完全地吸收，但药性猛烈或对胃肠有较强刺激作用的药物则不宜空腹服药。一般来说，补益药如人参、鹿茸等，宜于晨间空腹时饮服，有利于充分吸收。

而大苦大寒、大辛大热的药物，空腹服药则可致不适，故宜于半空腹或饭后服用。一些安神镇静治疗失眠的药物，则宜于睡前服用。另外，按传统服法，病在上焦者宜饭后服药，病在中下焦者宜饭前服药。从内脏来说，心肺属上焦，脾、胃属中焦，肝、肾、大小肠、膀胱属下焦。总之，服药时机应视病情及药物性能而定，对于必须在特定时间服的药，医生必须向患者说明，患者必须按医嘱执行。对于患者来说，若无特殊医嘱，则以半空腹时服药为宜。

第三节　中医护理操作技术

中医护理操作技术是中医护理的重要组成部分，具有操作简便、创伤小、疗效稳定、经济实惠的优点，在改善患者临床症状、提高生活质量方面发挥了重要的作用。由于癌症患者的疾病特殊性，不是所有的中医护理操作都适合，临床上比较常用的操作技术如下。

一、穴位注射

通过药物本身作用与穴位刺激，可直接疏通经络，加强气血运行。临床上应用较多为双足三里穴位注射。足三里具有调理脾胃、补中益气、通经活络、疏风化湿、扶正祛邪的作用。

1. 足三里位置

足三里穴在外膝眼下3寸，距胫骨前嵴外侧1横指，当胫骨前肌上。取穴时，由外膝眼向下量4横指，在腓骨与胫骨之间，由胫骨旁量1横指。

2. 操作方法

选取舒适、持久的体位，局部皮肤常规消毒后，用无痛快速进针法将针刺入人皮下组织，然后慢慢推进或上下提插，待患者局部产生酸、麻、胀、重等感觉或向远处传导即为"得气"感应后，回抽一下，如无回血，即可将药物注入。一般疾病用中等速度推注药液；慢性病或体弱者用轻刺激，将药液缓慢推注；急性病或体强者，可用强刺激，快速推注药液。如需注入药液较多时，可由深至浅，边推药液边退针，或将注射针头向几个方向刺入注射药液。

3. 注意事项

（1）治疗时应对患者说明治疗的特点和注射后的正常反应，如注射后局部可能有酸胀感，48h内局部有轻度不适，有时持续时间较长，但一般不超过1日。如因消毒不严格而引起局部红肿、发热等，应及时处理。

（2）严格无菌操作，防止感染。

（3）注意药物的性能、药理作用、剂量、配伍禁忌、副作用、过敏反应、药物的有效期及药物有无沉淀变质等情况。

（4）一般药液不宜注入关节腔、脊髓腔和血管内，否则会导致不良后果。此外，应注意避开神经干，以免损伤神经。

（5）注射过程中，应密切观察患者的反应，如出现头晕、目眩、面色苍白、胸闷、欲呕等不适现象应及时报告医生。

二、中药保留灌肠

1．适应证

不完全性肠梗阻、放射性结肠炎、术后大便不畅、化疗药物性结肠溃疡、术后胃瘫综合征等。

2．禁忌证

完全性肠梗阻、排便失禁及严重腹泻者、急腹症、消化道出血者、女性月经期等。

3．操作前评估

评估内容包括患者的年龄、治疗目的、意识状态、心理状况、自理能力、既往病史、配合能力、主要症状、排便情况，以及有无引流管、肠造口、肛门直肠疾患等。

4．注意事项

（1）体位的选择：病变部位在直肠或乙状结肠，取左侧卧位，抬高臀部；病变在回盲部，取右侧卧位。肠道或盆腔疾病患者，宜在夜间睡前进行灌肠，并减少活动。用凡士林润滑12号尿管约30cm，嘱患者深呼吸，将尿管缓慢从肛门插入。

选择12号导尿管行中药保留灌肠，与传统的保留灌肠的区别见表13-2。

表13-2　用普通肛管与一次性导尿管灌肠的区别

管类型	质地	插入深度	插入部位	对肠腔刺激	药液流速	药液在肠腔内保留时间	操作时间
普通肛管	较硬且较短	浅	直肠	较大	快，较难控制	短	较长
一次性导尿管	柔软且较长	深	结肠	较小	慢，较易控制	长	相对短

（2）灌肠适宜的时间：首选辰时（7：00—9：00），此时辰气血灌注胃经，气血旺盛，脏腑功能最强。此时进行中药保留灌肠有利于延长药物保留时间，增强药物吸收。如每天需要行中药保留灌肠两次，第二次灌肠可选择在患者临睡前进行，此时患者活动量少，利于药物长时间保留在肠道内。

（3）灌肠液的温度：39～41℃；置管深度：插入肛门15～20cm。

（4）灌肠液一次不超过200mL，操作过程中注入速度不可过快过猛，询问患者感受，有无腹胀、腹痛及便意。

（5）操作完毕，嘱患者卧床休息，尽量保留药液1h以上。

三、常用穴位按摩：腹部穴位按摩

腹部穴位按摩法是在中医基本理论指导下，运用手法作用于人体腹部穴位，通过局部刺激，可疏通经络，达到通腹泄热，促进排便目的的一种治疗方法。

1. 禁忌证

各种出血性疾病、妇女月经期、皮肤破损及瘢痕等部位禁止按摩。

2. 患者准备

嘱其排空膀胱，取合理体位，松开衣着，暴露按摩部位，抹干汗液，保暖。

3. 穴位定位

确定穴位时必须用患者自己的手指定位，每个人穴位的位置虽然相同，但每个人手指的大小、宽度，依年龄、体格、性别而有极大的不同。一指宽——拇指第一关节的宽度，即1寸。

三指宽——食指、中指、无名指第一关节宽度的和，即2寸。

四指宽——食指、中指、无名指第二关节和小指第一关节宽度的和，即3寸。

中脘穴：位于上腹部，胸骨下端和肚脐连接线中点（当脐中上4寸）。天枢穴（双）：位于人体中腹部，肚脐向左右三指宽处。气海穴：位于下腹部肚脐眼下方1.5寸。

4. 穴位按摩

（1）涂按摩油开始按摩，首先用摩法和推法由中脘穴顺时针推至对侧天枢穴到气海穴到近侧天枢穴，再回到中脘穴，环形按摩约5min。按摩过程中，观察患者有无不适，随时询问患者手法力度是否适中，患者如有不适及时调整手法或停止治疗。

（2）用揉法分别按摩中脘穴、两侧天枢穴、气海穴各30次。

5. 注意事项

（1）嘱注意休息、避风寒，不要受冷风。

（2）饮食清淡，多食富含营养、易消化的食物，多吃蔬菜水果，多喝水；禁食辛辣刺激、油腻、热气食物。

（3）养成定时排便的习惯，适当做腹部顺时针按摩，加强运动。

（4）睡前可喝蜂蜜水，以润肠通便。

四、艾灸

用艾叶制成的艾炷、艾条，在人体表的腧穴或疼痛处近距离烧灼、温熨。借灸火的温和热力及药物作用，通过经络的传导，以温通经脉、消瘀散结、补中益气、协调阴阳、扶正祛邪，达到治疗疾病的功效，其安全性高、无毒副作用。

1．适应证

免疫功能低下，化疗药物引起的呕吐、腹泻，胃寒等虚寒病证者。

2．禁忌证

有病灶存在的部位如转移性淋巴结旁边、乳腺病灶旁边、肝肿瘤的腹部肝区部、膀胱或妇科肿瘤患者的下腹部等，不宜采用针灸、按摩等疗法，以免挤压和刺激肿瘤。

3．操作前准备

（1）评估：患者当前主要症状、临床表现、既往史、体质情况及有无感觉迟钝/障碍；实施艾条灸处的皮肤情况；患者的心理状态及对热的敏感和耐受程度。

（2）用物准备：选择质量好的艾绒、艾条。

（3）环境准备：环境应保持通风，避免艾烟过浓，伤害人体。

4．取穴

根据治疗目的选取穴位。

5．体位、距离及时间

采用仰卧位或坐位。将艾炷点燃后放于穴位上方，距离皮肤约2～3cm施灸，使温热感向深处、远处扩散，以无灼痛为宜，一般每次灸15～20min，以局部潮红为度。每日或隔日灸1次。

6．注意事项

（1）施灸部位，宜先上后下，先灸头顶、胸背，后灸腹部、四肢。

（2）施灸过程中，要注意思想集中，以免艾条移动，不在穴位上。随时询问患者有无灼痛感，调整距离，防止烧伤。及时更换艾炷，如局部皮肤产生烧灼、热烫的感觉，应立即停止治疗。

（3）施灸时要暴露部分体表部位，所以过程中要注意保暖，以免治了旧病又添新病。

（4）对于小儿，昏迷、反应迟钝或局部皮肤感觉消失者，应注意勿灸过量，避免灼伤皮肤，操作者可将食、中指两指置于艾灸部位的两侧，通过操作者手指的感觉来测知患者局部的受热程度。

（5）艾灸后30min内不要用冷水洗手或洗澡，不可喝冷水或冰水，要喝较平常多量的温开水，以助排出体内毒素。

（6）施灸后皮肤出现微红灼热，属于正常现象。如局部出现小水疱，无须处理，可自行吸收，如水疱较大，消毒局部皮肤后，用无菌注射器吸出液体，覆盖消毒敷料，保持干燥，防止感染。

（7）艾灸期间，忌食辛辣刺激性食物、不能过饥过饱，进食清淡、宜消化食物，保持心情愉悦，适当锻炼，才能达到更好艾灸疗效。

（8）施灸时一定要注意防止落火，尤其是患者衣着为化纤、羽绒等质地时。

第四节　肿瘤化疗的护理

化学治疗是一种全身性的治疗手段，多数抗肿瘤药物通过不同的作用机制杀伤或抑制肿瘤细胞的同时，对正常组织、器官也有损害或毒性作用。肿瘤化疗的给药途径常采用静脉给药、动脉灌注、腔内给药、鞘内给药、肌内或皮下注射、口服、膀胱灌注、局部用药等。下面介绍常见的化疗护理。

一、按肿瘤科常规护理

1．情志护理

（1）重视患者情志变化，增强患者对情感的自我控制及调节能力。通过分散、移情、暗示、疏导、安慰等方法，消除患者的不良情绪。

（2）早期轻症患者宜养神宁志，鼓励参与有益健康的娱乐活动，指导练气功、太极拳、八段锦和户外散步等，以疏通经脉，调畅气血。

（3）晚期重症患者，给予体贴、关心、安慰和帮助，尽量减轻痛苦，稳定其情绪。

（4）与家属密切联系，取得家属的配合，共同关心照顾患者。

2．注意保暖，防止复感外邪

因化疗反应导致体虚加重，应协助做好生活护理，尽量创造良好的生活环境。

二、化疗常见毒副反应的护理

（一）局部反应

有些抗肿瘤药物具有较强的刺激性，使用不当时可引起严重的局部反应。如静脉炎，主要表现为输注抗肿瘤药物的静脉部位疼痛，皮肤发红，后续出现沿静脉皮肤的色素沉着，静脉变硬导致静脉栓塞的发生。

静脉炎的预防及处理：

（1）静脉输液应严格执行操作规程，输入高浓度、刺激性大的药物应首选中心静脉导管。在输注药物前，告知患者及其家属药物的作用、不良反应及药物渗漏的危险因素，同时向患者讲解输注刺激性药物首选中心静脉途径给药的优点，以取得患者的配合。

（2）静脉炎局部处理：可采用地塞米松软膏及喜辽妥软膏外涂，或具有清热解毒、活血化瘀、消肿镇痛的中草药外敷。

（二）全身反应

1. 胃肠道反应

（1）恶心呕吐：分急性呕吐、迟发性呕吐、预期性呕吐。按医嘱给予预防性止吐药，使恶心呕吐程度减到最低。指导进食易消化、清淡饮食，少量多餐，避免过酸、过辣的食物，保持病房空气清新，无异味。可按医嘱穴位注射双足三里，针刺内关、合谷或艾灸中脘等穴位，亦可予耳穴压豆以助减轻恶心呕吐。

（2）口腔黏膜炎：化疗药物可降低口腔黏膜的再生能力导致口腔黏膜炎的发生。此时可给予复方维生素B_{12}溶液稀释液含漱或用无刺激性的漱口水漱口。用软毛牙刷刷牙，忌使用有蜡、有薄荷味的牙线。有活动假牙的患者，尽量减少假牙的佩戴时间，减轻牙龈负荷。有溃疡者可喷双料喉风散等，疼痛严重者可餐前用表麻剂局部止痛。

2. 骨髓抑制

（1）凡白细胞、血小板低于正常值，应停止化疗（特殊情况除外）。

（2）白细胞低于1.0×10^9/L以下者应入院治疗并保护性隔离，入住单间病房并每天用紫外线灯照射消毒病房2次，指导患者做好个人卫生如漱口、洗澡、肛周及外阴的清洁；限制探视。

（3）血小板低的患者要防止身体受伤出血。避免用牙签剔牙，防止牙龈损伤出血；创伤性操作后局部要按压10～15min以上。减少活动，预防跌倒和损伤，指导患者变换体位时动作要慢，下床前确认已穿好防滑鞋子，确保室内灯光明亮及地板干燥，患者经常使用的物品放在随手可得的距离内，及时评估患者用药效果及其副作用，维护患者安全。

（4）按医嘱使用升白细胞、血小板、红细胞药物。按需给予成分输血，并加强支持疗法。

（5）观察体温、脉搏、呼吸，加强营养支持。

（6）当有出血倾向或已出现皮下出血点和鼻衄等症状时，应卧床休息，减少探视，以减少气血的耗损。

3. 脱发

化疗后不一定每个患者都有毛发脱落现象。脱发程度亦不尽相同。脱发后，头皮很敏感，不应使用有刺激性的香皂或洗发水，头发可剪短，不要染发和烫发，也不要用温度太高的吹风机吹头发。告诉患者脱发是暂时的，治疗结束后头发会重新长出，应对措施包括戴帽子、包裹头巾或假发套。

4．皮肤毒性

抗肿瘤药物所致的皮肤毒性多种多样，常见的皮肤毒性包括皮疹、色素沉着、手足综合征等。口服卡培他滨片（希罗达）所致的手足综合征发生率超过50%。手足综合征临床表现为手掌和足底皮肤发红、麻木、感觉迟钝、刺痛和烧灼感。指导患者避免摩擦刺激皮肤如反复揉搓手足、穿过紧的鞋袜等。避免长时间蹲坐，影响下肢静脉回流，造成药物在肢端聚积。皮肤感觉异常时应避免接触过冷、过热、尖锐的物品。不要搔抓局部皮肤及撕去脱屑，防止发生冻伤、烫伤、外伤，予柔软纱布保护，避免涂擦刺激性药油及酒精、碘酒。可局部涂抹维生素E霜或含绵羊油的乳霜，以减轻手足皮肤的干燥脱屑、溃疡和疼痛。如出现水疱，水疱处禁贴胶布，局部保持清洁，避免挤破水疱受污染。同时告知患者停药后皮肤损伤会逐渐缓解。

三、疼痛护理

疼痛是一种主观感受，癌性疼痛是一个普遍的世界问题，癌性疼痛是可以控制的。1982年WHO癌痛专家委员会认为，应用现有的以及为数有限的镇痛药可以解除大多数癌症患者的疼痛，并且推荐使用三阶梯止痛疗法。

可以根据疼痛程度脸谱，由患者选择最能描述出疼痛程度的脸谱，及时告知主管医生和护士。

WHO提出的癌症三阶梯止痛疗法内容如下。

第一阶梯：为可以忍受的轻度疼痛，应用非阿片类药物，代表药是阿司匹林。

第二阶梯：中度疼痛，当使用非阿片类药物镇痛无效时，应加入弱阿片类药物，代表药是可待因、曲马多。

第三阶梯：重度疼痛，使用弱阿片类药物仍然不能止痛时，需要应用强阿片类药物如吗啡、盐酸羟考酮缓释片、硫酸吗啡缓释片。

芬太尼透皮贴剂是临床上常用的可以透过皮肤吸收并持续72h的强效镇痛药物。无创伤，不用口服，只要将它粘贴在皮肤上，镇痛药物（芬太尼）就会透过贴膜和皮肤吸收入血液中，发挥72h镇痛效力。

芬太尼透皮贴剂使用注意事项：

（1）选择前胸、后背或上臂平坦、无损伤部位皮肤，避免贴片由于运动或与身体、衣服的摩擦而脱落，避免在红肿、水肿、烧伤或放疗的皮肤上使用。在使用时手掌用力按压30s，以确保贴剂与皮肤完全接触。

（2）如需清洁使用部位的皮肤，要用清水并擦干，不要用碘酒、肥皂、清洁剂、酒精等物品。

（3）不要泡热水澡或使贴膜的部位接触热源，如热水袋、电热毯或暖气。

（4）第一次使用芬太尼透皮贴剂时不能马上停用原来正在使用的止痛药。贴用24h后，如果仍然感觉疼痛，说明剂量不够，请告知医护人员及时调整剂量。

（5）每72h应更换1次贴剂，在更换贴剂时，应在另一部位使用新的芬太尼透皮贴剂。几天后才可在相同的部位重复使用。

（6）刚开始使用芬太尼透皮贴剂时，偶尔有头晕、恶心、呕吐等症状，如有嗜睡，呼吸次数减少或呼吸困难，请立即告诉医护人员。

癌性疼痛患者容易因为害怕疼痛发生以及镇痛药成瘾等而产生不必要的忧虑和恐惧，因此要告知患者口服给药不易成瘾的道理，帮助患者树立战胜疾病的信心，以坚强的毅力和勇敢的态度对待疼痛，进行一些分散注意力的活动，如看电视、听音乐、看书报或回想一些有意义的事情，这样会在很大程度上减轻疼痛的感受。

四、饮食护理

（1）重视饮食调护，注意食物的色、香、味、形，以增进食欲，保证营养。根据患者出现的具体症状辅助不同的食物进行调节，如：舌质绛红、少苔黄苔、口干舌燥者，应辅以滋阴降火、生津止渴之物，如酸梅汤等；舌苔较厚、湿困中焦者，应辅以祛湿开胃、健脾润肺之物，如莲子、大枣等；嘱咐患者尽量少食多餐，补充足够营养，多食水果、香菇、木耳等抗癌食物，戒烟酒。

（2）鼓励患者多进滋补、补血、益气、扶正之品，治疗间歇阶段多吃补血、养血、补气的食物，以提高机体的抗病能力。

（3）乳腺癌、卵巢癌患者不宜食用含雌激素的食材，如蜂王浆、燕窝、雪哈油等。

（4）口腔溃疡多属中医辨证中的"虚火上炎"，中药石斛、玉竹有滋阴作用，以其煲水喝可减轻口腔溃疡的疼痛，同时要注意口腔清洁，勤漱口，以促进黏膜的修复。

五、健康指导

（1）化疗休息期间，嘱患者多注意休息，尽量减少外出。要注意季节变化，随时增减衣服，防止感冒等呼吸道疾病。

（2）保持皮肤清洁，预防皮肤感染。

（3）家属要关心患者生活起居，使患者树立战胜疾病的信心和勇气，积极配合治疗。

（4）适当进行一些力所能及的运动，例如：散步，运动量以自己感觉不累为适宜。

（5）出现头晕、发热等不适时，应及时到医院就医。

第五节　靶向治疗与肿瘤免疫治疗的护理

一、靶向治疗的护理

靶向治疗就是使药物瞄准肿瘤部位，在局部维持相对高的浓度，延长药物的时间，提高对肿瘤的杀伤力，而对正常组织细胞作用较小。靶向药物与常规化疗药物最大的不同在于其作用机理：常规化疗药物由于不能准确识别肿瘤细胞，在杀灭肿瘤细胞的同时也会殃及正常细胞，所以产生了较大的毒副作用。而靶向药物能够识别肿瘤细胞上由肿瘤细胞特有的基因所决定的特征性位点，通过与之结合（或类似的其他机制），阻断肿瘤细胞内控制细胞生长、增殖的信号传导通路，从而杀灭肿瘤细胞、阻止其增殖。由于这样的特点，靶向药物不仅效果好，而且副作用要比常规的化疗方法小得多。分子靶向治疗给肿瘤患者带来了新生的希望，比起普通的放疗、化疗、激素治疗等方法，分子靶向治疗大大减少了患者在治疗中的副作用，减轻了患者的痛苦，在生活质量提高的同时使生命得以有效延长。

分子靶向药物主要有两种类型：一种是静脉注射用药物，另外一种是可以口服的小分子药物。静脉注射用分子靶向药物，一般可以与化疗药物联合使用，用来增强化疗的疗效；口服的分子靶向药物一般单独应用，需要每日口服，如果有效，就需要持之以恒，长期服用。

临床常用的靶向药：西妥昔单抗、索拉非尼、厄洛替尼、吉非替尼、曲妥珠单抗、利妥昔单抗、贝伐珠单抗等。

西妥昔单抗常见的不良反应及护理方法如下。

1. 皮疹

皮疹多见于面部、颈部、前胸、后背，严重者扩散于四肢，伴瘙痒。中断治疗后皮疹可以自行消退，并无后遗症。但皮疹融合、破溃后常导致感染，而且晚期肿瘤患者本身免疫力低下，因此，皮肤护理至关重要。

（1）首先必须保持皮疹处的清洁，勤剪指甲，指导患者忌用手抓、搓、擦、挤压患处，勿使用碱性肥皂和粗毛巾。

（2）避免剧烈阳光刺激皮肤，外出时戴帽子或打伞。穿舒适柔软清洁的衣服。

（3）用金银花煲水后，用面膜纸浸湿，趁热敷在脸上，15min后取下面膜纸再涂上玫瑰精油。坚持在治疗期间使用，皮疹会减轻或消退。

2．甲沟炎

（1）早期局部应用0.5%碘伏或75%酒精浸泡，4～6次/d。

（2）保持手脚的清洁卫生，避免使用碱性肥皂或刺激性液体，穿宽松透气的鞋袜。

（3）平时注意手脚的养护，运用正确的剪甲方法，修剪指（趾）甲时不可太深、过短，适当留出甲缘是预防甲沟炎的重要方法。

（4）发现甲沟炎及时治疗，应在医生的指导下正确处理，不可私自乱涂药物。

二、肿瘤免疫治疗的护理

肿瘤免疫治疗是通过调动机体的免疫系统，增强抗肿瘤免疫力，从而抑制和杀伤肿瘤细胞。肿瘤免疫治疗是当前肿瘤治疗领域中最具前景的研究方向之一。与手术、化疗、放疗和靶向治疗不同的是，免疫治疗针对的靶标不是肿瘤细胞和组织，而是人体自身的免疫系统。

肿瘤免疫治疗现有的方法有过继性细胞治疗、肿瘤疫苗、检查点蛋白抑制剂的应用。检查点蛋白抑制剂进入机体后可以阻断抑制性免疫信号，发挥抗肿瘤的作用。

目前主要在临床上应用的检查点蛋白抑制剂药物有CTLA-4单抗（伊匹木单抗）、PD-1单抗（nivolumab/pembrolizumab）、PD-L1单抗（atezolizumab）。免疫治疗过程中出现的副作用，称为免疫相关副作用，据国外文献报道，最常见的免疫相关副作用包括皮疹、肺炎、结肠炎、内分泌异常、毛细血管瘤等。

1．免疫相性皮疹的护理

保持皮肤的清洁干燥，按医嘱使用药物做局部处理，不主张自行使用润肤剂，穿宽松棉质衣服，注意保暖，避免日光暴晒，避免进食刺激性和可能致敏性食物，不要用手挠皮疹处，防止皮疹破溃发生感染。

2．免疫相关性肺炎的护理

保持呼吸道通畅，迅速纠正缺氧、改善通气。根据呼吸衰竭不同的类型进行氧疗，纠正酸碱平衡失调。

第六节　肿瘤放疗护理

放射治疗是治疗癌症的主要手段之一。分体外照射法和体内照射法，射线能使肿瘤体积缩小，杀灭肿瘤外围散在的癌细胞。同时，对正常的细胞和器官亦有较大的损害，因此，对患者进行全面的护理尤为重要。

一、放疗前的准备

1．情志护理

放疗前应耐心做好解释工作，告知患者治疗的重要性及其反应，消除患者的紧张和恐惧心理，坚定信念，积极配合治疗。

2．头颈部放疗前护理

放疗前须到口腔科洁牙，拔除坏牙并治疗口腔疾患，7～10天待伤口愈合后才能放疗。

二、放疗中的护理

1．照射野皮肤护理

（1）保持照射野皮肤的清洁、干燥，防感染。

（2）保持照射野界线清楚，切勿洗脱照射野标记。

（3）照射野皮肤避免刺激，内衣宜选择柔软、宽大、吸湿性强的布料，勿用手指搔痒，忌用肥皂和粗糙毛巾擦洗，禁贴胶布、涂抹酒精及刺激性药膏，勿剃毛，避免冷热刺激，夏日外出要防止日光直接照射。

2．放射性皮肤反应护理

Ⅰ度又称干性皮炎，表现为轻度红斑、色素沉着、毛囊扩张、脱屑、瘙痒、灼热感等，可选用复方维生素B_{12}溶液局部喷洒，充分暴露局部皮肤。

Ⅱ度又称湿性反应，中度红斑、中度水肿、斑点样湿性脱皮，可选用贯新克、金因肽、康复新等局部喷洒，暴露创面。避免使用凡士林等油脂类敷料。

Ⅲ度又称融合性湿性脱皮，应回医院处理，用0.9%生理盐水或1/5 000呋喃西林溶液清洗创面，待干后再用自黏性软聚硅酮泡沫敷贴。

3．放疗期间胃肠道反应护理

可能会出现恶心、呕吐、食欲不振、口干及全身疲乏等不适，为避免恶心、呕吐，放疗前后30min避免进食。放疗期间鼓励患者多饮汤水，以加速毒素的排泄，戒吃酸辣煎炸等刺激性食物。

4. 情绪护理

每次放疗后静卧30min以减轻疲劳，避免情绪波动，可根据病情需要进行些有利于身心健康的音乐治疗或气功疗法。

5. 监测白细胞数量

放疗期间应每周验白细胞数量1次，当白细胞数低于$3.0×10^9$/L并连续3天复查确认者，应暂停放疗，并给予相应处理。

6. 内脏反应护理

（1）放射性肺炎：一旦发生则应给予抗生素加激素联合治疗，呼吸困难时可给氧气吸入，保持呼吸道通畅，注意保暖，卧床休息。

（2）放射性食管炎：饮食宜少量多餐，细嚼慢咽，餐后不要立即平卧，禁食刺激性食物，有进食困难者可给予补液。

（3）放射性膀胱炎：表现为下腹不适、尿频、尿痛或血尿，一般给予抗感染治疗，嘱患者大量饮水，以降低尿液的酸度，缓解膀胱刺激症状。腹腔、盆腔照射前应排空小便，以减少膀胱反应。

（4）放射性直肠炎：表现为里急后重、黏液便、血便。一般给予润肠、抗炎、止血、调节饮食或中医药治疗。要密切观察患者的排便情况和肠道反应症状，尽量少给予收敛和止泻药物。

三、健康指导

（1）嘱患者继续注意保护照射野皮肤。鼻咽及其他口腔癌患者放疗后，宜用软牙刷，每日用漱口液含漱4次，注意口腔卫生，坚持练习张口运动防止张口困难。食管癌放疗后饮食宜细软，忌食粗糙、坚硬食物。直肠癌放疗后，保持大便通畅。

（2）指导患者放疗后的注意事项，如鼻咽癌放疗后3年内不能拔牙。育龄的妇女3年内不要怀孕。

（3）定期复查。出院后第一次复查时间为治疗后1个月；以后每3个月复查1次，1年以后每隔半年复查1次。注意休息和增加营养，增强体质。

四、饮食护理

（1）鼓励患者多饮水，每日2 000～4 000mL，多食甘润的瓜果。

（2）放疗后口干、咽喉疼痛时，饮食宜温凉、软，进食时宜细嚼慢咽，每次饮水时口含水缓慢咽下以充分湿润口腔，缓解口干，并可以枸杞子、麦冬、菊花、胖大海、白茅根等泡水代茶饮，以清热解毒、生津止渴。

（3）腹部放疗有时还会出现腹胀、腹泻。此时宜食用易消化、清淡、少油腻的食品，如半流质饮食或少渣饮食，忌食用含纤维素多的食品及黏腻、寒凉食品。盆腔肿瘤放射治疗期间或放射治疗后，患者应多饮水，多排尿。另外，加服适量小苏打，使尿液呈碱性。

五、鼻咽癌放疗后功能锻炼操

鼻咽癌放疗后3～5年易出现关节纤维化，肌肉萎缩，导致患者运动受限。根据中医疏通经络的原理，进行早期局部功能锻炼可有效降低鼻咽癌患者放疗后局部运动受限的发生率并减轻其程度，提高患者的生活质量，可以指导患者进行以下的功能锻炼。

1．放松按摩

由上至下环形按摩，每个点按摩3～5次，共按摩5～15min。

（1）按摩咀嚼肌群，即两侧脸颊靠近磨牙处。

（2）头轻微后仰，按摩下颌肌群、喉结肌群。

2．口腔（舌）操

（1）闭口咀嚼。像嚼口香糖一样，使磨牙上下左右着力运动，以引起的酸痛能耐受为度。

（2）叩齿。有节奏地叩击上下齿，先叩两侧磨牙再叩门齿，各30～40次。

（3）伸舌头（尽量往外、左右、上下伸）、卷舌、舌头绕牙周转动，2～3min/次。

3．颞颌关节运动（张口运动）

（1）慢节奏运动：小—中—大，各5s为1次，每次间歇10s，10次为1组，共5组。

（2）快节奏运动：小—中—大，各1s为1次，每次间歇10s，10次为1组，共5组。

（3）吸气鼓腮，然后快速吐气，发出"P"的爆破声，加在上一节运动中每组间各1次，共10次。

4．颈部运动

（1）转动：颈部缓慢转向左侧，尽可能往远处看（肩部不动，右侧亦如此）。

（2）低头与后仰：低头使下巴靠近胸部，可用手稍稍用力将头部向下压，抬头并往后仰，亦可用手稍稍用力将头部向下压。

（3）倾斜：右耳尽可能地倾向右肩（坐姿，可用左手抓凳子边缘，右手稍稍用力将头部向下压。左侧亦如此）。

5．肩部运动

（1）缩起脖颈，维持5s，再放松，共10组。

（2）旋转。

（3）外展：10～15s为1次，放松3～5s，共10次。

（4）上举。

（5）摆动。

六、头颈部肿瘤功能障碍预防及康复训练

头颈部肿瘤主要治疗方法是放疗、化疗和手术，不同治疗方案对患者头颈部功能障碍的类别、程度影响不同。

头颈部功能障碍临床表现为口腔干燥症；吞咽困难症状；构音障碍；肩颈部活动受限制。对于头颈部功能障碍的预防要遵循以下原则：提倡早期介入，在放化疗期间保持肌肉运动，重视患者及其家属的健康教育。

口腔干燥症的治疗包括感觉刺激和手法治疗。感觉刺激主要是指温度刺激（冰刺激）、味道刺激（如薄荷）、咀嚼刺激。手法治疗主要是指面颊肌按摩：大拇指按住腮腺出口，使用快速手法按摩1～2min，嘱患者回吸，撤出大拇指。

当患者出现吞咽困难时，要指导其进食技巧，采用声门上吞咽法、孟德森吞咽法和用力吞咽法进行吞咽。日常要做口腔肌肉练习（舌、口唇、颊、下颌），注意幅度、强度、速度、协调、耐力，每个动作重复10次，至少3次/d。放松按摩咀嚼肌群、下颌肌群、喉结肌群，由上至下环形按摩，每个点按摩3～5次，共按摩3～5min，避免按摩颈动脉窦。指导做颞颌关节慢快节奏运动、嘴唇运动、舌头运动。

吞咽困难时饮食调理：

（1）若患者无法吞咽普通食物，可以给予半流质或者流质食物，必要时可用吸管辅助，宜以少量多餐、易吞咽、易消化为原则。烹调食物时，尽量选择质软的食物，并将食物剁碎，食物起锅时可勾芡，使食物湿润并增加润滑程度，使患者能顺利地将食物吞咽下去。

（2）在流质饮食中，稠厚的混合饮食更为安全。因为吞咽困难时液体很容易误入气管，引起呛咳，甚至窒息。宜选择黏稠度适当的食物。应先训练吃容易吞咽的食物，逐渐训练吃较难咽的食物。由于越是稀薄的液体越需要有复杂的协调运动和感受能力，因此，选择食物应按由易到难的顺序：厚胶冻状食品、普通厚胶冻状食品、稠厚的食品、果酱状食品、稠汤状食品、蜂蜜状食品、清汤状食品、混有固体小碎块的食品。所有的食物都应该小口小口地细嚼慢咽，并仔细体会吞咽动作，若为食管癌患者，食团不宜过大。

（3）进食时应选择合适的体位，并给患者一些汤水或饮料以帮助患者吞咽。

（4）需要注意的是，乳制品虽然能提供较多的蛋白质和热量，但牛奶里的酪蛋白会增加咽喉部的黏液，从而加重吞咽困难，因此应少用。

（5）食物温度应适宜。避免进食冷食，因为食管狭窄的部位对冷食刺激十分敏感，容易引起食管痉挛，发生恶心呕吐、疼痛和胀麻等感觉。进食以温食为好。禁酒及辛、辣、粗糙过烫的刺激性食物，这些食物同样能引起食管痉挛，使患者产生不适。

第七节　手术治疗护理

在恶性实体肿瘤的治疗中，外科手术可随应用的目的不同分为预防性手术、诊断性手术、根治性手术（包括重建与康复手术）、姑息性手术。

一、手术前护理

加强心理支持、疏导，根据病种做好相应的术前指导，戒烟、训练深呼吸及床上大小便，备皮，配血，肠道准备等。

二、手术后护理

按术后常规护理，注意伤口情况，妥善固定各种引流管，保持通畅，观察并记录引流液颜色、性质和量，促进术后早期活动。

三、术后的功能恢复和锻炼

患者术后康复锻炼与以后的生活质量有密切的关系，所以必须指导患者进行局部和全身康复锻炼。根据中医经络学的原理，指导并协助患者进行适当的功能锻炼，达到疏通经络、运行气血的目的，促进功能恢复。其基本原则为循序渐进，量力而行，持之以恒。

1. 乳腺癌术后患肢的功能锻炼

拔除引流管前内收患肢，不能活动肩关节，可以随意活动手指、手腕及肘关节，无须刻意加强活动。拔除引流管后可以根据伤口愈合程度逐渐加强肩关节活动，初始可用健侧手托患肢肘部，逐渐抬高患肢肘部，与肩同水平，或采用拉绳锻炼。双手放置颈后，由低度头位练至抬头挺胸位，进而练习手越过头顶摸到对侧耳，术后3～4周练习爬墙运动，患者面向或者侧向墙壁，手掌贴墙，手指伸展，向上爬动，尽量使上臂达到较高的上举程度。防止关节、肌肉纤维化。

2．淋巴水肿的预防及按摩

根据中医经络学的原理，通过经络辨证，并结合西医的解剖和病理诊断，通过走经行络的手法按摩，疏通经络，达到功能恢复的目的。乳腺癌的手术治疗以切除乳房的改良根治术为主，在切除患侧乳房的同时需进行腋窝淋巴结清扫，由于手术破坏了淋巴网，30%～50%的患者术后并发上肢水肿，降低了乳腺癌患者的生存质量。在指导患者进行患侧上肢功能锻炼的同时，也应指导患者及其家属进行徒手淋巴引流。

（1）开通淋巴通路：使患者在完全放松的状态下，用手掌大、小鱼际肌或者并拢的食指、中指和无名指静止旋转抚摩浅表淋巴结，力度适中（约为25mmHg），顺序为：颈部淋巴结区，包括耳前、耳后、颈部淋巴结；锁骨上下淋巴结区；腋窝淋巴结区；肘窝、胸部、背部及腹股沟淋巴结区。

（2）舒缓瘢痕组织：沿着伤口的上方按压瘢痕、胸部及腋窝组织，使瘢痕组织舒缓，疏松结缔组织，减少因瘢痕挛缩引起的淋巴回流受阻、肩关节活动能力下降及胸部的紧缩感。

（3）淋巴引流：指导患者在患侧肢体从远心端向近心端沿浅表淋巴管走行，用环状推进、旋转推进、勺状推进的手法进行抚摩。顺序为：从胸部伤口处开始，将胸部伤口上侧淋巴液引流至对侧腋窝或锁骨上下淋巴结；将胸部伤口下侧淋巴液引流至同侧腹股沟淋巴结；将身体正面上臂内侧淋巴液引流至上臂外侧直至锁骨上淋巴结，身体背面上臂内侧淋巴液推向上臂外侧后，引流至背部或者经背侧躯体引流至同侧腹股沟淋巴结；将手背、手掌、前臂、肘窝淋巴液引流至上臂外侧。抚摩手法需轻柔，以不造成局部皮肤发红为宜。

3．宫颈癌术后膀胱功能锻炼

宫颈癌手术必须广泛分离膀胱后壁及其周围，游离输尿管末段，大量切除宫颈及阴道上段旁组织，必然切除为数较多支配膀胱的神经纤维，加上手术分离膀胱时对膀胱壁的压伤，都是术后膀胱排尿功能障碍的因素，所以术后膀胱功能锻炼非常重要。

（1）术后第一天，患者在床上每隔2h做1次翻身运动。

（2）术后第二天，床上卧位做伸臂举腿运动，每次10min，每天3次，拔除镇痛泵后带尿管、尿袋下床散步。

（3）术后第三天，床上卧位双腿做骑单车运动或用手扶床沿做蹲下站立运动，连做5～10次，每天3组。

（4）术后第四天，做会阴肌肉收缩运动：收缩时如同憋尿时的感觉一样，吸气时收缩，呼气时放松，卧位、坐位或站立均可做，维持5～10s，重复5～10次，每天3组。

（5）术后第五天，做腹部肌肉及盆腔肌肉收缩运动：配合腹部收缩运动，当吸气时除收缩腹肌外，也要紧缩骨盆肌肉、肛门和阴道，维持3～5s，呼气时逐渐放松，动作过程舒展均匀、连贯，重复5～10次，每天3组。持续时间和次数逐渐增加，直至拔除尿管。

4．留置尿管居家护理

由于病情的需要，患者须留置尿管出院，如果护理不当，易造成泌尿系统的感染，因此，出院时的健康指导就显得尤为重要。

（1）要求患者摄取足够的水分，每日应饮用6～8杯温开水。

（2）用肥皂、沐浴露或者护理液及清水清洗会阴，保持会阴部清洁干燥，保持导管系统的清洁。

（3）活动时可用胶布将导尿管贴于大腿内侧固定好，防止尿管移动。为避免尿液倒流引起感染，无论站立、坐位或者平躺时，尿管及尿袋位置均应低于膀胱水平。

（4）尿袋下端的放尿口不要接触地面或者不清洁的地方，保持尿管与尿袋接口处连接紧密，若非更换尿管或尿袋，切勿随便分离接口处。保持尿管通畅，不要扭曲、折叠或者压迫尿管和尿袋。

（5）排空尿袋的步骤：洗手；打开尿袋下端的夹子，排空尿袋，关闭夹子；洗手。

（6）根据出院时医护人员的指导，每隔3天更换尿袋一次，如尿袋有破损请立即更换。更换尿袋的步骤：洗手；分开尿管与尿袋连接处，手勿触碰尿管与尿袋接口处，接上新的尿袋；洗手。

如有以下不适，请尽快就医：发热；下腹胀痛；尿道灼热感；尿液混浊，有恶臭或血尿；尿液少，膀胱有胀满感或者有尿意；尿管脱出。请按医护人员交代的时间回院或在当地医院拔尿管。

5．盆底肌训练

此方法不受体位限制，站、卧、行走都可进行。首先全身放松10s，提肛运动10s，均匀呼吸，腰腹大腿肌肉放松，带动会阴肌肉同时收缩，可增加盆底肌肉支持力。

训练次数：每日至少做30～45次，每次持续10s左右，最初可由2～3s开始，逐步达到每次10s。

四、术后饮食护理

肿瘤手术造成的创伤、失血和禁食等，常会引起水、电解质平衡失调，贫血和营养不良，体重下降等。这不仅影响手术创面的愈合，也影响患者的康复和预后。针对肿瘤患者手术后的饮食调理，提出以下几点建议。

（1）手术后初期一般采用特殊途径供给营养，如静脉营养，食管癌患者术后可行肠内营养等。

（2）胃肠道手术者待其胃肠功能恢复后，可以先给清流质饮食，逐步过渡到半流质饮食，经过一段时间后再依次过渡到软质或普通饮食。

（3）为了促进患者的早日康复或尽快接受其他治疗，术后原则上给予高蛋白、高热量和高维生素的营养饮食，如牛肉、猪瘦肉、鸡肉、鱼、鸡蛋及豆制品，可以让患者多喝牛奶、藕粉饮品和鲜果汁，以及多吃新鲜的蔬菜、水果。

（4）手术创伤和术后抗生素的使用，会造成机体免疫功能尤其是消化功能受损，此时宜选用如党参、白术、山药、麦芽、谷芽、山楂等健脾益气开胃的药物加以瘦肉炖汤，以促进免疫功能和消化功能的恢复。

第八节　肿瘤微创与介入治疗

介入微创治疗常用的治疗方法有动脉灌注和栓塞化疗术、内支架置入术、射频消融术、化学消融术和微波固化术。

一、肿瘤的动脉灌注和栓塞化疗

随着介入放射学的迅速发展，动脉灌注化疗和栓塞化疗治疗已成为目前对不能手术切除的晚期肿瘤患者较有效的治疗方法。经皮肝动脉栓塞化疗术（简称TAE或TACE），是不宜手术切除中晚期肝癌的常用治疗方法，适应于肿瘤巨大不能手术切除、肿瘤虽可切除但估计不能耐受手术、复发性肝癌无法手术切除、肝癌切除后估计仍有癌残留等情况的患者。

二、手术前护理

1. 心理护理

大部分患者是晚期肿瘤患者，在治疗上很多已经经过了内、外科和放疗等方式的治疗，肿瘤控制效果不理想，所以可能对治疗失去信心，介入治疗是他们的最后希望，而介入治疗是一种较新的方法，很多患者及其家属了解不多，容易产生焦虑、紧张及恐惧的心理。

2．术前准备

按手术方式做术前准备：备皮、训练患者床上大小便、皮试、禁食、术前备药等。

三、术后护理

（1）按术后麻醉常规护理。

（2）术后患者须用沙袋压迫穿刺点，术侧下肢制动6h和卧床休息24h。加压期间观察穿刺点是否有渗血或血肿、下肢足背动脉搏动情况、皮肤的颜色、温度感觉的变化。

（3）术中使用了化疗药的患者则要观察尿液的量及性状并做记录，应保持24h尿量在2 000mL以上，注意嘱患者多喝水，以减轻化疗药物对肾脏的损害。如出现少尿、血尿，应立即报告医生，及时利尿，静脉点滴5% $NaHCO_3$以碱化尿液。

（4）注意观察患者疼痛情况，及时对症处理。

（何湘子　黎燕芳）

各 论

第十四章
眼部恶性肿瘤

第一节　概述

眼部恶性肿瘤是指发生在眼睑、眼球及眼眶的恶性肿瘤，占人体恶性肿瘤的0.5%，包括眼睑的基底细胞癌、眼睑皮肤鳞癌，或者恶性黑色素瘤等；眼球表面的肿物有鳞癌、黏液表皮样癌等；眼眶内的肿瘤有视网膜母细胞瘤，葡萄膜黑色素瘤，眼球内转移癌等。在婴幼儿眼病中，是性质最严重、危害性最大的一种恶性肿瘤，发生于视网膜核层，具有家族遗传倾向，多发生于5岁以下，可单眼、双眼先后或同时罹患，本病易发生颅内及远处转移，常危及患儿生命。

一、病因病机

病因未完全明了，可能与下列因素相关。

（1）慢性炎症刺激：如眼睑的慢性皮炎、慢性溃疡、皮样囊肿等良性病变，有可能发展为眼睑鳞状细胞癌。

（2）黑痣恶变：眼球表面的恶性黑色素瘤，可由黑痣恶变而成。

（3）先天因素或遗传因素：小儿的视网膜母细胞瘤与先天因素有密切关系。

中医认为，"因风成毒""眼胞菌毒"等证的发病，与风热、肝、脾、胃等脏腑关系密切。

二、诊断

（一）临床表现

眼睑肿瘤初起时为眼睑内坚韧的小结节，与睑板腺囊肿相似，以后逐渐增大，睑板呈弥散性斑块状增厚，睑结膜面相对处呈黄色隆起，表现为菜花样团块，可很快形成溃疡。如起自皮脂腺，则在睑缘呈黄色小结节。睑板腺癌的表面皮肤常是正常的。

眼球肿瘤早期患者可出现困、胀感觉，视物重影、单眼突出、眼球转动困难等症状。

眼眶恶性肿瘤的临床首发症状常是复视和视力下降，其次为疼痛、眼睑下垂感、眼球突出感。

（二）影像学检查

眼部超声可确定肿瘤位置、大小及侵犯范围；眼眶部X线检查可了解肿瘤与眼眶的关系及眼眶骨质受侵情况；荧光素眼底血管造影对眼球内恶性肿瘤的诊断有重要价值；CT 和MRI（磁共振）扫描可了解肿瘤的位置和大小，MRI还可显示与周围组织的关系。

（三）病理诊断

眼睑部或眼球表面的组织，可钳取做病理检查；眼球内肿瘤可做细针抽吸，做细胞学涂片检查。

（四）鉴别诊断

（1）眼睑部恶性肿瘤应与乳头状瘤、色素痣、囊肿、脂肪瘤、淋巴管瘤、错构瘤等良性疾病鉴别。

（2）眼球部恶性肿瘤应与皮样囊肿、畸胎瘤、脉络膜色素痣、脉络膜血管瘤等鉴别。

（3）眼眶部恶性肿瘤应与眼眶血管瘤、瘤样淋巴组织等良性病变鉴别。

三、临床分期

分期采用美国癌症联合委员会（American Joint Committee on Cancer，AJCC）和国际抗癌联盟（Union for International Cancer Control，UICC）2018年开始执行的"眼部肿瘤TNM分期"标准，因眼部肿瘤分类繁多，包括眼睑部、眼球部、眼眶部的恶性肿瘤，在此不一一具体列出，详见AJCC癌症分期手册第八版。

第二节　治疗

一、西医治疗

（一）手术治疗

手术是治疗眼部肿瘤最有效的手段，由于眼部肿瘤尤其是眼睑部肿瘤，位于体部较浅位置，发现较早，大部分确诊时仍有手术根治的机会，此时做根治性手术预后较好。

（二）放疗

可分为根治性放疗、姑息性放疗和辅助性放疗。部分对放射治疗敏感的眼部肿瘤，如视网膜母细胞瘤，临床Ⅰ～Ⅱ期及部分Ⅲ期的患者，可做根治性放疗；对晚期患者，为减轻肿瘤压迫疼痛，可采取姑息性放疗；化疗敏感的肿瘤如恶性淋巴瘤，采用化疗后辅助放疗。

（三）化疗

对出现远处转移者应采用化疗，此外，术前化疗可提高肿瘤的切除率，降低肿瘤的复发率和转移率。常用化疗药物有顺铂、阿霉素、氟尿嘧啶、长春新碱、甲氨蝶呤等。

其他如冷冻疗法、经瞳孔温热疗法等也应用于眼部恶性肿瘤。

二、中医治疗

（一）辨证施治

1．眼睑部恶性肿瘤

1）痰浊蕴结型

主证：睑部肿物，韧实不痛，皮色不变，舌淡红，苔白，脉滑。

治则：化痰散结。

方药：法半夏25g、制天南星15g、苏子15g、陈皮10g、白芥子15g、蜂房10g、浮海石15g、生牡蛎30g（先煎），水煎服。

2）痰热互结型

主证：睑部结块，红肿而痛，舌红，苔黄，脉数。

治则：清热化痰散结。

方药：夏枯草20g、胆南星15g、桑叶15g、重楼20g、川贝母9g、生牡蛎30g、瓜蒌仁20g，水煎服。

3）瘀毒互结型

主证：睑部肿物凸起，表面溃烂如菜花状，气味臭秽，眼部疼痛，舌红或见瘀斑点，苔黄，脉数。

治则：清热解毒，祛瘀散结。

方药：半枝莲30g、白花蛇舌草30g、夏枯草20g、野菊花15g、丹参20g、赤芍20g、生蒲黄5g（冲服）、猫爪草30g、玄参20g，水煎服。

2．眼球恶性肿瘤

1）痰浊聚结型

主证：白睛或黑睛处肿块渐大，舌淡红，苔薄白，脉滑。

治则：化痰散结。

方药：法半夏25g、制天南星15g、苏子15g、陈皮10g、白芥子15g、蝉蜕10g、僵蚕15g、白术15g，水煎服。

2）肝火上炎型

主证：眼球肿胀，头目疼痛，或有恶心呕吐，口干苦，舌红，苔黄，脉数。

治则：清肝泻火，解毒止痛。

方药：龙胆泻肝汤加减。龙胆草6g、柴胡15g、野菊花15g、青礞石15g、白芍20g、钩藤15g、珍珠母60g（先煎）、延胡索15g，水煎服。

3）湿毒困留型

主证：眼球穿破，流溢脓液，气味恶臭，头目胀痛，发热，身倦乏力，舌淡红，苔腻，脉细数。

治则：健脾化湿祛毒。

方药：白术15g、山药30g、党参30g、茺蔚子12g、绵茵陈30g、茯苓30g、薏苡仁30g、川萆薢15g、僵蚕15g、全蝎15g、菊花15g、夏枯草30g，水煎服。

4）肝肾阴虚型

主证：眼球肿赤，干涩畏光，口干耳鸣，舌红，苔少或无苔，脉细数，此型多见于放疗后。

治则：滋养肝肾。

方药：杞菊地黄丸加减。山茱萸15g、生地黄15g、山药30g、牡丹皮15g、蕤仁肉10g、女贞子15g、旱莲草15g、玉竹30g、石斛15g，水煎服。

5）气血两虚型

主证：头晕目眩，面色无华，畏风，纳差，自汗，舌淡，苔薄白，脉细，此型多见于化疗后。

治则：益气补血。

方药：黄芪30g、党参30g、白术15g、山药30g、当归10g、枸杞子15g、熟首乌30g、鸡血藤30g、女贞子15g，水煎服。

3．眼眶肿瘤

1）痰浊内聚型

主证：眼球外突，胀闷不适，舌淡红，苔白腻，脉滑。

治则：化痰散结。

方药：制天南星15g、法半夏20g、陈皮10g、浮海石25g、猫爪草30g、生牡蛎60g（先煎）、全蝎15g、蜈蚣3条，水煎服。

2）瘀毒内结型

主证：眼球外突，不能转动，头目疼痛如针刺刀割，舌暗红或见青紫斑，脉弦紧。

治则：活血化瘀。

方药：三七9g、当归9g、郁金20g、赤芍20g、泽兰15g、延胡索20g、钩藤15g、僵蚕15g、全蝎10g、蜈蚣5条、守宫10g、半枝莲30g，水煎服。

随症加减：

眼部发痒，加：防风15g、蝉蜕10g、谷精草10g、木贼15g。

溃烂渗液，加：薏苡仁30g、川萆薢20g、黄柏15g。

头痛呕吐，加：代赭石15g、石决明60g（先煎）、川牛膝15g。

（二）饮食调护

所选择的食物以蛋白质含量丰富、刺激性低者为宜，如鲜奶、豆浆、鲜蛋、鲜鱼、瘦肉、兔肉、龟、甲鱼、蛇、鸡、鲜贝或干贝等，水果如橙、橘、梨、苹果、葡萄等；不宜食用如狗肉、虾、蟹、腌制或熏制的肉类、酒、油炸或烤制的食物。烹制食物的方法以煮、炖、焖、炒、蒸为宜，不宜油炸、烤制、熏制等。

（三）药膳疗法

（1）双子明睛汤：枸杞子15g、女贞子15g、鸡肉100g，水炖服，适用于眼球干涩、口干者。

（2）甲鱼1只约500g、石斛20g、玉竹30g、蕤仁肉10g，煮汤服，适用于放疗后口干眼涩、视物不清者。

（3）玉竹30g、枸杞子20g、草龟1只约500g，煮汤服，适用于口干不喜饮、视力减退者。

（4）夏枯草煲龟：夏枯草30g、草龟1只约500g，煮汤服，适用于目赤干涩之肝经有热者。

（5）双蕤猪肝汤：葳蕤（玉竹）30g、蕤仁肉5g、鲜猪肝100g，煮汤服，适用于目昏视蒙之肝肾阴虚者。

（四）验方

（1）半枝莲、半边莲、白花蛇舌草、仙鹤草各90g，七叶莲、藤梨根各45g，白英、玄参各30g，山豆根10g，水煎服，适用于睑板腺癌。

（2）牛膝15g、茺蔚子15g、川贝母10g、玄参10g、桔梗10g、延胡索10g、黄芩10g、木通10g、郁金10g、绿豆20g、防风6g、大黄6g、车前子30g，水煎服，适用于视网膜母细胞瘤。

（3）法夏、陈皮各10g，夏枯草30g，全蝎9g，蜈蚣2条，蕤仁肉、僵蚕、半枝莲各15g，玄参12g，白花蛇舌草20g，水煎服，主治眼眶肿瘤。

（徐伯平　权琦）

第十五章
鼻咽癌

第一节 概述

鼻咽癌素有"广东癌"之称。鼻咽，是现代医学中解剖名词，是连接鼻腔与口咽的腔道，发生于此处的肿瘤多为鼻咽癌。全球约80%的鼻咽癌发生在中国，常见于我国南方地区，尤以广东省最为多见。本病可发生于任何年龄，但以30～50岁为发病高峰期。近年来全世界范围内的恶性肿瘤发病率均在增长，但鼻咽癌发病率相对平稳。在其他的高发区如广东的四会市、中山市，或是低发区如欧美等地区其发病率也一直比较稳定。

放射治疗是目前对本病最有效的治疗方法。我国鼻咽癌的放疗工作始于20世纪20年代，经过几十年的发展，放疗设备、放疗技术的更新，临床经验的积累，鼻咽癌放疗后5年生存率由15%～25%提高到80%左右。为进一步提高治疗效果，将放疗与化疗、手术、免疫及中医药等其他治疗措施相结合的综合治疗是今后的发展趋势。

中医学中并无"鼻咽癌"这一病名，但类似于鼻咽癌中、晚期的症状描述散见于"失荣""上石疽""鼻疳""鼻痔""头痛""鼻渊""鼻衄"等病证中。如清代的吴谦所著《医宗金鉴》中提出的"失荣耳旁及项肩，起如痰核不动坚，皮色如常日渐大，忧思怒郁火凝然，日久气衰形削瘦，越溃越硬现紫斑，腐烂浸淫流血水，疮口翻花治总难""上石疽生于颈项旁，形如桃李，皮色如常，坚硬如石"，这些描述与鼻咽癌颈淋巴结转移极其相似。

一、病因病机

鼻咽癌的发病机制目前还不清楚。现代医学关于鼻咽癌的流行病学调查结果显示可能与遗传因素（种族易感性、家族聚集性）、病毒感染（EB病毒的感染）、环境、饮食等有关。EB病毒衣壳抗原（VCA）和早期抗原（EA）在高发区内20岁以上正常人群抗体水平高于低发区的人群。EB病毒VCA-IgA，EA-IgA在放疗前的鼻咽癌病人，其抗体的阳性率和滴度显著高于其他恶性肿瘤病人和正常人，放疗后上述抗体滴度下降；在复发转移时再度上升提示EB病毒与鼻咽癌的存在和发展有着密切的关系。EBV-DNA与鼻咽癌患者的肿瘤负荷、肿瘤分期和生存率有关，治疗前中后EBV-DNA检测已广泛应用于临床初步诊断及预后判断。

中医认为鼻咽癌的形成与先天素质、外界毒邪侵袭及七情所伤有密切关系。如明代张三锡的《医学准绳六要》："至如酒客膏粱，辛热炙腻太过，火邪炎上，孔窍壅塞，则为鼻渊，鼻顺法涕如涌泉，渐变为鼻痔等证。"明代陈实功的《外科正宗》："鼻痔等，为肺气不清，风湿郁滞而成。"清代吴谦的《医宗金鉴》："此证内因胆经之热，移于脑髓，外因风寒凝郁，火邪而成。"等。从中医观点来看，鼻咽癌的产生首先是在机体脏腑功能失常的情况下，体内外各种致病因素（如情志抑郁，悲怒忧思日久；或饮食不节，过食辛辣煎炸及刺激性食品；或环境、气候及人体体质异常等）相互作用，导致气血凝滞、痰浊结聚，甚至痰瘀互结，化热化火，上犯颅颡；或损伤血络；或灼津成痰，热毒与痰搏结，日久而变生恶肉。

二、诊断

（一）临床表现

1. 鼻耳症状

鼻涕带血或回吸涕中带血、鼻塞、耳鸣、听力减退、头痛等。

2. 颈部肿块

多为无痛性，典型的部位是上颈部肿块（颈深上组淋巴结转移）。

3. 颅神经损害表现

如面麻、复视、失明、声嘶、口眼㖞斜等。详见表15-1。

4. 远处转移

转移部位以骨、肺、肝最为常见。骨转移常表现为局部持续性疼痛或压痛，且逐渐加重，早期不一定能被X线检查发现，同位素全身骨扫描可协助诊断。肝、肺的转移可以非常隐蔽，有时只在常规随访的胸片、CT或B超检查中才被发现。

由于病情的不同，患者临床表现可有很大差异，部分早期患者可无任何症状。

表15-1　鼻咽癌患者颅神经损害情况

颅神经	离颅部位	常见受累途径	临床表现
Ⅰ嗅神经	筛骨筛板	颅内：鼻咽→颅中窝→颅前窝→筛板 颅外：鼻咽→鼻腔→筛板	嗅觉障碍

（续表）

颅神经	离颅部位	常见受累途径	临床表现
II 视神经	视神经孔	颅内：鼻咽→颈内动脉管破裂孔→眶上裂→眼眶 颅外：1. 鼻咽→翼管→翼腭窝→眶尖 2. 鼻咽→鼻腔→筛板→眼眶 3. 鼻咽→鼻腔→蝶腭孔→翼腭窝眶尖→眶下裂	多为单视力障碍，少数病例视交叉受压时出现双侧视力损害
III 动眼神经	眶上裂	颅内：鼻咽→颈内动脉管破裂孔→海绵窦区→眶上裂	眼球运动（除向外及向下）障碍，上睑下垂，瞳孔散大
IV 滑车神经	眶上裂	颅内：鼻咽→颈内动脉管破裂孔→海绵窦区→眶上裂	眼球不能转向外下方（一般不单独发生损害）
V 三叉神经眼支	眶上裂	颅内：鼻咽→颈内动脉管破裂孔→海绵窦区→眶上裂	眼球、眼睑、泪囊、鼻腔前部黏膜，以及前额、上唇皮肤感觉障碍
上颌支	圆孔	颅内：鼻咽→颈内动脉管破裂孔→圆孔 颅外：鼻咽→翼腭窝→眶上裂→眶下裂	眶下、鼻侧、上唇皮肤及上颌部牙齿感觉障碍
下颌孔	卵圆孔	颅内：鼻咽→颈内动脉管破裂孔→卵圆孔 颅外：鼻咽→咽旁间隙茎突前区	感觉：面颊、下唇、下颌皮肤、舌前2/3及下颌牙齿感觉障碍 运动：翼肌嚼肌瘫痪，张口时下颌骨偏向患侧
VI 外展神经	眶上裂	颅内：鼻咽→颈内动脉管破裂孔→海绵窦区→眶上裂	眼球外展障碍、复视
VII 面神经	内耳门面神经管茎乳孔	颅外：1. 鼻咽→咽旁间隙→茎乳突 2. 上颈淋巴结→茎乳突	末梢性面瘫、额纹消失、闭眼不全、鼻唇沟变浅、下唇偏歪
VIII 听神经	内耳门	颅内：鼻咽→破裂孔→岩骨	神经性耳聋、眼球震颤、耳性晕眩
IX 舌咽神经	颈静脉孔	颅外：鼻咽或颈深淋巴结→咽旁间隙茎突后区→颈静脉孔	舌下1/3味觉消失、软腭弓下塌、吞咽障碍
X 迷走神经	颈静脉孔	颅外：鼻咽或颈深淋巴结→咽旁间隙茎突后区→颈静脉孔	感觉：咽喉麻痹、呛咳 运动：声嘶
XI 副神经	颈静脉孔	颅外：鼻咽或颈深淋巴结→咽旁间隙茎突后区→颈静脉孔	斜方肌、胸锁乳突肌萎缩，耸肩无力
XII 舌下神经	舌下神经孔	颅外：鼻咽或颈深淋巴结→咽旁间隙茎突后区→舌下神经孔	伸舌偏患侧、舌肌萎缩、肌纤维震颤

注：颈交感神经位于茎突后区，常受压而出现睑裂狭窄，瞳孔缩小，少数患者可见眼球凹陷，同侧无汗。

（二）体格检查

鼻咽部肿块（须借助间接或直接鼻咽镜观察，部分患者因鼻咽部肿块的进一步侵犯可见口咽肿块或软腭下塌）；颈部肿块（多数以上颈部为主）；颅神经损害体征。

（三）影像学检查

鼻咽及颅底X线片检查目前已少用。CT扫描可观察鼻咽部表层结构的改变、肿瘤向周围结构及咽旁间隙浸润的情况、颅底骨质有无破坏等。现临床上最常用的为鼻咽+颈部MRI检查，MRI对病灶及其周围的正常组织显示更清晰，对放疗后纤维化改变和肿瘤复发的鉴别也有较大的帮助，同时可借助PET/CT进行远处转移的评估。

（四）病理细胞学检查

对鼻咽肿块可经鼻腔或口腔取病变部位活组织以明确病理诊断。仅在原发灶未能获得明确病理诊断的情况下，才做颈部肿块活检以明确病理诊断。在鼻咽癌的病理类型中90%以上是低分化鳞癌。

（五）EB病毒血清学检测

VCA-IgA（EB病毒衣壳抗原抗体IgA）、EA-IgA（EB病毒早期抗原抗体IgA）为目前常用鼻咽癌筛查的检测项目。凡属于下列情况之一者，可认为是鼻咽癌的高危对象：①VCA-IgA抗体滴度≥1∶30。②在VCA-IgA，EA-IgA和EDAb三项指标中任何两项为阳性者。③上述三项指标中，任何一项持续高滴度或者滴度持续升高者，凡属高危对象应行鼻咽纤维镜检查，必要时行病理活检。由于EB病毒血清学改变可在鼻咽癌被确诊前4～6个月出现，对高危对象应密切追踪观察。但要注意假阳性。④治疗前血清/血浆中EBV-DNA水平对鼻咽癌分期及预后更有意义。治疗前血浆EBV-DNA水平越高，则治疗后出现远处转移的概率越高。

（六）鉴别诊断

鼻咽部肿块与鼻咽增生性病变、鼻咽结核、鼻咽纤维血管瘤、鼻咽坏死性肉芽肿等鉴别；颈部肿块与颈部淋巴结炎、颈淋巴结核、恶性淋巴瘤及其他癌瘤的颈部转移灶等鉴别。

三、临床分期

1. 临床诊断分期

分期采用美国癌症联合会（AJCC）/国际抗癌联盟（UICC）2018年开始执行的"鼻咽癌TNM分期"标准（表15-2和表15-3）。

表15-2 鼻咽癌TNM分期标准

TNM分期		分期标准
原发肿瘤（T）	Tx	原发肿瘤无法评估
	T0	无原发肿瘤存在证据，包含颈部淋巴结 EBV 阳性
	T1	肿瘤局限于鼻咽部，或者侵犯口咽和/或鼻腔
	T2	肿瘤侵犯咽旁间隙，和/或邻近软组织（包括翼内肌、翼外肌、椎前肌）
	T3	肿瘤侵犯颅底、颈椎、翼状结构，和/或鼻旁窦
	T4	肿瘤颅内侵犯，侵犯颅神经、下咽部、眼眶、腮腺，和/或翼外肌侧缘软组织浸润
区域淋巴结（N）	Nx	区域淋巴结无法评估
	N0	无证据表明存在区域淋巴结转移
	N1	单侧颈部淋巴结转移,和/或单侧/双侧咽后淋巴结转移，转移灶最大径≤6cm，在环状软骨下缘以上
	N2	双侧颈部淋巴结转移，转移灶最大径≤6cm，在环状软骨下缘以上
	N3	单侧或双侧颈部淋巴结转移，转移灶最大径＞6cm，和/或侵犯超过环状软骨下缘
远处转移（M）	M0	无远处转移
	M1	有远处转移

注：颅神经受累定义为影像学（MRI）和临床检查同时有颅神经受侵和麻痹；N分期中颈部淋巴结最大径定义为影像学（MRI或CT）上轴位、矢状位或冠状位任一断面上所测量最大径；融合淋巴结测量：融合后的整个淋巴结中心所在的层面上的最大径；对于下颈淋巴结分区可参照RTOG颈淋巴结分区标准（即采纳了中国鼻咽癌2008分期颈淋巴结分区标准），如出现颈淋巴结跨区转移，则以淋巴结下缘跨入的分区作为界定N分期的标准。

表15-3 鼻咽癌TNM分期（AJCC/UICC第八版）

分期	T	N	M
0期	Tis	N0	M0
Ⅰ期	T1	N0	M0
Ⅱ期	T1、T0	N1	M0
Ⅱ期	T2	N0	M0
Ⅱ期	T2	N1	M0
Ⅲ期	T1、T0	N2	M0
Ⅲ期	T2	N2	M0
Ⅲ期	T3	N0	M0
Ⅲ期	T3	N1	M0

（续表）

分期	T	N	M
Ⅲ期	T3	N2	M0
ⅣA期	T4	N0	M0
ⅣA期	T4	N1	M0
ⅣA期	T4	N2	M0
ⅣA期	AnyT	N3	M0
ⅣB期	AnyT	AnyN	M1

2．基因分子标签有望指导临床治疗

TNM临床分期是判断预后、指导治疗的金标准，然而单纯基于解剖学信息的TNM分期不能反映肿瘤个体间的生物学异质性，因此加入分子指标有望补充临床分期的不足。2018年2月的研究显示，由13个基因组成的分子标签可以预测鼻咽癌患者的无远处转移生存期，同时还可以筛选同期化疗获益人群。研究结果表明，低转移风险组患者可以从同期化疗中获益，5年远处转移率从16%降至5%；而高风险组患者5年远处转移率则无显著改善，提示此类患者可能需要进一步强化治疗。

3．EBV-DNA定量检测或将纳入临床分期系统

近期研究显示，EBV-DNA与鼻咽癌患者的肿瘤负荷、肿瘤分期和生存率有关，治疗前中后期EBV-DNA检测已广泛应用于临床初步诊断及预后判断。某研究利用979例初诊无转移鼻咽癌患者构建的RPA模型，获得了2000copy这一预后截点，并建立了基于EBV-DNA及解剖学信息的新分期模型。在550例患者中前瞻性抽样验证发现，新分期系统在风险一致性、区分性、预后预测能力以及样本量均衡性等方面均优于第八版TNM分期。来自中国香港的团队也证实，在现有分期中加入EBV-DNA能优化对预后的预测。

第二节　治疗

鼻咽癌治疗首选放射治疗，化疗对其也有一定疗效。由于鼻咽癌恶性度高，部位又较隐蔽，界限不清，手术难以达到根治目的。目前也不主张单独以中医药来治疗鼻咽癌，但将其与放疗相结合则可收到提高疗效、减少不良反应的临床效果。

一、西医治疗

（一）放射治疗

由于鼻咽癌大部分分化程度低，首选放射治疗，采用钴（^{60}Co）或直线加速器高能X线做外照射。放射治疗被公认为鼻咽癌首选治疗方法。鼻咽癌放射治疗可分为根治性放射治疗和姑息性放射治疗。放射治疗禁忌证为：①Karnofsky分级60分以下；②广泛远处转移者；③放射性脑脊髓损伤者；④其他如传染病或精神病尚未控制。放疗技术由二维常规放疗和三维适形放疗进步到调强放疗、TOMO放疗，这是崭新的里程碑。

1. 常规放疗

照射的范围包括鼻咽原发灶、邻近可能扩展和浸润的区域、鼻咽淋巴引流区域。鼻咽周围均为重要器官，故放射野设计及摆位均应精确，照射靶区应包括肿瘤组织及其亚临床灶，同时尽量减少周围正常组织的照射剂量。照射剂量：鼻咽照射剂量66～70 Gy（33～35次，6.5～7周）；颈部淋巴结阳性者给予根治量60～70 Gy（30～35次，6～7周）；颈部淋巴结阴性者给予预防量50～56 Gy（25～28次，5～5.5周）。

2. 三维适形放疗

其使高剂量区的空间剂量分布与靶体积的三维形状一致，同时周围正常组织器官受到最小剂量的照射。

3. 调强放疗

其为在三维适形放疗的基础上发展起来的一种放疗技术，既能使照射区的形状在三维方向上与受照射肿瘤的形状相适应，还能根据肿瘤与周围正常组织的需要分别给予不同的照射剂量，进一步减少肿瘤邻近正常组织或器官受照射的剂量，更有利于保护正常组织器官的功能。文献报道调强放疗疗效好于二维常规放疗，提高T4年总生存率、局部区域无复发率和无远处转移生存率。直接比较调强放疗与二维常规放疗的急性毒副反应，发现调强放疗明显地降低了急性皮肤反应和口干的发生率，未能改善急性口腔黏膜炎的发生，为调强放疗成为鼻咽癌治疗首选放疗技术提供了有力证据。

4. TOMO放疗系统

其最大的优势就在于"高适形、高剂量、低损伤"，即使是相邻1～2cm的组织器官，也可产生自定义的适形剂量分布，而周围正常组织的剂量陡降，最大限度杀灭肿瘤细胞的同时最大限度保护了正常组织，可缩小原发灶CTV及降低CTV剂量（表15-4）。

表15-4 原发灶CTV放疗剂量

靶区名称	总剂量/Gy	单次剂量/Gy	次数	定义
CTVp1	60.06	1.80	33	原发灶外扩5～10mm，包括鼻咽黏膜

（续表）

靶区名称	总剂量/Gy	单次剂量/Gy	次数	定义
CTVn1	60.06	1.80	33	包膜外侵犯淋巴结外扩3～5mm，未达到诊断标准的可疑淋巴结
CTV2	54.12	1.64	33	原发灶常见侵犯区域，侵犯下1～2站淋巴结的预防引流区

备注：常见侵犯区域：高危区域及颅底孔道（破裂孔，卵圆孔）；高危区域受侵，则包括毗邻的中危区域等；单侧受侵，对侧包括高危区，不必包括对侧中危区及低危区。

a：颈部淋巴结阴性可不预防照射下半颈。

b：淋巴结引流区照射范围在RTOG头颈肿瘤指南基础上适当修订。

（1）Ⅶa区(咽后淋巴结引流区)从颅底层面以下开始勾画。

（2）新的Ⅶc区用以包括咽后内侧组淋巴结。

（3）Ⅰb区淋巴结引流区不需要包括颌下腺。

（4）Ⅱb区后缘若没有脂肪间隙，可以不需要勾画。

（5）Ⅳ区前界为颈内动脉。

（6）Ⅴb区需要向后扩大到颈横血管。

（7）Ⅴc区前界从皮肤回缩至肩胛舌骨肌。

5．放疗的副作用

鼻咽癌应用放射治疗杀灭肿瘤细胞，但正常组织或器官也不可避免受到照射而产生放射反应。放射反应与剂量大小、照射范围、照射疗程数、正常组织或器官耐受程度有密切关系。常见的副作用包括：全身放射反应、黏膜反应、唾液腺放射反应、皮肤和皮下组织放射反应、放射治疗的晚期放射反应、张口困难、放射性龋齿和放射性下颌骨坏死、放射性皮肤及皮下组织丹毒、放射性中耳炎、放射性脑及脊髓损伤。

6．复发鼻咽癌的治疗

针对鼻咽癌复发患者，再程放疗能获得较好的肿瘤控制效果，但严重毒性不容忽视。2018年一项关于局部复发鼻咽癌再程放疗的预后评分模型的研究，探讨如何根据该模型选择合适的患者接受再程放疗。该研究发现患者年龄、复发肿瘤体积、复发T分期（T3～4对比T0～2）、首程放疗毒性（是否有≥3级的毒性）、再程放疗剂量（≥68 Gy 对比＜68 Gy）是再程放疗疗效的独立预后因素。利用这些因素建立的预后评分模型将患者分为低危组和高危组。对于低危组，再程放疗可使肿瘤得到较好控制，且放疗副作用低，建议行再程放疗；而对于高危组，再程放疗疗效不理想，且副作用较严重，治疗方案的选择仍面临挑战。该模型为个体化治疗策略的选择及社会医疗资源的优化配置奠定了基础。

（二）化学治疗

1. 化疗适应证

95％以上鼻咽癌属于低分化癌和未分化癌类型，恶性程度高、生长快，容易出现淋巴结或血道转移，有远处转移或放疗后复发或原发灶仍有残灶及局部晚期的患者均可化疗，化疗药物应选用周期性非特异性药物（如顺铂、环磷酰胺等）和周期性特异性药物（如5-氟尿嘧啶／长春新碱）联合应用。

（1）局部晚期的鼻咽癌

针对此类患者，可在放疗前选用TPF方案进行诱导化疗。一项前瞻性的随机对照Ⅲ期临床试验：从2011年3月到2013年8月，全国10家肿瘤中心共纳入480例局部区域鼻咽癌患者（T3～4N1M0/TxN2～3M0，第7版UICC/AJCC分期），按1：1随机分为TPF诱导化疗联合同期放化疗组（试验组）或者同期放化疗组（对照组）。诱导化疗采用了头颈癌首选的TPF方案：多西他赛（60mg/m²，d1），顺铂（60mg/m²，d1）和氟尿嘧啶（600mg/m²·d，d1-5），每3周1次，共3程。所有患者都接受了调强放射治疗，同期行Cisplatin 100mg/m²，每3周1次，共3程。中位随访45个月，试验组较对照组显著提高了3年无瘤生存率（80% vs 72%，$P=0.034$）、3年总生存率（92% vs 86%，$p=0.029$）以及3年无远处转移生存率（90% vs 83%，$P=0.031$）。从不良反应上来看，TPF诱导化疗的不良反应主要表现为3～4度中性粒细胞下降、白细胞下降、腹泻及口腔黏膜炎，均可用药物控制。该研究首次在国际上证实了在同期放化疗的基础上联合诱导化疗，可以显著降低局部区域晚期鼻咽癌患者的远处转移风险，并提高了总生存率，为确立鼻咽癌最佳综合治疗模式提供了高级别的循证医学证据。

由于局部复发和远处转移是局部晚期鼻咽癌治疗失败的主要原因，而诱导化疗可以杀灭远处的微小转移病灶，在短时间内减少肿瘤负荷，改善血运，提高放疗敏感性，减少高剂量放疗靶区，保护正常组织，且在放疗前进行化疗，肿瘤周围组织没有纤维化，有利于化疗药物的吸收及分布，故能提高局部放疗的疗效，并且避免因放疗前时间过长而导致的肿瘤进展，且初治患者一般身体较好，耐受性强，配合度高。

（2）复发或转移性鼻咽癌

可采用联合化疗方案。中国于2012年启动了全球首个晚期鼻咽癌一线治疗的Ⅲ期临床试验，对比了顺铂联合吉西他滨与顺铂联合5-氟尿嘧啶一线治疗复发或转移性鼻咽癌的疗效与安全性，研究结果于2016年发表在《柳叶刀》主刊。结果显示，顺铂联合吉西他滨方案的中位无进展生存期、有效率、总生存期均优于传统的顺铂联合5-氟尿嘧啶方案，从此确立了晚期鼻咽癌一线优选方案。一线方案失败后可考虑选择以下方案：顺铂或卡铂+5-FU+西妥昔单抗、顺铂或卡铂+多西他赛或紫杉醇、顺铂+5-FU。单药可选用顺铂、卡铂、紫杉醇、多西他赛、5-FU、甲氨蝶呤、异环磷酰胺、博来霉素、吉西他滨、西妥昔单抗、长春瑞滨、卡培他滨。

2．化疗和放射联合治疗

同步放化疗的5年生存率比单纯放疗有提高。研究证明同步放化疗能显著提高鼻咽癌患者的生存率，方案可选用单药顺铂，但是顺铂化疗会引起频繁的恶心、呕吐、肾毒性等副作用，严重影响患者的生活质量。2018年3月，《柳叶刀·肿瘤学》（*Lancet Oncology*）上有一项"奈达铂对比顺铂同期放化疗治疗局部晚期鼻咽癌"的非劣效、开放随机对照Ⅲ期临床试验（研究号NCT01540136）。该研究入组402例Ⅱ～Ⅳb期的鼻咽癌患者，顺铂和奈达铂同期放化疗组各201例。研究结果显示，顺铂同期放化疗组与奈达铂同期放化疗组的两年PFS率无统计学差异（89.9% vs 88.0%）；除此以外，两组OS率、无远处转移生存率及无局部区域复发生存率也无统计学差异。然而应用奈达铂所引起的恶心、呕吐、食欲减退等化疗相关的急性毒副反应发生率均比顺铂减少约20%，严重呕吐（3～4级）的发生率从18%降至6%。该研究证实奈达铂放化疗方案毒副反应更低，患者生活质量更好。

（三）手术治疗

适用对象：①病理类型为高分化鳞状细胞癌或腺癌以及其他对放射治疗不敏感的癌瘤，病灶局限在顶后壁或前壁，全身无手术禁忌证者可考虑对原发病灶的切除。对Ⅱ、Ⅲ、Ⅳ期的患者均不宜进行手术治疗。②对放射治疗后鼻咽或颈部有残留或复发病灶，如局限在鼻咽顶后壁或前壁，无颅底骨破坏，一般情况好，近期做过放疗不宜再放疗者，可考虑切除病灶。③颈部有残留或复发时，如范围局限，活动者可考虑做颈部淋巴结清除手术。鼻咽癌放疗后颈淋巴结有残留时手术宜早，在放疗后3～6个月内及时处理，预后较好。

（四）免疫治疗

2016年，美国食品和药物管理局（FDA）批准抗PD-1免疫检查点抑制剂纳武利尤单抗（nivolumab）和帕博利珠单抗（pembrolizumab）用于治疗基于铂类化疗药无法治愈的复发性头颈部鳞状细胞癌。欧洲也于2017年依次批准了nivolumab和pembrolizumab以治疗复发性头颈部鳞状细胞癌。

在2019年，FDA批准PD-1抑制剂用于转移性或不可切除复发性头颈部鳞状细胞癌患者的一线治疗，批准pembrolizumab联合铂和氟尿嘧啶治疗所有头颈部鳞状细胞癌患者。

2019年共有两项PD-1单抗的重要研究正式发表，为免疫治疗在鼻咽癌中的应用提供了更多证据。有报告称纳武利尤单抗在一线治疗后复发或转移鼻咽癌中安全性与疗效的一项Ⅱ期试验，该研究发现nivolumab的客观反应率（ORR）为21%，1年OS率及PFS率分别为59%和19%，同时具有较好的安全性。而另一项研究在《柳叶刀·肿瘤学》上报告了两项具有重要意义的Ⅰ期试验，分别探索了国产PD-1单抗SHR-1210单药治疗一线化疗失败后的晚期鼻咽癌的Ⅰ期临床研究和PD-1单抗联合化疗一线治疗晚期鼻咽癌的Ⅰ期临床研究，并评价了其安全性及有效性。该研究显示，单药治疗组患者最佳总体有效率为34%，疾病控制率为59%；PD-1单抗单药治疗引起的3度及以上严重不良反应发生率均较低。联合治疗组的总体有效率达到可观的91%，疾病控制率甚至高达100%，而毒性以化疗毒性为主，基本可控。某研究基于全基因组表达谱建立了针对头颈部肿瘤的免疫分子分型（免疫激活型、免疫耗竭型和非免疫型），并证实了免疫激活型患者预后最好且从免疫治疗中获益最大。该研究为未来头颈部肿瘤免疫治疗标志物及新型靶点的发展指明了方向。

然而免疫治疗在鼻咽癌临床应用中仍存在有效率偏低的问题，目前晚期鼻咽癌中的有效率仅20%～30%，大多数患者并未从中获益，故仍待进一步研究指导鼻咽癌的临床免疫治疗。

（五）随访

鼻咽癌的治疗后随访非常重要，其目的在于评估治疗效果、早期发现复发病灶、早期发现第二原发肿瘤、监测和处理相关并发症、促进功能康复等。

治疗后第1～2年，每2～4个月随访1次，第3～5年，每3～6个月随访1次，治疗后5年以上每12个月随访1次。随访的内容主要有：体格检查、直接或间接内镜检查、原发灶或颈部影像学检查（特别是针对无法通过直视检查病灶部位的患者）和甲状腺功能检查（针对颈部接受放疗患者）。针对临床怀疑肿瘤复发的患者可行PET/CT。

由于头颈部鳞癌患者大多有吸烟和酗酒的习惯，每年有3%～5%的概率发生第二原发肿瘤，因此治疗后随访需要检查整个上消化道。对于既往有吸烟习惯的患者，推荐每年行胸部CT检查筛选早期肺癌。对于接受颈部放疗的患者，推荐定期检查甲状腺功能以防止甲状腺功能减退，同时定期进行牙齿功能的检查。对于头颈部肿瘤，无论是手术或放疗均有可能损害头颈部器官的重要生理功能，推荐有条件的患者定期接受疼痛、语言、听力、吞咽、营养等功能评估，并积极接受康复治疗。

二、中医治疗

常用于治疗鼻咽癌的中药有：重楼、白花蛇舌草、石上柏、夏枯草、苍耳子、半枝莲、生南星、蜈蚣、生牡蛎、皂角刺、猫爪草、蒲公英等。治疗时可根据需要选用。

（一）辨证论治

1. 未经抗癌治疗的分型

有关鼻咽癌的中医辨证分型目前尚无统一标准。我们根据多年来的临床研究，把未经抗癌治疗的初治鼻咽癌患者分为以下几类证型。

1）肺热型

主证：涕中带血，鼻塞，耳鸣或耳堵塞感，口干，舌边尖红，苔薄白或薄黄，脉滑或数。

治则：清热宣肺化痰。

方剂：桑菊饮加减。

药物：桑叶10g、菊花15g、银花15g、白茅根30g、浙贝母15g、白芷15g、夏枯草20g、苍耳子15g、重楼20g、石上柏20g。

2）血瘀型

主证：头痛，面麻，复视，涕血，耳鸣耳聋，或口眼㖞斜，舌㖞，鼻塞，舌质暗或青紫或舌显瘀斑，苔薄，脉涩或结代。

治则：活血化瘀通络。

方剂：通窍活血汤加减。

药物：丹参15g、赤芍15g、生地黄15g、红花6g、葛根30g、蜈蚣5条、全蝎12g、僵蚕15g、延胡索30g、三七8g、生黄芪20g、仙鹤草20g、石上柏30g。

3）痰凝型

主证：颈部肿块。耳闭塞感或耳鸣、耳聋，胸闷，纳差，舌淡红，苔白滑或白腻，脉弦滑。

治则：行气化痰散结。

方剂：自拟化痰散结汤。

药物：郁金15g、佛手15g、白芥子20g、生南星60g（久煎）、石上柏30g、重楼20g、蜈蚣5条、浙贝15g、生牡蛎30g、夏枯草20g。

4）血瘀痰凝型

主证：头痛，颈部肿块，血瘀型或痰凝型其他症状并见。

治则：活血化瘀散结。

方剂：通窍活血汤与化痰散结汤加减。

药物：丹参15g、赤芍15g、红花6g、夏枯草15g、桑叶15g、菊花15g、蜈蚣5条、三七8g、生黄芪20g、石上柏30g、佛手15g、生南星60g（久煎）、重楼20g、蜈蚣5条、内金15g。

5）气血亏虚型

主证：症见面色㿠白或萎黄，形体消瘦，头晕气短，纳呆，颈部痰核累累，或有口眼㖞斜，头痛面麻，舌淡白，脉细弱。

治则：益气补血，化痰祛瘀。

方剂：八珍汤与化痰散结汤加减。

药物：黄芪20g、党参20g、白术15g、当归12g、鸡血藤30g、茯苓20g、生牡蛎30g、丹参15g、白芥子20g、蜈蚣5条、全蝎10g、布渣叶15g。

注意：生南星为化痰散结之品。但有大毒，应久煎，第一次需放1 600mL水煎至200mL药汁，煎煮时间需超过2h，第二次需放800mL水煎至100mL药汁，将第一次与第二次煮好的药汁混合在一起，分两次餐后1h服用，可减其毒性。

本病初起时，多为鼻塞、耳鸣、涕血，或颈部痰核；若不治，病邪日渐深入而见头痛、耳聋、面麻甚至口眼㖞斜、颈部痰核累累、眼睛复视甚至失明、形体消瘦、面色㿠白等症。在临床上，对未经抗癌治疗的鼻咽癌患者，需将中西医治疗有机结合，相互取长补短才能取得良好的疗效。

2．放疗后常见分型及治疗

1）肺胃阴伤型

主证：口干舌燥、喜饮、干咳，或痰少、纳差、大便干结，舌红，苔薄黄干或苔少，脉细数。

治则：养阴生津，清热解毒。

方剂：增液汤或麦门冬汤加味。

药物：生地黄15g、麦冬15g、天冬15g、玄参15g、北沙参30g、石斛15g、太子参30g、天花粉30g、桑叶15g、重楼20g、白花蛇舌草30g。

2）瘀血内停型

主证：面色晦暗，口干但饮水不多，或头痛且痛处固定，舌青紫或舌面现瘀斑、瘀点，脉细涩。

治则：活血化瘀，养阴生津。

方剂：通窍活血汤合麦门冬汤加减。

药物：赤芍15g、红花6g、丹参15g、延胡索30g、三七12g、麦冬20g、沙参20g、生黄芪20g、白花蛇舌草30g。

3）肝肾阴虚型

主证：头晕眼花，视蒙，耳鸣耳聋，腰膝酸软，或低头时有触电感从脊传出，重者肢体瘫痪，女子月经紊乱或停经，舌红，苔少，脉细数无力。

治则：滋补肝肾。

方剂：一贯煎或杞菊地黄丸加减。

药物：玉竹30g、枸杞子15g、麦冬15g、北沙参30g、黄精15g、熟地黄20g、女贞子15g、菟丝子15g、旱莲草15g、山茱萸15g、阿胶15g（烊化服）。

4）脾胃气虚型

主证：恶心纳差，甚则呕吐，少气乏力，大便溏，口干，舌淡，苔白腻，脉细软。

治则：健脾益气，和胃降逆。

方剂：香砂六君子汤加减。

药物：党参30g、白术15g、山药30g、茯苓20g、砂仁10g（后下）、法半夏15g、苏梗20g、木香10g（后下）、麦芽30g、鸡内金15g。

中医认为放射线属热毒之邪，极易耗气伤阴。鼻咽癌患者接受放射治疗后，"阴虚"最为明显，尤以"肺胃阴伤型"多见。故"养阴生津"为其治疗的基本原则。而对放疗后出现青紫舌（或舌面出现瘀斑、斑点）的鼻咽癌患者，除常规给予活血化瘀中药外，更应严密观察是否有复发、转移。

3. 化疗后常见分型及治疗

1）脾胃气虚型

主证：恶心，呕吐，纳差，乏力，便溏，舌淡红，苔薄白，脉细。

治则：健脾益气和胃。

方剂：陈夏六君汤加减。

药物：陈皮10g、法半夏15g、党参15g、砂仁6g（后下）、茯苓20g、白术15g、紫苏15g、木香6g（后下）、扁豆30g。

2）气血两虚型

主证：面色无华，唇甲淡白，少气乏力，畏风自汗，头晕目眩，手指发麻，女子月经渐少或停经，舌淡，苔薄白，脉细弱。

治则：益气补血。

方剂：八珍汤加减。

药物：黄芪30g、党参30g、当归12g、熟地黄15g、枸杞子15g、大枣30g、龙眼肉15g、山药30g、白术12g、升麻15g。

3）阴阳两虚型

主证：面色㿠白，畏寒肢冷，腰膝酸软，夜多小便，口干，盗汗，舌淡白，苔薄白，脉沉细。

治则：滋阴补阳。

方剂：左归丸合肾气丸加减。

药物：熟地黄20g、枸杞子15g、山茱萸15g、龟板胶9g（烊化后服）、炮附子12g、补骨脂15g、巴戟天12g、锁阳12g、怀牛膝15g、菟丝子15g。

中医认为化疗药物属攻伐之品，极易耗气伤血，尤其对患者的脾胃功能影响很大。而脾胃为"后天之本""气血生化之源""留得一分胃气，便留得一分生机"。故"健脾益气"为中医临床工作中最常用的治疗原则之一。

（二）随症选药

（1）口干：北沙参、生地黄、麦冬、天花粉、玄参、石斛、芦根、玉竹等。

（2）咽痛：射干、板蓝根、岗梅根、马勃等。

（3）口腔黏膜有白膜形成或糜烂：可用双料喉风散外喷黏膜糜烂处。

（4）涕血：仙鹤草、白茅根、白及、侧柏叶等。

（5）鼻塞多涕：白花蛇舌草、苍耳子、辛夷、白芷等。

（6）恶心呕吐：竹茹、佩兰、藿香、砂仁、苏梗、法半夏等。

（7）纳差：麦芽、谷芽、山楂、鸡内金。

（8）咳嗽：北杏仁、浙贝母、桔梗、紫菀、橘红等。

（9）头痛：川芎、白芷、三七粉、菊花、天麻、夏枯草、桑叶等。

（10）口眼㖞斜：蜈蚣、全蝎、僵蚕、地龙等。

（11）舌质瘀斑点：丹参、赤芍、鸡血藤、桃仁、红花、三七等。

（12）颈部肿块：夏枯草、生牡蛎、白芥子、山慈菇、皂角刺等。

（13）鼻咽癌伴溃疡或坏死：除见有涕血或秽浊鼻咽分泌物外，常可闻到恶臭气味，可选用鱼腥草、蒲公英、七叶一枝花、夏枯草、石上柏、白花蛇舌草、苍耳子、生南星等。

（三）成药验方

（1）鼻咽清毒颗粒：野菊花、夏枯草、七叶一枝花、龙胆草、苍耳子、入地金牛等。适用于鼻咽部症状较明显者，如鼻涕浓稠、鼻塞、耳堵、涕血等，与六味地黄丸配合服用，有助于降低鼻咽癌放疗后的复发风险。

（2）鼻咽灵片：由山豆根、茯苓、天花粉、茅莓根、麦冬、半枝莲、玄参、石上柏、党参、白花蛇舌草组成。每次5片，每日3次。适用于热毒蕴结，耗气伤津所致的口干、咽痛、咽喉干燥灼热、声嘶、头痛、鼻塞、流脓涕或涕中带血，可用于鼻咽癌放疗、化疗辅助治疗。

（3）蜈蚣90g、全蝎90g、僵蚕90g，共研成细末，分成30等份，每天服1份。可用于放射性脑病，表现为头晕，肢体抬举无力或瘫痪，性格改变，多言或语无伦次等。

（4）一清胶囊：由大黄、黄芩等组成，具有清热解毒，化瘀止血的功效。可用于放疗期间出现咽喉肿痛，大便秘结、涕中带血等热毒内盛的鼻咽癌患者。每次2粒，每天3次。

（四）饮食调护

中医认为，放射线属热毒之邪，放疗期间或放疗之后易出现耗阴伤津之证，出现口干口苦、尿黄便结、咽痛、纳呆、舌红苔黄或光剥苔等。饮食上宜选用甘寒清淡的食物，如雪梨、荸荠、西瓜、冬瓜、蘑菇、银耳、鱼类等，煲汤时可适量加入麦冬、玉竹、沙参、西洋参、冬虫夏草等。而化疗药物属攻伐之品，极易耗伤气血，对脾胃功能的损害尤为常见。饮食上宜选用营养丰富又易于消化的食物，并宜少量多餐。煲汤时可适量加党参、黄芪、山药、薏苡仁、茯苓等健脾益气之品。具体使用因人而异，以下食疗方可供参考。

（1）生荸荠大者30枚、鲜莲藕150g、梨子2个，榨汁生饮，有生津润燥之功，对肺胃津伤、阴虚烦渴者有效。

（2）北杏仁10g、雪梨1个（取肉），搅烂成泥，取淮山米粉及白糖适量，共调成糊状，倒入100mL沸水内，搅拌至熟，随量食用。适用于放疗中口干咽燥、干咳、大便干结者。

（3）胡萝卜250g、荸荠250g，去皮；竹蔗1条，去皮，洗净，斩断；茅根50g，加水适量煮汤服用。有清热生津、润肺的功效。适用于放疗中或放疗之后咽喉肿痛、口干渴饮者。

（4）冬虫夏草10g，桂圆肉、红枣各15g，冰糖6g，加适量清水，炖熟食用。有补益精气、防癌抗癌作用。适用于放疗、化疗后体质虚弱、白细胞下降者。

（5）橄榄30g、罗汉果1个加清水煮沸，饮其汤水。有清热解毒、润肺止咳、利咽化痰的功效。适用于放疗后口干、烦渴、干咳者。

（6）西洋参5g切片泡水饮用。适用于放疗后气虚津伤者。

（7）猪瘦肉60g、白果肉5粒、沙参15g、玉竹15g，加开水适量隔水炖1h，随量饮汤吃肉。适用于放疗后热伤阴津者（症见体瘦、疲倦、干咳、口燥烦热等）。

（8）石上柏30～60g（鲜品100～120g）、猪瘦肉60g，加水适量煮汤，随量饮用。适用于鼻咽癌患者。

（9）生黄芪30g、生薏苡仁30g、赤小豆15g、鸡内金9g（研粉）、金橘饼2个、糯米30g，把生黄芪放入锅内，加清水100mL，文火煮20min，去黄芪，加薏苡仁及赤小豆煮30min，再放入糯米和鸡内金来煮粥。分早晚两次食用，食后嚼金橘饼1个。本粥以补虚调养为主，凡身体虚弱，不思饮食者均可食用。

（10）甲鱼（又称水鱼、鳖）1只，去内脏切块。生土茯苓300～500g（干品100g）洗净切块，共放锅内加适量清水炖熟调味，即可食用。有滋阴养血、补益肝肾的功效。适用于放疗后体质虚弱，阴虚内热者，对癌性疼痛也有一定作用。

（11）海参适量，泡发洗净切片，煮烂，加粳米100g，同煮为粥。有补肾、益精、疗痿的功效。适用于放化疗后气阴、精血亏虚患者（症见头晕乏力、口干咽燥、腰酸腿软等）。

（五）预防保健

（1）相信科学，讲究卫生，饮食起居有规律，注意预防感冒。坚持锻炼，保证充足睡眠，增强机体对肿瘤及各种疾病的抵抗力。

（2）增加营养，饮食要均衡。忌食虾、蟹、公鸡，不食霉变食品，少食煎炸、辛辣食品，少食咸鱼及腌制品，不嗜烟酒，多吃新鲜蔬菜水果、菇类。同时切忌过多忌口，以防营养不均衡，导致身体抵抗力低下，不利于身体康复甚至出现复发、转移。

（3）家人要关心、照顾患者。要清楚鼻咽癌不会传染，平时与患者多谈心交流，消除其顾虑，保持积极的心态。患者身体康复后夫妻生活不属禁忌，治疗后5年以上无复发、转移者仍可结婚、生育。

（4）待放疗、化疗结束后，仍有必要维持一段时间的中西医结合治疗，以巩固疗效。定期到医院复查、随访，既可释疑、减轻精神压力，又可及时发现复发或转移病灶，及早治疗。

（胡玉丽　戎煜明）

第十六章
甲状腺癌

第一节　概述

甲状腺癌（thyroid carcinoma）是一种起源于甲状腺滤泡上皮或滤泡旁上皮细胞的恶性肿瘤，也是头颈部最为常见的恶性肿瘤。甲状腺癌发病率与地区、种族、性别有一定关系。女性发病较多，男女发病比例为1∶（2～4）。近年来，全球范围内甲状腺癌的发病率增长迅速，据全国肿瘤登记中心的数据显示，我国城市地区女性甲状腺癌发病率位居女性所有恶性肿瘤的第4位。

绝大多数甲状腺癌发生于一侧甲状腺腺叶，常为单个肿瘤。甲状腺癌病理类型较多，不同类型的肿瘤在临床表现、治疗方法及预后等方面差异较大。甲状腺乳头状癌最常见，占甲状腺癌的60%以上，其治疗以手术为主，预后较好。

甲状腺癌在中医古籍属于"瘿瘤"的范畴。

一、病因病机

甲状腺癌的病因尚未明确，一般认为甲状腺癌的起病与多种因素有关，包括放射线、遗传易感性、癌基因改变、女性激素、饮食因素和甲状腺良性疾病等。

1. 放射线

放射线暴露，特别是对于儿童和青少年，是导致甲状腺癌的一种终生的危险因素。放射线照射甲状腺，一方面能促使动物甲状腺细胞核变形，导致癌变，使甲状腺素的合成大为减少，另一方面使甲状腺破坏而不能产生甲状腺激素，由此引起的促甲状腺激素（TSH）分泌增多也能促发甲状腺细胞癌变。

2. 碘异常

碘是人体必需的微量元素，碘缺乏导致甲状腺激素合成减少，促甲状腺激素（TSH）水平增高，刺激甲状腺滤泡增生，促使甲状腺细胞癌变，一般缺碘和甲状腺滤泡性癌有关。而高碘饮食可能与甲状腺乳头状癌有关。

3．遗传易感性

部分甲状腺癌有家族遗传性，约20%的甲状腺髓样癌属于家族性髓样癌（FMTC）或者为多发性内分泌肿瘤综合征（MEN2A或MEN2B）中的一种类型。近年来研究显示，小部分乳头状和滤泡性甲状腺癌也有家族遗传性，成为家族性非甲状腺髓样癌，其中大部分为乳头状癌。

4．性激素

由于在分化良好的甲状腺癌患者中，女性明显多于男性，有研究发现甲状腺癌组织中存在性激素受体：雌激素受体（ER）和孕激素受体（PR），且甲状腺癌组织中ER、PR的阳性表达率高于正常甲状腺组织和良性甲状腺病变组织。

5．甲状腺良性病变

结节性甲状腺肿、甲状腺腺瘤和桥本氏甲状腺炎等，可恶变为癌，其中腺瘤恶变与病理类型有关，胚胎型及胎儿滤泡性腺瘤较易恶变。

中医认为甲状腺癌的病因病机为体内之瘀血痰浊与郁滞之气互相搏结，聚于颈部而成结块。

二、诊断

（一）临床表现

1．甲状腺肿物或结节

甲状腺肿物或结节为常见症状，早期可发现甲状腺内有质硬之结节，随吞咽上下移动。

2．局部侵犯和压迫症状

肿瘤增大侵犯气管时可产生呼吸困难或咯血，压迫食管可出现吞咽障碍，侵犯喉返神经可出现声音嘶哑。

3．颈部淋巴结肿大

当肿瘤发生淋巴结转移时，常可在颈深上、中、下（Ⅱ～Ⅳ区）等处扪及肿大的淋巴结。不同类型的甲状腺癌有各自的临床特点。

（1）乳头状癌：最常见，女性和40岁以下患者较多。恶性程度较低，病程发展较缓慢，从发现肿块到就诊，病程最长可达20年以上。肿瘤多为单发，原发灶可以很小。颈部淋巴结转移发生率高、出现早、范围广、发展慢，可有囊性变。

（2）滤泡性癌：第二常见，平均发病年龄较乳头状癌高，多见于中年女性。恶性程度较高，易发生血行转移，常转移至肺和骨。原发瘤一般较大，多为单侧，淋巴结转移一般较迟发生，多为晚期表现。

（3）髓样癌：较少见，发生于滤泡旁细胞（C细胞），可分泌降钙素。细胞排列呈巢状或束状，无乳头或滤泡结构，呈未分化状，但其生物学特性与未分化癌不同，恶性程度中等，可有颈淋巴结转移和血运转移。

（4）低分化和未分化癌：多见于老年患者，低分化多有较长期的甲状腺结节基础上近期的明显增大，或者分化型甲状腺癌多次术后复发的病史，多伴有淋巴结转移。未分化癌恶性程度很高，病情进展迅速，早期可发生全身转移，甲状腺区及颈侧部出现弥漫性巨大实性肿块，质硬，固定，边界不清，广泛侵犯周围组织。

（二）血清学检查

主要包括甲状腺功能检查（T_3、T_4、TSH）和降钙素检查。甲状腺癌患者的甲状腺功能绝大多数是正常的，但高水平的TSH被认为与分化型甲状腺癌风险相关。甲状腺髓样癌患者的降钙素水平常明显升高，有甲状腺髓样癌家族史或多发性内分泌肿瘤家族史者，应检测基础和刺激状态下的血清降钙素水平。

（三）影像表现

1. X线平片

（1）气管及胸部正侧位片：气管正侧位片能显示甲状腺肿瘤内钙化灶，气管受压移位、变窄及甲状腺肿物下缘向胸骨后及纵隔延伸的情况。通过胸片可了解纵隔及双肺的情况。

（2）食管吞钡：可了解食管是否受压、受侵犯。

2. CT扫描

可显示甲状腺肿物的位置、数目、有无钙化、内部结构情况、边界是否规则，甲状腺癌在CT上表现为不规则或分叶状的软组织肿物影，大多密度不均匀，边界不清，伴有钙化，增强扫描呈不规则强化。

3. 超声检查

超声检查是评价甲状腺肿物大小和数目较为敏感的方法，是目前临床上诊断甲状腺结节最常用的手段。甲状腺癌的超声特点包括：结节回声低，边界不规则，可呈蟹足样改变，富血管，包膜不完整或无包膜，可有砂粒样钙化，肿大淋巴结的纵径大于横径，血流信号分布紊乱，表现为甲状腺包膜或颈内静脉回声中断，若转移至颈内静脉内出现低回声，彩色多普勒超声可显示点状或条状的血流信号。

4. 核素检查

大多数分化型甲状腺癌有吸碘和浓集碘的功能，放射性碘进入人体后大多数分布在甲状腺内，表现为温结节，可以显示甲状腺形态，并可测定甲状腺的吸碘率，如有囊性变，则可部分或全部表现为凉结节或冷结节。

（四）病理类型

根据甲状腺癌的组织病理学特点，一般分为四种类型。

1．乳头状腺癌（papillary carcinoma）

镜下肿瘤组织多呈乳头状结，乳头大小，分支3级以上，外被以单层或多层立方形癌细胞，分布均匀，似毛玻璃样，为本型特点。

2．滤泡性腺癌（follicular carcinoma）

是指有滤泡分化而无乳头状结构特点的甲状腺癌，呈多样性改变，类似正常甲状腺的组织，也可以是无滤泡和胶样物的低分化改变，内有包膜及血管浸润。

3．髓样癌（medullary carcinoma）

起源于甲状腺C细胞（即滤泡旁细胞），属中度恶性肿瘤，约占甲状腺恶性肿瘤的3%～8%，但在同一个癌巢中癌细胞形态一致，无乳头状及滤泡结构。

4．未分化癌（undifferentiated carcinoma）

临床上包括巨细胞癌和小细胞癌及其他类型的恶性程度较高的甲状腺癌，是甲状腺肿瘤中恶性程度最高的一种。

（五）鉴别诊断

1．结节性甲状腺肿

常见，多见于中年以上妇女，病程可长达十几年至数十年，可为单结节或多结节，结节大小不一，表面光滑，病程长者，可伴有囊性变或钙化，可压迫甲状腺周围器官及侵入胸骨后间隙。

2．甲状腺腺瘤

多见于20～40岁患者，多生长缓慢，多为单个结节，边界清楚，表面光滑，无颈淋巴结转移和远处转移，一般无神经损害症状。

3．亚急性甲状腺炎

由病毒感染引起，发病前常有呼吸道感染病史，甲状腺局部有触痛，伴有轻度发热和其他全身症状，病程数周或数月，可自愈。

4．慢性淋巴细胞性甲状腺炎（桥本氏甲状腺炎）

起病缓慢，呈慢性发展过程，甲状腺弥漫性肿大，无压痛。与甲状腺癌可同时发生，临床上不易鉴别。抗甲状腺球蛋白抗体及抗甲状腺过氧化物酶抗体滴度常升高。尚可合并其他自身免疫性疾病，如重症肌无力、类风湿性关节炎等。

三、临床分期

分期采用AJCC/UICC 2018年开始执行的"甲状腺癌TNM分期"标准。（表16-1，表16-2，表16-3）

表16-1 甲状腺癌TNM分期标准

TNM分期		分期标准
原发肿瘤（T）	Tx	原发肿瘤无法评估
	T0	无原发肿瘤证据
	T1	肿瘤最大径≤2cm，局限于甲状腺内
	T1a	肿瘤最大径≤1cm，且在甲状腺内
	T1b	肿瘤最大径>1cm，≤2cm且在甲状腺内
	T2	肿瘤最大径>2cm，但≤4cm，局限于甲状腺内
	T3	肿瘤最大径>4cm，且在甲状腺内，或任何肿瘤伴甲状腺外浸润
	T3a	肿瘤最大直径>4cm，局限在甲状腺腺体内的肿瘤
	T3b	任何大小的肿瘤伴有明显的侵袭带状肌的腺外侵袭
	T4	肿瘤无论大小，侵犯超出带状肌
	T4a	浸润皮下软组织、喉、气管、食管、喉返神经
	T4b	肿瘤浸润椎前筋膜或包绕颈动脉或纵隔血管
区域淋巴结（N）	Nx	区域淋巴结无法评估
	N0	无证据表明存在区域淋巴结转移
	N0a	发现1个或多个经细胞学或组织学证实为良性的淋巴结
	N0b	无放射学或临床证据表明存在区域淋巴结转移
	N1	区域淋巴结转移
	N1a	中央区转移或纵隔上淋巴结转移，包括单侧或双侧转移
	N1b	侧区淋巴结转移，包括单侧或双侧转移
远处转移（M）	M0	无远处转移
	M1	有远处转移

表16-2 甲状腺癌（分化型癌）TNM分期（AJCC/UICC第八版）

分期	T	N	M	Y（年龄）
I	AnyT	AnyN	M0	<55
I	T1	N0/Nx	M0	≥55
I	T2	N0/Nx	M0	≥55
II	AnyT	AnyN	M1	<55

（续表）

分期	T	N	M	Y（年龄）
Ⅱ	T1	N1	M0	≥55
Ⅱ	T2	N1	M0	≥55
Ⅱ	T3a/T3b	AnyN	M0	≥55
Ⅲ	T4a	AnyN	M0	≥55
ⅣA	T4b	AnyN	M0	≥55
ⅣB	AnyT	AnyN	M1	≥55

表16-3 甲状腺癌（未分化型癌）TNM分期（AJCC/UICC第八版）

分期	T	N	M
ⅣA	T1～T3a	N0/Nx	M0
ⅣB	T1～T3a	N1	M0
ⅣB	T3b	AnyN	M0
ⅣB	T4	AnyN	M0
ⅣC	AnyT	AnyN	M1

第二节 治疗

一、西医治疗

甲状腺癌的治疗原则为以手术为主的综合治疗。治疗方法主要取决于患者的年龄、肿瘤的病理类型、病变的程度以及全身状况等。以手术为首选，术后辅以内分泌治疗，必要时选用放疗、化疗在内的综合治疗。

（一）手术治疗

除了未分化癌，甲状腺癌的治疗以外科手术为主，应根据不同的病理类型和侵犯范围，选择不同的手术方式。

肿瘤局限于一侧腺叶者，可做一侧腺叶加峡部切除术；若肿瘤已侵犯对侧腺叶者，应做甲状腺次全切除术或全切除术；若已出现同侧颈淋巴结转移者，应做颈淋巴结清扫加甲状腺单叶、峡部切除术；若双侧颈淋巴结均已有转移者，可先做化疗后再考虑做原发灶切除手术。

（二）内分泌治疗

内分泌治疗又称为TSH抑制治疗，分化型甲状腺癌做次全切除或全切除者应终身服用甲状腺素片，可抑制TSH的分泌，从而减少甲状腺癌细胞的增殖和复发。目前推荐疗法：术后服用左甲状腺素，定期测定血浆T_4和TSH水平来调整用药剂量，对于癌灶残留或中高危患者将TSH抑制在＜0.1mU/L水平，无病灶残留且低危患者将TSH控制在0.1～0.5mU/L，甲状腺激素则维持在一个略高于正常但低于甲亢的水平。

（三）放射性核素治疗

分化型甲状腺癌可摄取^{131}I，而^{131}I发出的射线可破坏甲状腺滤泡细胞，因此可用来治疗分化型甲状腺癌：①对于分化型甲状腺癌行甲状腺近全切除术后，应用^{131}I摧毁残留的正常甲状腺组织，达到甲状腺全切除的目的；②对于远处有转移灶和不能手术的原发灶，可采用^{131}I行内照射治疗。

（四）放射外照射治疗

除未分化型甲状腺癌外，其余类型甲状腺癌对放疗敏感性较差，故外放射治疗是未分化癌的主要治疗方法。分化型癌无须常规放疗，如手术后有残留或有孤立性远处转移灶，应及时给予术后放疗，尽可能降低局部复发率。

（五）全身治疗

1. 化疗

对于分化型甲状腺癌患者，目前缺乏有效的化疗药物，未分化癌的化疗敏感性较高，常用的化疗药物有博来霉素（BLM）、顺铂（DDP）、长春新碱（VCR）。

2. 分子靶向治疗

分化型甲状腺癌存在血管内皮生长因子（VEGF）及其受体（VEGFR）的高表达和诸如RET异位、BRAFV600E突变、RAS点突变等变异。作用于这些靶点的多激酶抑制剂可延长中位无进展生存期，并使部分患者的肿瘤缩小。目前，索拉非尼在我国获批的适应证是局部复发或转移的进展性的放射性碘难治性（RAI）分化型甲状腺癌。对于进展较迅速，有症状的晚期甲状腺髓样癌患者，国外指南推荐凡德他尼（vandetanib）和卡博替尼（cabozantinib）。

对于不可手术的晚期患者或肿瘤累及重要血管、器官时，为延长患者生存时间，可考虑介入治疗。对不能耐受手术治疗的患者还可考虑微波、激光、射频等物理消融方法。

二、中医治疗

中医认为情志因素是甲状腺癌发病的主要原因，此外还与虚、痰、瘀、热、毒、饮食关系密切，临床常见虚实兼杂、多因素共同致病。

（一）辨证施治

1．气郁痰凝型

主证：急躁易怒，颈前瘿瘤韧实，皮色如常，按之不痛，吞咽时可随喉核上下活动，舌淡红，苔薄白或白腻，脉弦滑。

治则：行气化痰散结。

方药：延胡索20g、青皮10g、香附10g、生半夏30g、生南星30g、苏子15g、浙贝母20g、浮海石30g、生牡蛎90g、黄药子10g、木香9g（后下）、郁金12g，用2 500mL水加入药中，文火煎成350mL的药汁，餐后服。

必须注意：方中生南星、生半夏毒性较大，久煎可减轻其毒性，故需用至少2 500mL的水持续煎沸达2h以上，可减轻其毒性，在餐后1h内、半饱状态下服用，不要在空腹时服用。

2．瘀毒互结型

主证：颈前瘿瘤质地坚硬、疼痛如针刺或刀割样，或肿物部位青筋显露、舌质青紫，或见瘀斑点、脉弦或涩。

治则：活血化瘀、解毒散结。

方药：三棱15g、莪术15g、穿山甲20g（现已禁用，下同）、泽兰15g、三七9g、桃仁10g、夏枯草30g、猫爪草30g、王不留行12g、黄药子12g、生牡蛎90g、海蛤壳90g、蜂房15g、土鳖虫10g，水煎服。

3．瘀热锁喉型

主证：颈前瘿瘤红肿热痛，声嘶咳嗽，痰黄或伴有血丝，呼吸不畅，气促气憋，甚至唇面紫绀，喉中痰鸣，或吞咽不下，或吞咽时疼痛，舌红伴有瘀斑点，苔黄，脉数或涩。

治则：清热泻火，祛瘀散结。

方药：龙胆草9g、夏枯草30g、七叶一枝花20g、山豆根12g、白毛藤15g、玄参15g、桃仁10g、土鳖虫12g、三棱15g、莪术15g、穿山甲20g（先煎）、青黛3g（冲服）、胆南星15g、川贝母9g、黄药子12g、蜈蚣5条，水煎服。

4．痰浊流窜型

主证：除颈前肿物外，颈一侧或双侧可触及韧实肿块，或有咳嗽，或有眩晕，头痛呕吐，手足麻木不利。或胁肋胀痛，舌淡红，苔白腻，脉滑。此型见于出现远处转移如肺、脑、肝等转移者。

治则：化痰散结通络。

方药：生南星60g、生半夏30g、浙贝母15g、蜈蚣5条、全蝎15g、守宫15g、地龙30g、黄药子10g、山慈菇15g、天麻12g、白术15g。本方煎法见"气郁痰凝型"。

（二）随症加减

（1）干咳：北杏仁15g、梨皮15g、北沙参30g、党参15g。

（2）咳嗽痰白：陈皮9g、苏子15g、法半夏15g。

（3）咳嗽痰黄：川贝母9g、天竺黄12g、胆南星15g、鲜竹沥10mL。

（4）痰中带血：仙鹤草30g、血见愁15g、藕节30g、侧柏叶15g。

（5）咽喉疼痛：射干10g、马勃9g、玄参15g。

（6）声嘶：蝉蜕15g、木蝴蝶15g、开金锁15g、牛蒡子15g、胖大海12g。

（7）腹泻乏力：此症多见于髓样癌，党参30g、白术15g、扁豆30g、黄芪30g、薏苡仁30g。

（8）低热：龟板20g、地骨皮15g、银柴胡15g。

（9）高热：生石膏30g、竹叶20g、金银花20g。

（三）验方

（1）昆布12g、海藻12g、夏枯草15g、牡蛎30g（先煎）、生地黄30g、三棱10g、莪术10g、穿山甲10g、甘草3g，水煎服，每天1剂，分两次服。

（2）海元汤：海藻12g、昆布12g、土鳖虫10g、全蝎10g、益母草30g、瓦楞子30g、山豆根10g、料姜石60g，水煎服，适用于瘿瘤迅速增大，凹凸不平，吞咽受限者。

（3）海莲汤：海藻12g、半枝莲30g、昆布12g、牡蛎30g、夏枯草30g、土贝母10g、黄药子10g、清半夏15g、陈皮10g、料姜石60g，水煎服，适用于颈部单个瘿块，质硬，活动受限，胸闷咳嗽多痰者。

（4）芪菊汤：黄芪60g、野菊花30g、北沙参30g、夏枯草30g、山豆根10g、重楼10g、黄药子10g、瓦楞子30g、淫羊藿15g、昆布15g、生地黄30g、料姜石60g，水煎服，适用于心悸气短、乏力、自汗，或盗汗、声嘶、口干欲饮、头晕目眩、纳少之气血两亏者。

（5）昆布汤：昆布10g、夏枯草30g、天南星10g、海藻10g、柴胡12g、郁金15g、瓦楞子30g、黄药子10g、制香附15g、全蝎10g、蜂房10g、料姜石60g，水煎服，适用于肿块硬实胀痛，推之不动，胸闷气憋，呼吸困难者。

（6）菊元汤：野菊花30g、重楼10g、山豆根10g、鱼腥草30g、瓦楞子30g、白花蛇舌草60g、郁金15g、柴胡15g、全蝎10g、土鳖虫10g、料姜石60g，水煎服，适用于肿物增长较快，灼热疼痛，呼吸困难，声嘶，咳嗽痰黄，大便干结，尿黄者。

（7）当归12g、生地黄12g、青皮12g、黄芪30g、昆布30g、海藻30g、夏枯草30g、白花蛇舌草30g、白芍15g、山甲珠15g、芦荟9g、天南星9g、龙胆草9g，水煎服，适用于甲状腺癌肿块较软，边界不清，活动较差，急躁易怒者。

（8）山海螺30g、夏枯草9g、海藻12g、昆布9g、皂角刺9g、炮山甲9g、牡丹皮6g、山慈菇6g、白芥子12g，水煎服。

（9）蛇六谷12g、黄药子12g、海藻12g、昆布12g、玄参12g、地龙12g、蛇莓15g、夏枯草30g、浙贝母10g，水煎服。

（10）补藤汤：骨碎补30g、鸡血藤30g、女贞子30g、旱莲草30g、补骨脂30g、透骨草30g、络石藤30g、海藻30g、肉苁蓉30g、山药15g、牛膝15g、木瓜15g，水煎服，适用于甲状腺癌骨转移者。

（四）饮食调护

中医认为，"石瘿"的发生与情志郁怒有关。因此，患者除手术、化疗、内分泌治疗及中药治疗外，情志的调理很重要，要帮助患者建立战胜疾病的信心，对生活和工作中的事，应持乐观态度，保持心情舒畅。饮食上，可常食用一些具有软坚、化痰、益气、养阴的食物，如川贝母、玄参、甲鱼、鲜贝或干贝、海参、龟甲、鱼等。

药膳：

（1）海参1只约100g、浙贝母15g，炖服，适用于甲状腺癌伴咳嗽者。

（2）鲜鲍鱼5只约120g（连壳）、薏苡仁30g加水炖服，适用于甲状腺癌无红、肿、热、痛者。

（3）鲜牡蛎肉2～3只、粳米100g，煮成粥服用，适用于各型甲状腺癌。

（4）干贝30g、紫菜少许、鸡蛋1个，先将干贝加水煮汤，待干贝煮烂后，放入紫菜并将鸡蛋打入，服用，适用于甲状腺癌肿而无红热症状者。

（5）夏枯草30g、猪瘦肉100g，煮汤服，适用于甲状腺癌有红肿者。

（6）鳖甲30g、玄参15g、绿豆30g，煮成汤服用，适用于甲状腺癌红肿热痛者。

（7）甲鱼1只约500g（连壳）、玉竹20g，加水炖服，适用于甲状腺癌伴咽干痛者。

（8）草龟1只约400g（连壳）、冬虫夏草9g，加水炖服，适用于甲状腺癌伴有手足心热者。

（9）枸杞子15g、桂圆肉15g、党参30g、乌鸡1只约500g，煮汤服，适用于头晕乏力，面色无华，耳鸣眼花之气血两虚者。

（徐伯平　权琦）

第十七章
舌癌

第一节 概述

  舌癌是口腔颌面部常见的恶性肿瘤，男性多于女性，近年来我国舌癌的发病率有所增长，以40～60岁者居多，青年人患舌癌并非罕见。舌癌多发生于舌体前2/3的边缘或舌尖的下面，特别是与牙齿经常接触的部位。舌有丰富的血管及淋巴管，舌癌易经淋巴向邻近淋巴结转移或血行转移，病情发展快，病程短。

  舌癌属中医"舌菌""舌疳""舌岩"等证之范围。

一、病因病机

  舌癌的病因至今尚未完全认识，如热性损伤、慢性损伤、紫外线、X线及其他放射性物质都可成为致癌因素。另外，神经精神因素、内分泌因素、机体的免疫状态以及遗传因素等都被发现与舌癌的发生有关。

  1. 化学致癌物

  槟榔咀嚼物中的添加剂（包括槟榔籽、石灰、丁香和烟叶）已被证实为致癌因素；烟草中的尼古丁有致癌作用，嗜烟的人易患舌癌；酒可作为致癌物的溶剂，促使致癌物质进入舌黏膜。国外资料显示，烟酒均嗜好者口腔癌的发病率是不吸烟、不喝酒者的15.5倍。

  2. 物理致癌因素

  不良口腔卫生习惯、放射性损伤、机械性损伤，如不合适的牙托、义齿、龋齿、残缺的牙嵴、骨刺等异物与舌体摩擦引起癌变。

  3. 生物致癌因素

  梅毒螺旋体感染、人乳头状瘤病毒与某些类型舌癌的发病有一定关系。遗传、个体易感性、营养代谢障碍、种族亦与舌癌的发生有关。鼻咽癌患者放疗后，舌癌的发生率增高。

中医认为舌癌的发生与心脾两脏器关系密切，认为是心脾热毒，上积于舌而成。

二、诊断

（一）临床表现

舌癌好发于舌侧缘中1/3处，舌腹和舌背次之，舌尖最少。舌癌较一般口腔癌恶性度高，早期症状不明显，病程短，发展快。

1．舌部肿块

早期患者部分表现为舌部红斑或白斑，随着病情发展，可出现舌部肿块，继而出现溃疡灶。

2．疼痛

部分患者有疼痛，因肿块侵犯或感染坏死引起，可伴有放射性耳痛。

3．舌活动受限

表现为语言不清、吞咽障碍、流涎，系因肿瘤侵犯口底（舌外肌）、舌系带。晚期病灶，肿瘤广泛浸润使舌处于固定状态，肿瘤坏死、溃烂、出血。病变进一步发展还可能侵犯翼内肌、颌下腺及下颌骨，引起张口困难。

4．颈部淋巴结肿大

舌癌易发生颈淋巴结转移，颈部淋巴结肿大是舌癌的常见体征。

（二）影像检查

影像学诊断包括CT和MRI检查，用于评价病变范围，帮助进行临床分期。MRI检查对局部软组织侵犯可提供更好的评价。PET/CT则对早期病灶的检测、远处转移及预后随访有一定帮助。

（三）病理诊断

脱落法细胞学检查证实为癌细胞，有助于本病的诊断。舌体癌中95%以上为鳞形细胞癌，而唾液腺来源的腺癌则少见；而舌根癌中腺癌的比例可达30%以上。若颌下及颈部淋巴结肿大者可做活检以确诊转移与否。

（四）鉴别诊断

1．创伤性溃疡

多见于老年人，好发于舌侧缘后方，常有对应部位的刺激物。溃疡较深，表面有灰白色假膜，基底不硬。去除刺激物可自行愈合。

2．结核性溃疡

多发生于舌背，偶见于舌尖和舌边缘。溃疡表浅，紫红色，边缘不整，呈鼠咬状口小底大的潜行性损害，基底无浸润。患者常有结核病史。

3．炎症性溃疡

患者多有结核、梅毒病史。病灶多在舌背，偶尔在舌侧缘和舌尖。常为疼痛而不硬的盘状溃疡，边缘可呈堤围状。

4．舌乳头状瘤

舌乳头状瘤常为慢性刺激引起，多在舌背或舌侧缘的乳头状突起，边界清楚，可有蒂。

另外，还需要与颗粒细胞瘤、血管瘤、淋巴管瘤等鉴别。

三、临床分期

分期采用AJCC/UICC 2018开始执行的"唇和口腔癌TNM分期"标准（表17-1，表17-2）。

表17-1　唇和口腔癌TNM分期标准

TNM分期		分期标准
原发肿瘤（T）	Tx	原发肿瘤无法评估
	Tis	原位癌
	T1	肿瘤≤2cm，浸润深度≤0.5cm
	T2	肿瘤≤2cm，浸润深度在0.5～1cm；或肿瘤在2～4cm，浸润深度≤1cm
	T3	肿瘤>4cm，或者任何大小的肿瘤浸润深度>1cm
	T4	
	T4a	（口腔）肿瘤侵犯邻近组织（包括下颌骨和上颌骨、上颌窦，面部皮肤）
	T4b	肿瘤侵犯咀嚼肌间隙、翼突内侧板，或者颅底，和/或包绕颈内动脉
区域淋巴结（N）	Nx	区域淋巴结无法评估
	N0	无证据表明存在区域淋巴结转移
	N1	同侧单个淋巴结转移，最大径≤3cm，ENE（-）
	N2	
	N2a	同侧或对侧单个淋巴结转移，最大径≤3cm，ENE（+）；同侧单个淋巴结转移，最大径在3～6cm，ENE（-）
	N2b	同侧多个淋巴结转移，最大径≤6cm，ENE（-）
	N2c	双侧或对侧淋巴结转移，最大径≤6cm，ENE（-）
	N3	
区域淋巴结（N）	N3a	转移淋巴结中最大径>6cm，ENE（-）
	N3b	同侧单个淋巴结转移，最大径>3cm，ENE（+）；同侧多个淋巴结转移，对侧或者双侧淋巴结转移，ENE（+）
远处转移（M）	M0	无远处转移
	M1	有远处转移

表17-2　唇和口腔癌TNM分期（AJCC/UICC第八版）

分期	T	N	M
Ⅰ期	T1	N0	M0
Ⅱ期	T2	N0	M0
Ⅲ期	T3	N0	M0
Ⅲ期	T1，T2，T3	N1	M0
ⅣA期	T4a	N0，N1	M0
ⅣA期	T1，T2，T3，T4a	N2	M0
ⅣB期	AnyT	N3	M0
ⅣB期	T4b	AnyN	M0
ⅣC期	AnyT	AnyN	M1

第二节　治疗

一、西医治疗

（一）手术

手术是治疗舌癌最有效的方法，根据舌癌不同的T分期和N分期，选择部分舌切除术、半侧舌体切除术、联合根治术及舌再造手术等术式。

（1）部分舌切除术：适用于直径不超过2cm的表浅病灶，而且没有颈部转移。

（2）半侧舌切除术：适用于舌体的癌肿已侵犯肌层，但病变范围不超过中线和"V"形沟且未达舌底者。

（3）舌癌联合根治术：适用于直径＞2cm未达中线、未超过"V"形沟的舌癌；癌肿侵犯下颌骨，颈部淋巴结转移灶为N1～2或可疑者。可耐受手术者。

（二）放疗

放疗是治疗舌癌的主要手段，放疗剂量：舌原发灶60～70Gy，颈部转移性淋巴结55～65Gy，颈部预防剂量为55～60Gy。

（三）全身治疗

1. 化疗

对于难以单靠手术或放疗达到根治者，可选择化疗。顺铂联合5-FU（PF方案）或联合紫杉醇类（TP）是常用的一线化疗方案，如果患者不适宜接受顺铂，可以用卡铂替代。甲氨蝶呤、多西他赛可以作为挽救治疗。

一线治疗方案：顺铂+5-FU（1A类证据）；卡铂+5-FU（1A类证据）；顺铂 + 紫杉醇（1A类证据）。

2．抗表皮生长因子受体EGFR治疗

表皮生长因子受体（EGFR）是头颈部鳞癌重要的预后因素和治疗靶点。可用以下一线治疗方案：顺铂+5-FU+ 西妥昔单抗（1A类证据）；卡铂 +5-FU+ 西妥昔单抗（1A类证据）。

3．免疫治疗

近年来，免疫检查点抑制剂如抗 PD-1 药物在晚期头颈部鳞癌中得到了迅速的发展，2016年美国FDA 连续批准了帕博利珠单抗（pembrolizumab）和纳武利尤单抗（nivolumab）挽救治疗复发转移性头颈部鳞癌的适应证。

二、中医治疗

（一）辨证施治

1．治疗前

1）心脾积热型

主证：舌部硬结，渐增大，疼痛，口干喜饮，大便干结，尿黄，舌红苔黄，脉数。

治则：清心泻脾。

方药：泻脾散加减。生石膏15g、栀子9g、竹叶15g、知母15g、生地黄15g、玄参15g、白茅根30g、半枝莲30g，水煎服。

2）心火亢盛型

主证：舌部肿块，易破溃出血，口气臭秽，心烦口干，大便干结，尿黄赤，舌红苔黄，脉数。

治则：清心泻火。

方药：导赤散加味。生地黄15g、竹叶15g、木通15g、生石膏30g（先煎）、黄连6g、栀子15g、白花蛇舌草30g、玄参15g、人中白3g，水煎服。

3）瘀热互结型

主证：舌部肿物坚硬，溃破，疼痛如刀割，痛连齿颌、头面，舌有青紫斑，苔黄，脉弦或紧。

治则：祛瘀泻火。

方药：大黄10g、桃仁10g、川牛膝15g、凌霄花15g、生地黄15g、全蝎15g、竹叶15g、重楼20g、白花蛇舌草30g、延胡索20g，水煎服。

4）痰毒互结型

主证：舌部肿物如菜花样，表面见黄白腐物，口气恶臭，颈部有大小不一的肿物（转移性淋巴结），舌苔白厚或腐腻，脉滑。

治则：化痰散结。

方药：生南星60g、生半夏30g、夏枯草30g、山慈菇15g、重楼20g、蜈蚣5条、全蝎15g、川草薢15g、苍术12g，水煎服。

必须注意：该方中生南星、生半夏有一定的毒性，故需用至少2 500mL的水，文火久煎（持续煎沸至少2h），以减轻其毒性，煎至300mL药液后，在餐后1h内，半饱状态下服用，不要在空腹时服。

2．放疗中或放疗后分型

1）热盛伤阴型

主证：舌部及口腔黏膜红肿、剥脱，或见有白膜覆盖，口舌灼痛，口干喜饮，大便干结，尿黄赤，舌红，苔黄或剥脱，脉数。

治则：清热泻火，养阴生津。

方药：玉女煎和沙参麦冬汤加减。生石膏15g、生地黄15g、麦冬15g、知母15g、川牛膝15g、北沙参30g、石斛15g、射干10g、板蓝根20g、白花蛇舌草30g，水煎服。

2）胃阴不足型

主证：舌部干灼隐痛，口干，纳差，手足心热，大便干结，舌绛苔少，脉细数。

治则：滋养胃阴。

方药：养胃汤加减。北沙参30g、麦冬15g、玉竹20g、甘草6g、桑叶15g、石斛15g、知母12g、白芍20g，水煎服。

局部放射性损伤的防治。

（1）外部皮肤的防护：红景天10g、黄芩10g，用水350mL，煎成150mL药液，在放疗前30min涂抹在面部放射区域的皮肤上，然后每6h重复涂抹1次，能明显减轻放射线对皮肤的损伤。

（2）口腔黏膜的防护：红景天5g、生甘草5g、生石膏10g（粉状），加水350mL，煎成200mL药液，在放疗前15min，取50mL含漱2min后吐出，放疗后，再反复多次含漱，能明显减轻放射线对口腔黏膜的损伤。

3．化疗中或化疗后分型

1）脾胃受损型

主证：恶心，呕吐，纳差，疲倦，舌淡红，苔白或白厚。

治则：健脾和胃。

方药：陈夏六君汤加减。陈皮10g、法半夏20g、砂仁6g（后下）、木香12g（后下）、党参

30g、白术15g、麦芽30g、鸡内金20g，水煎服。

2）气血两虚型

主证：少气乏力，面色苍白或萎黄，头晕眼花，形体消瘦，舌淡红，苔薄白，脉细弱。

治则：益气补血。

方药：黄芪30g、党参30g、白术15g、茯苓15g、山药30g、熟首乌30g、鸡血藤30g、阿胶30g（烊化服）、大枣30g，水煎服。

（二）局部用药

（1）消肿止痛：全蝎9g、法半夏20g、九里香9g、蜂房15g、细辛5g、两面针15g，煎水含漱，适用于舌部肿物疼痛者。

（2）清热泻火止痛：生石膏30g、竹叶20g、川黄连6g、山豆根9g、细辛6g、九里香9g，煎水含漱。适用于舌部肿物灼热疼痛、痛连面颊头颈者。

（3）泻火解毒，凉血止血：大黄6g、生石膏30g、竹叶15g、重楼10g、紫珠草10g、僵蚕15g，煎水含漱，适用于舌部肿物溃破出血，灼热疼痛者。

（4）祛腐散结：紫苏15g、防风15g、苍术9g、佩兰15g、川黄连5g、蜂房10g，用水煎成200mL药液后加入硼砂1.5g、冰片0.5g，溶化后含漱，适用于舌部肿物溃烂、有恶臭白腐物附着者。

（三）饮食调护

根据不同病情，可配合药膳，常用药膳列举如下。

（1）竹叶连翘茶：新鲜竹叶卷心30g、连翘15g，水煎服。适用于舌癌初期时舌部红肿疼痛者。

（2）五汁饮：鲜荸荠（马蹄）250g、鲜梨2个、白萝卜500g、莲藕500g、甘蔗500g，均去皮榨汁内服，有清新润胃之功，适用于舌痛口干咽燥、大便干结者。

（3）三根茶：鲜茅根300g、鲜葛根500g、芦根100g，水煎服，适用于放疗后口干、张口不利者。

（4）剑花蚝干粥：鲜剑花150g或干剑花20g、蚝干（干牡蛎肉）6枚，米适量，熬粥服，适用于胃纳差者。

（5）枣莲粥：大枣10枚、莲子50g，米适量，熬粥服，适用于头晕乏力、胃纳差者。

（6）虫草乌龟汤：冬虫夏草5g、龟1只（约500g），煮汤服，有滋阴补虚功效，适用于低热、耳鸣、口干不喜饮者。

（7）双莲鸽汤：鸽子1只（约300g）、莲藕200g、莲子50g，煮汤服，有益气健脾功效，适用于疲倦乏力、纳差、大便稀烂者。

（徐伯平 权琦）

第十八章
喉癌

第一节　概述

喉癌是头颈部的常见恶性肿瘤。近年来，我国喉癌发病率呈上升趋势，1990年至2019年发病率由1.19/100 000上升至3.19/100 000，死亡率由0.97/100 000上升至1.42/100 000，这与世界上一些国家喉癌发病率呈下降趋势相反。喉癌患者常见于50～69岁人群，男性发病率与死亡率明显高于女性。喉癌的治疗以手术和放射治疗为主，在根治喉癌的同时，应力争保留和重建患者的发音功能，提高患者的生活质量。

一、病因病机

喉癌的病因尚未明了，一般认为与下列因素有关。

1. 吸烟

喉癌患者中有吸烟史者占95%，比一般人吸烟比例高20%～30%，吸烟者的发病年龄比不吸烟者提前10岁左右。

2. 病毒感染

喉癌的发生可能与人乳头状瘤病毒（HPV）感染有关，喉癌的病理学类型和HPV的类型之间有一定的相关性，喉鳞癌与HPV16感染有关，腺癌与HPV18感染有关。

3. 癌基因、抑癌基因

喉癌的基础研究表明，喉癌的发生、发展和*ras*、*myc*等癌基因的突变、扩增，以及抑癌基因*p53*的失活有密切关系。

4. 性激素

男女喉癌患者之比为（5～10）：1，喉癌组织雌激素受体ER的阳性率为68%～80%，雄激素受体阳性率为50%～100%，提示喉癌的发生发展与性激素相关。

中医认为喉为气之通道，司呼吸，主发音，属肺。肝肾经络循行至此，若风热之邪内犯，肺气失宣，痰热内结，聚于咽喉，渐成痰菌；或因情志不舒，肝郁气结，或七情内伤，肝肾不足，阴虚阳亢，热与痰结，聚于咽喉而成。

二、诊断

（一）临床表现

喉癌症状主要为声嘶、呼吸困难、咳嗽、吞咽困难、颈部淋巴结转移等。

1. 声门上型喉癌

早期无任何症状，甚至肿瘤发展至相当程度时，仅有轻微或非特异的感觉，如咽痒、异物感、吞咽不适感等，出现深层浸润时可有咽痛，向耳部放射，如肿瘤侵犯喉返神经可引起声嘶。晚期患者会出现呼吸及吞咽困难、痰中带血、咯血等。

2. 声门型喉癌

由于原发部位为声带，早期症状为声音的改变，如发音无力，随着肿瘤的进展，可出现声嘶加重甚至失声，随着肿瘤向声门上区或下区发展，可伴有放射性耳痛、呼吸困难、吞咽困难、咳痰困难等。

3. 声门下型喉癌

该型少见，原发部位位于声带平面以下，环状软骨下缘以上。因位置隐蔽，早期症状不明显。在肿瘤发展到相当程度时可出现刺激性咳嗽，呼吸困难，侵犯声带则出现声嘶。

（二）病理诊断

病理学检查是喉癌的定性诊断检查，包括脱落法细胞学检查和活体组织检查。

（三）鉴别诊断

1. 喉结核

喉结核病灶多位于杓状软骨间隙，主要症状为声嘶和喉痛，胸部大多有结核病灶存在，可伴有咳嗽、胸痛、午后潮热等症状。

2. 喉乳头状瘤

可见于儿童或成年人，表现为乳头状突起，可单发或多发，成人喉乳头状瘤是癌前病变，须活检鉴别。

3. 喉淀粉样变

是一种良性病变，主要累及室带和声带，呈黏膜下结节状或斑块状突起，患者全身状况好，经病理切片检查确诊。

4．喉角化症及喉白斑

表现为声嘶、喉部不适，间接喉镜可见声带增厚，呈粉红色或白色斑块，病理组织学特点为不同程度的上皮增生和角质层出现，黏膜下炎症细胞浸润，可伴有角化不全和乳头状瘤样增生。

5．喉部其他恶性肿瘤

如淋巴瘤、肉瘤以及其他细胞类型的恶性肿瘤等。

三、临床分期

分期采用AJCC/UICC 2018年开始执行的"喉癌TNM分期"标准，适用于声门上、声门、声门下喉部的癌（表18-1，表18-2）。

表18-1　喉癌TNM分期标准

TNM分期			分期标准
原发肿瘤（T）		Tx	原发肿瘤无法评估
		T0	无原发肿瘤证据
	声门上型	T1	肿瘤位于声门上一个亚区，声带活动正常
		T2	肿瘤侵犯声门上一个亚区以上，侵犯声门或侵犯声门上区以外（如舌根、会厌谷及梨状窝内壁的黏膜），无喉固定
		T3	肿瘤局限于喉内，声带固定，和/或下列部位受侵：环后区、会厌前间隙、声门旁间隙和/或伴有甲状软骨内板侵犯
		T4	
		T4a	肿瘤侵及甲状软骨板和/或侵及喉外组织。如气管，深浅部舌肌（颏舌肌、舌骨舌肌、腭舌肌、茎突舌肌），带状肌、甲状腺及食管等的颈部软组织
		T4b	肿瘤侵及椎前间隙、侵及纵隔结构，或包裹颈总动脉
	声门型	T1	肿瘤局限于声带（可以侵及前联合或后联合），声带活动正常
		T1a	肿瘤局限于一侧声带
		T1b	肿瘤侵犯双侧声带
		T2	肿瘤侵犯声门上和/或声门下，和/或声带活动受限
		T3	肿瘤局限于喉内，声带固定，和/或侵犯声带旁间隙，和/或伴有甲状软骨局灶破坏（如内板）
		T4	
		T4a	肿瘤侵及甲状软骨板和/或侵及喉外组织。如气管，深浅部舌肌（颏舌肌、舌骨舌肌、腭舌肌、茎突舌肌），带状肌、甲状腺及食管等的颈部软组织
		T4b	肿瘤侵及椎前间隙、侵及纵隔结构，或包裹颈总动脉

（续表）

TNM分期			分期标准
原发肿瘤（T）	声门下型	T1	肿瘤局限于声门下
		T2	肿瘤侵及声带，声带活动正常或受限
		T3	肿瘤局限于喉内，声带固定，和/或侵犯声门旁间隙，和/或侵犯甲状软骨内板
		T4	
		T4a	肿瘤侵及环状软骨或甲状软骨板和/或侵及喉外组织。如气管，深浅部舌肌（颏舌肌、舌骨舌肌、腭舌肌、茎突舌肌），带状肌、甲状腺及食管在内的颈部软组织
		T4b	肿瘤侵及椎前间隙、侵及纵隔结构，或包裹颈总动脉
区域淋巴结（N）		Nx	不能评估有无区域性淋巴结转移
		N0	无区域淋巴结转移
		N1	同侧单个淋巴结转移，最大径≤3cm，ENE（−）
		N2	
		N2a	同侧或对侧单个淋巴结转移，最大径≤3cm，ENE（−）；同侧单个淋巴结转移，最大径在3～6cm，ENE（+）
		N2b	同侧多个淋巴结转移，最大径≥6cm，ENE（−）
		N2c	双侧或对侧淋巴结转移，最大径≤6cm，ENE（−）
		N3	
		N3a	转移淋巴结中最大径＞6cm，ENE（−）
		N3b	同侧单个淋巴结转移，最大径＞3cm，ENE（+）；同侧多个淋巴结、对侧或双侧淋巴结转移，ENE（+）
远处转移（M）		M0	无远处转移
		M1	有远处转移

表18-2 喉癌TNM分期（AJCC/UICC第八版）

分期	T	N	M
0期	Tis	N0	M0
Ⅰ期	T1	N0	M0
Ⅱ期	T2	N0	M0
Ⅲ期	T3	N0	M0
Ⅲ期	T1，T2，T3	N1	M0
ⅣA期	T4a	N0，N1	M0

（续表）

分期	T	N	M
ⅣA期	T1，T2，T3，T4a	N2	M0
ⅣB期	AnyT	N3	M0
ⅣB期	T4b	AnyN	M0
ⅣC期	AnyT	AnyN	M1

第二节　治疗

一、西医治疗

喉癌局部早期以手术和放疗为主，局部晚期则采用手术联合放疗、化疗的综合治疗。

（一）手术治疗

应根据具体情况选择不同的手术术式。

1．CO_2激光喉部分切除术

适用于早期喉癌，优点是疗效可靠，喉功能保全好，并发症少。

2．喉部分切除术

切除肿瘤和部分正常喉组织，以达到根治肿瘤和尽可能多地保留喉功能的目的。根据切除部位的不同，分为垂直半喉切除术、水平半喉切除术、环状软骨上切除术等。

3．喉全切除术

适用于晚期声门上癌和声门癌发展侵及全喉、声门下区癌、放疗或部分切除术后复发且病变广泛者。

（二）放射治疗

放疗是早期喉癌的有效治疗方法之一，其适应证包括：①喉癌T1病变；②病理为低分化癌；③术后复发或残余肿瘤；④晚期病例的姑息治疗。若肿瘤伴有坏死感染，不适合放射治疗。腺癌对放疗不敏感。

钴（^{60}Co）和线性加速器是目前放射治疗的主要手段，通常采用连续放疗，每周5次，每次200cGy，根治性放疗总剂量为65～70Gy，姑息性放疗总剂量为50Gy。

对于早期喉癌，放疗治愈率和5年生存率与手术治疗效果相当，能保存患者的发音功能。缺点是治疗周期长，可能出现味觉、嗅觉丧失及口干等症状。

（三）化疗

主要适用于晚期喉癌的综合治疗或姑息治疗，以延长生存时间，提高生存质量。常用一线化疗方案有：顺铂+5-FU（1A类证据）；卡铂+5-FU（1A类证据）；顺铂+紫杉醇（1A类证据）；顺铂+多西他赛（2A类证据）。

对于一线铂类药物治疗失败的复发转移性头颈部鳞癌，目前国内缺乏标准的治疗方案，国外常用的药物为甲氨蝶呤。

（四）靶向及免疫治疗

对于一线无法耐受 5-FU 的患者，可以考虑顺铂、多西他赛和西妥昔单抗的组合。

对于一线无法耐受联合化疗的患者，顺铂联合西妥昔单抗是合理的选择。

对于一线无法耐受铂类药物的患者，紫杉醇单药联合西妥昔单抗是合理的选择。免疫治疗方面，美国FDA连续批准了帕博利珠单抗（pembrolizumab）和纳武利尤单抗（nivolumab）挽救治疗复发转移性头颈部鳞癌的适应证。

二、中医治疗

（一）辨证施治

1．治疗前

1）风热犯肺型

主证：咽喉部不适或隐痛，口略干，咳嗽，时见痰中血丝，舌边尖红，苔薄白或薄黄，脉浮数。

治则：清热宣肺。

方药：桑菊饮加减。桑叶15g、野菊花10g、连翘15g、板蓝根25g、薄荷5g（后下）、川贝母10g、黄芩10g、金果榄6g、桔梗15g、牛蒡子15g、白花蛇舌草30g，水煎服。

2）痰热壅肺型

主证：气促，胸闷，咳嗽多痰，痰黄或伴有血丝。舌红，苔黄或黄腻，脉数或滑数。

治则：清肺化痰。

方药：千金苇茎汤加味。苇茎30g、桃仁12g、冬瓜仁30g、薏苡仁30g、胆南星15g、川贝母10g、天竺黄10g、北杏仁15g、石上柏30g、鱼腥草30g、射干15g，水煎服。

另可加服鲜竹沥，每天3次，每次20mL；蛇胆川贝液每天3次，每次1支。

3）热毒伤肺型

主证：咽部疼痛，声音嘶哑，口干，咳嗽，痰中带血，舌红苔薄黄，脉数。

治则：泻火解毒。

方药：普济消毒饮加减。黄芩15g、黄连9g、板蓝根20g、连翘12g、玄参15g、马勃5g、川贝母10g、僵蚕15g、蝉蜕10g、射干15g、升麻15g、白花蛇舌草30g，水煎服。

4）痰毒互结型

主证：声嘶，呛咳，咽喉疼痛，颈部有韧实肿块，疼痛，舌红，苔黄腻，脉滑数。

治则：清热解毒，化痰散结。

方药：夏枯草30g、山慈菇15g、射干15g、山豆根10g、生南星15g、生半夏30g、川贝母10g、牛蒡子15g、蝉蜕15g、玄参15g，水煎服。

必须注意：方中生南星、生半夏毒性较大，久煎可减轻其毒性，故需用至少2 500mL的水持续煎沸达2h以上，可减轻其毒性，在餐后1h内，半饱状态下服用，不要在空腹时服用。

2．放射（中）后

1）热盛伤肺型

主证：咽喉部灼热疼痛，口干喜饮，咳嗽声嘶，痰中带血，舌红或绛，苔黄，脉数。

治则：泻火解毒，清热生津。

方药：射干15g、连翘15g、黄芩10g、板蓝根20g、岗梅根30g、天花粉30g、生地黄20g、玄参15g、西洋参6g（另炖）、川贝母10g、白花蛇舌草30g、北沙参30g，水煎服。

2）痰热阻肺型

主证：喉中痰鸣，咳嗽痰多，痰液黄稠，咽痛口干，舌红，苔黄腻，脉滑数。

治则：清肺化痰。

方药：千金苇茎汤加味。苇茎30g、桃仁12g、冬瓜仁30g、薏苡仁30g、胆南星15g、川贝母10g、天竺黄15g、北杏仁15g、石上柏30g、鱼腥草30g、射干15g。口渴者加天花粉30g、葛根60g，水煎服。

3）肺燥阴虚型

主证：干咳，口干咽燥，大便秘结，形体消瘦，舌红，苔少或剥苔，脉细数。

治则：滋阴润肺。

方药：百合固金汤合沙参麦冬汤加减。百合30g、生地黄15g、熟地黄20g、天冬15g、麦冬15g、浙贝母15g、白芍15g、北沙参30g、玄参15g、玉竹15g、天花粉30g、冬虫夏草5g（另炖），水煎服。

另外，每天用西洋参5g，切片泡服，或用罗汉果1枚、鲜梨1个，水炖服。

4）肺脾气虚型

主证：咳嗽声低，气少乏力，纳差便溏，舌淡红，苔薄白，脉细弱。

治则：补肺健脾。

方药：参苓白术散加减。人参9g（另炖）、黄芪30g、白术15g、山药30g、茯苓20g、桔梗

15g、扁豆20g、莲子肉30g、砂仁6g（后下）、薏苡仁30g、冬虫夏草5g（另炖）、升麻15g，水煎服。

5）余邪困毒型

主证：喉结部和颈部肿块，韧实或红肿热痛，咳嗽，咽痛，声嘶，舌红，苔薄黄，脉细数。

治则：解毒散结，兼以扶正。

方药：生南星90g、山慈菇20g、蜈蚣5条、七叶一枝花20g、猫爪草15g、露蜂房15g、党参30g、白术15g、桔梗15g、玄参15g、天冬15g、白花蛇舌草30g，水煎服，煎法见"痰毒互结型"。

6）局部放射性损伤的防治

（1）外部皮肤的防护：红景天10g、黄芩10g，加水350mL，煎成150mL药液，在放疗前30min涂抹在颈部放射区域的皮肤上，然后每6h重复涂抹一次，能明显减轻放射线对皮肤的损伤。

（2）食管黏膜的防护：喉癌放疗时，位于喉后部的食管，同时也受到放射线的影响而出现黏膜损伤，表现为吞咽食物时疼痛，可用红景天5g、生甘草5g、白及10g，加水300mL，煎成150mL药液，在放疗前15min，取20mL慢咽，放疗后，再反复多次，每次20mL慢咽，吞咽时，采用平卧的姿态，使药液停留在食管中，能明显减少放射线对食管黏膜的损伤，促进食管黏膜受伤处的修复。

3．手术后

1）痰浊壅肺型

主证：咳嗽痰多或喉中痰鸣，痰白，声低嘶哑，舌淡红，苔白腻，脉滑或细滑。

治则：宣肺祛痰。

方药：杏苏散合三子养亲汤加减。北杏仁15g、陈皮10g、法半夏20g、桔梗15g、前胡15g、制南星15g、苏子15g、白芥子15g、莱菔子15g，水煎服。

2）肺气虚弱型

主证：声音嘶哑，语言断续，气少乏力，舌淡红，苔薄白，脉细。

治则：补益肺气。

方药：补肺汤合补中益气汤加减。人参9g（炖服）、黄芪30g、五味子10g、紫菀15g、熟地黄20g、白术12g、升麻15g、山药30g、北沙参30g、百合15g、蝉蜕5g，水煎服。

3）肺脾气虚型

主证：少气乏力，声音嘶哑，纳差，大便溏薄，痰清稀，舌淡红边有齿印，苔薄白，脉细弱。

治则：补肺健脾。

方药：参见本文放疗分型中"肺脾气虚型"。

4．化疗后

1）脾胃受损型

主证：恶心，呕吐，纳差，声音低弱或声嘶，舌淡红，苔薄白，脉细。

治则：健脾和胃。

方药：香砂六君汤加减。木香10g（后下）、砂仁5g（后下）、陈皮10g、法半夏15g、藿香15g、紫苏15g、党参30g、白术15g、茯苓30g、麦芽30g，水煎服。

2）气血两虚型

主证：头晕眼花，面色无华或苍白，脱发，少气乏力，食少纳差，声音低弱或嘶哑，舌淡，苔薄白，脉虚弱。

方药：补中益气汤合四物汤加减。高丽参6g（炖服）、黄芪30g、当归10g、白术15g、升麻15g、山药30g、鸡血藤30g、补骨脂20g、阿胶30g（烊化服）、熟首乌30g、枸杞子15g，水煎服。

（二）随症加减

在辨证的基础上，根据不同的症状选用以下药物。

（1）咽喉部不适或有异物感：桔梗、牛蒡子、防风、藏青果、蝉蜕、胖大海、桑叶、木蝴蝶。

（2）咳嗽：北杏仁、川贝母、桔梗、前胡、白前、紫菀、百部、款冬花、枇杷叶。

（3）痰多色白：陈皮、制南星、法半夏、苏子、白芥子、橘红。

（4）痰黄稠：川贝母、海浮石、鹅管石、鱼腥草、黄芩、冬瓜仁、天竺黄、鲜竹沥、桑白皮、胆南星。

（5）痰中带血或咯血：仙鹤草、白茅根、藕节、旱莲草、血见愁、白及、紫珠草。

（6）咽喉部肿痛：射干、山豆根、七叶一枝花、夏枯草、连翘、岗梅根、白花蛇舌草、石上柏，亦可用六神丸研成细末、喷涂咽喉或水化后徐徐咽服。

（7）声音嘶哑：蝉蜕、金荞麦根、桔梗、木蝴蝶、胖大海、牛蒡子、醋半夏、僵蚕。

（8）颈部淋巴结肿大：生南星、生半夏、山慈菇、夏枯草、猫爪草、生牡蛎、蜈蚣、露蜂房、重楼。

（三）熏蒸法

对咽喉疼痛者，可用超声雾化器将药液雾化后熏喉，可选用药有：庆大霉素8万单位、α-糜蛋白酶4 000单位、薄荷水10mL、生理盐水30mL，将以上成分混合，雾化后吸入；射干15g、山豆根15g、蜂房15g、硼砂1.5g，用水煎成50mL溶液后，加入冰片0.5g，雾化后吸入。六神丸（成药）：研末，吹喷于肿瘤溃破疼痛处。

（四）单方验方

（1）豆干汤：山豆根9g、射干9g、蜂房9g、蝉蜕9g、全蝎9g、桔梗9g、石斛9g、麦冬15g、北沙参30g、玄参18g、生甘草3g，水煎服。适用于喉癌晚期出现咳嗽、呼吸困难、声音嘶哑、颈部淋巴结肿大者。

（2）射干饮：射干、炒僵蚕、胖大海各9g，蝉蜕、凤凰衣、板蓝根各6g，败酱草、凤尾草各12g，地龙、桔梗各4.5g，土贝母9g，水煎服，另加服消瘤丸9g。

（3）消瘤丸：全蝎、蝉蜕、蜂房各等份，水泛为丸（上海肿瘤医院胡安邦方）。

（4）天龙舒喉方：守宫25条、蛤粉25g、粳米60g、僵蚕15g、全蝎15g、蜈蚣10g、硼砂15g、露蜂房30g（烧炭存性）。将守宫、蛤粉与粳米炒至焦黄，再与各药共研末入胶囊，每天3次，每次服4粒（甘肃中医学院华良才方）。

（5）豆灵汤：山豆根9g、马兜铃15g、牛蒡子15g、桔梗9g、蜂房9g、蝉蜕9g、连翘30g、黄芩9g、石斛15g、麦冬15g、甘草3g（录自《段凤舞肿瘤积验方》）。

（6）龙葵蛇莓汤：龙葵30g、蛇莓30g、白英30g、蜀羊泉30g、七叶一枝花30g、山豆根20g、开金锁15g、锦灯笼10g、蒲公英30g、半枝莲20g、玄参20g、生地黄10g、牛蒡子10g，水煎服。

（五）饮食调护

喉癌手术后或放疗后，喉部的自身清洁功能变弱，易发生局部感染，保持口腔和喉部的清洁，是减少局部感染的有效方法，如餐后漱口、定期用呋喃西林液擦洗气管造瘘口和气管套管等。

在饮食方面，用不同方法治疗的患者，其饮食调理原则有所不同，可以药膳为辅助。

1．手术后的患者，以化痰利咽为原则

（1）北杏炖猪肺：北杏15g、猪肺100g，加水炖服。

（2）陈皮煲鸭：陈皮10g、鸭肉250g，煲汤服。

（3）罗汉果煲瘦肉：罗汉果半个、瘦肉100g，煲汤服。

（4）枇杷煲猪肺：枇杷果5枚（去皮核）、猪肺250g，煲汤服。

（5）川贝煲鸽：川贝母9g、鸽1只（约250g），煲汤服。

2．放疗后的患者，以清热利咽，润肺生津为原则

（1）双雪润肺汤：雪耳（银耳）6g、雪梨1个（去皮核），加水炖服。

（2）冰糖炖木瓜：熟木瓜100g、冰糖20g，加水炖服。

（3）蛋清裹燕窝：燕窝1个，加水少许，炖30min后，趁热加入鸡蛋清2匙。

（4）虫草炖鳖：冬虫夏草9g、鳖（水鱼）1只（约250g），加水炖服。

（5）百合煲猪肺：百合30g、猪肺200g，煲汤服。

3．化疗后的患者，以补益气血为原则

（1）参枣茶：党参30g、大枣30g，水煎代茶喝。

（2）参芪炖鸽：红参5g、黄芪20g、鸽子1只约150g，加水炖服。

（3）圆肉杞子炖鹌鹑：桂圆肉20g、枸杞子15g、鹌鹑1只，加水炖服。

（4）当归炖鹌鹑：当归10g、鹌鹑1只，加水炖服。

（5）龙凤参圆汤：蛇肉250g、母鸡1只（约500g）、红参6g、桂圆肉20g，煲汤服。

（徐伯平　权琦）

第十九章
乳腺癌

第一节　概述

乳腺癌（breast carcinoma）是女性最常见的恶性肿瘤之一。在西欧、北美等发达地区，乳腺癌发病率居女性癌瘤的首位。据估计，全球每年乳腺癌新发病人数已达138.4万，约45.8万患者死于乳腺癌。乳腺癌已居于我国女性恶性肿瘤发病率第一位，每年约16.9万女性罹患乳腺癌。乳腺癌严重威胁着女性的健康和生命。

乳腺癌属中医乳石痈、乳岩、奶岩等范畴。公元610年巢元方所著《诸病源候论》提到"乳石痈"时说："石痈之状，微强不甚大，不赤，微痛热，……但结核如石，乳中隐核，不痛不痒，……肿结皮强，如牛领之皮。"巢氏所谓"乳石痈"的描述，与乳腺癌的结节包块及"橘皮样变"非常相似。公元1237年，陈自明著《妇人大全良方》对乳痈及乳岩做了详细区别，认为乳痈属红肿高大之急性热证，而乳岩为"若初起，内结小核……不赤不痛，积之岁月渐大，巉岩崩破如熟石榴，或内溃深洞，此属肝脾郁怒，气血亏损，名曰乳岩"；《千金要方》曰："凡妇人、女子乳头生小浅热疮，搔之黄汁出，浸淫为长，百种治疗不差者，动经年月，名为妒乳病。"其中的妒乳病相当于现代的乳腺湿疹样癌。

一、病因病机

乳腺癌的发病与诸多因素有关。月经初潮年龄小于12岁，或绝经年龄大于55岁，或行经40年以上者，发生乳腺癌的危险性增加。初产年龄大于35岁者，发生乳腺癌的危险性高于未生育者。哺乳可降低乳腺癌发病的风险。而有第一级直亲家族的乳腺癌患者，患乳腺癌的危险性是正常人的2～3倍。如果有乳腺癌易感基因BRCA-1和BRCA-2突变者，发生乳腺癌的概率可超过80%。乳腺重度不典型增生和乳头状瘤病发展为乳腺癌的风险较大，被视为癌前病变。大导管内乳头状瘤有可能发展为大导管内乳头状癌。一侧患乳腺癌者，对侧发生乳腺癌的危险性增加3～4倍。体重增加也是绝经期后发生乳腺癌的危险因素。另外，应用雌激素治疗、高脂肪饮食、电离辐射等也与乳腺癌发病有关。

中医对乳腺癌的病因也早有认识，《灵枢·五变》曰："寒温不次，邪气稍至。蓄积留止，大聚乃起。"《诸病源候论》曰："有下于乳者，其经络为风寒气客之，则血涩结成痈肿。而寒多热少者，则无大热，但结核如石。"瘀血凝滞、痰浊积聚是乳腺癌病机之一。宋代窦汉卿的《疮疡经验全书》提到"乳岩乃阴极阳衰，虚阳积而与，血无阳安能散，故此血渗于心经，即生此疾"。元代朱丹溪的《格致余论》曰："忧怒抑郁，朝夕积累，脾气消沮，肝气积逆，遂成隐核，如大棋子，不痛不痒，名曰奶岩，……不可治矣。"《医宗金鉴》则详细指出："乳癌由肝脾两伤，气郁凝结而成。"《景岳全书》则谓："肝肾不足及虚弱失调之人，多有积聚之病"，认为系因肝肾不足，冲任失调，月经不调，气血运行不畅，经络阻塞而发病。明代陈实功的《外科正宗》论述乳岩时说："忧郁伤肝，思虑伤脾，积虑在心，所愿不得者，经络痞涩，聚结成核，初如豆大，渐如棋子，半年一年，二载三载，不痛不痒，渐渐而大，……渐渐溃烂，深者如岩穴，凸者若泛莲，疼痛连心，出血则臭，其时五脏俱衰，四大不救，名曰乳岩，凡犯此者，百人百必死。"指出情志内伤、忧思郁怒是发病的重要因素。乳房为阳明经所司，乳头为厥阴肝经所属，情志不畅，肝失条达，郁久而气血瘀滞、脾伤则运化失常，痰浊内生，肝脾两伤，经络阻塞，痰瘀互结于乳而致病。六淫外侵、邪毒留滞也是发病的重要因素。

二、临床表现

1. 肿块

乳腺无痛性肿块是乳腺癌最常见的首发症状。肿块位于外上象限者居多，一般为单个病灶，质较硬，边界不清，表面不光滑，无压痛，活动度差（晚期甚至可完全固定在胸壁上）。肿块有逐渐增大倾向。

2. 皮肤改变

1）酒窝征

当肿瘤侵及乳房悬韧带（Cooper ligament）时，该韧带缩短导致皮肤内陷而呈"酒窝征"。

2）橘皮样改变

当皮下淋巴管被癌细胞阻塞时，因淋巴回流障碍导致皮肤水肿、毛囊内陷而呈"橘皮征"。

3）皮肤卫星结节

当进入皮下淋巴管内的癌细胞独自形成转移结节时，在原发灶周围可见分散的多个结节，临床称其为"卫星征"。

4）皮肤受侵、溃烂

肿瘤侵犯皮肤时，可呈红色或暗红色样变。当肿瘤继续增大时，局部可缺血、溃烂成菜花样改变，这时被称为"菜花征"。

5）炎症样改变

当癌细胞播散到皮下淋巴管网，导致癌性淋巴管炎时，表现为整个乳腺皮肤充血、红肿、局部皮温增高，酷似炎症，但疼痛、发热的全身症状不明显，临床称之为"炎性乳腺癌"，我们可称其为"炎症征"。此类型常见于妊娠、哺乳期的乳腺癌。

3．乳头改变

1）乳头回缩、偏歪

乳头回缩、偏歪多为肿瘤侵犯乳头下方组织所致。

2）乳头溢液（多为溢血）

乳头溢液常为大导管内乳头状癌或肿瘤侵及大导管所致。

3）湿疹样变

湿疹样变为特殊的湿疹样癌（Paget disease）的特有表现。临床可见乳晕、乳头糜烂、结痂、渗液、脱屑，酷似湿疹。

4．区域淋巴结肿大

同侧腋窝淋巴结肿大可为单个或多个，初期活动，其后可相互融合或与周围组织粘连。随着病情发展，同侧锁骨上淋巴结也会相继肿大。值得注意的是，有极少数乳腺癌患者仅表现为腋窝淋巴结肿大而临床检测不到乳腺病灶，我们称之为隐匿性乳腺癌。

5．远处转移

晚期乳腺癌可扩散至全身组织或器官。常见转移的部位为骨、肺、胸膜、肝、脑等器官。

三、诊断和鉴别诊断

1．诊断

1）询问病史

应包括月经情况、婚育情况、哺乳情况、既往乳腺疾病、肿瘤家族史、甲状腺功能情况及妇科疾病等。现病史中尤其要注意肿块发生时间、生长速度、伴随症状、与月经的关系等。

2）体格检查

体格检查包括全身体格检查和乳腺检查。乳腺检查的最佳时机是月经来潮后第9至第11天。

（1）视诊。观察双侧乳腺大小、对称性，注意是否有肿物隆起或皮肤的病理征改变。注意双侧乳头是否对称，是否有回缩、偏歪、糜烂等病理变化。

（2）触诊。一般采用卧位，也可坐卧相结合。检查时将四指并拢，用指尖和指腹按逆时针或顺时针方向轻柔触诊，禁忌抓捏乳腺。然后轻轻挤压乳晕、乳头处，看乳头是否有溢液。如果发现有肿块，必须详细检查并记录其具体位置、肿块大小、硬度、边界情况、表面情况、活动度、有无压痛等。检查肿块与胸壁是否有粘连时，应令患者患侧上肢叉腰，使胸大肌收缩。如果肿块与皮肤或胸壁有粘连、活动受限制，癌的可能性甚大。如果有乳头溢液，则需涂片做细胞学检查。区域淋巴结检查最好取坐位。检查右腋窝时，用左手托起患者的右肘部，而用左指尖对腋窝循序全面触诊。检查左腋窝时则反之。最后检查锁骨上淋巴结。

3）辅助检查

（1）乳腺轴斜位X线片检查。优点是能将临床上难以扪及或虽能扪及但不甚典型的肿物成像，又能发现无肿块而仅有钙化灶的乳腺病变，既可供诊断分析又可作为随诊依据。诊断符合率约为80%。

（2）超声检查。高频实时换能器的应用使图像质量大大改善，超声不仅能很好地判断肿块为囊性或实性，同时又能了解其血液供应和周围组织的情况，能为诊断提供很好的依据。目前临床工作中，乳腺X线片和超声扫描是乳腺影像检查的"黄金组合"。

（3）乳腺磁共振成像（MRI）检查。由于乳腺肿瘤存在异常的微血管密度（microvascular density，MVD），应用造影剂的乳腺MRI在早期乳腺癌的诊断方面具有更高的敏感性和特异性。但该项检查价格昂贵，难以普及。但对于诊断困难（如隐匿性乳腺癌）或欲行保乳治疗又须排除多中心乳腺癌者，很有临床应用价值。此外，CT、ECT及PET等检查有助于肿瘤的全身评价和分期，常依病情需要决定相应的检查。

（4）乳管内视镜检查。乳头溢液是乳腺疾病常见临床症状之一。应用乳管镜检查有助于诊断乳管内微小病变和乳管内病变的定位。

（5）细针抽吸细胞学检查。此法简便、安全，准确率达90%以上。大量资料表明，针吸穿刺不影响其治疗效果。

（6）空芯针穿刺组织学检查。本项检查既有细针抽吸细胞学诊断法的简便和安全的优点，又可做组织学诊断及相关免疫组化检查。本项检查在临床广泛应用。近年来开展的真空辅助穿刺旋切活检可增加活检组织量，对做新辅助化疗者，能进一步满足组织学诊断及免疫组化检测的标本量需求。

（7）活体组织检查。活检方式可为切除活检或切取活检，但一般都做切除活检。有条件的医院可做术中快速冰冻切片检查。无此条件者对可手术乳腺癌患者不宜做肿物切取活检术，以免肿瘤医源性扩散。对晚期有溃破的病例做钳取活检即可。

（8）实验室检查。目前尚无乳腺癌特异性标志物。癌胚抗原（CEA）的阳性率为

7%～20%，单克隆抗体CA15-3的阳性率为33%～60%，此外还有CA125、组织多肽特异性抗原（TPS）等，可供临床诊断和随诊参考。应用多种标志物作为联合指标，可提高诊断价值，但多对较晚期病例有临床意义，对早期病例无足够敏感性。

（9）激素受体检查目前主要用于制订乳腺癌术后辅助治疗的方案及判断预后，包括ER、PR、HER-2检查等。

2．鉴别诊断

本病应与以下疾病进行鉴别：乳腺纤维瘤、乳腺囊性增生病、大导管内乳头状瘤、乳腺结核、积乳囊肿、急性乳腺炎。

BI-RADS分类

BI-RADS是英文名称breast imaging and report data system的缩写，翻译过来的中文名称就是：乳腺影像和报告数据系统。它是美国放射学院定期发布的乳腺影像诊断的标准，其目的就是标准化乳腺影像诊断，给乳腺外科临床医生提供较为清晰、准确的参考意见。

BI-RADS共有7项分类，包括0～6类。

0类：情况不确定，需要其他的影像检查辅助，譬如做了超声报0类，那就需要我们再做个钼靶检查，或者磁共振检查。如果钼靶报0类那就需要做个超声或者磁共振检查，或者做个乳腺的特殊摄片检查。

1类：正常的乳腺，没有异常的情况发现。

2类：一些良性的情况，如乳腺单纯囊肿、脂肪瘤、淋巴结、积乳囊肿、良性的钙化等，不需要特殊治疗，也没有强制乳腺随访、复查的要求。

3类：一些良性的情况，恶性的危险性小于2%，如乳腺复杂囊肿、年轻女性的纤维腺瘤等等。3类不需要进行特别的治疗，但要求定期复查，每半年1次，保持2年以上，然后根据情况变化决定如何进一步处置。

4类：怀疑异常，需要建议病人进一步进行穿刺或切除做病理检查。分类4又分4A、4B、4C，4A更加倾向于良性，4C更加倾向于恶性。

5类：高度怀疑恶性的表现，恶性的可能性大于95%，需要积极治疗。

6类：已经病理检查证实的恶性肿瘤，需要限期进一步治疗。

四、临床分期

适用于：乳腺浸润性癌，乳腺导管原位癌。

表19-1　乳腺癌TpNM分期标准

TpNM分期		分期标准
原发肿瘤（T）	Tx	原发肿瘤无法评价
	T0	无原发肿瘤证据
	Tis(DCIS)	导管原位癌
	Tis (Paget)	乳头Paget病，乳腺实质中无浸润癌和/或原位癌。伴有Paget病的乳腺实质肿瘤应根据实质病变的大小和特征进行分期并对Paget病加以注明
	T1	肿瘤最大径≤20mm
	T1mi	微小浸润癌，肿瘤最大径≤1mm
	T1a	1mm＜肿瘤最大径≤5mm
	T1b	5mm＜肿瘤最大径≤10mm
	T1c	10mm＜肿瘤最大径≤20mm
	T2	20mm＜肿瘤最大径≤50mm
	T3	肿瘤最大径＞50mm
	T4	任何肿瘤大小，侵及胸壁或皮肤（溃疡或者卫星结节形成）
	T4a	侵及胸壁，单纯的胸肌受累不在此列
	T4b	没有达到炎性乳癌诊断标准的皮肤的溃疡和/或卫星结节和/或水肿（包括橘皮样变）
	T4c	同时存在T4a和T4b
	T4d	炎性乳癌
区域淋巴结（pN）	pNx	区域淋巴结无法评估（先行切除或未切除）
	pN0	无区域淋巴结转移证据或者只有孤立的肿瘤细胞群（ITCs）
	pN0（i+）	区域淋巴结中可见孤立的肿瘤细胞群（ITCs≤0.2mm）
	pN0(mol+)	无ITCs，但PCR阳性（RT-PCR）
	pN1mi	微转移（最大直径＞0.2mm，或单个淋巴结单张组织切片中肿瘤细胞数量超过200个，但最大直径＜2mm）
	pN1a	1～3枚腋窝淋巴结转移，至少1处转移灶＞2mm
	pN1b	内乳淋巴结转移（包括微转移）
	pN1c	pN1a+pN1b
	pN2	4～9个患侧腋窝淋巴结转移，或临床上发现患侧内乳淋巴结转移而无腋窝淋巴结转移
	pN2a	4～9个患侧腋窝淋巴结转移，至少1处转移灶＞2mm
	pN2b	有临床转移征象的同侧内乳淋巴结转移，但无腋窝淋巴结转移
	pN3	10个或10个以上患侧腋窝淋巴结转移，或锁骨下淋巴结转移，或临床表现有患侧内乳淋巴结转移伴1个以上腋窝淋巴结转移，或3个以上腋窝淋巴结转移伴无临床表现的镜下内乳淋巴结转移，或锁骨上淋巴结转移

（续表）

TpNM分期		分期标准
区域淋巴结（pN）	pN3a	10个或10个以上同侧腋窝淋巴结转移（至少1处转移灶＞2mm）或锁骨下淋巴结（Ⅲ区腋窝淋巴结）转移
	pN3b	有临床征象的同侧内乳淋巴结转移，并伴1个以上腋窝淋巴结转移，或3个以上腋窝淋巴结转移，通过前哨淋巴结活检发现内乳淋巴结转移，但无临床征象
	pN3c	同侧锁骨上淋巴结转移
远处转移（M）	M0	无临床或者影像学证据
	cM0（i+）	无临床或者影像学证据，但是存在通过外周血分子检测，骨髓穿刺，或非区域淋巴结区软组织发现≤0.2mm的转移灶，无转移症状或体征
	M1b	临床有转移征象，并且组织学证实转移灶＞0.2mm

表19-2 乳腺癌TNM分期

分期	T	N	M
0	Tis	N0	M0
ⅠA	T1	N0	M0
ⅠB	T0	N1mi	M0
ⅠB	T1	N1mi	M0
ⅡA	T0	N1	M0
ⅡA	T1	N1	M0
ⅡA	T2	N0	M0
ⅡB	T2	N1	M0
ⅡB	T3	N0	M0
ⅢA	T0	N2	M0
ⅢA	T1	N2	M0
ⅢA	T2	N2	M0
ⅢA	T3	N1	M0
ⅢA	T3	N2	M0
ⅢB	T4	N0	M0
ⅢB	T4	N1	M0
ⅢB	T4	N2	M0
ⅢC	Any T	N3	M0
Ⅳ	Any T	Any N	M1

<h1 style="text-align:center">第二节　治疗</h1>

　　手术治疗是目前非转移性乳腺癌的主要治疗方法之一，但即使是早期乳腺癌术后仍有部分患者会出现远处转移，淋巴结没有转移的患者术后仍有20%～30%可能出现远处转移，而淋巴结有转移的患者有70%～80%可能因远处转移而使治疗失效。手术范围对患者术后远期生存率的影响较小，而手术前后的辅助性的全身性治疗可以影响患者的无瘤生存率及总生存率，因而乳腺癌的治疗重点已由以往单纯的手术治疗逐步转向多学科的综合治疗。目前辅助性的化疗包括术前新辅助化疗及术后辅助性化疗。

　　乳腺癌的治疗目前多采用多学科的综合治疗，除局部治疗外尚需应用全身性的辅助治疗，也就是在手术前后应用全身性的药物治疗，以杀灭局部区域淋巴结及远处脏器的亚临床微小转移灶，从而降低复发率或推迟局部复发时间及减少远处转移，达到提高生存率、延长生存期的目的。自20世纪70年代以来，辅助化疗已被越来越广泛地应用于乳腺癌的治疗，并成为乳腺癌综合治疗中的重要组成部分。

　　乳腺癌是全身性疾病的局部表现，中西医结合综合治疗是目前提高治疗水平的重要途径，其目的是提高疗效、改善患者生活质量及延长生存时间。

一、西医治疗

1. 手术治疗

首次治疗时属0期、Ⅰ期、Ⅱ期和部分Ⅲ期（一般为ⅢA期）称可手术乳腺癌。常用的手术术式有以下几种。

1）乳腺癌根治术

1890年Halsted首次设计和提倡乳腺癌根治术，其术式包括离肿瘤至少3cm的皮肤、全乳腺、胸大肌、胸小肌及锁骨下、全腋窝淋巴脂肪组织在内的连续整块切除。此根治术的观念为肿瘤外科的里程碑，为其他实体瘤根治术观念的产生与发展奠定了基础。不过，近20多年来，随着对乳腺癌生物学特性了解的不断深入，加上中、早期病例不断增多及综合治疗的进步，传统的乳腺癌根治术在临床上已很少应用。

2）改良根治术

手术切除范围与根治术相似，但保留胸大肌和胸小肌（Auchincloss术式）或保留胸大肌、切除胸小肌（Patey术式）。本术式有增进术后功能恢复等优点，但难以清扫腋上组的淋巴结。目前，改良根治术被称为标准根治术，在临床上应用最为广泛。改良根治术是其沿用名称，实际上称全乳腺切除伴腋窝淋巴结清扫术更为确切。

3）全乳腺切除术

全乳腺切除术仅做全乳腺切除而不清扫淋巴结。本术式主要用于导管内原位癌及部分老年患者。

4）乳腺区段切除术加腋窝淋巴结清扫术

乳腺区段切除术加腋窝淋巴结清扫术又称为保留乳房手术。区段切除意指切除肿瘤边缘带有部分正常的乳腺组织，在显微镜下的切缘没有肿瘤浸润。腋窝淋巴结清扫的范围通常也包括腋下组和腋中组淋巴结。随着乳腺癌早期诊断的进展，检出符合保乳标准的早期患者越来越多。另外，随着乳腺癌综合治疗效果的提高及患者对美和生活质量的追求，近年来做保乳手术的病例越来越多。

5）前哨淋巴结活检术

前哨淋巴结活检术是近年来乳腺癌手术的重要进展之一。腋窝前哨淋巴结是乳腺癌淋巴结转移的第一站。对临床评估腋窝淋巴结阴性者，可做前哨淋巴结活检。如果病理阴性可考虑免做传统的腋窝淋巴结清扫，从而可避免腋窝淋巴结清扫的并发症。若病理阳性，则行常规腋窝淋巴结清扫。不过也有研究表明，对T1/2期的保乳患者，如果未接受新辅助化疗且保乳术后将行放疗，即使前哨淋巴结有1～2个转移也可考虑不做进一步的腋窝清扫。

6）乳房切除后的重建

乳房重建的时机分为即时重建和后期重建。传统观点认为应在乳腺癌手术切除1～2年后，对无复发者进行乳房重建。但随着研究的深入，证明乳腺癌根治术后的即时重建安全可行，在并发症、复发率和死亡率等方面与单纯乳腺癌根治术相比并无差异，故目前在欧美国家越来越倾向于即时重建。

2．放射治疗

放射治疗是乳腺癌综合治疗的重要组成部分，主要包括3个方面。

1）辅助性放疗

依放疗时间的安排可分为术前放疗和术后放疗。术前放疗主要用于局部晚期患者，可使部分不能手术的乳腺癌转变为"可手术的乳腺癌"。术后放疗指乳房切除术后的辅助放疗，其目的是根除局部或区域可能存在的病变，预防和降低复发率。

2）保留乳房术后的放射治疗

它是保留乳房治疗的重要组成部分，其目的是降低保乳术后的局部复发率。其放疗范围是全乳放疗并瘤床追加放疗，对区域淋巴结的放疗视腋窝淋巴结的状况而定，与全乳切除术后的辅助放疗相同。

3）姑息性放疗

姑息性放疗主要用于晚期复发、转移灶的姑息治疗，对缓解疼痛（尤其是骨转移者）有很好的效果。

3．化学治疗

1）术前化疗

术前化疗又称新辅助化疗（neoadjuvant chemotherapy），主要目的是降低原发肿瘤的分期，将部分"不可手术的局部晚期乳腺癌"转变为"可手术的乳腺癌"。近年来，也有研究对可手术的乳腺癌进行新辅助化疗，目的是有利于保乳手术或期望提高其治疗效果。目前，新辅助化疗后肿瘤"降期"的近期效果无可非议，而是否能提高总生存率尚有许多争议。

2）术后辅助化疗

术后辅助化疗可降低复发率和死亡率，从而提高总生存率。化疗方案的选择主要依据患者年龄、腋窝淋巴结状况、肿瘤大小、组织学分级、脉管受侵状况和激素受体及HER-2等肿瘤生物学指标，有条件的单位尚做多基因检测为治疗方案提供依据。可供选择的化疗方案很多，美国国立综合癌症网络（NCCN，National Comprehensive Cancer Network）乳腺癌治疗指南将治疗方案分为包括和不包括曲妥珠单抗（trastuzumab）两大类。推荐不含曲妥珠单抗的方案有：AC-P方案（P为双周或单周给药）和TC方案；其他还有AC方案，FAC/CAF方案，CMF方案，AC-T方案，FEC-T方案和TAC方案等。含曲妥珠单抗的方案有AC-P联合H方案，TC（卡铂）H方案等。

［注：A—阿霉素、C—环磷酰胺（有旁注者例外）、E—表阿霉素、F—氟尿嘧啶、H—曲妥珠单抗、M—甲氨蝶呤、P—紫杉醇、T—多西紫杉醇。］

3）晚期或复发转移性乳腺癌的化疗

晚期或复发转移性乳腺癌的化疗是一种姑息性治疗手段，其主要目的是缓解症状、延长寿命。实施前应先了解患者的用药情况，再做个体化处理。凡未用过蒽环类和紫杉类药患者，首先要考虑蒽环类和紫杉类药。一线治疗方案可参照辅助化疗方案。二线常用的药物有诺维本、长春碱、健择、顺铂和希罗达等。HER-2过表达者首选抗HER-2的靶向治疗与化疗联合使用。

4．内分泌治疗

激素依赖型乳腺癌的发生、发展和雌激素密切相关，乳腺癌的内分泌治疗主要是通过降低体内雌激素水平或抑制雌激素的作用而达到抑制肿瘤细胞生长的目的。内分泌治疗主要包括外科和内科内分泌治疗。外科内分泌治疗主要是指对绝经前妇女采用的卵巢切除术（又称去势手术），而以往的肾上腺切除和垂体切除已基本被弃用。内科内分泌治疗在近20年来有很大进展。目前在临床使用的主要有以下几种。

1）抗雌激素类药物

三苯氧胺（tamoxifen），为选择性雌激素受体调节剂（SERM），其主要的作用机制为竞争性地与雌激素受体（ER）结合，阻断信号向肿瘤细胞内传导而达到治疗目的，是目前应用最为广泛的内分泌治疗用药。但三苯氧胺也有类雌激素作用，有发生深静脉血栓和子宫内膜癌等副作用，必须加以注意，定期随诊。

2）促黄体激素释放激素类似物

该类药目前主要为戈舍瑞林（goserelin），其作用是抑制促性腺激素分泌，从而全面抑制卵巢功能使血清雌二醇水平下降。因此，本类药可选择性地达到"药物切除卵巢"的作用。

3）芳香化酶抑制剂

绝经后妇女的雌激素主要来自肾上腺网状层分泌的胆固醇和脂肪、肝脏、肌肉等组织所含的雄烯二酮，以上两种物质经芳香化酶作用而转化为雌二醇和雌激素。芳香化酶抑制剂的作用就是抑制芳香化酶的活性，从而抑制或减少雄性激素转化为雌激素。目前临床上应用的芳香化酶抑制剂为第三代的非甾体类的阿那曲唑（anastrozole）、来曲唑（letrozole）和甾体类的依西美坦（exemestane）。

4）孕酮类药物

临床上较常应用的有甲孕酮（MPA）和甲地孕酮（MA）。主要用于卵巢切除后或绝经后患者。其主要机制是通过孕激素反馈性作用，产生下丘脑—垂体—肾上腺轴抑制，使雄激素减少，从而减少了雌激素的来源而达到降低雌激素水平的目的。此外，此类药物尚有增进食欲、改善患者一般状况的作用。

5）选择性雌激素受体下调剂（SERD）

选择性雌激素受体下调剂代表药物为氟维司群（fulvestrant），与选择性雌激素受体调节剂相比，无雌激素激动活性，竞争性与雌激素受体（ER）结合后，可促使ER快速降解，在低雌激素水平下有较好的抗肿瘤活性。目前推荐用于绝经后转移性乳腺癌。

5. 靶向治疗

靶向治疗是乳腺癌等恶性肿瘤全身治疗近年来发展最为迅速的领域。目前乳腺癌靶向治疗的主要药物有以下几种。

1）曲妥珠单抗（trastuzumab）

曲妥珠单抗是一种人源化单克隆抗体，对*c-erbB2*基因（HER-2）过度表达的乳腺癌有明显的治疗作用。目前发现它不仅能拮抗 HER-2 网络中的生长信号，还能产生抗体依赖性细胞介导的细胞毒作用，从而发挥抗肿瘤作用。

2）拉帕替尼（lapatinib）

拉帕替尼是一种口服的小分子表皮生长因子酪氨酸激酶抑制剂，同时作用于EGFR与HER-2。

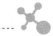

拉帕替尼也是对HER-2阳性乳腺癌治疗有效的治疗药物，与曲妥珠单抗无交叉耐药，且能通过血脑屏障，对曲妥珠单抗耐药及脑转移的患者是一种新的选择。

3）帕妥珠单抗（pertuzumab）

帕妥珠单抗通过与HER-2结合，阻止HER-2与其他HER受体形成二聚体起作用。帕妥珠单抗与曲妥珠单抗及紫杉类细胞毒性药物联用是目前治疗HER-2阳性复发/转移性乳腺癌的首选用药方案。

4）TDM-1

TDM-1是曲妥珠单抗与一种细胞毒性药物美登素（maytansine）结合的复方制剂，目前作为首选用药用于治疗既往接受过曲妥珠单抗治疗的复发转移性乳腺癌。

其他有较大潜力并已取得较确切临床效果的靶向治疗药物有：针对磷脂酰肌醇-3-激酶/蛋白激酶B/雷帕霉素靶蛋白（PI3K/PKB/mTOR），信号通路靶向治疗药物依维莫司等，细胞周期蛋白依赖性激酶（CDK）抑制剂中的哌柏西利（palbociclib）。

二、中医治疗

（一）辨证选方

1．治疗前

1）肝郁气滞型

主证：乳房肿块，时觉胀痛，情绪忧郁或急躁，心烦易怒，苔薄白或薄黄，脉弦滑。

治则：疏肝行气，化痰散结。

方剂：逍遥散加减。

药物：柴胡12g、白芍15g、瓜蒌30g、茯苓12g、白术12g、郁金12g、夏枯草20g、白花蛇舌草30g、丝瓜络15g、香附12g、皂角刺15g、浙贝母12g。

2）热毒瘀结型

主证：乳房肿块增大快速，疼痛，间或红肿，甚则溃烂，污水恶臭，或发热，心烦口干，便秘，小便短赤，舌暗红瘀斑，苔黄腻，脉弦数。

治则：清热解毒，活血祛瘀。

方剂：五味消毒饮合桃红四物汤加减。

药物：金银花20g、桃仁10g、红花10g、赤芍15g、菊花15g、蒲公英30g、紫花地丁15g、生地黄15g、连翘15g、夏枯草20g、半枝莲30g、皂角刺15g。

3）冲任失调型

主证：乳房肿块，月经前胀痛明显，或月经不调，腰腿酸软，烦劳体倦，五心烦热，口干咽燥，舌淡，苔少，脉细无力。

治则：调理冲任，补益肝肾。

方剂：青栀四物汤加减。

药物：青皮10g、栀子10g、当归12g、生地黄15g、白芍10g、川芎10g、香附10g、女贞子10g、龟板10g、菟丝子10g、枸杞子15g。

4）气血两虚型

主证：乳房肿块与胸壁粘连、推之不动，头晕目眩，气短乏力，面色苍白，消瘦，纳呆，舌淡，脉沉细无力。

治则：益气养血，佐以解毒散结。

方剂：益气养荣汤加减。

药物：党参15g、白术15g、茯苓10g、炙甘草6g、陈皮6g、川芎6g、熟地黄12g、白芍15g、黄芪30g、丹参15g、白花蛇舌草30g、重楼20g、香附10g、鹿角霜12g。

2．手术后

1）脾胃虚弱型

主证：纳呆或腹胀，便溏或便秘，舌淡，苔白腻，脉细弱。

治则：健脾和胃理气。

方剂：六君子汤加减。

药物：党参20g、白术15g、茯苓15g、陈皮6g、半夏10g、鸡内金15g、麦芽30g、甘草6g。

2）肝郁脾虚型

主证：乏力，头晕，情绪抑郁，或心烦，胃纳差，便溏，舌淡红或淡白，脉弦或细。

治则：疏肝健脾。

方剂：逍遥散合四君子汤加减。

药物：柴胡15g、白芍12g、茯苓15g、白术12g、山药20g、党参20g、陈皮6g、麦芽30g、郁金12g。

3）气血亏虚型

主证：面色苍白，神疲乏力，头晕目眩，或心悸，盗汗，纳呆，舌淡，脉沉细无力。

治则：补气养血。

方剂：八珍汤加减。

药物：党参20g、白术12g、茯苓15g、当归12g、熟地15g、白芍15g、川芎8g、甘草6g、炙黄芪30g、山药30g、大枣30g。

3．放疗后

1）肺胃阴虚型

主证：咽干口燥，喜饮，干咳，无痰或少痰，大便干结，舌淡红或稍红，苔薄黄干，脉细数。

治则：养阴生津，宣肺和胃。

方剂：沙参麦冬汤合增液汤加减。

药物：沙参20g、麦冬15g、天冬15g、北杏12g、瓜蒌15g、桑白皮15g、玄参12g、生地黄15g、生黄芪20g、鸡内金12g。

2）脾虚肝郁型

主证：神疲乏力，头晕，情绪忧郁或心烦，胃纳差，便溏，舌淡红或淡白，脉弦细。

治则：健脾疏肝。

方剂：四君子汤合逍遥散加减。

药物：柴胡15g、白芍12g、茯苓15g、白术12g、山药20g、党参20g、陈皮6g、麦芽30g、郁金12g、大枣30g。

3）肝肾阴虚型

主证：头晕目眩，腰膝酸软，目涩梦多，月经紊乱或停经，舌红，苔少，脉细数。

治则：滋补肝肾。

方剂：一贯煎合杞菊地黄丸加减。

药物：枸杞子15g、麦冬15g、沙参20g、黄精15g、熟地15g、女贞子15g、山茱萸12g、蓯蓉肉12g、冬虫夏草6g（另炖）。

4）气血亏虚型

主证：面色苍白，神疲乏力，头晕目眩，或心悸，盗汗，纳呆，舌淡，脉沉细无力。

治则：补气养血。

方剂：八珍汤加减。

药物：党参20g、白术12g、茯苓15g、熟地15g、白芍15g、川芎8g、生黄芪30g、山药30g、大枣30g、甘草6g。

4．化疗后

1）脾胃虚弱型

主证：恶心，呕吐，纳差，腹胀不适，便溏，舌淡红或淡白，脉细。

治则：健脾和胃。

方剂：六君子汤加减。

药物：陈皮8g、法半夏12g、党参30g、白术12g、茯苓15g、佛手12g、大枣30g、甘草6g。

2）气血亏虚型

主证：面色苍白无华，唇甲淡白，少气乏力，畏寒自汗，头晕目眩，手指麻痹感，或心悸，月经量少或停经，舌淡，苔薄白，脉沉细无力。

治则：补气养血。

方剂：八珍汤加减。

药物：党参30g、白术12g、茯苓20g、当归12g、熟地15g、白芍15g、川芎6g、骨碎补30g、鸡血藤30g、炙黄芪30g、大枣30g。

（二）辨病选方

1. 辨证配伍

本病在辨证分型治疗的基础上，可选用下列药物加强化痰散结抗癌的作用：生南星、生半夏、红娘子、蜈蚣、三棱、白花蛇舌草、山慈菇等。

2. 随症加减

（1）乳房胀痛：酌加王不留行10g、延胡索12g、木香6g（后下）、路路通10g、郁金10g。

（2）肿块皮肤紫暗：酌加水蛭10g、桃仁10g、虻虫10g。

（3）肿块红肿、血水不净：酌加草河车15g、鹿衔草15g、蒲公英20g、凤尾草15g。

（4）肿块流脓恶臭：酌加生薏苡仁30g、仙鹤草30g、金银花30g。

（5）心烦不寐：酌加茯神10g、酸枣仁10g、远志10g、生牡蛎30g。

（6）大便秘结：酌加大黄10g（后下）、枳实15g。

三、预防保健

（一）乳腺癌患者康复治疗共识

康复包括生理功能的恢复、心理状态的调整及社会活动能力的恢复。乳腺癌的康复治疗就是在进行乳腺癌正规治疗的同时或结束后，帮助患者恢复机体生理功能、调整心理状态，并且能够回归社会，重建被疾病破坏了的生活。

1. 患侧肢体功能的康复

患侧上肢功能锻炼对于恢复患者肩关节功能和预防及减轻水肿至关重要，但必须严格遵守循序渐进的顺序，不可随意提前，以免影响伤口的愈合。

循序渐进方法：① 术后1～2天，练习握拳、伸指、屈腕；② 术后3～4天，前臂伸屈运动；③ 术后5～7天，患侧的手摸对侧肩、同侧耳（可用健肢托患肢）；④ 术后8～10天，练习肩关节抬高、伸直、屈曲至90°；⑤ 术后10天后，肩关节进行爬墙及器械锻炼，一般应在1～2个月内使患侧肩关节功能达到术前或对侧同样的状态。

功能锻炼的达标要求是：2周内患侧上臂能伸直、抬高绕过头顶摸到对侧耳朵。达标后仍需继续进行功能锻炼。术后7天内限制肩关节外展。严重皮瓣坏死者，术后2周内避免大幅度运动。皮下积液或术后1周引流液超过50 mL时应减少练习次数及肩关节活动幅度（限制外展）。植皮及行背阔肌皮瓣乳房重建术后要推迟肩关节运动。

2. 预防或减轻上肢淋巴水肿

一般认定患侧上肢周径比对侧上肢周径长小于3 cm为轻度水肿，3～5 cm为中度水肿，大于5 cm为重度水肿。预防或减轻水肿的具体办法是：

（1）预防感染：保持患侧皮肤清洁；不宜在患肢手臂进行有创性的操作，例如抽血、输液等；洗涤时戴宽松手套，避免长时间接触有刺激性的洗涤液；避免蚊虫叮咬；衣着、佩戴首饰或手表时一定要宽松。

（2）避免高温环境：避免烫伤；患侧手臂不要热敷，沐浴时水温不要过高；避免强光照射和高温环境。

（3）避免负重：避免提、拉、推过重的物品；避免从事重体力劳动或较剧烈的体育活动。

（4）其他：尽快恢复手臂功能，不要忽视轻微的手指、手背、上肢的肿胀；乘坐飞机或长途旅行时戴弹力袖套；在医生指导下进行适当的体育锻炼，避免过度疲劳。

（5）淋巴水肿的治疗：包括保守治疗和手术治疗。保守治疗指综合消肿疗法，包括人工淋巴引流、压力绷带治疗、皮肤护理等。

（6）淋巴水肿的自我护理方法。

①轻度或中度淋巴水肿：皮肤护理；抬高手臂；沿淋巴走向自下而上向心性按摩；手臂功能恢复训练；戴弹力袖套。

②重度淋巴水肿：戴弹力袖套，行综合消肿疗法。如手臂出现变红或异常硬等症状，或水肿严重时应考虑有感染发生，应进行抗感染及对症处理。

3. 营养和运动

乳腺癌疾病本身的进展或治疗期间的不良反应均有可能导致患者营养不良，而饮食过剩造成超重，也是乳腺癌患者康复期所面临的问题之一。癌症患者同时也是第二原发癌症、心血管疾病、糖尿病及骨质疏松症的高危人群，合理的营养、健康的生活方式在乳腺癌患者康复期显得尤为重要。维持健康的体质量，充足的体力活动以及健康的饮食，可以降低疾病复发风险，增加无病生存的概率。

（1）饮食营养。

目前尚没有证据证明某一类食品与乳腺癌的复发或转移相关。

①美国癌症学会（ACS）主要推荐的是水果、蔬菜、粗粮和豆制品等饮食。美国的公共卫生学院推荐成人每天至少喝2～3杯蔬菜汁，1.5～2.0杯水果汁。一些观察性研究认为，乳腺

癌存活者的蔬菜和粗粮摄入量高，总体死亡率可降低43%。现在不推荐膳食补充剂（如多种维生素）。

②需要禁忌胎盘及其制品和未知成分的保健品。

③减少酒精的摄入，不要抽烟。

（2）运动。

康复期应选择一项适合自己并能终生坚持的有氧运动。推荐进行有规律的锻炼，每周至少进行150 min的中等强度锻炼，1周2次的力量训练。可向患者推荐的运动有快走、骑车、游泳、打太极拳以及有氧舞蹈等。

均衡饮食及有氧运动可增强人体免疫力，有效减轻精神压力，改善睡眠，缓解由癌症及因治疗而引起的疲劳症状，增加人体对疾病的抵抗能力。

4．心理状态的调整

医护人员需要了解患者的心理变化特点及心理状态调整的过程，以提供必要的心理干预。医护人员可以在认知、决策、应对技能等方面提升患者的自我控制能力，指导患者合理地运用暗示、宣泄等应对技巧，以增加其对于困境的忍耐力。避免给予患者过多的同情与怜悯，向患者强调保持常态的重要性，帮助患者尽快摆脱患者角色，积极面对生活。

（1）提供充分信息，帮助患者理性接受患病事实。医护人员可参与患者的认知矫正，帮助她们进行适当的反思，减少错误的想法，减轻恐惧。

（2）帮助患者寻找积极的生存目的，建立生活的信心。医护人员必须及时且正确地评估患者当前的期望，包括患者与其家属之间的依赖关系。帮助患者意识到自身的价值，对家庭其他成员的重要性，以增加其与疾病抗争的信心。

（3）激发患者的承担意识，协助其有效地控制自我。实施以患者为中心的医疗护理模式，帮助患者充分发挥她们的决策权，激发她们的自我承担意识。

5．性康复指导

（1）了解乳腺癌及其治疗对性生活可能产生影响的全部信息。需要告诉她们的是产生性欲的性激素是雌激素。女性约一半的雌激素是由位于肾脏上方的肾上腺产生的，而卵巢产生另一半的雌激素。女性只需要很少量的雌激素就能维持性欲所需要的正常水平。

（2）无论将采用何种治疗手段，经爱抚获得愉悦的能力不会改变。

（3）试着享受其他感觉性愉悦的方式，伴侣间应该互相帮助，通过触摸和爱抚来达到性高潮。

（4）与伴侣进行关于性问题的交流。沉默是性健康最大的敌人，如果永远不敢开口咨询，那么将永远不会解脱。

相关建议：①改善与伴侣有关性生活方面的沟通；②尝试感性的按摩；③读一本有关性知

识的好书，增加与性相关的知识和技巧；④增加性幻想；⑤与伴侣分享自己的性幻想；⑥鼓励伴侣在性活动中更积极主动；⑦告诉伴侣以自己喜欢的方式来进行。

6. 生育指导

虽然目前没有证据显示生育会影响乳腺癌患者的预后，但在选择是否生育，以及何时生育时必须充分考虑患者疾病复发的风险和治疗可能对后代产生的影响。以下情况可考虑生育：①乳腺原位癌患者手术和放疗结束后；②淋巴结阴性的乳腺浸润性癌患者手术后2年；③淋巴结阳性的乳腺浸润性癌患者手术后5年；④需要辅助内分泌治疗的患者，在受孕前3个月停止内分泌治疗［如戈舍瑞林、三苯氧胺或其他选择性雌激素受体调节剂（selective estrogen receptor modulaors，SERM）］，直至生育后哺乳结束，再继续内分泌治疗。

7. 术后随访指导

（1）随访意义：早期乳腺癌患者术后应定期随访，以了解患者的生存状况，评估疾病是否复发转移，以及患者对辅助治疗的依从性和不良反应等。

（2）随访时间：术后（或结束辅助化疗后）第1～2年每3个月1次，第3～4年每4～6个月1次，第5年开始每年1～2次。

（3）随访检查内容：触诊体检、肝脏超声、血生化和血常规。

（4）其他特殊检查：乳房X线（每年1次）、妇科检查（三苯氧胺治疗中每年1～2次）和BMD（芳香化酶抑制剂治疗期间）。

（5）骨扫描、CT或MRI等可用于有症状的患者，但不推荐无症状患者常规应用。

8. 提供综合社会支持，恢复社会活动能力

医护人员可以根据患者的需要，积极调动社会资源，给患者提供帮助、鼓励和支持，最大限度地恢复患者的社会功能。2000年，澳大利亚颁布了第1个关于对乳腺癌患者支持照护的循证指南，称为"心理社会的临床实践指南：为乳腺癌患者提供信息、咨询和支持"。指南中特别建议所有的女性都应该得到治疗小组的情感支持和社会支持，也应该得到同辈支持小组的信息和支持。从这一点可以看出，乳腺癌患者的社会支持网络应涵盖专业支持、家庭支持和同辈支持。

（1）专业支持：以提供医学信息和心理支持为主，可以开设康复课程、专业讲座，设立康复热线、康复值班室、康复网站，出版康复相关的书籍等，同时利用各种新媒体平台，手机应用程序等。

（2）家庭支持：以鼓励家属参与患者的诊治和康复过程为主，可以开设家属信息咨询窗口，为家属提供交流平台等。

（3）同辈支持：以康复病友志愿者的参与为主，可以采用病房探视或新病友座谈会的形式，建议在医护人员的专业指导和监督下进行。

（二）化疗不良反应的中医药处理

详见总论第一章。

（三）放疗不良反应的中医药处理

详见总论第一章。

（四）乳腺癌复发的预防

（1）避免情绪刺激和忧郁，保持乐观、平和的心境。饮食起居有规律，睡眠充足，坚持适量锻炼，增强机体抗病能力。

（2）饮食要均衡，不要过多忌口，否则会使营养不足，导致身体抵抗力低下，不利于康复，甚至出现复发转移。

（3）在手术、放疗、化疗结束后仍有必要维持一段时间的中西医结合治疗，以巩固疗效。尤其应注意定时到医院复查，第1年内每3个月复查1次，第2年内每半年复查1次，以后每年复查1次。复查时，详查手术区、对侧乳房、双腋下及双锁骨上有无肿物。每半年复查1次胸片、腹部B超及检查CEA，CA15-3，必要时行CT及ECT检查。

（4）提高人们对乳腺癌的正确认识；合理安排膳食，防止过多摄入脂肪，控制肥胖，提倡食用谷类、水果和蔬菜，脂肪应低于热量来源的30%~40%；肥胖者应加强体育锻炼；鼓励母乳喂养婴儿，更年期妇女应尽量避免使用雌激素；普查能有效地帮助早期发现乳腺癌，并有助于降低乳腺癌死亡率，方法可选用乳腺自检、乳腺体检、乳腺X射线摄片等。

（张蓓　黄圆圆）

第二十章
肺癌

第一节　概述

肺癌是目前全世界范围内发病率和病死率最高的恶性肿瘤，全球癌症数据显示，肺癌约占2012年所有新发癌症的13%，是导致癌症死亡的主要原因。近年来，肺癌仍居我国恶性肿瘤发病和死亡的第1位，目前肺癌新发病例仍在不断增长。

肺癌分为非小细胞肺癌（NSCLC）和小细胞肺癌（SCLC），其中NSCLC患者占比可达90%。由于肺癌的生物学特征十分复杂，恶性程度高，肺癌患者5年生存率仅有16.8%。

肺癌属中医的肺积、肺痨、咳嗽、咯血等证的范畴。

一、病因病机

肺癌的发生与下列因素有关。

1. 吸烟

主动吸烟和被动吸烟均为肺癌的危险因素。烟草中有超过3 000种化学物质，其中多链芳香烃类化合物和亚硝胺均有很强的致癌活性，可通过多种机制导致支气管上皮细胞DNA损伤，使得癌基因激活和抑癌基因失活，进而引起细胞的转化，最终发生癌变。

2. 工业接触

石棉、砷、镍、铀、铬均是肺癌发病的危险因素。长期从事与石棉、铬、砷、镍等物质接触工作的人员，肺癌发生率高于一般人群。

3. 环境污染

工业废气、汽车尾气含有致癌物质，尤其以苯并芘的致癌作用最明显。近年来发现室内装饰材料如甲醛和氡气也可能是肺癌发病的危险因素。

4. 肺部疾病

如肺结核、慢性炎症。

中医认为，肺癌发病的原因为正气内虚，邪毒犯肺，痰湿内聚，气滞血瘀，聚结于肺，遂成癌瘤。

二、临床表现

肺癌的临床表现与癌肿的部位、大小，是否压迫、侵及邻近器官以及有无转移等情况有密切关系。

1. 局部症状

癌肿在较大的支气管内生长，常出现刺激性咳嗽，继发肺部感染时可以有脓痰。另一个常见的症状是血痰，通常为痰中带血点、血丝或间断少量咯血。肿瘤造成较大支气管阻塞时会出现胸闷、胸痛、气促等。

2. 全身症状

肺癌晚期由于感染、疼痛会导致患者食欲减退，肿瘤生长和毒素会引起消耗增加，可引起消瘦、贫血、恶病质。

3. 转移症状

晚期肺癌压迫或侵犯邻近器官、组织或发生远处转移时，可以产生：①累及膈神经，引起同侧膈肌麻痹；②累及喉返神经，引起声带麻痹声音嘶哑；③累及上腔静脉，引起面颈部、上肢和前上胸部静脉怒张、皮下组织水肿、上肢静脉压升高等上腔静脉压迫综合征；④累及胸膜，可以引起胸腔积液，多为血性；⑤侵入纵隔，压迫食管，可引起吞咽困难；⑥上叶顶部肺癌，亦称Pancoast肿瘤或肺上沟瘤，可以侵入和压迫位于胸廓上口的器官或组织，如第一肋骨、锁骨上动脉和静脉、臂丛神经、颈交感神经等。

累及颈交感神经出现患侧眼球凹陷、上眼睑下垂、眼裂变小、瞳孔变小、患侧额部无汗等，即Horner综合征。累及臂丛神经引起患侧肩、臂疼痛等，即Pancoast综合征。脑转移者出现头痛、呕吐、偏瘫等症状。骨转移者出现疼痛。

4. 伴随症状

少数肺癌，由于肿瘤细胞产生内分泌物质，临床上呈现非转移性的全身症状：骨关节综合征（杵状指、关节痛、骨膜增生等）、类癌综合征（腹痛、腹泻、面潮红、支气管痉挛等）及男性乳房发育。

三、诊断与鉴别诊断

（一）影像诊断

胸部增强CT、上腹部增强CT（或B超）、头部增强MR（或增强CT）以及全身骨扫描是肺癌诊断和分期的主要方法。一项荟萃分析（也称Meta分析）汇集了56个临床研究共8 699例患者，结果显示，18F-FDG PET/CT对于淋巴结转移和胸腔外转移（脑转移除外）有更好的诊断效能。由于PET/CT价格昂贵，故PET/CT可作为诊断和分期的可选策略。当纵隔淋巴结是否转移会影响治疗决策，而其他分期手段难以确定时，推荐采用纵隔镜或超声支气管镜检查（EBUS）等有创分期手段明确纵隔淋巴结状态。

（二）病理诊断

病理评估用以确定肺癌的组织学类型，确定AJCC推荐的分期参数：包括肿瘤大小、浸润范围（胸膜、支气管）、手术切缘是否适当以及有无淋巴结转移。

组织形态学明确小细胞肺癌和非小细胞肺癌，非小细胞肺癌需进一步明确鳞癌和腺癌。形态学不明确的非小细胞肺癌，可进一步行免疫组化染色，甲状腺转录因子（TTF-1）、新天冬氨酸蛋白酶A（NapsinA）、P40、CK5/6、P63，可用以鉴别腺癌、鳞癌。

（三）分子分型

1. *EGFR*突变

亚裔人群和我国的肺腺癌患者*EGFR*基因敏感突变阳性率为40%～50%。*EGFR*突变主要包括4种类型：外显子19缺失突变、外显子21点突变、外显子18点突变和外显子20插入突变。最常见的*EGFR*突变为外显子19缺失突变（*19DEL*）和外显子21点突变（*21L858R*），均为*EGFR-TKI*的敏感性突变，18外显子*G719X*、20外显子*S768I*和21外显子*L861Q*突变亦均为敏感性突变，20外显子的*T790M*突变与*EGFR-TKI*获得性耐药有关。

2. *ALK*突变

*ALK*阳性NSCLC的发生率为3%～7%，东西方人群发生率没有显著差异。中国人群腺癌*ALK*阳性率为5.1%。而我国*EGFR*和*KRAS*均为野生型的腺癌患者中*ALK*融合基因的阳性率高达30%～42%。

3. *ROS1*突变

*ROS1*阳性NSCLC与*EGFR*突变、*ALK*阳性NSCLC一样，是NSCLC的另一种特定分子亚型。

（四）鉴别诊断

1. 肺结核

结核球易与周围型肺癌混淆，前者多见于年轻患者，一般病程较长，发展缓慢。影像学上病灶边界清楚，密度较高，病变在较长时间内没有变化。血行播散型肺结核易与弥漫型细支气管肺泡癌混淆，前者常见于青年，发热等全身毒性症状明显，呼吸道症状不明显，影像学上病变为细小、分布均匀、密度较淡的粟粒样结节。抗结核药物治疗可改善症状，使病灶逐渐吸收。应当注意，肺癌可以与肺结核合并存在。应结合临床症状、影像学表现、痰细胞学及支气管镜检，早期明确诊断，以免延误治疗。

2. 肺炎

早期肺癌引起的阻塞性肺炎易被误诊为支气管肺炎，后者起病较急，感染症状比较重，全身感染症状明显。影像学上表现为边界模糊的片状或斑点状阴影，密度不均匀。抗生素治疗后肺部病变吸收也较快。

肺癌中央部分坏死液化形成空洞时X线片上表现易与肺脓肿混淆。肺脓肿在急性期有明显感染症状，痰量较多、呈脓性，影像学上病变空洞壁较薄，内壁光滑，常有液平面，脓肿周围的肺组织常有浸润，胸膜有炎性变。

3. 肺部良性肿瘤

肺部常见的良性肿瘤：如错构瘤、纤维瘤、软骨瘤、瘤样改变的炎性假瘤等有时需与周围型肺癌鉴别。肺部良性肿瘤一般病程较长，生长缓慢，临床大多没有症状。影像学上呈现为类圆形块影，密度均匀，边界整齐，多无分叶。

4. 纵隔淋巴瘤

可与中心型肺癌混淆，淋巴瘤常呈双侧性改变，影像学上表现为两侧气管旁和肺门淋巴结影增大，临床常有发热和其他部位的表浅淋巴结肿大，纵隔镜检查有较大的鉴别诊断意义，对放射治疗敏感，小剂量照射后即可见到块影缩小。

四、临床分期

临床分期采用AJCC/UICC 2018年开始执行的"肺癌TNM分期"标准，见表20-1和表20-2。

表20-1　肺癌TNM分期标准（AJCC/UICC第八版）

TNM分期		分期标准
原发肿瘤（T）	Tx	未发现原发肿瘤，或通过痰细胞学或支气管灌洗发现癌细胞，但影像学及支气管镜无法发现
	T0	无原发肿瘤证据
	Tis	原位癌
	T1	肿瘤最大径≤3 cm，周围被肺组织或脏层胸膜所包绕，支气管镜下见肿瘤侵犯没有超出叶支气管近端（即没有累及主支气管）
	T1a	肿瘤最大径≤1cm
	T1b	肿瘤最大径＞1cm，≤2cm

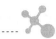

（续表）

TNM分期		分期标准
原发肿瘤（T）	T1c	肿瘤最大径＞2cm，≤3cm
	T2	符合以下任何一个条件：肿瘤最大径>3 cm，≤5 cm；侵及脏层胸膜；侵及主支气管，但未侵犯隆突；有阻塞性肺炎、部分或全肺不张
	T2a	肿瘤最大径>3 cm，≤4 cm
	T2b	肿瘤最大径>4 cm，≤5 cm
	T3	符合以下任何一个条件：肿瘤最大径>5 cm，≤7cm；直接侵犯以下任何一个器官：胸壁（含肺上沟瘤）、膈神经、心包；同一肺叶出现孤立性癌结节
	T4	肿瘤最大径>7cm；无论大小，侵犯下述结构之一者：纵隔、膈肌、心脏、大血管、气管、喉返神经、食管、椎体、隆突；同侧不同肺叶内孤立癌结节
区域淋巴结（N）	Nx	无法评估
	N0	无区域淋巴结转移
	N1	同侧支气管周围和/或同侧肺门淋巴结及肺内淋巴结转移，包括原发肿瘤直接侵犯而累及
	pN1a	单站N1淋巴结转移
	pN1b	多站N1淋巴结转移
	N2	同侧纵隔内和/或隆突下淋巴结转移
	pN2a1	单站N2淋巴结转移，无N1淋巴结受累（跳跃转移）
	pN2a2	单站N2淋巴结转移，有N1淋巴结受累（单站或多站）
	pN2b	多站N2淋巴结转移
	N3	对侧纵隔、对侧肺门、同侧或对侧前斜角肌及锁骨上淋巴结转移
远处转移（M）	Mx	无法评估
	M1a	局限于胸腔内，包括胸膜播散（恶性胸腔积液、心包积液或胸膜结节）及对侧肺叶出现癌结节
	M1b	远处单个器官单发转移（寡转移）
	M1c	远处单个或多个器官多发转移

表20-2　肺癌TNM分期（AJCC/UICC第八版）

分期	T	N	M
隐匿期	Tx	N0	M0
ⅠA1	T1mi	N0	M0
ⅠA1	T1a	N0	M0
ⅡB	T1a	N1	M0
ⅢA	T1a	N2	M0
ⅢB	T1a	N3	M0

（续表）

分期	T	N	M
ⅠA2	T1b	N0	M0
ⅡB	T1b	N1	M0
ⅢA	T1b	N2	M0
ⅢB	T1b	N3	M0
ⅠA3	T1c	N0	M0
ⅡB	T1c	N1	M0
ⅢA	T1c	N2	M0
ⅢB	T1c	N3	M0
ⅠB	T2a	N0	M0
ⅡB	T2a	N1	M0
ⅢA	T2a	N2	M0
ⅢB	T2a	N3	M0
ⅡA	T2b	N0	M0
ⅡB	T2b	N1	M0
ⅢA　ⅢB	T2b	N2	M0
ⅢB	T2b	N3	M0
ⅡB	T3	N0	M0
ⅢA	T3	N1	M0
ⅢB	T3	N2	M0
ⅢC	T3	N3	M0
ⅢA	T4	N0	M0
ⅢA	T4	N1	M0
ⅢB	T4	N2	M0
ⅢC	T4	N3	M0
ⅣA	AnyT	AnyN	M1a
ⅣA	AnyT	AnyN	M1b
ⅣB	AnyT	AnyN	M1c

　　对于小细胞肺癌，美国退伍军人医疗中心（VA）专家组根据小细胞肺癌患者疾病侵犯程度分为两期：①局限期，定义为病变局限于同侧半胸，能安全被单个照射野包括；②广泛期，定义为超过同侧半胸，包括恶性胸腔或心包积液或者血行转移。由于大多数小细胞肺癌的文献根据VA定义将患者分为局限期和广泛期，该分期经常用于临床决策。然而，TNM系统适用于选出适合外科手术和放疗计划的T1～2N0期患者。临床研究应当首先使用TNM分期系统，因为其能更精确地评估预后和指导治疗。

第二节 治疗

一、西医治疗

肺癌的治疗需依据患者身体状况、病理类型、分子分型、TNM分期做全面考虑，进行多学科的综合治疗。一般而言，非小细胞肺癌（NSCLC）采取包括手术在内的多学科综合治疗，小细胞肺癌（SCLC）则采取以化疗、放疗为主的综合治疗。

1. 手术治疗

手术适应证：临床分期 I A、I B、II A、II B中适宜手术和临床判断可进行完全性手术切除的III A期NSCLC患者。

手术术式：解剖性肺叶切除+肺门纵隔淋巴结清扫术或微创技术下（胸腔镜或机器人辅助）的解剖性肺叶切除+肺门纵隔淋巴结清扫术（2A类证据）。

2. 放疗

放射治疗是肺癌的重要治疗方法之一，可分为根治性放射治疗、姑息性放射治疗和辅助性放射治疗三类。

1）根治性放疗

临床 I、II、III A、III B期的肺癌患者，如果因各种原因不能或者不愿意手术，可选择根治性的放射治疗（SBRT/SABR）（2A类证据）。

其中 II 期的放疗后行化疗，III A、III B行根治性的同期放化疗。临床肿瘤灶的标准放疗剂量为60Gy，亚临床灶为45～50Gy。

2）姑息性放疗

以抑制肿瘤生长、减轻痛苦、改善生活质量为目的的放射治疗，称为姑息性放疗。肺癌的姑息性放疗主要应用于上腔静脉压迫综合征和骨转移引起的疼痛。放射剂量在40Gy左右。

3）综合性放疗

综合性放疗分为术前放疗、术中放疗和术后放疗。

3. 化疗

肺癌的化疗发展相当迅速，特别是20世纪80年代以来以铂类药物为基础的化疗方案在临床上的应用大大延长了肺癌患者的生存时间。

非小细胞肺癌的化疗：早期肺癌可采用辅助化疗，局部晚期肺癌采用新辅助化疗或辅助化疗或同步化放疗，晚期肺癌采用姑息化疗。化疗方案以含铂类的两药联合方案为标准方案，化疗周期为4~6个周期，见表20-3。

表20-3　非小细胞肺癌化疗方案

方案	药物组成	剂量	用法	时间
AP/AC（非鳞癌）（每3周重复）	培美曲塞	500mg/m^2	静脉注射	第1天
	顺铂/卡铂	顺铂 75mg/m^2 卡铂 AUC=5~6	静脉注射	第1天
TP/TC（每3周重复）	紫杉醇	135~175mg/m^2	静脉注射	第1天
	顺铂/卡铂	顺铂 75mg/m^2 卡铂 AUC=5~6	静脉注射	第1天
GP/GC（每3周重复）	吉西他滨	1 000~1 250mg/m^2	静脉注射	第1、第8天
	顺铂/卡铂	顺铂 75mg/m^2 卡铂 AUC=5~6	静脉注射	第1天
NP/NC（每3周重复）	长春瑞滨	25mg/m^2	静脉注射	第1、第8天
	顺铂/卡铂	顺铂 75mg/m^2 卡铂 AUC=5~6	静脉注射	第1天
DP/DC（每3周重复）	多西他赛	60~75mg/m^2	静脉注射	第1天
	顺铂/卡铂	顺铂 75mg/m^2 卡铂 AUC=5~6	静脉注射	第1天
多西他赛（每3周重复）	多西他赛	75mg/m^2	静脉注射	第1天
培美曲塞（非鳞癌）（每3周重复）	培美曲塞	500mg/m^2	静脉注射	第1天

小细胞肺癌的化疗：小细胞肺癌对化疗高度敏感，目前的标准化疗方案为EP/EC方案（依托泊苷联合顺铂/卡铂），IP/IC方案（伊立替康联合顺铂/卡铂），见表20-4。

表20-4　小细胞肺癌化疗方案

方案	药物组成	剂量	用法	时间
EP/EC（每3周重复）	依托泊苷	100mg/m^2	静脉注射	第1至第3天
	顺铂/卡铂	顺铂 75mg/m^2 卡铂 AUC=5~6	静脉注射	第1天
IP/IC（每3周重复）	伊立替康	65mg/m^2	静脉注射	第1、第8天
	顺铂/卡铂	顺铂 30mg/m^2 卡铂 AUC=5	静脉注射	第1、第8天

4．靶向治疗

随着肺癌系列致癌驱动基因的相继确定，我国及国际上多项研究表明靶向治疗药物大大改善和延长携带相应驱动基因的NSCLC患者的预后和生存期。

（1）*EGFR*敏感突变阳性晚期NSCLC，吉非替尼、厄洛替尼、埃克替尼、阿法替尼、奥希替尼（1类证据）。

（2）*ALK*融合基因阳性晚期NSCLC，阿来替尼、克唑替尼（1类证据）。

（3）*ROS*1融合基因阳性晚期NSCLC，克唑替尼（1类证据）。

（4）靶向抗血管生成治疗。

目前已有3个靶向抗血管生成药物在我国获批用于治疗晚期NSCLC患者，包括血管内皮生长因子（vascular endothelial growth factor，VEGF）抑制剂贝伐珠单抗、重组人血管内皮抑制素和小分子多靶点酪氨酸激酶抑制剂（tyrosine kinase inhibitor，TKI）安罗替尼。

5．免疫治疗

免疫治疗成为无驱动基因突变NSCLC新的治疗标准。PD-1/PD-L1抑制剂通过阻断肿瘤与T细胞间的免疫抑制信号，从而恢复机体的抗肿瘤免疫应答。纳武利尤单抗和帕博利珠单抗为PD-1抑制剂，atezolizumab为PD-L1抗体，联合化疗或者部分人群中单药免疫治疗已成为非鳞NSCLC一线治疗新标准，也成为非鳞NSCLC二线治疗的标准。另外，PD-1/PD-L1抑制剂在欧美国家获批为鳞状NSCLC一线、二线治疗新标准。

免疫治疗在SCLC中也取得了突破性进展，atezolizumab联合依托泊苷/卡铂可作为广泛期SCLC的一线治疗方案。

二、中医治疗

（一）辨证施治

辨证分型分为未经西医治疗前分型、手术后分型、放疗（中）后分型、化疗（中）后分型、靶向治疗（中）后分型。

1．未经西医治疗前分型

1）阴虚内热型

主证：咳嗽少痰或无痰，或痰中带血，口干咽燥，潮热盗汗，形体消瘦，舌红或绛，苔少或无苔，脉细数。

治则：滋阴润肺。

方药：沙参麦门冬汤加百合固金汤加减。沙参30g、麦冬15g、天冬15g、玉竹30g、桑叶15g、天花粉30g、枇杷叶15g、浙贝母15g、北杏仁15g，水煎服。

痰中带血者加白及30g、仙鹤草30g、桑白皮15g；午后潮热者加地骨皮15g、银柴胡15g，水煎服。

2）气血两虚型

主证：少气乏力，咳嗽声低，自汗或盗汗，口干不多饮，舌淡红，苔薄白，脉细。

治则：益气养阴。

方药：黄芪30g、人参10g（或党参30g）、白术15g、怀山药30g、沙参30g、天冬15g、女贞子15g、龟板20g、鳖甲20g，水煎服。

3）痰热壅肺型

主证：咳嗽，痰黄稠或伴血丝，发热，口干喜饮，舌红，苔黄腻，脉滑数。

治则：清热宣肺化痰。

方药：千金苇茎汤加味。苇茎30g、薏苡仁30g、冬瓜仁30g、桃仁12g、鱼腥草30g、胆南星15g、北杏仁15g、川贝母9g、黄芩10g，水煎服。

4）气滞血瘀型

主证：胸闷气促，胸部或颈部青筋显露，胸胁胀痛，痛有定处，痛如针刺或刀割样，痰中带血或伴有颈部、脸部肿胀，舌质暗或有青紫瘀斑点，脉弦或涩，此型见于上腔静脉受压迫者。

治则：行气化瘀。

方药：郁金20g、苏子20g、八月札25g、三棱15g、莪术15g、桃仁12g、王不留行15g、水蛭5g，水煎服。

5）脾虚痰湿型

主证：胸闷，咳嗽，痰多色白，疲倦，纳差，舌淡红有齿印，苔薄白，脉濡缓。

治则：健脾燥湿化痰。

方药：党参30g、白术15g、怀山药30g、陈皮10g、法半夏20g、苏子20g、白芥子15g、白前15g、桔梗15g，水煎服。

6）水饮内停型

主证：胸闷、气促，甚则不能平卧，唇舌发干，脉促。此型相当于肺癌伴有胸腔积液，胸腔积液属"支饮"或"悬饮"范畴。

治则：利水逐饮。

方药：葶苈子30g、龙葵15g、防己15g、椒目5g、茯苓30g、白术15g、猪苓30g、薏苡仁30g、大枣30g、桂枝9g，水煎服。

随症加减：胸痛者加延胡索20g、郁金20g。唇甲青紫者加桃仁12g、泽兰15g。面目、肢体皆肿，肌肤不温者，可加熟附子15g、白芍20g、生姜15g。

2．手术后常见分型

1）肺气虚型

主证：疲倦乏力，自汗，畏风，稍做登高活动或急行时即气喘，舌淡红，苔薄白，脉细。

治则：补益肺气。

方药：黄芪30g、白术15g、防风15g、党参30g、山药30g、补骨脂15g、五味子12g、浮小麦30g、大枣30g，水煎服。

2）肾不纳气型

主证：动辄气喘，腰膝酸软，夜多小便，舌淡或淡暗，苔白，脉细促，此型多见于一侧肺全切除者。

治则：补肾纳气。

方药：蛤蚧1条（去头）、冬虫夏草5g、胡芦巴9g、补骨脂30g、菟丝子15g、核桃肉15g、五味子12g、黄芪30g，水煎服。

3．放疗（中）后分型

1）肺燥阴虚型

主证：咳嗽痰少或无痰，口干，舌淡红，少津，苔薄白，脉细数。

治则：滋阴润肺。

方药：北杏仁15g、川贝母9g、天冬15g、北沙参30g、党参15g、桑叶15g、梨皮15g、款冬花15g、紫菀15g、百合15g，水煎服。

2）痰热壅肺型

主证：咳嗽，痰黄稠，或伴血丝，发热，口干喜饮，舌红，苔黄腻，脉滑数。

治则：清热宣肺化痰。

方药：千金苇茎汤加味。苇茎30g、薏苡仁30g、冬瓜仁30g、桃仁12g、鱼腥草30g、胆南星15g、北杏仁15g、川贝母9g、黄芩10g，水煎服。

3）热毒伤肺型

主证：咳嗽，胸痛，发热，痰伴血丝或咯血，大便干燥，小便黄赤，舌红苔黄，脉数。

治则：清热泻火，凉血止血。

方药：桑白皮20g、地骨皮20g、牡丹皮15g、青黛3g（研末冲服）、黄芩10g、墨旱莲25g、仙鹤草30g、生地黄20g、白及30g，水煎服。

4）气阴两虚型

主证：少气乏力、咳嗽声低、自汗或盗汗，口干但不喜饮，舌淡红，苔薄白，脉细。

治则：益气养阴。

方药：黄芪30g、人参10g（或党参30g）、白术15g、怀山药30g、沙参30g、天冬15g、女贞子15g、龟板20g（先煎）、鳖甲20g（先煎），水煎服。

4．局部放射性损伤的防治

1）外部皮肤的防护

红景天10g、黄芩10g，加水350mL，煎成150mL药液，在放疗前30分钟涂抹在胸部、背部放射区域的皮肤上，每4～6小时重复涂抹1次，能明显减轻放射线对该处皮肤的损伤。

2）主气管黏膜的防护

肺癌纵隔部位放疗时，主气管的黏膜同时也受到放射线的影响而出现黏膜损伤，表现为咳嗽，或有胸痛，或痰多，可用红景天5g、鱼腥草9g、川贝母3g（打碎），加水350mL，煎成60mL药液，每天3次，每次取20mL药液，雾化吸入，能明显减轻放射线对主气管黏膜的损伤，促进主气管黏膜受伤处的修复。

3）食管黏膜的防护

肺癌纵隔部位放疗时，位于气管后部的食管，同时也受到放射线的影响而出现黏膜损伤，表现为吞咽食物时疼痛，可用红景天5g、生甘草5g、白及10g，加水350mL，煎成150mL药液，在放疗前15分钟，取20mL慢咽，放疗后，再反复多次，每次20mL慢咽，吞咽时，采用平卧的姿态，使药液停留在食管，能明显减轻放射线对食管黏膜的损伤，促进食管黏膜受伤处的修复。

5．化疗（中）后分型

1）脾胃受损型

主证：恶心，呕吐，咳嗽，痰白，舌淡红，苔白或厚。

治则：健脾和胃。

方药：陈夏六君汤加减。陈皮9g、法半夏20g、木香10g（后下）、砂仁6g（后下）、党参30g、白术15g、茯苓15g、苏子15g，水煎服。

2）肺脾气虚型

主证：咳嗽声低，疲倦乏力，畏风自汗，食少纳差，大便稀软，排出乏力，舌质淡，脉细弱。

治则：健脾益气。

方药：参苓白术散加减。黄芪30g、党参30g、白术15g、陈皮9g、升麻15g、怀山药30g、白扁豆20g、鸡血藤30g、熟枣仁20g，水煎服。

3）气血两虚型

主证：少气乏力，畏风自汗，心悸头晕，面色萎黄或㿠白，咳嗽声低，舌质淡，脉细弱。

治则：益气补血。

方药：八珍汤加味。黄芪30g，白术15g、党参30g、当归15g、白芍20g、熟地30g、茯苓

15g、炙甘草10g、熟首乌30g、升麻15g，水煎服。

4）肺肾两虚型

主证：咳嗽气短，动辄气喘，腰膝酸软，耳鸣，遗精，夜多小便，舌淡红，苔薄白，脉沉细。

治则：益肺补肾。

方药：黄芪30g、党参30g、白术15g、补骨脂30g、核桃仁20g、菟丝子15g、蛤蚧1条（去头）、锁阳15g、蚕蛹12g，水煎服。

6. 靶向治疗（中）后分型

1）肺燥型

主证：干咳或咳嗽少痰，头面部皮肤出现褐色干性粟粒状皮疹，不痒或微痒，部分可伴有脓点，舌淡红，苔薄白，脉和缓。

治则：润肺养阴。

方药：北杏仁15g、百合15g、北沙参15g、天冬15g、牡丹皮15g。

随证加减：皮肤有脓点者，可加苇茎30g、冬瓜仁15g、桔梗15g，水煎服。

同时可配合外治法：皮肤疹点干燥而痒者，可用：百部60g、大飞扬草30g、蝉蜕10g，用水1 000mL，煎成500mL药液，外敷皮疹部位。有脓点者，可用大飞扬30g、薏苡仁50g、皂角刺20g、桔梗30g、桃仁15g、白鲜皮20g，用1 500mL水，煎成500mL药液，外敷皮疹部位。

2）瘀热互结型

主证：咳嗽痰黄或痰中带血，胸痛，口干，头面部皮肤出现红褐色或紫红色粟粒状皮疹，疹点常伴有脓头，舌红或伴有瘀点，苔黄，脉数。

治则：清热化瘀。

方药：北杏仁15g、苇茎30g、川贝母6g、鱼腥草15g、牡丹皮15g、赤芍15g，水煎服。

皮肤疹点伴脓点者，可用大飞扬草30g、薏苡仁50g、皂角刺20g、桔梗30g、桃仁15g、白鲜皮20g，用1 500mL水，煎成500mL药液，外敷皮疹部位。

3）肺热脾虚型

主证：咳嗽痰黄或痰中带血，口干，食欲减退，大便次数增多，质地稀软或溏，舌质淡红，苔薄白，脉细。

治则：清肺健脾。

方药：苇茎30g、川贝母6g、白茅根30g、北沙参15g、山药30g、白术10g、白扁豆30g、麦芽30g，水煎服。

同时可配合外治法：皮肤疹点干燥而痒者，可用：百部60g、大飞扬草30g、蝉蜕10g，用水800mL，煎成500mL药液，外敷皮疹部位。有脓点者，可用大飞扬草30g、薏苡仁50g、皂角刺

20g、桔梗30g、桃仁15g、白鲜皮20g，用1 000mL水，煎成500mL药液，外敷皮疹部位。

（二）验方

（1）生黄芪30g、北沙参30g、天冬30g、玄参15g、石上柏30g、白花蛇舌草30g、杏仁9g、瓜蒌15g、生南星30g、夏枯草15g、海藻15g、生牡蛎30g，水煎服。适用于咳嗽少痰，神疲乏力，舌红，脉细之气阴两虚的患者。

必须注意：方中生南星毒性较大，久煎可减轻其毒性，故需用至少2 500mL的水持续煎沸达2小时以上，在餐后1小时内，半饱状态下服用，不要在空腹时服用。

（2）生黄芪15g、白术9g、茯苓15g、陈皮9g、杏仁9g、百部12g、鱼腥草30g、炙紫菀12g、石上柏30g、石见穿30g、生薏苡仁30g、淫羊藿15g、菟丝子15g。适用于咳嗽，痰白黏稠，气促，动辄尤甚，舌淡红，苔薄白腻，脉细，属脾肾两虚、痰热内结的患者。

（3）生黄芪25g、北沙参15g、麦冬12g、杏仁9g、百部9g、鱼腥草30g、金银花15g、石上柏30g、石见穿30g、生薏苡仁30g、夏枯草12g、海藻12g、生牡蛎30g、白花蛇舌草30g、黄芩9g。适用于咳嗽、痰多黄稠、气急、午后低热、舌淡红、苔薄白脉细之气阴两虚、痰热内结的患者。

（4）蓝蜂汤：板蓝根30g、蜂房9g、山豆根9g、龙葵15g、金银花30g、紫花地丁30g、十大功劳叶15g，水煎服。适用于肺癌伴感染发热者。

（5）参芪艾桔汤：黄芪60g、白人参9g、生艾叶18g、陈皮9g、生甘草9g、生姜9g，水煎服，适用于肺癌咳嗽、呼吸急迫、气急欲绝者。

（6）二莲葶苈汤：半边莲30g、半枝莲30g、葶苈子9g、蜂房9g、全瓜蒌30g、云茯苓15g、车前草30g、夏枯草30g，水煎服。适用于肺癌伴胸腔积液，或四肢肿胀发绀者。

如有以下症状时，可酌情选用以下药：咳嗽：前胡、杏仁、浙贝母、川贝母、紫菀、款冬花。痰多色白：生南星、生半夏、白前、白芥子。黄痰：桑白皮、黄芩、开金锁、海浮石、天竺黄、竹沥。痰血：黛蛤散、白及、牡丹皮、藕节炭、血见愁、生地榆、参三七、仙鹤草。喘咳：炙苏子、佛耳草、棉花根、蚕蛹、黑锡丹。气促：蚕蛹、补骨脂。胸痛：望江南、徐长卿、延胡索、失笑散、全蝎、蜈蚣。胸腔积液：葶苈子、龙葵、猫人参、桑白皮、控涎丹。低热：银柴胡、青蒿、地骨皮、马鞭草、蝉蜕、竹叶。高热：生石膏、寒水石、鸭跖草、金银花、牛黄。形寒肢冷：鹿角胶、制附子、肉桂、当归。

（三）饮食调护

中医认为肺为娇脏，喜润恶燥。五行中肺属金，脾属土，补土可生金；肺属上焦，肾属下焦，肺主呼吸而肾主纳气，补肾可纳气。故饮食调理的原则是润肺、健脾、固肾。常用于协助肺癌治疗的药物和食物有：北杏仁、浙贝母、百合、无花果、北沙参、党参、枇杷叶、枇杷果、梨、甘蔗、西洋参、莲子、猪瘦肉、母鸡、水鸭、甲鱼、龟、兔、蛇、鲜贝、鲜鱼、干贝、海参、鲍鱼等。列举药膳方如下。

（1）北杏仁15g、百合20g、无花果3枚、猪肺250g，煲汤服。适用于干咳无痰者。

（2）熟木瓜100g、冰糖适量，炖服。适用于干咳咽隐痛者。

（3）川贝母10g、鲜冬瓜仁60g，水煎后待汤汁半温时加入鲜木瓜汁30mL服用。适用于咳嗽痰黄稠难咳出者。

（4）北杏仁20g、猪肺200g、西洋菜100g，煲汤服。适用于干咳无痰，咽干口燥者。

（5）鲜梨1个，去皮核，冰糖适量，炖服。适用于干咳痰少者。

（6）北杏仁15g、陈皮10g、莲子肉20g、猪瘦肉100g，加水炖服。适用于咳嗽痰白而多者，若痰清稀，服用时加上姜汁8～10滴，效果更佳。

（7）鲫鱼1条（去鳞、肚）、花生仁50g，煲汤服。适用于化疗后头晕无力者。

（8）甲鱼150g、北沙参20g、玉竹30g，煲汤服。适用于盗汗、手足心热、口干不喜饮者。

（9）草龟1只约500g、冬虫夏草9g，加水炖服。适用于耳鸣、盗汗、腰膝酸痛者。

（10）甲鱼150g、生地黄15g、麦冬20g、北杏仁10g，加水炖服。适用于口干、干咳、大便干结者。

（11）蛤蚧1条（去头）、冬虫夏草6g、猪腰子（猪肾）1只，加水炖服。适用于动辄气喘之肾不纳气者。

（12）蚕蛹15g、猪腰子（猪肾）1个、盐少许，加水炖服。适用于动辄气喘之肾不纳气者。

（徐伯平　权琦）

第二十一章
纵隔肿瘤

第一节 概述

纵隔位于两侧肺之间，内有许多重要器官和组织，以胸骨和胸椎为其前后界。因解剖位置的不同，又可分为前、中、后纵隔和上、下纵隔。纵隔肿瘤是指位于纵隔内各种组织和结构所产生的肿瘤和囊肿。根据肿瘤生长位置的不同，可分为前纵隔肿瘤、后纵隔肿瘤或者前上纵隔肿瘤等。纵隔内肿瘤种类繁多，有原发和转移两类，原发肿瘤中既有良性也有恶性，但以良性为多见，也有相当一部分为恶性。

纵隔肿瘤是一个统称，纵隔内初发现还没有明确诊断的肿瘤常统称为纵隔肿瘤，其中以胸腺瘤最多见，其次为神经源性肿瘤、畸胎瘤、胸内甲状腺肿、支气管囊肿、心包囊肿等各类肿瘤。肿瘤在纵隔内的分布，前纵隔肿瘤多为胸内甲状腺肿、胸腺瘤和畸胎类肿瘤；中纵隔则以支气管囊肿、心包囊肿、恶性淋巴瘤或淋巴结转移瘤为多见；后纵隔则以神经源性肿瘤为多见。此外，也有一些纵隔肿瘤跨区生长。

中医没有纵隔肿瘤这个病名，根据纵隔肿瘤的主要症状和体征，中医胸痛、咳嗽、喘证、肺积、瘀证等都属于纵隔肿瘤范畴。

一、病因病机

现代医学对纵隔肿瘤的发病原因至今还没有完全弄清楚。其中一部分纵隔肿瘤发病是因为异位细胞或组织种植到纵隔腔，异常增生；另外一部分是先天的，比如囊肿、畸胎瘤；还有一部分是后天长出来的，包括一些恶性的肿瘤。

中医认为本病的病因病机或由外邪侵袭，或由情志失调，或由饮食不节，以致气血受损，气机郁滞，脏腑气血失和，痰浊瘀血内生，痰瘀与气血互结，阻遏胸中，日久成积，发为本病。

二、临床表现

纵隔肿瘤的临床表现与肿瘤的位置、大小、生长速度、质地、性质以及是否压迫侵犯邻近组织器官有关。良性肿瘤生长比较缓慢，可生长到比较大而无症状或症状轻微。恶性肿瘤进展迅速，侵犯程度高，可在较小时就出现症状，常见症状有：胸闷胸痛、咳嗽气促、头面部水肿、一侧面部无汗、吞咽困难等。

（一）症状

1．胸痛及胸闷

胸闷及胸痛是纵隔肿瘤最常见的症状，多因肿瘤的占位并挤压邻近组织及刺激胸膜或神经所致。

2．呼吸道症状

多为刺激和压迫症状，常引起咳嗽、气促，严重者可发生呼吸困难。若肿瘤穿破支气管时，可出现咯血，畸胎瘤类肿瘤可咳出毛发或豆渣样物。若肺组织受压，可引起肺不张或肺内感染。

3．神经系统症状

当肿瘤压迫交感神经时，可引起Horner综合征，表现为同侧眼睑下垂，瞳孔缩小，眼球内陷，同侧头面无汗等；喉返神经受侵可出现声嘶；压迫臂丛神经可引起肩部及上肢疼痛；压迫肋间神经可引起肋间神经痛或感觉异常。

4．大血管压迫症状

肿瘤压迫上腔静脉时，可引起头脸部、颈部及上肢肿胀，颈静脉怒张，口唇紫绀等；压迫无名静脉，可使患侧上肢静脉压升高，肢体肿胀。

5．其他症状

肿瘤压迫或侵犯食管，可引起吞咽困难。咳出头发样细毛或豆腐渣样皮脂为肿瘤破裂进入肺内的畸胎瘤。胸内甲状腺肿少数有甲状腺功能亢进症状。胸腺瘤30%～45%伴有重症肌无力。晚期恶性纵隔肿瘤可产生相应的全身症状，如消瘦、贫血和恶病质等。

（二）体征

纵隔肿瘤患者的阳性体征比较少见。

1．神经受压体征

当肿瘤体积巨大，压迫交感神经时，可出现Horner综合征；压迫喉返神经出现声带麻痹；压迫肋间神经可出现神经支配区感觉异常；压迫膈神经可出现膈肌麻痹。

2．心肺受压体征

当肿瘤压迫纵隔气管或心脏时，使气管或心脏移位，可见纵隔浊音界加宽，颈部和胸前血管怒张。

3．其他体征

还可见杵状指，重症肌无力，心包积液，胸腔积液，红斑性狼疮等。有些巨大畸胎瘤可出现局部胸壁膨隆。

三、诊断与鉴别诊断

（一）影像学检查

1．X线检查

标准的后前位胸片及侧位片，是检查纵隔肿物的主要手段，能显示肿瘤的大小、部位、外形、密度、边缘光滑度、与周围组织的关系、有无钙化或骨影及扩张性搏动，是否随吞咽上下移动或随呼吸而改变形状等。由于X射线检查的各种局限性，检查使用频率不断降低。

2．电子计算机X射线体层扫描（CT）

随着CT检查设备的更新换代，辐射剂量越来越低，影像分辨率不断提高，不论是健康体检的胸部平扫，还是肿瘤诊断治疗中的增强扫描，使用频率越来越高。CT检查对纵隔肿瘤具有十分重要的价值，能准确显示肿瘤的部位、大小、范围、轮廓、密度和均匀性以及与主要血管、邻近组织、器官的关系。目前，CT检查是纵隔肿瘤最合适的检查方法，不仅能为诊断和鉴别诊断提供依据，还能估计手术切除的可能性。

3．磁共振成像（MRI）

MRI检查在纵隔肿瘤检查中有许多优点，比CT检查更能清楚地显示纵隔内的病变，且对于后纵隔肿瘤是否累及椎管的判断更有价值。在判断肿瘤是否侵犯血管、肿瘤复发和瘢痕鉴别方面更具优势。

4．正电子发射型计算机断层显像（PET/CT）

PET/CT能显示肿瘤的代谢活性和代谢负荷，能显示肿瘤的部位、大小、数目、性质以及是否发生远处转移等。PET/CT在纵隔肿瘤的诊断、鉴别诊断、评价疗效、判断病情和了解治疗后肿瘤活性等方面有重要作用。

（二）病理学检查

病理学检查包括纵隔镜、胸腔镜、淋巴结活检、经皮细针穿刺活检、剖胸探查及手术切除等，可进行细胞学或组织学检查，以明确诊断。

（三）鉴别诊断

纵隔肿瘤的种类繁多，有良性、恶性以及所在纵隔的不同。常见的有神经源性肿瘤、畸胎瘤、胸腺瘤、胸内甲状腺、纵隔恶性淋巴瘤、支气管囊肿和心包囊肿等，可根据X线检查、

CT、MRI、PET/CT以及肿块细针穿刺活检、纵隔镜或胸腔镜检查等进行鉴别。原发性纵隔肿瘤还要与纵隔转移瘤、纵隔型肺癌、纵隔结核等相鉴别。

第二节　治疗

一、西医治疗

（一）手术治疗

手术治疗是纵隔肿瘤（恶性淋巴瘤和淋巴结转移瘤除外）的首选方法。纵隔肿瘤一经诊断，只要没有手术禁忌证，原则上应争取尽早手术切除，而且越早越好。对于不能完整切除的肿瘤，应标记肿瘤范围，为术后放疗靶区设定提供重要参考。

（二）放射治疗

纵隔肿瘤术后为恶性或肿瘤不能切除者，只要没有放疗禁忌证，则可进行放射治疗。放射治疗方式分为单纯放射治疗、联合手术的放射治疗和同期放化疗，前者又可分为根治性放射治疗、姑息性放射治疗和诊断性放射治疗。目前多采用三维适形调强放射治疗的方法，能使照射过程中高剂量区剂量分布的形状在三维方向上与肿瘤靶区的形状一致，从而提高靶区剂量，减少正常组织受照射的范围和剂量，提高局部控制率，进而提高生存率和治愈率，具体剂量根据不同肿瘤而定。

1. 单纯放疗

（1）根治性放射治疗

根治性放射治疗的方法和剂量，可根据肿瘤的病理类型和肿瘤细胞对放疗的敏感性制定，主要用于淋巴瘤类，或不能手术切除的浸润性胸腺瘤或精原细胞瘤等。

（2）姑息性放射治疗

姑息性放射治疗的目的是改善患者症状，减轻痛苦，提高生活质量，多用于晚期纵隔肿瘤的姑息治疗。

（3）诊断性放射治疗

主要用于因不能取得病理结果而不能确诊的纵隔肿瘤患者，或合并严重上腔静脉压迫综合征的患者。

2. 联合手术型放射治疗

分为术前放射治疗和术后放射治疗。术前放射治疗目的是缩小肿瘤体积，消灭肿瘤周围的亚临床病灶，减少术中播散风险，使不能切除的肿瘤获得二期手术切除的机会，适用于初诊手术切除困难的患者。术后放射治疗主要用于浸润性胸腺瘤和精原细胞瘤术后，或其他类型纵隔肿瘤术后有残留的患者，以期巩固疗效，减少术后复发。

3．同期放化疗

同期放化疗是在纵隔肿瘤放射治疗的同时，根据不同的疾病选择合适的化疗方案，以达到缩小肿瘤、增加放疗敏感性和提高疗效的目的。

（三）化学治疗

化学治疗分为术前新辅助化疗和术后辅助化疗，新辅助化疗用于初始不能手术或考虑手术不能完整切除者；术后辅助化疗可用于纵隔肿瘤术后为恶性或术后有残留、复发者。

（1）纵隔肿瘤术后为恶性或肿瘤不能切除者，可进行适当的化疗。可根据不同类型的肿瘤选用相应的化疗方案，常用的化疗药物有：阿霉素类、丝裂霉素、顺铂、5-氟尿嘧啶、环磷酰胺、羟喜树碱、甲氨蝶呤、长春新碱、平阳霉素等。

（2）若为纵隔淋巴瘤，则以化疗为主。淋巴瘤是一种起源于淋巴造血组织的实体肿瘤，多发生于淋巴结和/或结外部位淋巴组织，类型众多，化疗方案不同，治疗效果差别也很大。

霍奇金淋巴瘤可选用MOPP或ABVD等方案。外周T细胞淋巴瘤可选用CHOP等方案。结外NK/T细胞淋巴瘤，鼻型NK/T细胞淋巴瘤可选用SMILE等方案。

（四）靶向治疗

（1）目前在靶向药物治疗胸腺瘤上还没有重大突破，有效率很低，只有在晚期阶段且常规治疗方法都无效的情况下才考虑使用。舒尼替尼是一种口服多靶点作用的酪氨酸激酶受体小分子抑制剂。有研究表明，舒尼替尼治疗胸腺癌的有效率约为29%。

（2）纵隔淋巴瘤的靶向治疗药物比较多，而且疗效比较理想。治疗淋巴瘤的靶向药物有：艾德拉尼Idelalisib（Zydelig）、阿托珠单抗Obinutuzumab（Gazyva）、替伊莫单抗Ibritumomab Tiuxetan（Zevalin）、依鲁替尼Ibrutinib（Imbruvica）、替西罗莫司Temsirolimus（Torisel）、维布妥昔单抗Brentuximab Vedotin（Adcetris）等。

（五）免疫治疗

（1）生物免疫治疗可以激活免疫细胞，达到消灭肿瘤细胞的目的，但临床上疗效不理想。对于不能耐受手术、放疗、化疗等治疗方法或治疗后进展的晚期恶性胸腺瘤病人，可选择免疫治疗。

（2）纵隔淋巴瘤的免疫治疗药物比较多，而且疗效相对比较好，免疫治疗药物有：利妥昔单抗Rituximab（Rituxan）、纳武利尤单抗（Nivolumab）、帕博利珠单抗（Pembrolizumab）、来那度胺Lenalidomide（Revlimid）、替沙仑赛Tisagenlecleucel（Kymriah）和阿基仑赛Axicabtagene clioleucel（Yescarta）等。

（六）多学科综合治疗

无论是良性还是恶性纵隔肿瘤，外科手术治疗是首选方法（纵隔恶性淋巴瘤和淋巴结转移瘤除外）。但手术前最好能进行多学科会诊，由外科、放疗科和肿瘤内科等专家共同制订治疗计划。治疗计划有：①早期手术切除；②术前先行放、化疗；③术后根据病理类型确定加不加放、化疗；④不能手术切除者行放、化疗；⑤有远处转移者行全身化疗；⑥复发病人争取再次手术加根治性放疗；⑦适不适合靶向、免疫治疗等。

二、中医治疗

（一）辨证论治

在纵隔肿瘤的辨证论治过程中，常用辨证与辨病相结合，再随症加减的方法。

1. 综合治疗前的辨证

1）阳虚寒凝型

主证：胸痛彻背，遇寒痛增，心悸气短，脸色苍白，四肢厥冷，舌质紫暗，苔白，脉沉细。

治则：温阳散寒，止痛散结。

方剂：瓜蒌薤白白酒汤加味。

药物：瓜蒌皮15g、薤白10g、桂枝10g、制附子10g、茯苓15g、枳实15g、陈皮10g、杏仁10g、延胡索30g、甘草5g。

2）痰浊凝结型

主证：胸闷痛，咳嗽痰多，咯痰不爽，纳差，舌质淡，苔腻，脉弦或弦滑。

治则：化痰散结。

方剂：海藻玉壶汤加减。

药物：海藻15g、昆布15g、煅牡蛎20g（先煎）、浙贝母15g、法半夏15g、陈皮20g、夏枯草15g、桔梗15g、川芎10g、香附15g、七叶一枝花20g。

3）痰热壅盛型

主证：胸痛咳嗽，喘息气粗，痰多色黄，咯痰不爽，面赤身热，烦渴引饮，小便色黄，大便干结，舌质红，苔黄或黄腻，脉滑数。

治则：清热化痰，泻肺散结。

方剂：清肺化痰汤加减。

药物：胆南星10g、法半夏15g、陈皮20g、杏仁10g、枳实20g、黄芩10g、川贝母10g、苏子15g、桑白皮20g、瓜蒌仁20g、山慈菇20g、七叶一枝花20g、白花蛇舌草30g。

4）气滞血瘀型

主证：胸闷痛，痛有定处，咳嗽，面色晦暗，舌质紫暗或有瘀斑，脉弦或细涩。

治则：活血化瘀，理气散结。

方剂：血府逐瘀汤加减。

药物：赤芍15g、桃仁10g、红花10g、生地黄15g、当归10g、桔梗15g、枳壳15g、郁金15g、丹参20g、五灵脂10g、鳖甲20g（先煎）、全蝎10g、延胡索20g。

5）肺阴亏虚型

主证：胸部隐痛或剧痛，干咳，咳声短促，口干咽燥，或午后潮热，颧红消瘦，手足心热，夜寐盗汗，舌质红，苔少，脉细数。

治则：滋阴润肺，化痰散结。

方剂：沙参麦冬汤加减。

药物：沙参30g、麦冬15g、玉竹20g、天花粉30g、百合15g、川贝母10g、杏仁10g、地骨皮15g、七叶一枝花15g、甘草5g。

2．综合治疗后的辨证

纵隔肿瘤的综合治疗包括手术、放疗、化疗等治疗方法，由于这些治疗所产生的副作用不同，临床表现也不同。所以，除可见到上述5个证型外，还可见其他证型，如术后可见脾胃虚弱型、气血亏虚型等；放疗后可出现气机郁滞型等；化疗后可见脾胃虚弱型、肝胃不和型、气血亏虚型等。

1）脾胃虚弱型

主证：疲乏，胃纳差，胃脘胀，大便溏，舌质淡，苔白腻，脉弦细。

治则：健脾和胃。

方剂：陈夏六君汤加味。

药物：党参30g、云茯苓15g、白术15g、陈皮20g、法半夏15g、山药30g、神曲15g、鸡内金10g、谷芽30g、甘草5g。

2）肝胃不和型

主证：胸胁胃脘胀痛，恶心呕吐，烦躁易怒，情志抑郁，舌质红，苔薄黄，脉弦。

治则：疏肝和胃，降逆止呕。

方剂：半夏厚朴汤合旋覆代赭汤加减。

药物：法半夏15g、厚朴15g、苏叶15g、云茯苓15g、生姜10g、旋覆花15g、代赭石30g（先煎）、大枣10枚、甘草5g、党参30g。

3）气血亏虚型

主证：神疲乏力，气短，咳嗽声低，面色苍白，舌质淡，苔白，脉沉细。

治则：补气养血。

方剂：八珍汤加味。

药物：党参30g、云茯苓15g、白术15g、当归10g、川芎10g、白芍20g、熟地黄15g、黄芪30g、甘草5g。

4）气机郁滞型

主证：胸胁胀闷或胀痛，大便不通畅，舌暗红，苔黄厚，脉弦。

治则：疏肝理气通便。

方剂：柴胡疏肝散加减。

药物：柴胡15g、白芍15g、枳实15g、川芎10g、香附10g、厚朴10g、佛手10g、莱菔子15g、虎杖20g、甘草5g。

3．无症状者的治疗

主证：部分初诊或综合治疗前、后的纵隔肿瘤病人，没有典型临床症状，舌质舌苔脉象可正常或多种多样。

治则：这类患者难以用上述证型进行辨证，可根据体质和舌脉确定治则。

方剂：依据治则选用攻补兼施的方药。

4．晚期患者的辨证

对于晚期恶性纵隔肿瘤不能耐受手术放化疗等治疗的患者，或者经过综合治疗后进展的患者，一般情况较差，常伴有很多并发症，很难取得好的治疗效果，这类患者可以考虑中医中药治疗，希望能改善生存质量，减轻痛苦，延长寿命。

晚期恶性纵隔肿瘤患者常出现多种证型并见，治疗上仍是采用辨证与辨病相结合，扶正与祛邪并用，随症加减的方法。晚期病人体质较差，甚至出现恶病质，并发症多，临床症状体征也多，而目前多使用人工种植的中药材，存在采收时间和炮制方法等把关不严，中药材质量和有效成分下降的可能，可突破中药的常用量，适当增加扶正与辨病祛邪中药的用量。

（二）随症加减

1．胸痛剧烈

选加全蝎10g、蜈蚣5条、土鳖虫10g、延胡索30g、三七粉5g、路路通30g等。

2．胃纳差

选加春砂仁10g、谷芽30g、麦芽30g、鸡内金20g、山楂30g、神曲15g等。

3．痰湿内盛、咳嗽痰多

选加法半夏15g、陈皮20g、白芥子20g等。

4．痰黄量多

选加鱼腥草30g、桔梗20g、桑白皮30g、冬瓜仁20g、葶苈子20g等。

5．痰中带血丝

选加仙鹤草30g、藕节30g、白及10g、血余炭10g等。

6．发热

选加石膏30g（先煎）、蒲公英30g、柴胡15g、青天葵15g等。

7．潮热

选加青蒿15g、银柴胡15g、胡黄连15g等。

8．盗汗

选加乌梅10g、糯稻根30g、浮小麦30g、桑螵蛸15g等。

9．大便溏稀

选加炒扁豆30g、炒白术15g、山药30g等。

10．大便秘结

选加大黄10g（后下）、火麻仁30g、枳实30g、虎杖30g等。

（三）辨病选药

辨病选药是在辨证的基础上，可适当选用一些治疗肿瘤的药物，如红豆杉、喜树果、白花蛇舌草、半枝莲、三棱、莪术、鳖甲、全蝎、土鳖虫、蜈蚣、壁虎、龙葵、八月札、生南星、生半夏等。

（四）中成药

1．瘿瘤神方（明《红炉点雪》方）

组成：海带、海藻、昆布、海浮石、紫背天葵、夏枯草、连翘、川贝母、桔梗、天花粉、皂角刺。

用法：上药共研细末，炼蜜为丸，梧桐子大，每次百丸，饭后白酒送服。

功效：软坚解毒，化痰散结。

适应证：瘰疬、瘿瘤和各种癌肿。

2．大黄䗪虫丸

组成：大黄、生地黄、黄芩、赤芍、水蛭、蛴螬、全蝎、桃仁、杏仁、甘草、干漆、虻虫。

用法：上药共研细末，炼蜜为丸，每丸重3g，每次服1～2丸，温开水送服。

功效：活血消肿，祛瘀散结。

适应证：胸、腹中积聚痞块而有瘀血证候者。

禁忌证：对于体质虚弱和出血而无瘀血证候的患者要慎用。

三、中西医结合治疗

中西医结合治疗是我国独有的治疗方法，是提高恶性纵隔肿瘤疗效的有效途径。中医重视整体观，西医则重点在消除癌瘤病灶。中医中药与手术、放疗、化疗、靶向和免疫等疗法结合起来，可以提高患者的生存质量，减轻手术、放疗、化疗等的并发症或毒副反应，进一步提高疗效。中医中药通过辨证和辨病的方法，可贯穿于整个恶性纵隔肿瘤的治疗过程。

四、饮食调养

（一）饮食宜忌

纵隔肿瘤在手术、放疗、化疗等治疗过程中易引起胸闷胸痛及呼吸道症状，饮食上要以清淡为主，食物过油腻、过甜和过浓等容易生痰。推荐药膳方如下。

（二）药膳疗法

1. 鳝鱼枣芪汤

组成：大枣10枚（去核）、黄芪50g、鳝鱼200g、生姜少量。

用法：鳝鱼宰好切段，与红枣、黄芪、生姜、适量清水共置锅中，炖熟，再加适量调料，喝汤吃肉，每天1次。

适应证：纵隔肿瘤术后，化疗、放疗后气血虚弱者。

2. 蛇枣参虫汤

组成：冬虫夏草5g、水律蛇（或其他食用蛇）100g、大枣10枚（去核）、人参5g。

用法：将蛇去头及内脏，洗净切成小段，加冬虫夏草、大枣、人参、适量清水，放入炖皿中，隔水炖2～3小时，喝汤吃肉，每天1次。

适应证：纵隔肿瘤术后，化疗、放疗后体质虚弱者。

3. 猪肺橄榄合贝汤

组成：川贝母10g、百合20g、猪肺100g、生橄榄5枚。

用法：猪肺洗净切成小块，与川贝母、百合、生橄榄、适量清水共置炖盅中，隔水炖熟，加少量食盐，喝汤，每天1次。

适应证：纵隔肿瘤治疗后咳嗽者。

4. 三仙瘦肉汤

组成：焦麦芽、焦谷芽、焦六曲各30g，猪瘦肉100g。

用法：把猪瘦肉洗净切块，与焦麦芽、焦谷芽、焦六曲、适量清水共放入锅中，煮熟后去渣，喝汤，每日1次。

适应证：纵隔肿瘤术后，化疗、放疗后胃纳差者。

五、预防保健

（一）注意饮食调养

保持膳食平衡，食物多样性，搭配合理化，多吃新鲜蔬菜和水果，戒烟，少吃辛辣和油炸食品。

（二）锻炼身体

积极适度锻炼身体，可提高机体的抗病能力，减少疾病发生。

（三）防癌普查

纵隔肿瘤没有什么特别好的预防方式，早期诊断和早期治疗是改善纵隔肿瘤预后的关键。要定期进行健康体检，检查肿瘤标志物及胸部X线、CT、MRI及PET/CT等项目，争取早期发现，早期治疗，以便取得更好的治疗效果。

（四）初确诊病人

对于初确诊纵隔肿瘤的患者，情绪不稳定，思想压力比较大，要尽快树立战胜疾病的信心，保持乐观，积极配合治疗。

（五）治疗后病人

要定期复查，治疗后2年内，一般3个月左右复查1次；2年后可改为6个月左右复查1次。若有不适，随时复查。检查项目有肿瘤标志物、胸部X线、CT、MRI或PET/CT等。

（陈徐贤　陈平）

第二十二章
食管癌

第一节　概述

食管癌是常见的上消化道肿瘤之一。我国是世界上食管癌高发区，不同地区发病情况不一，可相差100～200倍以上，每年新发病例70万例，占全球新发病例的39%，尤其以河南、河北、山西三省交界地的发病率最高。发病年龄多在40岁以上，以60～64岁年龄组发病率最高。其发病一般认为与饮食习惯、营养因素、环境变化及遗传易感性有关。西医治疗主要为手术、放射治疗、化学治疗、靶向治疗、免疫治疗。

本病属中医噎膈、关格、反胃等范畴。如《医贯》记载"噎膈者，饥欲得食，但噎塞迎逆于咽喉胸膈之间，在胃口之上，未曾入胃即带痰涎而出"。治疗上根据病情的虚实不同，或以扶正为主，或以祛邪为主。

一、病因病机

食管癌的确切病因不明。近年来大多认为与下列因素有关。①饮食方面的因素如食物中硝酸盐、亚硝酸盐和二级胺类化合物含量偏高（此类物质在胃内极易合成致癌物质亚硝胺）；长期食用被真菌污染的霉变食物（真菌毒素具有致癌作用）；食物的物理性刺激（如喜食热、粗、硬、辣的食物）；吸烟、饮酒、营养不良等。②遗传易感性：食管癌的发病常表现为家族性聚集现象，故其发病可能与遗传有关。③食管的癌前病变如食管的慢性炎症、食管贲门失弛缓症、缺铁性吞咽困难综合征、食管的瘢痕狭窄、白斑、巴雷特食管等可能导致癌变。

中医认为本病往往与情志不遂、饮食不当有关。如《医碥》中说"酒家多噎膈，饮热酒者尤多，以热伤津，咽管干湿，食不得入也"。张景岳认为"噎膈证必以忧愁、思虑、积郁而成"。忧思可以伤脾，脾伤则体内水湿津液不得正常输布，聚而成痰，痰浊阻于食管渐生噎膈；郁怒可以伤肝，致肝气郁结，气血运行不畅，阻于食管日久，成瘀成积而生噎膈；过食辛辣燥热之品，或嗜酒过度，而致痰热内生，阻于食管而成噎膈。

二、临床表现

（一）早期症状

早期食管癌多数是无症状的，较轻微的症状，主要表现为进食时胸骨后的不适、摩擦感、微痛或异物停留感，随后症状呈进行性加重。对年龄在40岁以上出现上述症状者，尤应想到本病之可能。

（二）中晚期症状

中晚期食管癌的典型症状是进行性吞咽困难（开始在进食固体食物时出现，后在进半流质或流质食物时出现，最后可发展为滴水不进），呕吐黏液，胸或背部持续性隐痛，进行性消瘦。其他症状如声嘶、气促、呛咳等，以及肝、肺、脑转移引起的相应症状。

（三）体格检查

早期患者在体格检查上无特殊发现。中晚期患者可出现不同程度的消瘦、贫血、脱水，甚至恶病质征象；常规检查双侧锁骨上窝有肿大的淋巴结；肝转移时可摸到肿大的肝脏。

三、诊断与鉴别诊断

（一）影像学检查

1. X线检查

X线钡餐检查是诊断食管癌最重要的手段之一，诊断率高，且简便实用，特别是在肿瘤定位上必不可少。常可见到黏膜皱襞增粗、迂曲、中断或消失，管腔的充盈缺损和狭窄管腔的舒张度减低、消失，甚至管壁僵硬，软组织肿块影，钡剂通过及排空障碍。

2. CT检查

胸腹部CT检查可充分显示病灶大小、肿瘤外侵范围及程度，多用于确定N及M分期，但难以发现早期食管癌，需与X线钡餐结合，有助于食管癌的诊断和分期水平的提高。

正电子发射成像技术（PET/CT）也是确定术前分期的重要方法。

3. MR检查

可进一步了解周围结构浸润的情况，为选择不同的治疗方案提供依据。

4. 电子纤维食管镜及超声食管镜检查

食管镜可以了解病变的部位、性质、范围，取病灶组织以明确病理诊断；对治疗后的患者可明确治疗效果以及是否复发。

超声食管镜检查对临床分期十分重要，可探查食管壁的各层结构、肿瘤浸润深度及与邻近脏器的关系，准确进行T分期。同时，超声食管镜检查对食管癌区域转移淋巴结的临床诊断价值也很高，有时还能发现远处播散征象，如脏器转移。

（二）病理诊断

1．大体病理类型

按病理分型，临床上将食管癌分为四型：髓质型、蕈伞型、溃疡型、缩窄型。以髓质型最常见，蕈伞型次之，溃疡型再次之，缩窄型则更为少见。

2．组织学类型

鳞癌最多见，腺癌、未分化癌较少见。

（三）鉴别诊断

本病需与食管炎、功能性吞咽困难、食管良性狭窄、外压性食管梗阻、贲门失弛缓症、食管憩室等鉴别。

四、临床分期

临床分期采用AJCC/UICC 2018年开始执行的"食管癌TNM分期"标准（表22-1，表22-2和表22-3）。

表22-1　食管癌分期标准

TNM分期		分期标准
原发肿瘤（T）	Tx	原发肿瘤无法评价
	T0	无原发肿瘤证据
	Tis	高度异型增生，局限于上皮内
	T1	肿瘤侵及固有层、黏膜肌层或黏膜下层
	T1a	肿瘤侵及固有层或黏膜肌层
	T1b	肿瘤侵及黏膜下层
	T2	肿瘤侵及固有肌层
	T3	肿瘤侵及外膜
	T4	肿瘤侵及邻近结构
	T4a	肿瘤侵及胸膜、心包膜、奇静脉、横膈或胸膜
	T4b	肿瘤侵及邻近结构，如主动脉、椎体、气管等
区域淋巴结（N）	Nx	区域淋巴结无法评估
	N0	无区域淋巴结转移
	N1	1～2个区域淋巴结转移

（续表）

TNM分期		分期标准
区域淋巴结（N）	N2	3～6个区域淋巴结转移
	N3	等于或多于7个区域淋巴结转移
远处转移（M）	M0	无远处转移
	M1	有远处转移
分化程度（G）	Gx	无法评估分化程度
	G1	高分化
	G2	中分化
	G3	低分化，未分化
肿瘤位置（肿瘤位置指肿瘤的中心，适用于鳞癌）（L）	X	无法定位；上段颈段食管至奇静脉的下缘
	中段	奇静脉下缘至下肺静脉下缘
	下段	下肺静脉下缘至胃食管交界

表22-2 食管癌TNM分期——鳞癌

分期	T	N	M	G	L
0	Tis	N0	M0	N/A	Any
ⅠA	T1a	N0	M0	G1	Any
ⅠB	T1a	N0	M0	G2～3	Any
ⅠA	T1a	N0	M0	Gx	Any
ⅠB	T1b	N0	M0	G1～3	Any
ⅠB	T1b	N0	M0	Gx	Any
ⅠB	T2	N0	M0	G1	Any
ⅡA	T2	N0	M0	G2～3	Any
ⅡA	T2	N0	M0	Gx	Any
ⅡA	T3	N0	M0	Any	Lower
ⅡA	T3	N0	M0	G1	Upper/middle
ⅡB	T3	N0	M0	G2～3	Upper/middle
ⅡB	T3	N0	M0	Gx	Any
ⅡB	T3	N0	M0	Any	Location X
ⅡB	T1	N1	M0	Any	Any
ⅢA	T1	N2	M0	Any	Any
ⅢA	T2	N1	M0	Any	Any

分期	T	N	M	G	L
ⅢB	T2	N2	M0	Any	Any
ⅢB	T3	N1～2	M0	Any	Any
ⅢB	T4a	N0～1	M0	Any	Any
ⅣA	T4a	N2	M0	Any	Any
ⅣA	T4b	N0～2	M0	Any	Any
ⅣA	AnyT	N3	M0	Any	Any
ⅣB	AnyT	AnyN	M1	Any	Any

表22-3　食管癌TNM分期——腺癌

分期	T	N	M	G
0	Tis	N0	M0	N/A
ⅠA	T1a	N0	M0	G1
ⅠA	T1a	N0	M0	Gx
ⅠB	T1a	N0	M0	G2
ⅠB	T1b	N0	M0	G1～2
ⅠB	T1b	N0	M0	Gx
ⅠC	T1	N0	M0	G3
ⅠC	T2	N0	M0	G1～2
ⅡA	T2	N0	M0	G3
ⅡA	T2	N0	M0	Gx
ⅡB	T1	N1	M0	Any
ⅡB	T3	N0	M0	Any
ⅢA	T1	N2	M0	Any
ⅢA	T2	N1	M0	Any
ⅢB	T2	N2	M0	Any
ⅢB	T3	N1～2	M0	Any
ⅢB	T4a	N0～1	M0	Any
ⅣA	T4a	N2	M0	Any
ⅣA	T4b	N0～2	M0	Any
ⅣA	AnyT	N3	M0	Any
ⅣB	AnyT	AnyN	M1	Any

第二节　治疗

一、西医治疗

早期食管癌及癌前病变可以采用内镜下治疗，包括射频消融、冷冻治疗、内镜黏膜切除术（EMR）及内镜黏膜下剥离术（ESD），但应严格掌握手术适应证。

中晚期食管癌，外侵明显，特别是细胞分化较差者，术前应给予放疗、化疗。术后有癌残留者，应行术后放疗。食管小细胞癌以非手术疗法为主。

（一）手术治疗

手术治疗是可切除食管癌的首选方法，术前应进行准确的TNM分期。手术方式是肿瘤完全性切除（切除的长度应在癌瘤上、下缘5～8cm以上），消化道重建和胸、腹两野或颈、胸、腹三野淋巴结清扫。

手术适应证：①Ⅰ、Ⅱ期和部分Ⅲ期食管癌（T3N1M0和部分T4N1M0）；②放疗后复发，无远处转移，一般情况能耐受手术；③全身情况良好，有较好的心肺功能储备；④对较长的鳞癌估计切除可能性不大，而患者全身情况良好者，可先采用术前放、化疗，待瘤体缩小后再做手术。

手术禁忌证：①Ⅳ期及部分Ⅲ期食管癌（侵及主动脉及气管的T4病变）；②心肺功能差或合并其他重要器官系统严重疾病，不能耐受手术。

对晚期食管癌无法手术者，为提高生活质量，可行姑息性减状手术，如食管腔内置管术、胃造瘘术等。

（二）放射治疗

术前放疗：可增加手术切除率，提高远期生存率。一般放疗结束3～4周后再做手术。

术后放疗：对术中切除不完全的残留癌组织在术后3～4周开始术后放疗。

根治性放疗：多用于颈段或胸上段食管鳞癌；也可用于有手术禁忌证且病人尚可耐受放疗者。

（三）化疗及靶向治疗

食管癌化疗分为新辅助化疗、辅助化疗、姑息性化疗等。化学治疗必须强调治疗方案的规范化和个体化。采用化疗与手术治疗相结合或与放疗相结合的综合治疗有时可提高疗效，或使食管癌患者症状缓解，生存期延长。但要定期检查血常规，并注意药物不良反应。

术前新辅助化疗及术后辅助化疗方案包括：顺铂+5-氟尿嘧啶（5-Fu）、紫杉醇+顺铂、奥沙利铂+亚叶酸钙+5-Fu、多西他赛+顺铂+5-Fu、伊立替康+亚叶酸钙+5-Fu、表柔比星+顺铂+5-Fu、表柔比星+奥沙利铂+卡培他滨。

根治性同期放化疗方案包括：紫杉醇+铂类、顺铂+5-Fu或卡培他滨或替吉奥、紫杉醇+5-Fu或卡培他滨或替吉奥、奥沙利铂+5-Fu或卡培他滨或替吉奥。

对于局部晚期、复发或转移性腺癌患者考虑曲妥珠单抗联合化疗治疗时，推荐使用免疫组化和荧光原位杂交或其他杂交方法评估肿瘤*HER2-neu*表达状况，曲妥珠单抗用于*HER2-neu*过表达的腺癌患者，但不推荐与蒽环类药物联用，一线治疗方案为顺铂+5-氟尿嘧啶、DCF、ECF、紫杉醇联合顺铂、多西他赛联合顺铂等；二线治疗首选雷莫芦单抗联合紫杉醇（腺癌）、紫杉醇、多西他赛、伊立替康等。

（四）免疫治疗

美国食品药品监督管理局（FDA）批准抗PD-1疗法帕博利珠单抗（Keytruda）作为单药用于治疗PD-L1阳性的复发性局部晚期或转移性食管鳞状细胞癌（ESCC）的二线治疗。

二、中医治疗

常用于治疗食管癌的抗肿瘤中药有白花蛇舌草、生半夏、守宫、皂角刺、半枝莲、蒲公英、红豆杉等。

（一）辨证选方

1. 治疗前

本病初起时，以气结为主，血瘀未甚，津液初伤，治疗应以理气解郁为主。若不治，则气结、痰凝、血瘀交阻，治疗当行气、化痰、活血为重。至后期往往正气大伤，治疗应以扶正为首要，如津枯液少者应以养阴润燥为主；阳气衰微者，应以温阳益气为主。

1）肝胃不和型

主证：咽部有异物感，或进食时有不畅感，胸骨后不适或疼痛，口苦胸闷，呃逆，纳差，舌淡红，苔薄白或微黄，脉弦或弦细。

治则：疏肝理气和胃。

方剂：逍遥散加减。

药物：柴胡12g、郁金12g、佛手12g、当归10g、赤芍12g、茯苓20g、白术20g、法半夏10g、牡丹皮12g、皂角刺15g、守宫15g、白花蛇舌草30g。

2）痰湿内阻型

主证：胸胁胀满，进食时胸骨后疼痛或有梗阻感，或进食易吐，泛吐痰涎，嗳气呃逆，舌体胖大，舌边有齿印，舌质青紫，苔厚腻，多津，脉细滑。

治则：行气化痰祛湿。

方剂：金铃子散合平胃散加减。

药物：川楝子15g、延胡索15g、苍术20g、厚朴12g、苏梗20g、柴胡15g、半枝莲30g、黄芪30g、法半夏10g、白花蛇舌草30g、甘草5g。

3）痰瘀互结型

主证：吞咽梗阻，食不能下，食入即吐，痰涎较多，甚则滴水不入，胸膈疼痛，痛处固定，肌肤枯燥，形体消瘦，大便干结如羊粪，舌暗或青紫，或有瘀斑，苔白腻，脉细涩或细滑。

治则：理气化痰散瘀。

方剂：启膈散加减。

药物：厚朴12g、法半夏12g、郁金12g、瓜蒌皮15g、丹参15g、砂仁8g（后下）、沙参15g、浙贝母15g、茯苓20g、守宫15g、生半夏60g（久煎2小时以上）、皂角刺15g。

4）津亏热结型

主证：吞咽梗涩疼痛，食物难进，饮水不下，食后呕吐带有痰涎，形体消瘦，肌肤枯燥，胸背灼痛，口干咽燥，喜冷饮，五心烦热，或潮热盗汗，大便干结，舌红而干或有裂纹，脉弦细而数。

治则：滋阴润燥散结。

方剂：一贯煎加减。

药物：沙参15g、麦冬15g、生地黄20g、枸杞子15g、玄参15g、竹茹15g、丹参15g、白芍15g、牡丹皮12g、生薏苡仁30g、半枝莲30g、山栀子12g。

5）气虚阳微型

主证：吞咽梗阻，饮食不下，面色苍白，精神疲惫，形寒气短，泛吐涎沫，面浮足肿，腹胀，舌胖大淡白，苔白滑或白腻，脉沉细或细弱。

治则：温补脾肾。

方剂：实脾饮加减。

药物：附子10g、杜仲15g、干姜8g、茯苓20g、白术15g、党参15g、黄芪20g、夏枯草12g、生牡蛎30g（先煎）、昆布15g、法半夏12g、郁金12g、山药30g、薏苡仁30g。

2．手术后

1）痰浊内蕴型

主证：咳嗽痰多，胸闷或痛，气促，身热不扬，脘闷纳呆，头昏身重，腹胀，尿黄便秘，或便泻而不畅，舌淡红或红，苔白腻或黄腻，脉滑或滑数。

治则：健脾理气，止咳化痰。

方剂：陈夏六君汤加减。

药物：陈皮6g、法半夏12g、太子参15g、白术15g、茯苓15g、甘草5g、浙贝母15g、桔梗15g、瓜蒌皮15g、藿香15g、枇杷叶15g、神曲15g、紫菀15g、鸡内金15g、麦芽30g。

2）气血两虚型

主证：精神疲惫，少气乏力，纳少，头晕眼花，面色少华，自汗，语声低微，大便排出乏力，舌淡，苔白，脉细弱。

治则：健脾开胃，益气养血。

方剂：八珍汤加减。

药物：党参20g、黄芪20g、白术15g、茯苓20g、大枣30g、防风15g、枸杞子20g、布渣叶15g、鸡内金15g、浮小麦30g、陈皮6g、糯稻根20g、阿胶18g（烊化）。

3）气阴两虚型

主证：神疲乏力，气短，口干咽燥，咳嗽少痰或干咳，或午后潮热，盗汗，食欲不振，大便干结，舌红少苔或无苔，脉细或细数。

治则：益气养阴，开胃。

方剂：益胃汤加减。

药物：沙参12g、麦冬15g、玉竹15g、生地黄15g、太子参20g、生黄芪20g、茯苓20g、白术15g、布渣叶15g、鸡内金15g、麦芽30g、川贝母12g、百部12g、甘草5g。

手术后患者以气血两虚证型常见，治疗中应谨记"开胃醒脾"，只要用药精当，能使患者迅速得以康复。

3．放疗后

1）气阴两虚型

主证：咳嗽少痰或干咳，口干，食欲不振，五心烦热，多梦，语声低微，头晕，短气乏力，或午后潮热，盗汗，大便干结，舌边尖红，苔薄，脉细或细数。

治则：益气开胃，养阴润燥。

方剂：麦门冬汤加减。

药物：麦冬20g、太子参15g、石斛12g、生黄芪20g、沙参15g、百部12g、北杏仁15g、白术15g、茯苓20g、葛根30g、防风15g、鸡内金15g。

2）气虚血瘀型

主证：神疲乏力，咳嗽，痰难咳出，胸痛有定处，体瘦，饥不欲食，口干而饮水不多，面色晦暗，大便乏力，舌青紫或有瘀斑，苔薄，脉细涩。

治则：益气活血。

方剂：复元活血汤加减。

药物：柴胡12g、郁金12g、天花粉15g、红花10g、桃仁10g、太子参20g、生黄芪20g、葛根20g、白术15g、薏苡仁20g、桔梗15g、延胡索20g、三七10g、白花蛇舌草20g。

放射线作为一种热毒，伤阴耗气甚或加重血瘀之证。故在食管癌患者接受放疗期间或放疗之后，根据不同情况选用益气、养阴、活血、解毒的中药治疗，往往可获得增加疗效、减轻副作用的效果。

4．化疗后

1）脾胃不和型

主证：恶心欲呕或呕吐，厌食，胸腹胀闷，神疲乏力，大便溏泻或秘结，舌淡红，苔白腻或白厚，脉缓弱或细缓。

治则：健脾和胃降逆。

方剂：香砂六君子汤加减。

药物：党参20g、白术15g、茯苓20g、法半夏15g、砂仁8g（后下）、木香6g（后下）、佛手15g、麦芽30g、藿香15g、佩兰15g。

2）气血两虚型

主证：精神疲惫，少气乏力，纳少，头晕眼花，面色少华，自汗，语声低微，大便排出乏力，舌淡，苔白，脉细弱。

治则：健脾开胃，益气养血。

方剂：八珍汤加减。

药物：党参20g、黄芪20g、白术15g、茯苓20g、鸡血藤30g、当归15g、白芍15g、枸杞子20g、麦芽30g、布渣叶15g、鸡内金15g、大枣30g。

3）气虚阳微型

主证：饮食不下，面色苍白，精神疲惫，形寒气短，泛吐涎沫，面浮足肿，腹胀，舌胖大淡白，苔白滑或白腻，脉沉细或细弱。

治则：温补脾肾。

方剂：实脾饮加减。

药物：附子10g、杜仲15g、干姜8g、茯苓20g、白术15g、党参15g、黄芪20g、巴戟天10g、法半夏12g、郁金12g、山药30g、薏苡仁30g。

食管癌患者接受化疗，要么为配合手术或放疗而进行，要么病情已处于晚期。此时患者正气已伤或即将大伤，加之化疗药物本属攻伐之品，极易耗气伤正，故宜选用扶正固本之品以培补元气，切忌过用"攻邪"峻剂。

（二）随症选药

（1）呕恶痰涎：法半夏、砂仁、生姜、竹茹、木香等。

（2）胸背疼痛：青皮、香附、两面针、郁金、佛手、三七等。

（3）大便干结：火麻仁、厚朴、枳实、大黄等。

（4）呕吐物呈咖啡色或大便呈柏油样者：白及、仙鹤草、侧柏叶、云南白药等。

（5）食欲不振：鸡内金、布渣叶、神曲、麦芽、谷芽等。

（6）口干咽燥：麦冬、沙参、玉竹、芦根、石斛等。

（7）潮热盗汗：银柴胡、地骨皮、青蒿、胡黄连、鳖甲等。

（8）形寒肢冷：杜仲、巴戟天、肉桂、附子等。

（三）中成药

（1）华蟾素片：由干蟾皮提取物组成，有解毒、消肿、止痛的功效，适用于食管癌。副作用常见腹泻，故初起可每次使用2片，每日2次，1周后如无不适，可每次使用3片，每日2次，1周后如无不适，可使用全量，每次4片，每日2次。华蟾素的药理研究提示该药具有抗肿瘤作用、免疫促进作用、抗病毒作用。

（2）复方蛇舌草片：由白花蛇舌草、藤梨根、半边莲、野葡萄根、青蒿、大黄、佛手、地榆、丹参等组成。每次2片，每日2次。适用于食管癌。

（四）饮食调护

中医认为，放射线属热毒，放疗期间或放疗之后，易出现耗阴伤津之证。饮食上宜选用甘寒清淡的食物，如雪梨、荸荠、西瓜、冬瓜、蘑菇、银耳、鱼类等。煲汤时可适量加入麦冬、玉竹、沙参、西洋参、冬虫夏草等。而化疗药物属攻伐之品，极易耗伤气血，对脾胃功能的损害尤为常见。手术治疗后的患者更是气血双亏，脾胃虚弱。故术后和化疗后患者饮食上均宜选用营养丰富而又易于消化的食物，并宜少量多餐。煲汤时可适量加入党参、黄芪、山药、薏苡仁、茯苓等健脾益气之品。具体使用则因人而异，在此仅举数例如下。

（1）五汁饮：鲜芦根汁、鲜藕汁、荸荠汁、雪梨汁、麦冬汁各等量，频频呷服。本方出自《温病条辨》，原用于温热病烦热口渴、舌燥津少者。食管癌放疗患者出现上述症状者也可选用。

（2）灵芝粉蒸肉饼：灵芝3g，洗净晾干研末，猪瘦肉100g洗净剁肉酱，加酱油及生油少许、食盐适量拌匀，隔水蒸熟即可。随量食用。本品有补气益血、养心健脾之功，适用于食管癌属虚证者，或放疗、化疗、术后身体虚弱、白细胞减少者。

（3）人参10g（隔水炖，去渣，汁备用）、雪梨1个（取肉）、桂圆肉30g、大荸荠5个（取肉），放入搅拌机内，搅拌成泥状，除渣取汁，再和甘蔗汁100mL、牛奶200mL、姜汁少许、人参汁倒进瓦盅内拌匀，隔水炖，浓缩成糊状，加蜜糖少许即可，随量食用。具有滋阴润燥、补气养胃的作用。适用于食管癌体虚食少者。

三、预防保健

（1）保持身心愉快，讲究卫生，饮食起居有规律，坚持适量锻炼，睡眠充足，增强机体抵抗力，预防感冒。

（2）改变不良饮食习惯（如进食不要过快、过烫、过硬等），不吃霉变食物，少吃或不吃酸菜。增加营养，饮食要均衡，切忌过多忌口，使得营养供应不足，导致身体抵抗力低下，不利于病体康复，甚至出现复发、转移。

（3）在手术、放疗、化疗结束后仍有必要维持一段时间的中西医结合治疗，以巩固疗效。尤应注意定期复查，一般在2年内，每3个月复查1次，第2至第5年每半年复查1次，5年后每年复查1次。复查时注意有无腹部肿块、锁骨上窝有无肿大淋巴结、肛门指检于直肠前凹有无肿块。

（4）在食管癌高发地区开展早期症状、检测手段、治疗方法与效果等防治知识宣传教育，提高人们对食管癌的正确认识，改正不良饮食习惯。

（胡丕丽　戎煜明）

第二十三章

胃癌

第一节 概述

胃癌是最常见的上消化道恶性肿瘤之一，30岁以下较少见，好发年龄在50岁以上，以50~60岁最多见，男女发病率之比为2∶1。我国辽东半岛、山东半岛、长江三角洲、太行山脉和甘肃等地是胃癌高发区。发病可能与饮食、环境、遗传及胃的某些疾病有关。

手术切除是最有效的治疗手段，化疗是综合治疗中的主要方法之一，放疗也有一定疗效，多用于综合治疗。患者病情发现越早预后越好。早期胃癌术后5年生存率可达90.9%~100%，明显优于进展期胃癌。国内早期胃癌的比例仅为10%。中医治疗往往与西医抗癌手段相结合，疗效要优于单一疗法。

本病属中医反胃、胃脘痛、伏梁、积聚等范畴。如《素问·至真要大论》记载："胃脘当心而痛，上支两胁，则呕吐，膈咽不通。"

一、病因病机

胃癌的真正病因尚未清楚，目前研究显示可能与下列因素有关：①饮食因素，食物中含有直接致癌物质（如烟熏、油炸食物中多见的3,4-苯并芘；霉变食物中的黄曲霉素、杂色曲霉素；滑石粉中的石棉纤维；等等）或间接致癌物质（如亚硝胺类化合物可转化为直接致癌物亚硝胺、过高的盐分损伤胃黏膜而增加致癌物与黏膜的接触）；蛋白质、蔬菜、水果具有抗癌作用，如摄入过少，直接或间接有利于胃癌的发生。②幽门螺杆菌感染者患胃癌的危险性为无感染者的6倍。③遗传因素，如胃癌在少数家族中显示聚集性。④胃的癌前疾病，如慢性萎缩性胃炎、慢性胃溃疡、胃息肉、残胃、胃巨皱襞症等患者发生胃癌的危险性明显增加。

中医认为胃癌是由于长期饮食不节、情志失调、劳倦内伤或感受外邪，致使肝失疏泄，胃失和降，或久病脾胃受损，痰湿内生，气滞血凝结于胃而成。如《奇效良方·翻胃门》记载："夫反胃者，本乎胃。多因胃气选遂，饮酒过伤，或积风寒，或因忧思悒怏，或因蓄怒抑郁，宿滞痼癖，积聚冷痰，动扰脾胃，胃弱不能消谷磨食，遂成此症。"

二、临床症状

胃癌的早期常无特异性症状，甚至毫无症状。随着肿瘤的发展才出现较明显的症状。主要症状为上腹痛或不适，其次为消瘦及食欲减退，其他如恶心呕吐、黑便或呕血等。由于这些症状也常见于胃炎、胃溃疡等疾病，临床上应提高警惕，以免误诊。

一般胃癌，尤其是早期胃癌，常无明显体征。上腹部深压痛，有时伴有轻度腹肌抵抗感常是唯一的阳性体征。而腹部肿块、腹水、直肠前肿物、锁骨上肿物以及肠梗阻等均是胃癌晚期或已出现转移的体征。

三、诊断与鉴别诊断

（一）电子胃镜检查

可直接观察胃内黏膜病变的部位和范围，并可以对可疑病灶钳取组织做病理学检查，是诊断胃癌的最有效方法。为提高诊断率，应在可疑病变组织四周活检4～6处，不应集中一点取材。同时通过染色内镜及放大内镜，可显著提高小胃癌和微小胃癌的检出率。

（二）超声胃镜检查

对于胃癌的初始临床分期十分重要，了解肿瘤在胃壁内的浸润深度以及向壁外浸润的情况，是判断肿瘤T分期的最佳方法，同时也可以探及周围淋巴结转移情况，确定N分期，有时还能发现远处播散征象。

（三）影像学检查

1. X线钡餐检查

仍为胃癌的常用方法，诊断率可达70%～80%。

2. CT检查

螺旋增强CT检查，是了解肿瘤浸润情况及腹部脏器有无转移、术前确定N分期及M分期的首选方法。

3. 其他影像学检查

如增强MRI及正电子发射成像技术（PET/CT）也是确定术前分期的重要方法。

（四）病理诊断

大体分型：胃癌一般分为早期胃癌和进展期胃癌两大类。早期胃癌指癌细胞局限于黏膜层或黏膜下层，而不管肿瘤大小或淋巴结有无转移（分为隆起型、表浅型、凹陷型）。进展期胃癌指癌细胞浸润超过黏膜下层，不管肿瘤大小或淋巴结有无转移（分为息肉型、局部溃疡型、浸润溃疡型、弥漫浸润型等）。

组织学分型：绝大多数为腺癌（乳头状腺癌、管状腺癌、黏液腺癌）；少见的如腺鳞癌、鳞癌、类癌、印戒细胞癌、小细胞癌、未分化癌等。

胃癌的好发部位为胃窦，约占一半，其次是胃底贲门部，约占1/3，胃体较少。

对于不能手术的局部进展期、复发或转移的胃及胃食管结合部腺癌，考虑使用曲妥珠单抗治疗的患者进行*HER2-neu*过表达评估时，推荐使用免疫组化和荧光原位杂交方法检测*HER2-neu*表达。

（五）血清肿瘤标志物检测

（1）CEA对胃癌诊断意义不大，但定期检测有助于分析疗效，判断复发及转移。

（2）CA19-9在胰腺癌、肺癌、胃癌等多种腺癌中升高，如与CEA结合可提高筛选胃癌的敏感性及特异性。其他还有CA50、CA72-4、CA125、CA242、CYFRA21-1等对胃癌的诊断与监测也有帮助。

（六）鉴别诊断

胃癌需与胃溃疡、胃内单纯性息肉、良性肿瘤、肉瘤、胃内慢性炎症等相鉴别。凡有下列情况者，应高度警惕胃癌：①中年以上消瘦，渐有持续性食欲不振、消化不良、上腹部不适等消化道症状者。②原因不明的呕吐、黑便或大便隐血试验阳性者。③有慢性胃溃疡病史，近期症状加重或与以往症状不同者。④曾有萎缩性胃炎、胃肠上皮化生、非典型性增生、胃息肉、恶性贫血，或曾做胃大部分切除手术而近期又出现症状等病史者。⑤X线检查显示胃息肉大于2cm者。

（鉴别主要依靠X线钡餐造影、胃镜和取活组织行病理检查）

四、临床分期

临床分期采用AJCC/UICC 2018年开始执行的"胃癌TNM分期"标准（表23-1和表23-2）。

表23-1　胃癌TNM分期标准

TNM分期		分期标准
原发肿瘤（T）	Tx	原发肿瘤无法评价
	T0	无原发肿瘤的证据
	Tis	高度异型增生，局限于上皮内，未侵犯固有层

（续表）

TNM分期		分期标准
原发肿瘤（T）	T1	肿瘤侵犯固有层，黏膜肌层或黏膜下层
	T1a	肿瘤侵及固有层或黏膜肌层
	T1b	肿瘤侵及黏膜下层
	T2	肿瘤侵及固有肌层
	T3	肿瘤侵及浆膜下结缔组织，无内脏腹膜或邻近结构的侵犯
	T4	肿瘤穿透浆膜层或侵犯邻近结构
	T4a	肿瘤穿透浆膜层（腹膜脏层），未侵犯邻近结构
	T4b	肿瘤侵及邻近结构和器官（脾脏，横结肠，肝脏，横膈，小肠，胰腺，腹壁，腹膜后，肾上腺，肾脏）
区域淋巴结（N）	Nx	区域淋巴结无法评估
	N0	无区域淋巴结转移
	N1	1～2个区域淋巴结转移
	N2	3～6个区域淋巴结转移
	N3	等于或多于7个区域淋巴结转移
	N3a	7～15个区域淋巴结转移
	N3b	16个或16个以上区域淋巴结转移
远处转移（M）	M0	无远处转移
	M1	有远处转移

表23-2　胃癌TNM分期

分期	T	N	M
0	Tis	N0	M0
Ⅰ A	T1	N0	M0
Ⅰ B	T1	N1	M0
Ⅰ B	T2	N0	M0
Ⅱ A	T1	N2	M0
Ⅱ A	T2	N1	M0
Ⅱ A	T3	N0	M0
Ⅱ B	T1	N3a	M0
Ⅱ B	T2	N2	M0
Ⅱ B	T3	N1	M0
Ⅱ B	T4a	N0	M0

（续表）

分期	T	N	M
ⅢA	T2	N3a	M0
ⅢA	T3	N2	M0
ⅢA	T4a	N1	M0
ⅢA	T4a	N2	M0
ⅢA	T4b	N0	M0
ⅢB	T1	N3b	M0
ⅢB	T2	N3b	M0
Ⅲ	T3	N3a	M0
ⅢB	T4a	N3a	M0
ⅢB	T4b	N1	M0
ⅢB	T4b	N2	M0
ⅢC	T3	N3b	M0
ⅢC	T4a	N3b	M0
ⅢC	T4b	N3a	M0
ⅢC	T4b	N3b	M0
Ⅳ	AnyT	AnyN	M1

第二节 治疗

一、西医治疗

外科手术是胃癌的主要治疗方法。部分早期胃癌可以行内镜下切除，进展期胃癌强调足够的胃切除及淋巴结清扫。化学治疗适用于不可切除或者术后复发的患者，也适用于胃癌根治术后的辅助治疗。

早期胃癌的内镜下治疗：直径≤2cm的无溃疡表现的分化型黏膜内癌，可在内镜下行胃黏膜切除术（EMR）或内镜黏膜下剥离术（ESD），目前临床上更推荐使用ESD。对肿瘤浸润深度达到黏膜下层、无法完整切除和可能存在淋巴结转移的早期胃癌，不应盲目行内镜下治疗，原则上采取标准的外科根治手术。

（一）手术治疗

胃癌诊断一旦明确，如患者的全身及局部的解剖条件许可，无远处转移，均应手术探查，争取切除。

1．根治性切除术

即彻底切除胃癌原发灶、转移淋巴结及受累组织和器官。目前公认的胃癌根治手术的标准术式是D2淋巴结清扫的胃切除术，切除范围包括胃和大小网膜，以及清扫包含在贲门左右、胃大小弯和胃右动脉旁的幽门上、幽门下等胃周淋巴结，以及清扫胃左动脉、肝总动脉、回肠动脉、脾门和脾动脉周围的淋巴结，至少检查15个或更多淋巴结。

2．姑息性切除术

为防止出血、穿孔及梗阻等并发症，在患者全身状况及局部解剖条件许可的情况下，均应试行姑息切除。

3．短路手术

原发灶无法切除，为防治梗阻而行的各种改道手术，如胃–空肠吻合术、胃或空肠食管吻合术、空肠造口等。

4．术后并发症

胃癌术后并发症常见有吻合口瘘、肺部感染、残胃排空障碍、倾倒综合征、术后出血等。

（二）化学治疗

对不可切除、复发性或者姑息手术后的胃癌晚期患者，化疗可能有减缓肿瘤的发展速度、改善症状等效果。根治性手术后辅助化疗的目的是控制残存的肿瘤细胞以减少复发的机会。早期胃癌原则上不必辅助化疗；进展期胃癌根治术后无论有无淋巴结转移均需化疗。

目前常用的化疗给药途径有口服、静脉给药，常选用多种化疗药联合应用以提高化疗效果及减少毒副作用。术前同期放化疗首选方案：紫杉醇+卡铂，顺铂+氟尿嘧啶类，奥沙利铂+氟尿嘧啶类。术后化疗（适用于D2术后患者），选用卡培他滨+奥沙利铂。

对于不可手术的局部转移性、复发或晚期胃癌，一线治疗首选：氟尿嘧啶类+顺铂、奥沙利铂+氟尿嘧啶类。若存在肿瘤*HER2-neu*过表达，可以用曲妥珠单抗+顺铂+氟尿嘧啶，但曲妥珠单抗不推荐与蒽环类药物联用。二线治疗首选：紫杉醇、多西他赛、伊立替康、伊立替康+氟尿嘧啶类。

以上方案中氟尿嘧啶均可选用静脉滴注氟尿嘧啶或口服卡培他滨或口服替吉奥。

（三）放射治疗

胃癌的病理类型主要是腺癌，对放射线不太敏感，加上与胃相邻的脏器和组织如肾脏、胰腺、大肠、小肠和脊髓等对放射线的耐受性低，较少采用，可用于缓解肿瘤引起的局部疼痛症状。

胃癌放疗急性反应有食欲不振、恶心、呕吐、乏力等，放疗中应注意有无腹痛加重、黑便等，警惕穿孔、出血、吻合口瘘的可能，避免放射性小肠炎、放射性胰腺炎的发生。

（四）免疫治疗

晚期胃癌的治疗选择相当有限，化疗疗效已达瓶颈，免疫治疗的问世，为晚期胃癌的治疗带来了一线生机。胃癌具有实施免疫治疗的理论基础，理论上来说，针对PD-1或PD-L1的抗体，可以解除免疫细胞的抑制状态，发挥免疫细胞的抗肿瘤作用。基于KEYNOTE-059研究队列1和ATTRACTION-2研究的结果，帕博利珠单抗和纳武利尤单抗分别在国外获批用于胃癌三线治疗。

（五）靶向治疗

目前针对胃癌靶向治疗的靶点主要包括*HER-2*、*VEGFR*、*VEGF*等。ToGA研究证实曲妥珠单抗的应用使*HER-2*阳性晚期胃癌患者获益，因此，2010年欧洲药品管理局（EMA）和美国食品药品监督管理局（FDA）批准曲妥珠单抗用于晚期胃癌的一线治疗。雷莫芦单抗为靶向VEGFR2单克隆抗体，REGARD研究和RAINBOW Ⅲ期临床研究结果显示雷莫芦单抗组患者mOS及mPFS均明显获益，基于上述研究，雷莫芦单抗单独或联合紫杉醇用于晚期胃癌、胃食管交界腺癌二线治疗已于2014年在美国、欧盟及日本被批准。阿帕替尼是一种小分子VEGF受体抑制剂，主要特异性作用于VEGF2，一项阿帕替尼用于化疗难治性晚期、转移性胃癌及胃食管结合部癌的Ⅲ期随机、双盲试验显示阿帕替尼组能有效改善患者中位总生存期（mOS）及中位无进展生存期（mPFS），因此，阿帕替尼被我国批准用于晚期胃癌或胃食管结合部癌的二线后的治疗。

二、中医治疗

（一）辨证选方

1．治疗前

有关胃癌的辨证分型，目前并未统一。以下分型是参照中华中医药学会肿瘤分会《中医胃癌诊疗指南》（2007年）推荐的方案，结合临床具体情况所拟订。

1）肝胃不和型

主证：胃脘胀满，时痛，或痛及两胁，嗳气或呃逆，甚则呕吐反胃，吞咽困难，舌淡红，苔薄白，脉沉或弦细。

治则：疏肝和胃，降逆止痛。

方剂：逍遥散合旋覆代赭石汤加减。

药物：木香6g（后下）、砂仁8g（后下）、太子参15g、白术15g、茯苓15g、甘草5g、旋覆花15g、代赭石15g（先煎）、佛手15g、白花蛇舌草30g、白芍15g、川楝子15g、延胡索20g、柴胡15g。

2）气滞血瘀型

主证：胃脘刺痛拒按，痛有定处，或可扪及肿块，腹满不欲食，呕吐宿食或如赤豆汁，或见柏油样大便。舌暗紫或有瘀斑，脉细涩。

治则：疏肝理气，活血化瘀。

方剂：膈下逐瘀汤加减。

药物：柴胡15g、郁金12g、当归15g、红花10g、延胡索30g、三七12g、藕节20g、仙鹤草30g、鸡内金15g、砂仁12g（后下）、半枝莲30g。

3）痰湿凝结型

主证：胸脘闷胀，或隐隐作痛，呕吐痰涎，面黄虚胖，腹胀便溏，纳呆食少，舌淡，苔滑腻，脉细濡或滑。

治则：燥湿化痰，健脾和胃。

方剂：二陈汤加减。

药物：法半夏12g、茯苓20g、苏梗20g、砂仁12g（后下）、厚朴10g、石菖蒲12g、白术15g、山药30g、佛手12g、神曲15g、半枝莲30g。

4）脾胃虚寒型

主证：胃脘隐痛，喜温喜按，呕吐清水，或朝食暮吐，暮食朝吐，四肢欠温，神倦无力，浮肿便溏，面色㿠白无华，舌淡而胖，有齿印，苔白滑润，脉沉缓或弦细而弱。

治则：温中散寒，健脾和胃。

方剂：附子理中汤加减。

药物：制附子12g、党参20g、法半夏12g、白术15g、茯苓20g、猪苓20g、杜仲15g、干姜8g、鸡内金15g、砂仁8g（后下）、生牡蛎20g（先煎）。

5）胃阴不足型

主证：胃脘灼热隐痛，或时有刺痛感，或胃脘嘈杂，饥不欲食，口干喜冷饮，大便干，舌红或绛而干，或舌见裂纹，舌苔少或花剥，脉细数或虚数。

治则：养阴清热。

方剂：麦门冬汤加减。

药物：麦冬15g、沙参15g、玉竹12g、玄参12g、石斛12g、天花粉20g、白花蛇舌草30g、薏苡仁30g、山药30g、鸡内金15g。

6）气血两虚型

主证：乏力神疲，面色无华，唇甲色淡，自汗盗汗，或见低热，纳呆食少，胃脘疼痛或有肿块，食后胃胀，形体消瘦，舌淡，苔薄，脉细弱无力。

治则：益气养血。

方剂：八珍汤加减。

药物：黄芪30g、党参30g、白术10g、茯苓15g、当归15g、熟地黄15g、白芍12g、阿胶12g（烊化）、半枝莲30g。

"脾胃虚弱"为胃癌患者所共有的临床特征，治疗上应以"和为贵"，用药切忌过分滋腻或苦寒，更不可肆意攻伐，以免脾胃更弱。一般来说，初期治以辛开苦降，寒温并用；中期治以补虚降逆，消痰涤饮；晚期以补虚提升为主。在辨证论治的基础上，结合辨病选用1～3味抗癌中草药，如半枝莲、白花蛇舌草、山慈菇、皂角刺、蒲公英等。

2．手术后

1）气血两虚型

主证：精神疲惫，少气乏力，纳少，头晕眼花，面色少华，自汗，语声低微，大便排出乏力，或便溏，舌淡，苔白，脉细弱。

治则：健脾开胃，益气养血。

方剂：八珍汤加减。

药物：党参20g、黄芪20g、白术15g、茯苓20g、鸡血藤30g、大枣30g、白芍15g、枸杞子20g、砂仁8g（后下）、布渣叶15g、鸡内金15g。

2）气阴两虚型

主证：神疲乏力，气短，口干咽燥，心烦梦多，或午后潮热，盗汗，食欲不振，大便干结，舌红，少苔或无苔，脉细或细数。

治则：益气养阴，开胃健脾。

方剂：益胃汤加减。

药物：沙参12g、麦冬15g、玉竹15g、生地黄15g、太子参20g、生黄芪20g、茯苓20g、白术15g、布渣叶15g、鸡内金15g、砂仁8g（后下）。

3）肝胃不和型

主证：嗳气，泛酸，或烧心感，胃脘灼痛，或痛及两胁，腹胀，纳少，或饥不欲食，易怒，舌边尖红，苔薄白或黄，脉弦。

治则：疏肝理气，和胃降逆。

方剂：柴胡疏肝散加减。

药物：柴胡15g、郁金12g、佛手15g、白芍15g、牡丹皮10g、泽泻12g、旋覆花15g、珍珠母30g、白术12g、茯苓20g、神曲15g。

3．化疗后

1）脾胃不和型

主证：恶心、呕吐、纳差，脘闷腹胀，便溏或便结，身倦乏力，舌淡红，苔白厚或腻，脉细。

治则：健脾和胃降逆。

方剂：香砂六君子汤加减。

药物：党参20g、白术15g、茯苓20g、法半夏15g、砂仁8g（后下）、木香6g（后下）、佛手15g、麦芽30g、藿香15g、佩兰15g。

2）气血两虚型

主证：精神疲惫，少气乏力，纳少，头晕眼花，面色少华，自汗，语声低微，大便排出乏力，舌淡，苔白，脉细弱。

治则：健脾开胃，益气养血。

方剂：八珍汤加减。

药物：党参20g、黄芪20g、白术15g、茯苓20g、鸡血藤30g、当归15g、白芍15g、枸杞子20g、砂仁8g（后下）、布渣叶15g、鸡内金15g。

3）气虚阳微型

主证：饮食不下，面色苍白，精神疲惫，形寒气短，面浮足肿，腹胀，舌胖大色淡白，苔白滑或白腻，脉沉细或细弱。

治则：温补脾肾。

方剂：实脾饮加减。

药物：附子10g、杜仲15g、干姜8g、茯苓20g、白术15g、党参15g、黄芪20g、巴戟天10g、法半夏12g、郁金12g、山药30g、薏苡仁30g。

4．放疗时

脾胃不和型

主证：恶心、呕吐、纳差，脘闷腹胀或痛，便溏，身倦乏力，舌淡红或红，苔厚或腻，脉细。

治则：健脾和胃降逆。

方剂：香砂六君子汤加减。

药物：党参20g、白术15g、茯苓20g、法半夏15g、砂仁8g（后下）、木香6g（后下）、佛手15g、麦芽30g、藿香15g、佩兰15g。

（二）随症选药

（1）大便黑色或呈柏油样：白及、仙鹤草、藕节、地榆、槐花、灶心土等。

（2）大便秘结：火麻仁、枳实、厚朴、大黄、熟地黄、肉苁蓉等。

（3）泄泻：藿香、神曲、肉豆蔻、诃子等。

（4）腹胀：厚朴、佛手、陈皮等。

（5）恶心呕吐：砂仁、法半夏、木香、吴茱萸、竹茹等。

（6）双下肢水肿：茯苓、猪苓、山药、薏苡仁、车前草、白茅根、泽泻等。

（7）呃逆：丁香、柿蒂、旋覆花、代赭石、沉香等。

（8）胃脘痛：佛手、青皮、延胡索等。

（9）食欲不振：布渣叶、鸡内金、神曲、麦芽、谷芽等。

（三）中成药验方

（1）华蟾素片：由干蟾皮提取物组成，有解毒、消肿、止痛的功效，适用于晚期胃癌。副作用常见腹泻，故初起可每次2片，每日2次，1周后如无不适，可每次3片，每日2次，1周后如无不适，可使用全量，每次4片，每日2次。华蟾素的药理研究提示该药具有抗肿瘤作用、免疫促进作用、抗病毒作用。

（2）丁蔻理中丸：由丁香、白豆蔻、白术、党参、干姜组成。具有补益脾胃、温中行气、和胃止呕的作用。适用于脾胃虚寒、浊气上逆的胃癌患者（症见朝食暮吐，暮食朝吐，面色㿠白，神疲肢冷，便溏浮肿，舌淡胖，苔白滑润，脉沉细或沉缓者）。口服，1次1丸，1日2次。

（3）云南白药：口服，1次0.25～0.5g，1日4次（2～5岁按1/4剂量服用；5～12岁按1/2剂量服用），适用于消化道出血者。

（4）丁香5g、柿蒂5g，代茶饮，适用于呃逆严重者。

（5）藿香15g、神曲12g、法半夏10g、陈皮6g、大枣3枚、炒白术10g、茯苓15g、太子参15g、甘草10g。水煎，每日1剂，分两次服。适用于胃癌术后腹泻者。

（四）饮食调护

由于胃癌患者大多脾胃虚弱，饮食上应以营养丰富，易于消化吸收的食物为主，如鱼类、鸡蛋、牛奶等。饮食宜清淡，不可太咸、太甜或太油腻，尤其是刚刚手术治疗后的患者更应注意，术后进食过甜、过咸的高渗饮食，有可能导致"倾倒综合征"的发生。慎食生冷食品。

（1）猪肚1个，翻转用粗盐擦洗冲净，放入开水中煮10分钟，捞起用冷水洗刮净。将白胡椒15g研碎放入猪肚内，加清水少许，扎紧猪肚两头开口，放入锅内加适量清水，武火煮沸后文火煮2～3小时，调味即可。随量饮汤吃猪肚或佐餐。功效：温胃健脾，降逆止呕。适用于胃癌患者胃脘隐痛，饱胀不消，呕吐宿食腐臭，口淡不渴，常泛清涎等。

（2）冬菇5个、鸡肉60g，洗净切粒。粟米30g用清水调成糊放入沸水锅内，文火煮5分钟后放鸡粒、冬菇粒，煮3分钟后放少许葱花，调味，再煮沸即可，随量饮用。功效：健脾养胃，益气养血。适用于胃癌症见食欲不振、胃脘隐痛、面色苍白、体倦乏力者，亦用于其他癌症患者放疗、化疗期间或治疗后气血不足、食少疲倦者。

（3）白菜干100g，浸软洗净切段；腊鸭肾2个，温水浸半小时，洗净切片；猪瘦肉30g，洗净切片。将全部用料齐放入锅内，加清水适量，武火煮沸后文火煮1～2小时，调味即可，随量饮用。功效：滋阴润燥，健胃消食。适用于胃癌患者属胃阴不足者，或其他癌症患者放疗期间和治疗后胃阴不足，症见口渴、消瘦、不思饮食、食难消化者。

（4）大米60g、江瑶柱15g，洗净放入锅内，加清水适量，武火煮沸后文火煮成粥，加入已洗净的银鱼250g再煮沸，调味即可，随量食用。功效：健脾滋肾，补肺益阴。适用于胃癌、肺癌阴液不足者，或各种癌症患者放疗期间或治疗后阴虚内热，症见口干烦渴、消瘦食少、骨蒸潮热或干咳无痰者。

（5）莲子60g，去硬壳磨粉，用少量清水调成糊状；煮牛奶200mL加白糖适量，将沸时倒入莲子糊不断搅拌，煮熟即可，随量食用。功效：健脾益胃，补虚养神。适用于胃癌或其他癌症患者化疗期间或治疗后，症见脘闷食少，或有心烦欲呕、头晕目眩、大便溏泻者。若有反胃呕吐者，可加生姜汁少许同煮为糊；若有出血者，莲子粉可改为藕粉。

（6）猴头菇100g、兔肉250g。猴头菇水浸15分钟，切薄片；兔肉洗净切片。起锅入香油烧热，放葱段、姜丝爆香，放入兔肉炒片刻，加清水文火煮至兔肉将熟，加猴头菇文火煨熟，调味即可。每日1剂，10～15天为1个疗程。适用于各期胃癌。

（7）芝麻6g、粳米30g、蜂蜜适量。芝麻炒香后，待粳米煮粥将熟时加入，再将蜂蜜调入即可食。适用于胃癌便秘者。

（8）陈皮9g、乌贼骨12g、猪瘦肉50g、粳米适量。陈皮、乌贼骨与粳米煮粥，熟后去陈皮及乌贼骨，加入瘦肉片再煮，调味食用。适用于胃癌腹胀者。

（9）党参12g、黄芪20g、红枣4个、粳米60g，洗净并以冷水泡透后放入锅内，加炒薏苡仁60g，清水适量，文火煮成粥，随量食用。功效：补中益气，健脾祛湿。适用于脾虚湿重的患者，症见：食少，神疲乏力，大便清薄，甚或泄泻、水肿等。

三、预防保健

（1）保持身心愉快，讲究卫生，饮食起居有规律，坚持适量锻炼，睡眠充足。增强机体对肿瘤及感冒、肠炎等常见疾病的抵抗力。

（2）饮食要均衡，改正不良饮食习惯，按时进食，进食不要过硬、过烫、过快，以免损伤消化道黏膜。不食霉变食品，少吃或不吃烟熏、油炸、烘烤食物和酸菜等腌制品，不嗜烟酒。多食新鲜蔬菜水果、多饮牛奶。积极正确地治疗胃溃疡、萎缩性胃炎等癌前病变。切忌过多忌口使得营养供应不足，导致身体抵抗力低下，不利于病体康复甚至出现复发、转移。

（3）注意定期复查。胃癌患者在手术、放疗、化疗结束后仍有必要维持一段时间的中西医结合治疗，以巩固疗效。术后残胃、胃息肉等患者也要定期复查，尤其是有胃癌家族史、40岁以上胃病久治不愈者，更应提高警惕排除胃癌。

（胡丕丽　戎煜明）

第二十四章
胰腺癌

第一节　概述

胰腺癌是指发生于胰腺导管的恶性肿瘤。胰腺癌早期多无典型临床症状，其临床特点是病程短、病情进展快和迅速恶化，至确诊时大多已属晚期，手术切除率较低，预后很差。目前，全世界胰腺癌的发病率呈上升趋势，是引起人口死亡的十大恶性肿瘤之一，其标化死亡率10年间（1991—2000年）增加近一倍，从1.46/100 000增长到2.38/100 000。胰腺癌多发于40岁以上人群，男性较多见，发病率随年龄增长而逐渐增加。

目前，胰腺癌的治疗进展缓慢，治疗效果很不理想，本病的特点是：发现较晚，病程较短，转移较早，预后较差，手术切除率低，5年生存率低。胰腺癌按发病部位的不同可分为胰头癌、胰体癌、胰尾癌和全胰腺癌，其中胰头癌较多见，至晚期时，又表现为弥漫性病变。

胰腺癌易于早期转移，其转移途径为：①胰内扩散，胰腺癌可沿胰管或胰内淋巴结扩散。②淋巴结转移，淋巴结转移是胰腺癌早期转移的主要途径，胰头癌可转移至幽门上、下淋巴结，也可侵及胃、肝、肠系膜及腹主动脉旁淋巴结，还可沿肝镰状韧带的淋巴结进一步转移至锁骨上淋巴结。③血行播散，是晚期胰腺癌的主要转移途径，其中以经门静脉转移至肝最常见，其他还可转移至骨、肾、肾上腺等组织。④神经转移，胰腺癌可经神经束扩散，压迫或侵犯神经丛。胰腺癌容易侵犯胰周围组织，胰头癌还很容易压迫或侵犯邻近组织或脏器，引起黄疸或出血等，胰体癌和胰尾癌容易导致腹膜转移和癌性腹水。

中医没有胰腺癌这个病名，根据胰腺癌的主要临床症状和体征，胰腺癌属于中医伏梁、癥瘕、黄疸、腹痛等范畴。

一、病因病机

胰腺癌的发病原因至今尚不完全清楚，但一般认为，胰腺癌的发病因素可能与吸烟、接触某些化学物质、高脂肪和高蛋白饮食、长期大量喝咖啡、嗜酒、胆石症、肝硬化、慢性胰腺炎、糖尿病以及遗传因素等有关。

中医认为本病与脾胃关系较大，主要病因病机为七情内伤、外邪侵袭、饮食失宜，致肝脾受损、脏腑失和、湿毒内蕴、气滞血瘀、瘀结日久而形成本病。

二、临床表现

根据胰腺癌的发病特点，如果40岁以上，无明显诱因出现腹部饱胀、腹泻腹痛、食欲不振、消瘦乏力、腰背酸痛、反复发作的胰腺炎或无家族遗传史的突发糖尿病，应考虑为胰腺癌的高危人群，并注意排查胰腺癌的可能。对患者出现下列临床表现者更应引起重视：①无明显诱因出现上腹部不适或腹痛，位置较深，性质较模糊，且与饮食关系不大；②进行性纳差、消瘦、乏力；③不能解释的糖尿病或糖尿病突然加重。

（一）症状

早期胰腺癌往往缺乏典型的症状，待典型临床表现出现而明确诊断时，大多已属晚期。胰腺癌临床表现取决于肿瘤的部位、病程早晚、有无转移以及邻近器官累及等情况。常见腹痛、黄疸、体重减轻三大主要症状，其次还有消化道症状、发热、呕血、便血等。

1. 上腹疼痛

上腹疼痛是胰腺癌最主要的症状，不管肿瘤位于胰腺头部或体尾部均可有疼痛。疼痛多因肿瘤侵犯、压迫胰管或胆道引起梗阻，胆汁排泄不通畅，胆道内压力升高，胆管和胆囊均有不同程度的扩张而引起，早期常为定位不清楚的隐痛或钝痛，随着病程进一步发展，可有阵发性腹痛或持续性剧痛，若肿瘤侵及腹腔神经丛，腹痛可伴有腰背痛。当肿瘤累及内脏包膜、腹膜或腹膜后组织时，可出现相应部位的压痛。

2. 黄疸

黄疸是胰腺癌特别是胰头癌的重要症状，它可以是胰腺癌的首发症状，但并不是早期症状。胰头癌黄疸出现较早，胰体、胰尾癌黄疸出现较晚，只有在波及胰头时才出现黄疸。梗阻性黄疸为胰头癌的突出表现，晚期肿瘤侵犯胰头或转移，造成胆总管下端受波及或被压，引起肝内、外胆管阻塞，即可出现黄疸，且黄疸呈持续性、进行性加深，尿液呈浓茶样，大便呈陶土样，皮肤呈深黄色及瘙痒。

3．消化道症状

食欲不振和消化不良是胰腺癌最常见的症状，其次是恶心、呕吐，也可有腹泻或便秘甚至黑便，腹泻常常为脂肪泻。这主要是与胆汁、胰液分泌减少或不能正常排入十二指肠有关，也必然会引起消化功能紊乱。胰腺癌也可发生上消化道出血，表现为呕血、黑便。脾静脉或门静脉因肿瘤侵犯而栓塞，继发门静脉高压症，也偶见食管胃底静脉曲张破裂大出血。

4．体重下降

体重下降是胰腺癌的常见表现，常在初期即可能出现消瘦、乏力症状，而且随病程的进展而呈进行性消瘦，至晚期可出现恶病质。

5．症状性糖尿病

少数患者起病初期表现为糖尿病症状，或表现为患者长期患糖尿病，病情近期加重，或原来长期能控制血糖的治疗措施变为无效，要注意在原有糖尿病的基础上发生胰腺癌的可能。

6．精神症状

部分胰腺癌患者可表现为焦虑、急躁、抑郁、个性改变等精神症状。

7．其他症状

还有少部分患者常诉发热、明显乏力，小关节红、肿、痛、热，关节周围皮下脂肪坏死及原因不明的睾丸痛等。

（二）体征

1．上腹部压痛

上腹部压痛是压迫肿瘤时，影响内脏被膜而引起的牵拉性反应，压痛部位常较深。

2．黄疸

黄疸是胰腺癌常见的体征，黄疸常呈持续性、进行性加深，但有的患者在病程中可能没有波动。黄染皮肤多呈棕色或古铜色。

3．肝脾和胆囊肿大

肝大是肝淤血或肝转移所致；脾大则为瘤栓阻塞脾静脉所致；胆囊肿大则可因胆汁排泄不畅、胆汁积滞所致。若胰头部占位阻塞胆管，则可出现无痛性肿大的胆囊（Courvoisier征）。

4．腹部包块

胰腺组织较深，早期胰腺癌常不能摸到包块，晚期胰腺癌触诊时，可扪及上腹部固定肿块。腹部有转移灶（包括淋巴结转移）时，也可扪及包块。

5．腹水

一般出现在胰腺癌晚期，多为肿瘤引起腹膜浸润、扩散所致。腹水可能为血性或浆液性，晚期恶病质的低蛋白血症也可引起腹水。

6. 血栓性静脉炎

晚期胰腺癌患者可出现游走性血栓性静脉炎或动脉血栓形成。

7. 其他体征

晚期患者可出现腹水、肢体浮肿、锁骨上或腋下或腹股沟淋巴结转移等体征。

三、诊断与鉴别诊断

（一）实验室检查

目前大多数实验室检查对胰腺癌的诊断无特异性，只有一定的参考价值。早期胰腺癌大多无明显检验异常，晚期可能会出现血清胆红素、血清淀粉酶、血糖或肿瘤标志物的异常，肿瘤标志物联合检测可提高胰腺癌诊断的敏感性和特异性。常见的有下列几种。

1. 糖类抗原19-9（CA19-9）

CA19-9目前被认为是胰腺癌敏感性最高的肿瘤标志物，其升高程度和影像学检查有助于胰腺癌的诊断以及与胰腺炎等疾病的鉴别诊断。血清CA19-9升高（>37 U/mL）诊断胰腺癌的特异度和灵敏度分别为82.8%和78.2%，若CA19-9>100 U/mL，则诊断胰腺癌的准确性可达90%，但在Lewis血型患者中，由于CA19-9是该血型抗原的一部分，缺少该基因的人群不表达CA19-9，因此即使发生胰腺癌，CA19-9也正常，从而产生假阴性。对于CA19-9持续升高者，在排除胆道梗阻、炎症等肝胆管疾病后，需高度怀疑胰腺癌，可联合检测肿瘤标志物CEA、CA242、CA50等。治疗前、后CA19-9的变化也可以进一步评估治疗效果和预后。

2. 血清癌胚抗原（CEA）

CEA升高的胰腺癌患者大约占70%，因其他消化道肿瘤也有阳性结果，特异性不高。CEA可作为胰腺癌治疗前、后动态随访的指标。

3. 血清胆红素

胰腺癌患者出现阻塞性黄疸时，可见血清胆红素明显升高。

4. 血清淀粉酶

当肿瘤阻塞胰管或并发胰腺炎时，可致血清淀粉酶明显升高。

5. 血糖

胰腺癌破坏胰岛细胞时，可引起血糖升高或糖耐量试验阳性率增高。

6. 胰癌抗原（POA）

POA对诊断胰腺癌有一定的参考价值。

7. 其他肿瘤标志物

胰腺癌其他肿瘤标志物有：胰腺特异性抗原（PaA）、糖类抗原CA242、糖蛋白抗原CA50等。

（二）影像学检查

1．B型超声检查

B型超声检查是诊断胰腺癌的主要方法，特别适用于普查筛选。B型超声检查的优点是快速、准确、无创伤性、可重复检查和价廉等，其阳性率可达90%左右。胰腺癌B超的征象是胰腺内可见低回声占位或胰腺局部肿大，外形不规则，胆管和胰管扩张、胆囊肿大等。

2．超声内镜检查

超声内镜（EUS）是结合B超和内镜的一项检查技术，可将微型探头放入胃腔、十二指肠内，探测肿瘤部位、浸润深度及淋巴结转移等情况，同时还能对肿瘤进行EUS引导细针穿刺活检（EUS-FNA），对鉴别胰腺癌的鳞状细胞癌和其他导管癌病理类型有很大作用，可提高胰腺癌及局部淋巴结转移的诊断率，是目前胰腺癌定位和定性诊断最准确的方法。EUS还能用于术前肿瘤病灶可切除性的评估。

3．CT检查

CT检查是诊断胰腺癌的主要方法，胰腺癌可表现为胰腺内局灶性肿大，轮廓不规则，病变区密度不均匀等。CT还能显示胰管和胆管扩张，肝转移，淋巴结转移，胰周围组织、器官浸润以及胰腺癌与周围血管的关系等，CT增强扫描、薄层扫描以及扫描后重建等，更可提高胰腺癌的诊断率，并为胰腺癌分期及临床治疗提供主要依据。必要时利用增强CT扫描后重建的方法，即计算机断层血管成像（CTA）技术，可判断肿瘤与周围血管的关系。

4．磁共振成像（MRI）

MRI检查是诊断胰腺癌的最主要方法，可显示胰腺外形轮廓的异常，正常胰腺组织在脂肪抑制T1加权（T1WI）图像呈高信号，而胰腺癌组织在常规T1WI和脂肪抑制T1WI图像均呈低信号，根据T1加权像信号的高低，进一步判断胰腺癌有无局部侵犯和转移。磁共振胰胆管造影（MRCP）为无创性胰管检查方法，能显示胰胆管梗阻的部位及扩张程度，具有多角度成像、定位准确、无创性和无并发症等优点，对胰腺癌的诊断具有重要价值，也可用于胰十二指肠术后胰管情况的随诊。MRI比CT检查对诊断胆道梗阻、部位和扩张程度等具有更明显优势。

5．正电子发射计算机断层显像（PET/CT）

PET/CT检查能显示肿瘤的代谢活性和代谢负荷，可诊断胰腺癌并与慢性胰腺炎区别，能显示肿瘤的部位、大小、是否发生远处转移等，对评价疗效、判断病情等有一定作用，但PET/CT对早期胰腺癌的诊断和发现淋巴结转移的作用有限。PET/CT、CT、MRI和B超等影像检查相结合，综合判断，才能发挥最大作用。

6．内窥镜逆行胰胆管造影（ERCP）

ERCP对胰腺癌的诊断有一定的价值，但患者有不同程度的痛苦，且当胰腺癌阻塞胰管开口时，造影不易成功，仅在B超、CT或MRI等检查不能诊断时，才考虑本法。ERCP除能显示胰管狭窄、充盈缺损和中断外，还能观察到胰腺狭窄的形态改变。

7．经皮穿刺肝胆管造影（PTC）及引流（PTCD）

本法适用于胰腺癌患者出现梗阻性黄疸时。PTC可显示胆管梗阻的部位、性质及扩张程度，有助于胰腺癌的诊断。PTCD可减轻胆管的压力，改善黄疸，为手术及放、化疗等治疗创造有利条件。

8．数字减影血管造影（DSA）

数字减影血管造影能显示胰腺周围动脉的形态，判断肿瘤是否侵犯血管，为手术治疗及术式选择提供有价值的参考。对已确诊为胰腺癌但又无法判断能否手术切除时，可考虑选择性血管造影。

9．腹腔镜

腹腔镜检查在胰腺癌诊断和分期中有一定价值。对已确诊为胰腺癌但又无法判断能否手术切除时，腹腔镜检查有一定的临床意义。

10．十二指肠镜

当胰头癌病变侵犯十二指肠乳头时，可用十二指肠镜直接观察到病变并行活检，进一步明确病理诊断。

11．子母胰管镜

子母胰管镜检查是子镜经母镜插入胰管内直接进行观察。胰腺癌变时，可见胰管内黏膜隆起、发红、狭窄、闭塞等。

（三）基因检测

随着基因检测技术的快速发展，基因分析对疾病的诊断帮助越来越大，尤其是为疑难病例的诊断以及临床治疗等提供帮助。癌基因分析对胰腺癌诊断和判断能否手术治疗等有很大的作用。

（四）病理学检查

组织病理学和/或细胞学检查是确诊胰腺癌的金标准，应尽可能在抗肿瘤治疗前获得病理学检查结果，获得病理的方法主要有：

（1）手术切除肿瘤组织：是获取组织病理学诊断的可靠方法。

（2）穿刺活检：对无法手术获得组织标本的患者，建议行影像引导下经皮穿刺或超声内镜引导下穿刺，获得组织病理学或细胞学标本；对有转移病灶的患者，原发病灶获取和诊断困难，推荐对转移病灶进行活检。

（3）脱落法细胞学检查：通过胰管细胞刷检、胰液收集检查、体腔积液化验等方法获得细胞病理资料。

（五）鉴别诊断

胰腺癌应与胃部疾病、黄疸性肝炎、胆石症、胆囊炎、原发性肝癌、慢性胰腺炎、壶腹癌、胆囊癌以及胰腺囊性肿瘤等相鉴别。

四、临床分期

临床分期采用AJCC/UICC 2018年开始执行的"胰腺癌TNM分期"标准（表24-1和表24-2）。

表24-1　胰腺癌TNM分期标准

TNM分期		分期标准
原发肿瘤（T）	Tx	原发肿瘤无法评价
	T0	无原发肿瘤证据
	Tis	原位癌（包括高级别导管上皮内癌变，导管内乳头状黏液性肿瘤伴重度异型增生，导管内管状乳头状肿瘤伴重度异型增生，黏液性囊性肿瘤伴有重度异型增生）
	T1a	肿瘤最大径≤0.5cm
	T1b	0.5cm＜肿瘤最大径＜1cm
	T1c	1cm≤肿瘤最大径≤2cm
	T2	2cm＜肿瘤最大径≤4cm
	T3	肿瘤最大径＞4cm
	T4	肿瘤侵及腹腔动脉，肠系膜上动脉，和/肝总动脉，无论肿瘤大小
区域淋巴结（N）	Nx	区域淋巴结不能评价
	N0	无区域淋巴结转移
	N1	1～3个区域淋巴结转移
	N2	4个以上区域淋巴结转移
远处转移（M）	M0	无远处转移
	M1	有远处转移

表24-2　胰腺癌TNM分期

分期	T	N	M
0	Tis	N0	M0
Ⅰ A	T1	N0	M0
Ⅰ B	T2	N0	M0
Ⅱ A	T3	N0	M0

（续表）

分期	T	N	M
ⅡB	T1～3	N1	M0
Ⅲ	T1～3	N2	M0
	T4	AnyN	M0
Ⅳ	AnyT	AnyN	M1

第二节　治疗

一、西医治疗

随着肿瘤治疗新药物的不断出现和治疗水平的进步，肿瘤的治疗效果越来越好，但胰腺癌的治疗进展缓慢，效果并不十分理想。目前提倡多学科联合治疗模式，根据不同的病情和分期等，采取不同的治疗方法。

（一）外科手术治疗

目前，外科根治性手术是治愈胰腺癌的唯一方法。胰腺癌手术治疗包括根治性手术和姑息性手术。根治性切除（R0）仍是根治胰腺癌的最有效方法。胰腺癌能否达到R0切除是影响预后的重要因素，目前国内外达成共识多采用"1mm原则"为判断标准，切缘1mm以上无肿瘤细胞方为R0切除，否则为R1切除。但胰腺癌初发时多无特异性临床表现，早期诊断困难，至确诊时往往已属晚期，手术切除率较低。资料显示，初诊时一般仅15%～20%患者有根治性手术机会，可行根治性手术切除患者，5年生存率约为20%。切缘情况、肿瘤大小、有无淋巴结转移是影响远期生存的独立预后因素。近年来，随着人们对健康意识的增强，定期健康体检人群越来越多，早期胰腺癌的检出率不断提高，胰腺癌的手术切除率和生存率也有所提高。主要术式有：①Whipple根治术；②全胰腺切除术；③局限或扩大性胰腺切除术；④胰腺末端切除术和脾切除术。手术探查的适应证：年龄<70岁，Ⅰ期和Ⅱ期胰头癌，无肝内或远处转移及扩散，无腹水。

（二）放射治疗

胰腺癌是对放射治疗敏感性较低的肿瘤，单纯放射治疗对胰腺癌疗效并不十分理想，放射治疗常与手术、化疗等治疗方法结合。常用的方法有内照射、术前或术后体外照射、放射治疗与化学治疗等联合应用。随着放疗设备的更新换代和放疗技术的不断进步，胰腺癌放射治疗的疗效有所提高。根治性放疗是采用精准放疗技术，通过提高剂量，进而以根治性治疗为目的的放疗模式，推荐图像引导调强放疗（IMRT）或立体定向放疗（SBRT）技术，仅照射原发灶和转移淋巴结，不做相邻区域淋巴结的预防性照射。一般采用直线加速器局部放射，1.5～2Gy/次，每周5次，总剂量为40～60Gy。目前放疗主要用于胰腺癌的姑息止痛治疗，单纯放疗可以改善患者症状、减轻疼痛。放疗需同时联合化疗，或与化疗序贯，化疗药物通常为吉西他滨或氟尿嘧啶类。

（三）化学治疗

对不能手术切除的胰腺癌，或者预防术后复发转移，或者与放疗、靶向、免疫治疗等结合，均可进行化学治疗。胰腺癌化疗可分为术前新辅助化疗、术后辅助化疗和姑息性化疗。但胰腺癌细胞对化学治疗不敏感，治疗效果未能令人满意。目前常用化疗药物有：吉西他滨、白蛋白结合型紫杉醇、氟尿嘧啶、顺铂、草酸铂、伊立替康、多西紫杉醇、雷替曲塞和培美曲塞等，见表24-3。

表24-3　胰腺癌化疗方案

方案	药物组成	剂量	用法	时间
FOLFIRINOX（每3周重复）	奥沙利铂	85mg/m^2	静脉注射	第1天
	伊立替康	180mg/m^2	静脉注射	第1天
	亚叶酸	400mg/m^2	静脉注射	第1天
	5-氟尿嘧啶	400mg/m^2	静脉注射	第1天
		2 400mg/m^2	静脉注射	第1天（泵注46h）
GA（每3周重复）	吉西他滨	1 000mg/m^2	静脉注射	第1天
	白蛋白结合型紫杉醇	260mg/m^2	静脉注射	第1、第8天
GS（每3周重复）	吉西他滨	1 000mg/m^2	静脉注射	第1、第8天
	替吉奥	60～100mg/d	口服	第1至第14天
GX（每3周重复）	吉西他滨	1 000mg/m^2	静脉注射	第1、第8天
	卡培他滨	1 250mg/m^2·d	口服	第1至第14天
5-氟尿嘧啶/亚叶酸钙（每4周重复）	5-氟尿嘧啶	425mg/m^2	静脉注射	第1至第5天
	亚叶酸钙	20mg/m^2	静脉注射	第1至第5天
替吉奥（每3周重复）	替吉奥	80～120mg/d	口服	第1至第14天
吉西他滨（每3周重复）	吉西他滨	1 000mg/m^2	静脉注射	第1、第8天

介入性化疗指选择性动脉灌注化疗，可用动脉插管的方法，把化疗药物注射到供应肿瘤的血管，增加肿瘤局部药物浓度，提高疗效。

腹腔化疗指把化疗药物直接注射到腹腔，起到局部化疗的效果。

（四）靶向治疗

靶向治疗是近年来胰腺癌的研究热点，但胰腺癌恶性程度高、治疗难度大且疗效差，目前绝大多数靶向药物并未取得满意疗效。

1. 奥拉帕利

虽然目前绝大多数靶向药物并未取得满意疗效，但奥拉帕利治疗携带遗传性*BRCA*基因突变的胰腺癌患者已被证明有效。奥拉帕利是一种抑制PARP蛋白功能的靶向药物，对携带*BRCA*基因突变的癌症治疗效果比较好。*BRCA*基因突变广泛存在于多种癌症中，包括胰腺癌、乳腺癌、卵巢癌、前列腺癌、输卵管癌、肺癌等。

2. 其他靶向药物

胰腺癌的靶向药物较少，大部分处于临床研究中，目前NCCN专家组推荐中涉及的靶向药物包括厄洛替尼。舒尼替尼用于转移性胰腺癌的维持治疗，可改善预后。其他靶向药物还有西妥昔单抗等，但效果欠佳。

（五）免疫治疗

免疫治疗是使用免疫制剂增强机体的免疫功能，是综合治疗的一部分。胰腺癌的免疫治疗药物很少，目前NCCN专家组推荐中涉及的免疫治疗药物有帕博利珠单抗（Pembrolizumab）。

（六）对症支持治疗

（1）晚期胰腺癌出现顽固性疼痛者，可按WHO推荐的三阶梯止痛法控制疼痛。局部姑息放疗可使部分患者疼痛缓解。必要时可用50%～75%乙醇行腹腔神经丛注射或交感神经切除术。

（2）阻塞性黄疸者，可采用胆囊空肠吻合术或介入的方法，放置支架或引流胆汁等。

（3）因胰腺癌引起胰腺外分泌功能不全而出现脂肪泻者，可服用帮助消化的胰酶制剂。

（4）如果出现营养不良或恶病质，应加强营养支持治疗，尽快改善营养状况，为综合治疗创造条件。

（七）多学科联合治疗

由于胰腺癌恶性程度高，手术切除率低，迄今为止还没有单一疗法取得满意疗效，预后不良，因此需要探讨更多综合治疗的新方法。目前根本的治疗原则仍然是以外科手术治疗为主要治疗手段，结合化疗、放疗、靶向、免疫和支持治疗等综合治疗。随着手术水平的提高、新化疗药物的出现、放疗设备更新换代和放疗技术的不断进步、免疫与分子生物学研究的飞速发展，胰腺癌的疗效将不断提高。

二、中医治疗

胰腺癌的中医治疗原则是辨证论治，常采用辨证与辨病相结合，再随症加减的方法。

（一）辨证论治

胰腺癌的辨证论治既要重视"扶正"之法，又要强调"攻邪"等治疗方法。胰腺癌的治疗原则是根据不同病情，采用或攻或补或攻补兼施之法，还要注意运用健脾补虚之法。

1. 综合治疗前的辨证

1）湿浊内蕴型

主证：胸脘痞闷，腹部胀痛，身目俱黄，纳差疲乏，恶心呕吐，大便溏薄或陶白，舌质淡，苔白腻，脉沉迟。

治则：和胃健脾，利湿化浊。

方剂：绵茵陈五苓散加减。

药物：绵茵陈30g、茯苓20g、白术15g、猪苓20g、泽泻20g、桂枝10g、陈皮20g、法半夏15g、甘草5g。

2）气滞血瘀型

主证：面色晦暗，脘腹胀满，上腹部持续性固定位置疼痛，上腹可扪及痞块，舌质暗红、青紫或有瘀斑，脉弦细或涩。

治则：理气化瘀，软坚散结。

方剂：膈下逐瘀汤加减。

药物：五灵脂10g、川芎10g、牡丹皮15g、赤芍15g、乌药15g、延胡索30g、桃仁10g、红花10g、枳壳20g、甘草5g。

3）肝郁蕴热型

主证：身目俱黄，发热，心烦易怒，恶心嗳气，纳呆，脘腹胀满，疼痛拒按，小便短赤，大便干结，舌质红或红干，苔黄腻，脉弦数或滑数。

治则：疏肝清热，解毒散结。

方剂：柴胡疏肝散加减。

药物：柴胡15g、白芍15g、枳实20g、香附10g、厚朴20g、佛手20g、绵茵陈30g、金钱草30g、虎杖20g、延胡索30g、甘草5g。

4）气血两虚型

主证：面色苍白或萎黄，纳差消瘦，困倦乏力，腹部隐痛，可扪及包块，舌质淡白或有瘀点瘀斑，苔薄白，脉沉细数。

治则：补气养血，祛瘀散结。

方剂：十全大补汤加减。

药物：党参30g、茯苓15g、白术15g、当归10g、川芎10g、白芍20g、熟地黄15g、黄芪30g、炙甘草10g。

5）阴虚内热型

主证：精神萎靡，纳差消瘦，低热不退，脘腹胀满，小便黄，大便干结，舌红，苔少，脉细数。

治则：养阴生津，清热散结。

方剂：一贯煎合清凉甘露饮加减。

药物：北沙参30g、生地黄15g、知母15g、地骨皮20g、麦冬15g、天花粉30g、白花蛇舌草30g、银柴胡15g、青蒿20g、甘草5g。

2．综合治疗后的辨证

胰腺癌的综合治疗包括手术、放疗、化疗、靶向、免疫及支持治疗等。患者对这些治疗方法的反应不同，临床表现也有异。除可见到上述5个证型外，还可见其他证型，如术后可见脾胃虚弱型、气机郁滞型等；放疗后可见肺胃阴虚型、气机郁滞型等；化疗后可见脾胃虚弱型等。

1）脾胃虚弱型

主证：纳差疲乏，腹胀便溏，舌质淡，苔白腻，脉弦细。

治则：健脾和胃。

方剂：陈夏六君汤加味。

药物：党参30g、茯苓15g、白术15g、陈皮20g、法半夏15g、山药30g、神曲15g、鸡内金20g、谷芽30g、麦芽30g、甘草5g。

2）肺胃阴虚型

主证：上腹部隐痛，咽干口燥，烦渴引饮，食少干呕，大便干结，舌质红，苔少而干，脉细数。

治则：益胃润肺，滋阴生津。

方剂：一贯煎合益胃汤加减。

药物：生地黄15g、当归10g、沙参30g、麦冬15g、玉竹30g、黄精30g、半枝莲30g、石膏30g、石斛20g、甘草5g。

3）气机郁滞型

主证：脘腹胀闷或胀痛，纳差嗳气，大便不通畅，舌暗红，苔黄厚，脉弦。

治则：疏肝解郁，理气通便。

方剂：柴胡疏肝散加减。

药物：柴胡15g、白芍15g、枳实30g、川芎10g、香附10g、厚朴20g、佛手20g、莱菔子20g、虎杖30g、甘草5g。

3．无症状者的治疗

主证：部分初诊或综合治疗前、后的胰腺癌患者，没有典型临床症状，舌质舌苔脉象可正常或多种多样。

治则：这类患者难以用上述证型进行辨证，可根据体质和舌脉确定治则。

方剂：依据治则选用攻补兼施的方药。

4．晚期患者的辨证

对于晚期胰腺癌不能耐受手术放、化疗等治疗的患者，或者经过综合治疗后进展的患者，一般情况较差，常伴有很多并发症，很难取得好的治疗效果，这类患者可以考虑中医中药治疗，希望能改善生存质量，减轻痛苦，延长寿命。

晚期胰腺癌患者常出现多种证型并见，治疗上仍是采用辨证与辨病相结合，扶正与祛邪并用，随症加减的方法。

（二）随症加减

1）脾阳不振

选加制附子10g、干姜10g等。

2）脾虚湿困

选加春砂仁10g（后下）、佩兰15g、陈皮20g、土茯苓30g、薏苡仁30g等。

3）湿热重

选加藿香15g、佩兰15g、薏苡仁30g、土茯苓30g等。

4）纳差、乏力

选加白术15g、党参30g、茯苓15g、佩兰15g、麦芽30g、布渣叶15g等。

5）腹胀

选加大腹皮30g、虎杖30g、佛手20g、莱菔子15g等。

6）黄疸

选加绵茵陈30g、田基黄30g、车前草30g、金钱草30g等。

7）瘀血

选加三棱15g、红花10g、丹参30g、三七粉6g（冲服）等。

8）呕血、便血

选加白及15g、血余炭10g、槐花15g、地榆炭10g等。

（三）辨病选药

辨病选药是指在辨证的基础上，可适当选用一些抗肿瘤的药物，如红豆杉、喜树果、白花蛇舌草、半枝莲、三棱、莪术、鳖甲、全蝎、土鳖虫、蜈蚣、壁虎、龙葵、八月札、生南星、生半夏等。

（四）成药验方

1．柴胡龙胆汤

处方组成：柴胡15g、龙胆草10g、山栀子10g、黄芩10g、黄连5g、生地黄15g、丹参15g、大黄10g（后下）、蒲公英15g、白花蛇舌草30g、土茯苓30g、薏苡仁30g、茯苓15g、郁金15g。

功效：清热解毒，活血化瘀。

适应证：胰腺癌。

2．铁树牡蛎汤

处方组成：煅牡蛎30g、夏枯草15g、海藻15g、海带15g、白花蛇舌草30g、铁树叶30g、当归10g、赤芍15g、丹参30g、郁金20g、党参30g、白术15g、茯苓15g、川楝子10g。

功效：活血化瘀，软坚散结。

适应证：胰腺癌。

3．祛瘀散结汤

处方组成：八月札15g、鳖甲30g（先煎）、干蟾皮10g、香附15g、枸杞子30g、红藤30g、龙葵30g、夏枯草30g、蒲公英30g、石见穿30g、丹参20g、郁金20g、川楝子15g。

功效：清热解毒，祛瘀散结，理气止痛。

适应证：胰腺癌。

4．小金丹

组成：五灵脂、制草乌、地龙、木鳖、乳香、没药、当归、麝香、墨炭等。

功效：止痛。

适应证：胰腺癌疼痛者。

用法：每丸2.5g，每次2～5丸，每日2次，1个月为1个疗程。

5．片仔癀

功效：清热解毒，消肿止痛。

适应证：胰腺癌热毒蕴结者。

用法：每次0.6g，每日2～3次，口服。

6．榄香烯

榄香烯为温莪术的制剂，可用于动脉插管注入、腹腔注入以及瘤内注射。

三、中西医结合治疗

中西医结合治疗是我国独有的治疗方法，是提高胰腺癌疗效的有效途径。中医重视整体观，西医则重点在消除癌瘤病灶。中医中药与手术、放疗、化疗、靶向和免疫等疗法结合起来，可以提高病人的生存质量，减轻手术、放疗、化疗等的并发症或毒副反应，进一步提高疗效。中医中药通过辨证和辨病的方法，可贯穿于整个胰腺癌的治疗过程。

四、饮食调养

（一）饮食宜忌

胰腺分泌的胰液中含有淀粉酶、蛋白酶和脂肪酶等三大类消化酶，胰腺癌直接影响到这些酶的分泌。而由于唾液、胃液和肠液中尚含有消化糖类和蛋白质的酶类，所以，胰腺癌患者主要表现为脂肪消化不良，饮食上要注意控制脂肪的摄入量，糖类和蛋白质也要适量。

（二）药膳疗法

1．全蝎散

组成：全蝎100g。

用法：把全蝎烘干后研成细末，装入空心胶囊中，每粒0.5g，每次6粒，每日2次。

适应证：胰腺癌。

2．三仙芋头汤

组成：芋头100g、焦麦芽30g、焦谷芽30g、焦六曲30g。

用法：把去皮洗净的芋头、焦麦芽、焦谷芽、焦六曲放入锅中，加清水适量，煮至芋头熟透，喝汤吃芋头，每日1次。

适应证：胰腺癌纳差、腹胀便秘者。

3．香蛎豆腐汤

组成：豆腐100g、牡蛎肉50g、香菇20g、少量生姜。

用法：把豆腐（切块）、香菇（切成条状）、牡蛎肉、生姜共置锅中，加清水适量，炖至烂熟，加适量调味即成。每日1次，可经常服用。

适应证：胰腺癌。

五、预防保健

（一）注意饮食卫生

多吃新鲜蔬菜，饮食宜清淡，少吃高脂肪、辛辣和油炸的食品，戒烟限酒。

（二）锻炼身体

适度锻炼身体，可提高机体的抗病能力，减少疾病的发生。

（三）治疗与胰腺癌发生有关的疾病

积极治疗慢性胰腺炎、慢性胆囊炎和糖尿病等疾病，减少胰腺癌的发生率。

（四）防癌普查

胰腺癌是高度恶性的肿瘤，预后极差。早期诊断和早期治疗是改善胰腺癌预后的关键。对于年龄在40岁以上的人群，要定期做肿瘤标志物及胰腺B超等检查。

（五）初确诊患者

对于初确诊胰腺癌的患者，情绪不稳定，思想压力比较大，要尽快树立战胜疾病的信心，保持乐观，积极配合治疗。

（六）治疗后患者

要定期复查，治疗后2年内，一般是3个月左右复查1次；2年后可改为6个月左右复查1次。若有不适，随时复查。

（陈徐贤　陈平）

第二十五章
原发性肝癌

第一节　概述

原发性肝癌（primary hepatic carcinoma，PHC，简称肝癌）是指原发于肝细胞或肝内胆管上皮细胞的恶性肿瘤，是我国临床上常见的消化道恶性肿瘤之一。肝癌早期缺乏典型的临床症状和体征，但病情进展快，至临床诊断时多为中晚期。随着人们对健康的重视（定期体检）和现代影像等诊断技术的发展，越来越多的无症状或体征的小肝癌被早期发现。

肝癌在我国发病率、死亡率均居世界首位。据2018年发布的《中国肝癌大数据报告》显示，原发性肝癌全球每年新发病例85.4万，中国46.6万，约占全球的55%。我国肝癌高发于江苏、福建、广东、广西等东南沿海地区。本病高发年龄为30～60岁。

中医文献中虽无"肝癌"这个病名，但对肝癌的认识却源远流长，并对病因、症状、体征、治疗以及预后等均有详细记载。《灵枢·邪气脏腑病形篇》说："肝脉……微急，为肥气，在胁下若覆杯。"《圣济总录》也说："积气在腹中，久不瘥，牢固推之不移者，癥也……按之其状如杯盘牢结，久不已，令人身瘦而腹大，至死不消。"《圣济总录》又说，"肝黄，病人齿黄，目如丹赤，口燥热渴，气力虚劣，身体青黄，眼中出血，气息急者，不堪医。"《诸病源候论·癖黄候》曰："气水饮停滞，积聚成癖，因热气相搏，则郁蒸不散，故胁下满痛而身发黄，名为癖黄。"这些论述，极似肝癌的临床表现及预后。

肝癌属于中医肝积、癥瘕、积聚、臌胀、痞气、癖黄等范畴。

一、病因病机

肝癌的致病原因至今还没有完全清楚，大量的调查报告与实验研究提示肝癌的发病原因与下列因素有关。

（一）病毒性肝炎

病毒性肝炎与肝癌有关系的主要有乙型肝炎病毒（HBV）和丙型肝炎病毒（HCV）两种，其中以乙型病毒性肝炎为多见。研究表明，我国肝癌患者中超过80%有HBV感染史，HBV在宿主细胞内会发生HBV-DNA整合，可以激活某些癌基因，并使抑癌基因失去活性。随着肝癌肿瘤靶基因和基因网络的研究深入，人们对肝癌的形成和治疗有了更进一步的认识，HBV对肿瘤的发生有直接和间接的作用。HBV和HCV慢性感染者经过肝纤维化、肝硬化、失代偿肝硬化，最后发展为肝细胞癌。我国流行病学研究资料表明，HBV携带者患肝癌的危险度比非感染人群高25～37倍。

（二）黄曲霉毒素

自20世纪60年代发现黄曲霉毒素以来，动物实验证实，黄曲霉毒素能诱发动物肝癌。其中以AFB1毒性最强，AFB1可能通过致$p53$基因突变而促进肝癌的发生和发展。我国的流行病学资料显示，江苏、福建、广东、广西等东南沿海湿温地区肝癌发病率比较高，尤其是食用玉米、花生多的地区，这些资料间接支持黄曲霉毒素为肝癌发病原因之一。还有资料提示黄曲霉毒素与HBV在肝癌发生过程中有协同作用。

（三）饮水污染

近年来已发现水中有多种有机物可致癌、促癌和致突变。我国通过大量的流行病学调查，发现饮水污染与肝癌的发生有密切关系，饮用塘水、死水及宅沟水者，肝癌发病率较高；饮用流水或井水者，发病率较低；饮用深井水的人群，肝癌的发病率最低。

（四）饮酒

饮酒并不是肝癌形成的直接原因，但它能促进肝癌的发生和发展，长期嗜酒者更容易诱发肝癌。

（五）遗传因素

流行病学调查发现，部分肝癌患者有家族史，家族史是独立因素，可能与遗传易感性相关。近年来有研究对肝癌患者术后标本进行染色体分析，发现肝癌患者多有染色体异常，也提示遗传因素可能参与肝癌发病。

（六）其他因素

长期进食含亚硝胺食物、吸烟、硒缺乏、寄生虫感染、口服避孕药和幽门螺杆菌感染等也可能与肝癌发病有关。

中医在肝癌的发病上，强调"正气"的作用。《黄帝内经》曰："邪之所凑，其气必虚。"《灵枢·百病始生篇》中说："壮人无积，虚则有之。"《医宗必读·积聚》中有："积之成也，正气不足，而后邪气踞之。"肝癌的发生，多是在正气虚的基础上，再因邪气，如七情、饮食以及自然界多种致病因素的长期侵袭，导致气滞血瘀，聚痰蕴毒，痰瘀毒互相搏结而发病。

二、病理特点和组织分型

（一）传统的病理分型

Eggel于1901年提出肝癌病理的大体分类为：巨块型、结节型和弥漫型。1982年我国肝癌病理协作组在Eggel分类的基础上提出分类为：块状型、结节型、弥漫型和小癌型。①块状型：较多见，肿瘤直径＞5cm，是由单个肿瘤或多个癌结节融合而成的块状肿瘤。若直径＞10cm则为巨块型，巨块型肝癌质硬，呈膨胀性生长而挤压周围组织，可以形成假包膜，易出现坏死、出血，并发肝破裂、腹腔内出血等急重症。②结节型：最多见，肿瘤直径3～5cm，可单发或多发，癌结在肝内散发或融合，常伴有肝硬化。③弥漫型：最少见，癌结节较小，呈弥漫性分布于全肝，肝脏肿大不显著，甚至可能缩小。④小癌型：单个肿瘤直径≤3cm，或两个相邻肿块直径之和≤3cm，边界清楚，可有包膜。

（二）病理组织分型

1. 肝细胞癌

最常见的一种病理类型，约占原发性肝癌总数的95%，起源于肝细胞，大多数伴有肝硬化。镜下可见肿瘤细胞类似正常肝细胞，呈多角形排列成巢状或索状，边缘清楚，胞质丰富，无间质成分。肝细胞癌进一步还可分为梁索型、腺样型、实体型和硬化型4种类型。

2. 胆管细胞癌

较少见，占原发性肝癌总数的5%左右，起源于肝内胆管上皮，一般不伴有肝硬化。镜下癌细胞呈立方形或柱状，细胞质淡染，胞质透明，纤维间质丰富，排列成腺样。

3. 混合细胞癌

较少见，包含肝细胞癌和胆管细胞癌两种结构并存，界限不清，或者呈过激形态，与肝细胞和胆管细胞癌均不完全相像。

4. 纤维板层型肝癌

一种特殊和少见的组织类型，多见于青年，常单发，一般没有乙型肝炎病毒感染及肝硬化病史，肿瘤生长较慢，手术切除率高，预后较好。

三、临床表现

（一）亚临床期

亚临床期患者无明显的症状和体征，多是通过健康检查而被发现，检查方法有甲胎蛋白（AFP）和影像学等。

（二）临床期

临床期肝癌症状表现较多，但都缺乏特异性。

1．常见症状

1）右上腹疼痛

常为肝癌患者的主要症状，疼痛多是间歇性或持续性钝痛或刺痛，有时还可放射至右肩或右背部。肝右叶肿瘤表现为右季肋区疼痛，肝左叶肿瘤为剑突下疼痛。疼痛主要是由于肿瘤生长导致肝脏包膜绷紧所致，若肝区突然出现急剧腹痛，可能为肝癌破裂的表现，应该引起注意和重视。

2）消化道症状

饭后上腹部饱胀、食欲下降、恶心呕吐、腹胀腹泻等，这些症状可由肝功能损害、肿瘤压迫胃肠道或腹水等引起。

3）全身症状

随着病情的进一步发展，可出现全身症状，如乏力、消瘦、恶病质、发热、黄疸、出血倾向（常见的有鼻衄、牙龈出血、皮下瘀斑）、皮肤瘙痒等。

4）转移灶症状

病情发展到晚期，可发生肺、骨、淋巴结、肾上腺、肝、肾等转移，并出现相应的症状。如肺转移可出现咳嗽、咯血等，骨转移可出现骨痛、病理性骨折等。

2．体征

1）肝肿大

右上叶肝癌可引起肝上界上移，右肋下可扪及肝肿大而无结节；右下叶肝癌在右肋下可直接扪及肿块；左叶肝癌则可扪及剑突下或左肋下肿块。

2）黄疸

黄疸的表现为巩膜及皮肤黄染，小便黄，一般为晚期肝癌胆道堵塞的体征。可分为梗阻性、肝细胞性和混合性黄疸三种类型。

3）腹水

腹水的表现为腹胀和腹部移动性浊音，常伴有双下肢肿胀，腹水为晚期肝癌的体征。由于肿瘤消耗大或肝硬化所致肝功能下降致白蛋白合成降低，局部滤过压增加导致，或者由于肿瘤种植转移引起下肢静脉回流受阻导致。

4）肝硬化表现

有些患者还可出现肝硬化的表现，如脾肿大、蜘蛛痣、肝掌、肝舌、腹壁静脉曲张等。

5）转移灶体征

晚期肝癌常出现肺、骨、淋巴结、肾上腺、肝、肾等转移，并出现相应的体征。

3．并发症

常见的并发症有上消化道出血、肝癌破裂出血、肝性脑病、肝功能衰竭、胸腹水和继发感染等。

四、诊断

（一）理化检查

1．甲胎蛋白（AFP）检测

AFP是肝癌最特异和最重要的肿瘤标志物，已广泛应用于肝癌的普查、确立诊断、早期诊断、鉴别诊断、判断疗效、复发以及评估预后等方面。正常人血清中的AFP含量极微（<25 μg/L），应用常规的免疫学方法不能检出。当肝细胞癌变或活动性肝病、妊娠和生殖胚胎癌变时，AFP又可重新出现。肝癌患者的AFP阳性率为60%～70%。

2．酶学检查

1）PIVKA-II（维生素K缺乏或拮抗剂-II诱导的蛋白质）

PIVKA-II又称异常凝血酶原（DCP），据报道，肝癌患者中PIVKA-II的阳性率与AFP相近，在肝癌患者中阳性率约70%。相比 AFP，PIVKA-II 对肝癌的诊断更具特异性，其他肝病极少引起PIVKA-II升高。PIVKA-II与AFP联合检测可提高肝癌的诊断率，有助于AFP阴性或低AFP肝癌的辅助诊断。

2）a-L-岩藻糖苷酶（AFU）

在肝癌患者中，血清AFU活性明显高于继发性肝癌及肝硬化患者。AFU可协助AFP对肝癌做出早期诊断。

3）其他检查

CEA、CA19-9、γ谷氨酰转肽酶（GGT、血清转铁蛋白、血清糜蛋白酶抑制酶）等。

（二）影像学检查

影像学检查在肝癌诊断、鉴别诊断和治疗上起着极其重要的作用。现代影像技术的发展，使早期发现、早期诊断和早期治疗肝癌成为可能。

1．超声检查

1）普通超声检查

超声检查在肝癌诊断中是最常用、最有效的方法之一。超声显像具有方便、费用低、无创伤、敏感度高、可重复等优点。肝癌病灶在B型超声显像上可显示低回声灶或光团，当病灶出现坏死液化时，可出现相应的液化暗区。超声显像的价值在于：①能确定肝内占位病变的位置、大小、数目、性质以及与血管、邻近组织和器官的关系，能显示肝内门静脉及其属支是否有癌栓等；②在超声引导下行经皮肝穿刺活检或局部治疗等；③术中B超还可帮助找到小肝癌的定位及明确癌结节与周围重要血管的关系，指导手术的进行。

2）超声造影

超声造影是利用造影剂能使散射回声增强，明显提高超声诊断的分辨力、敏感性和特异性的一种技术。超声造影越来越多被运用到肝癌的诊断和鉴别诊断中，提高小肝癌和肝内微小转移灶检出率。

2．电子计算机断层扫描（CT）

CT检查在肝癌诊断、定位和治疗中具有重要的价值：①诊断：能明确肿瘤的位置、性质、大小、数目及其与主要血管、邻近组织、器官的关系。若结合肝动脉造影或碘油CT检查，其敏感性更高，甚至可检出0.5cm的微小肝癌病灶。②治疗：可帮助肝癌放射治疗或局部治疗的定位以及判断肿瘤局部治疗后肿瘤残留病灶等。CT是一种非侵入性检查，多用于肝癌的定位和定性。肝癌的CT图像常表现为局限性边界比较清晰的密度减低区，但也可表现为边缘模糊或大小不等的多发阴影。

3．磁共振成像（MRI）

MRI是一种无放射性损害的检查方法，能清楚显示肝癌包膜的存在、脂肪变性、肿瘤是否出血坏死、纤维间隔形成、病灶周围水肿、子灶，以及门静脉、肝静脉受侵犯等现象。其特点是：①能获得横状面、冠状面和矢状面的3种图像。②对软组织的分辨率，肝内良性恶性占位、转移瘤和肿瘤局部治疗后残留病灶的鉴别优于CT。③是一种无放射性损害的检查方法。④无须增强即可显示门静脉和肝静脉的分支以及子灶和癌栓，尤其适用于碘过敏的肝癌患者。

4．数字减影血管造影（DSA）

DSA对小肝癌具有较高的敏感性和特异性，其分辨率为1～2cm，确诊率为74%～94%，结合碘油CT检查，可检出微小肝癌或肝癌术后亚临床复发转移灶。随着肝动脉化疗栓塞治疗肝癌的广泛应用，肝动脉造影更显得特别重要。在较大肝癌手术前，若能行DSA，则可发现肿瘤周围卫星灶或肝内微小病灶，为制订手术方案提供参考，降低术后残留率和复发率。

5．正电子发射型计算机断层显像（PET/CT）

PET/CT是目前世界上唯一可以在活体上显示生物分子代谢、受体及神经递质活动的新型影像诊断技术；能显示肿瘤的部位、大小、数目、是否发生远处转移等。PET/CT从代谢水平对肿瘤进行诊断和鉴别诊断，具有全身显像和安全性好等特点，但在肝癌诊断中灵敏度比增强CT或MRI等检查低。近年来，随着PET/CT显像技术的进步和放射性药物学的快速发展，PET/CT对评估肝癌治疗后的疗效，肿瘤残留、复发或转移等起到重要作用。

6．放射性核素显像

核素肝脏显像可显示肝脏的大小、位置、形态和功能，对肝脏的占位性病变的定位和定性诊断有一定的参考价值。肝血池显像有利于肝癌与肝血管瘤的鉴别诊断，血管瘤时原缺损区表现为过度填充，肝癌则无此表现。

随着CT、MRI、彩超等显像技术的不断进步，放射性核素检查在肝癌临床应用价值方面有所降低。

（三）病理学检查

1．穿刺活检

1）肝穿刺活检

肝穿刺活检是在超声或CT引导下，通过细针穿刺肿瘤，吸取或切割病灶组织进行病理学检查。多用于非手术治疗的患者或AFP阴性的鉴别诊断。肝穿刺活检存在出血、胆漏和针道种植等风险。

2）淋巴结穿刺活检

肝癌若发生锁骨上淋巴结转移，可行锁骨上淋巴结穿刺活检。

3）皮下结节活检

肝癌若发生皮下转移，可行皮下结节穿刺活检。

2．胸腔积液、腹水找癌细胞

肝癌若伴有大量胸腔积液、腹水，则可抽胸腔积液或腹水送检找癌细胞。

五、诊断标准

（一）病理诊断

病理组织学和/或细胞学检查是诊断肝癌的金标准。

（1）肝组织学检查证实为原发性肝癌。

（2）肝外组织的组织学检查证实为肝癌。

（二）临床诊断

原发性肝癌的临床诊断标准为：

（1）AFP≥400ng/mL，能排除妊娠、生殖腺胚胎源性肿瘤、活动性肝病及转移性肝癌，并能触及肿大、坚硬及有大结节状肿块的肝脏，或影像学检查有肝癌特征的占位性病变者。

（2）影像学检查有明确肝内实质性占位病变，能排除肝血管瘤和转移性肝癌，并具有下列条件之一者：①AFP≥200 μg/L；②典型的原发性肝癌影像学表现；③无黄疸而AFP或γ-GT明显增高；④远处有明确的转移性病灶或有血性腹水，或在腹水中找到癌细胞；⑤明确的乙型肝炎标志阳性的肝硬化。

（三）鉴别诊断

1．AFP阳性肝癌的鉴别诊断

AFP阳性肝癌应与妊娠、生殖腺胚胎源性肿瘤、活动性肝炎和肝硬化以及少部分消化道肿瘤等相鉴别。主要通过病史、体征、B超、增强CT、MRI及PET/CT等检查进行鉴别。

2．AFP阴性肝癌的鉴别诊断

AFP阴性肝癌应与肝血管瘤、肝转移瘤、肝囊肿、肝脓肿、肝腺瘤、肝肉瘤、局灶性结节性增生、炎性假瘤及肝结核等相鉴别。

六、临床分型分期

（一）临床分型

单纯型：临床和化验无明显肝硬化表现。

硬化型：有明显肝硬化的临床和化验表现。

炎症型：病情发展快，伴持续性癌性高热或谷丙转氨酶持续升高1倍以上。

（二）临床分期

临床分期采用AJCC/UICC 2018年开始执行的"原发性肝癌TNM分期"标准（表25-1和表25-2）。

表25-1　原发性肝癌TNM分期标准

TNM分期		分期标准
原发肿瘤（T）	Tx	原发肿瘤无法评价
	T0	无原发肿瘤证据
	T1a	孤立的肿瘤最大径≤2cm
	T1b	孤立的肿瘤最大径>2cm，无血管侵犯
	T2	孤立的肿瘤最大径>2cm，有血管侵犯；或者多发的肿瘤，无一最大径>5cm
	T3	多发的肿瘤，至少有一个最大径>5cm
	T4	任意大小的单发或多发肿瘤，累及门静脉的主要分支或者肝静脉；肿瘤直接侵及除胆囊外的邻近器官，或穿透腹膜
区域淋巴结（N）	Nx	区域淋巴结不能评价
	N0	无区域淋巴结转移
	N1	区域淋巴结转移
远处转移（M）	M0	无远处转移
	M1	有远处转移

表25-2　原发性肝癌TNM分期

分期	T	N	M
Ⅰ A	T1a	N0	M0
Ⅰ B	T1b	N0	M0
Ⅱ	T2	N0	M0
Ⅲ A	T3	N0	M0
Ⅲ B	T4	N0	M0
Ⅳ A	AnyT	N1	M0
Ⅳ B	AnyT	AnyN	M1

第二节　治疗

一、西医治疗

肝癌治疗的目的主要有三：①根治；②延长存活期；③减轻痛苦，提高生存质量。为达到这个目的，治疗原则也有三：①早期有效治疗；②综合治疗；③反复多次治疗。

早期有效治疗是指肝癌初次治疗时应尽可能采用最佳的治疗方法，如果能进行多学科会诊确定治疗方案则最理想。目前，外科手术切除、局部治疗和肝移植是根治性治疗肝癌的三大方法，早期肝癌应尽量选择根治性的治疗方法，争取获得最佳疗效。

综合治疗是指充分利用不同治疗方法的长处，包括外科手术、介入治疗、局部治疗、放射治疗、靶向治疗、化学治疗、免疫治疗和中医中药治疗等方法，取长补短，以求一方面最大限度消灭及控制肿瘤，另一方面最大限度减轻副作用，提高疗效和延长寿命。

反复多次治疗是指如果一次性治疗未能达到理想疗效，可以进行多次重复或不同治疗方法反复交替治疗，反复、积极和综合治疗是提高肝癌疗效最主要的方法。

（一）外科手术治疗

1．手术切除

目前治疗肝癌最有效的方法是外科手术治疗，据统计，只有15%～30%的肝癌患者能够手术切除，而且术后复发率高达36%～66%，单纯手术治疗效果并不十分理想，因此，肝癌术后继续综合治疗是提高疗效最主要的途径。

1）手术切除基本原则

①完整切除肿瘤，保证肿瘤切缘阴性。②保留足够功能肝组织（具有良好血供以及良好的

血液和胆汁回流）以术后代偿肝功能，降低手术死亡率及手术并发症。

2）手术探查指征

①病灶有切除可能，或有除切除以外的姑息性外科治疗的可能。②肝癌结节破裂出血或食管胃底静脉出血，用保守治疗难以控制者。③肝功能代偿良好，仅有轻度肝损伤（属Child-Pugh A级，或Child-Pugh B级经治疗后能恢复到Child-Pugh A级）。④患者全身情况及心、肺、肾等重要脏器功能良好，估计能耐受手术者。

3）手术探查禁忌证

①患者全身情况较差或心、肺、肾等重要脏器严重损害，估计不能耐受手术者。②肝癌伴有严重肝硬化、黄疸、腹水或远处转移者。③严重肝储备功能不全者。

4）肝癌根治性切除标准

（1）术中判断标准

①无肝静脉、门静脉、胆管以及下腔静脉肉眼可见的癌栓。②无邻近脏器侵犯及肝门淋巴结或肝外远处转移。③要求切缘距肿瘤边界＞1cm；若切缘＜1cm，则要求保证切缘阴性。

（2）术后判断标准

①术后2个月超声、CT、MRI中任两项检查未发现肿瘤病灶。②术后2个月AFP下降至正常（术前AFP阳性者），以及影像学检查未见肿瘤残留。

2．二期切除

对于原来不能手术切除的肝癌，通过各种方法综合治疗，使肝癌缩小或降期，达到可以切除的程度再行手术切除。

3．肝移植术

目前，采用肝移植术治疗原发性肝癌，疗效还不够满意，仍然无法解决术后复发和远处转移等问题，且费用高昂，肝源紧缺，肝癌发展迅速而等候肝源时间长，难以推广。

肝移植术主要适用于有失代偿肝硬化病变背景，不能手术切除的小肝癌患者，一直以来多采用Milan标准：①单个肿瘤直径≤5cm；②若多个结节，则肿瘤数目≤3个，最大直径≤3cm；③无大血管及淋巴结侵犯，无肝外转移。近年来，随着肝移植病例数的增加和器官移植技术的发展，手术死亡率显著下降，围手术期辅助治疗和术后的综合治疗，使肝癌肝移植的中、长期疗效有了很大提高。

4．非切除性手术治疗

剖腹探查发现肿瘤不能切除或者不宜切除，可采用非切除的手术治疗：①术中肝动脉或门静脉插管化疗或行术中肝动脉插管化疗栓塞术；②肝动脉结扎术；③肝癌病灶微波固化或射频消融治疗；④术中无水酒精瘤内注射；⑤术中液氮冷冻、局部高温、激光汽化等治疗；⑥术中放射性粒子植入术等。

（二）肝动脉插管化疗栓塞术（TACE）

由于早期肝癌缺乏典型的症状，至临床诊断时多为中晚期，所以，绝大多数患者已失去手术切除的机会。目前认为TACE是不能切除肝癌非手术治疗最主要的疗法。肝癌主要是由肝动脉供血，而正常肝组织则以门静脉供血为主，故栓塞肝动脉，对整个肝脏的功能影响较小。TACE是通过导管向肿瘤注入化疗药物和栓塞剂，起到化疗和栓塞的双重作用，可使化疗药物直达肿瘤内栓塞，能可逆性阻断或减慢肿瘤的血供，使肿瘤坏死、缩小。

1．适应证

（1）肝肿瘤不能切除，肝功能分级Child-PughA 或 B 级，ECOG 评分0～2。

（2）肝肿瘤虽可切除，但估计不能耐受手术。

（3）较大肝癌术前了解卫星灶以及肝内播散情况。

（4）肝癌切除术后，估计仍有癌残留等情况。

2．禁忌证

（1）全身情况差，估计不能耐受本治疗。

（2）严重肝硬化或严重肝功能损害，有黄疸、腹水或远处转移。

（3）门静脉主干完全被癌栓阻塞。

（4）严重门静脉高压或近期有食管胃底静脉破裂出血。

（5）造影剂过敏。

（三）局部治疗

局部治疗是不能手术切除肝癌的重要治疗方法，不仅在小肝癌治疗上取得与手术相似的治疗效果，而且给"不能切除"的患者提供一种机会，已成为伴有严重肝硬化的孤立小肝癌的主要治疗方法。局部治疗具有费用较低、简便、微创、疗效可靠、对肝功能影响小、可反复进行和并发症少等优点。但局部治疗还存在治疗不彻底和针道肿瘤种植等问题。主要有微创治疗和无创治疗。微创治疗通常在B超、CT或腹腔镜等引导下经皮瘤内注入无水乙醇，微波固化治疗，射频消融治疗，瘤内醋酸注射、热盐水注射、高温蒸馏水注射、高温化疗药物注射，放射性粒子植入，激光热疗，冷冻疗法等。无创治疗有高强度超声聚焦（HIFU）。

1．适应证

（1）肝内病灶在3个以内，多个病灶直径小于3cm。

（2）若肿瘤直径大于3cm或总数在3个以上者应结合其他治疗。

（3）特别适合不能手术切除的小肝癌或肝癌介入治疗后碘化油填塞不全者的补充治疗。

2．禁忌证

（1）绝对禁忌证有肝功能严重失代偿、出血倾向、中等量以上腹水。

（2）相对禁忌证为肝包膜下肿瘤。

3．射频消融

射频消融是肝癌局部治疗中常用的一种物理热消融技术。治疗时将一针形电极插入肿瘤内，高频交流波通过电极顶端到达瘤周组织，组织中的离子快速振动摩擦产热，当温度达到90～120℃时，肿瘤细胞开始死亡，由此在电极周围形成一个坏死区。每次消融范围是3～5cm。射频消融治疗适用于病灶数目不多的小肝癌。临近膈顶、大血管的肝癌慎用射频消融治疗。

4．经皮瘤内乙醇注射

超声引导下经皮瘤内无水乙醇注射主要用于不可手术的、直径<3cm的初发或复发小肝癌的治疗，瘤内注入无水乙醇后，肿瘤组织出现凝固性坏死，同时可以使肿瘤内血管出现血栓性坏死、纤维化。少数患者治疗后可出现发热、局部疼痛等反应，对症处理可缓解，对肝功能和全身无明显影响，必要时可短期内反复、多次治疗。

（四）放射治疗（包括放射性粒子植入）

放射治疗是肿瘤三大治疗方法之一，也是肝癌综合治疗的重要手段，能缩小肝癌病灶，缓解症状以及延长寿命。尤其是与局部治疗如TACE、瘤内无水酒精注射、碘化油和化疗药物注射、射频消融治疗、冷冻治疗、靶向和免疫治疗等结合，可以提高疗效。既往因放疗技术不够精确，对肝癌疗效不佳和肝损伤大，临床使用少，近年来放疗技术，如三维适形放疗（3-D conformal radiotherapy，3DCRT）、调强放疗（intensity modulated radiation therapy，IMRT）、图像引导放疗（image guided radiation therapy，IGRT）或立体定向放疗（stereotactic body radiation therapy，SBRT）的发展，减轻了肝癌放疗副反应，也提高了疗效。SBRT可考虑作为独立的一种局部治疗或有消融/栓塞禁忌证时的一种治疗方式。SBRT治疗常适用于1～3个病灶的肝癌，若患者有足够的肝储备和肝放疗可耐受时，可考虑应用于更大或更晚期的肿瘤治疗。此外，内放射治疗也是肝癌局部治疗的一种有效手段，通过植入放射性粒子，对肿瘤组织，特别是主要管腔内的癌栓进行低剂量辐射，能较好地杀伤肿瘤细胞。目前常用的放射性粒子包括碘-131（^{131}I）单克隆抗体、^{125}I粒子、钇-90（^{90}Y）微球等。内放射治疗对于肝切除或肝移植术后复发的患者也有积极治疗意义。

1．适应证

（1）各种原因未能彻底切除或不能手术者，肿瘤较局限，直径不超过10cm。

（2）作为综合治疗手段之一，与手术切除肝动脉结扎、肝动脉栓塞化疗、局部无水酒精或蒸馏水注射等相结合。

（3）减轻骨转移疼痛、椎管内转移截瘫以及脑转移的姑息性治疗，缓解肿瘤或转移淋巴结压迫所致的梗阻性黄疸。

2．禁忌证

（1）严重肝硬化，肝功能失代偿，有黄疸、腹水和白蛋白<30g/L。

（2）活动性肝病，ALT和AST升高超过正常值的2倍。

（3）弥漫性肝癌。

3．治疗方法

三维适形放射治疗，能使照射过程中高剂量区剂量分布的形状在三维方向上与肿瘤靶区的形状一致，从而提高靶区剂量，减少正常组织受照射的范围和剂量，提高局部控制率，进而提高生存率和治愈率。一般采用直线加速器局部放射，1.5～2Gy/次，每周5次，总剂量为40～60Gy。

4．肝癌放疗的副作用

（1）胃肠道反应。

（2）骨髓抑制。

（3）放射性肝炎。

（五）化学治疗（包括肝动脉插管化疗）

由于肝癌细胞对化疗药物的敏感性不高及多耐药问题，以往的全身化疗效果十分不理想。肝动脉插管化疗、肝动脉插管化疗与栓塞结合，可使肝癌疗效有所提高。全身化疗对肝癌肺转移、骨转移等有一定作用。目前，还没有找到肝癌理想的化疗方案，肝癌化疗的疗效仍有待进一步提高。

常用药物有阿霉素类、丝裂霉素、碳铂类、5-氟尿嘧啶、羟基喜树碱等。全身化疗多采用联合化疗方案，近年来含奥沙利铂的FOLFOX6方案在晚期肝癌的整体反应率、疾病控制率、无进展生存期、总生存期方面，略优于传统化疗药物阿霉素，耐受性和安全性也较好。

1．适应证

（1）有肝外转移的晚期患者。

（2）无远处转移，但不适合手术治疗和TACE治疗的局部病变患者。

（3）合并门静脉主干或下腔静脉瘤栓者。

（4）多次TACE治疗后肝血管阻塞和/或TACE治疗后复发的患者。

2．禁忌证

（1）全身情况差，估计不能耐受化疗者。

（2）血常规、肝肾功能明显异常，未达化疗要求的患者。

（3）具有感染发热，或有出血倾向，或有中—大量腹腔积液，或有肝性脑病者。

（六）导向治疗

导向治疗是指利用对肝癌具有亲和力的抗体或化学物质作为载体，与有杀伤或杀死肿瘤细胞作用的"弹头"制成交联物，以达到最大限度杀伤或杀死肿瘤细胞和最大限度保护正常组织的目的。可作为"载体"的物质主要有特异性抗体（尤其是同源抗体）、特异性受体和特异性物质三大类。可作为"弹头"的物质主要有毒蛋白、放射性核素、抗肿瘤药物和生物制剂4大类，其中以放射性核素研究最多。

（七）靶向治疗

靶向药物治疗是肝癌中晚期患者治疗的重要手段之一。

1. 索拉非尼（Sorafenib）

甲苯磺酸索拉非尼是一种口服多激酶抑制剂，为新型多靶点抗肿瘤药物，可同时作用于肿瘤细胞和肿瘤血管。具有抗血管生成和抗肿瘤细胞增殖的双重作用，既可通过阻断由RAF/MEK/ERK介导的细胞信号传导通路而直接抑制肿瘤细胞的增殖，还可通过抑制VEGFR和血小板衍生生长因子（PDGF）受体而阻断肿瘤新生血管的形成，间接地抑制肿瘤细胞的生长。

索拉非尼治疗需要注意对肝功能的影响，常见的不良反应有腹泻、手足综合征、皮疹、体重下降、心肌缺血及高血压等。

2. 仑伐替尼（Lenvatinib）

仑伐替尼是一种口服型多靶点酪氨酸激酶抑制剂，可以阻滞肿瘤细胞内包括VEGFR1～3、FGFR1～4、PDGFRα、KIT、RET在内的一系列靶点。仑伐替尼是近十年来肝癌一线靶向治疗领域Ⅲ期临床研究唯一获得阳性结果的药物。经美国食品药品监督管理局批准，目前主要用于治疗碘难治性甲状腺癌、肾细胞癌和肝细胞癌。

仑伐替尼治疗最常见的不良反应有高血压、疲劳、头痛、关节痛、肌肉痛、食欲降低、呕吐、手足综合征、腹痛等。

3. 瑞戈非尼（Regorafenib）

瑞戈非尼是一种多靶点小分子酪氨酸激酶抑制剂，主要通过抑制血管生成、肿瘤生长及维持肿瘤微环境三个途径发挥抗肿瘤作用，比索拉非尼有更高的生物学活性。主要用于既往索拉非尼耐药的晚期肝癌患者，目前多推荐为晚期肝癌二线用药。其严重不良反应一般发生在治疗早期，主要有手足皮肤反应、疲劳、高血压、腹泻、低磷血症、皮疹等。

4. 舒尼替尼（Sunitinib）

舒尼替尼也是一种口服多靶点作用的酪氨酸激酶受体小分子抑制剂，其作用机制与索拉非尼类似。

5. 卡博替尼（Cabozantinib）

卡博替尼俗称XL184，是一种多靶点的小分子酪氨酸激酶抑制剂，卡博替尼至少有9个靶点。2019年1月14日，美国FDA正式批准卡博替尼用于晚期肝癌患者的二线治疗。

6. 雷莫芦单抗（Ramucirumab）

雷莫芦单抗是一种血管生成抑制剂，它是一种血管内皮生长因子（VEGF）受体2拮抗剂，通过特异性结合该位点，阻止VEGF受体的配体VEGF-A、VEGF-C和VEGF-D结合，从而阻止VEGF受体2的激活。

7．其他靶向药物

有一定疗效的靶向药物还有：吉非替尼、厄洛替尼、西妥昔单抗、贝伐珠单抗、沙利度胺、拉帕替尼、伊马替尼等。

（八）免疫治疗

随着越来越多免疫治疗临床研究的开展，免疫治疗在中晚期肝癌治疗中受到越来越广泛的关注和重视。目前，免疫检查点抑制剂已凭借其在晚期肝癌治疗中的卓越疗效，被国内外各大指南（如NCCN、ESMO、EASL、CSCO等）推荐作为晚期HCC的二线治疗方案。

2018年ESMO发布的肝癌的诊断、治疗和随访指南已经将纳武利尤单抗列入一线治疗方案推荐，成为唯一被一线推荐用于治疗晚期HCC的PD-1抑制剂。

（九）抗病毒治疗

病毒性肝炎是我国肝癌的主要致病因素，以乙型肝炎为主，少数为丙型肝炎。对于基础肝病的治疗，包括抗病毒治疗、保护肝功能、利胆等。对于具有HBV／HCV背景的HCC患者，应特别注意监测病毒载量HBV-DNA和肝炎活动。对于HBV相关HCC，若发现肝炎病毒复制活跃，必须及时地进行抗病毒治疗；即使病毒复制阴性者，也建议在抗肿瘤治疗前加用抗病毒治疗，以避免病毒再激活；优先推荐选用强效、高耐药基因屏障的核苷类似物（恩替卡韦或替诺福韦等）。

（十）多学科综合治疗

目前治疗肝癌最有效的方法是外科手术治疗，然而我国肝癌确诊时大部分为中晚期，真正能够接受手术切除的病例只有15%～30%，而且术后复发率高，单纯手术治疗效果并不十分理想，尤其对于晚期肝癌患者，系统综合治疗是提高疗效最主要的途径。①根据手术后情况，选择介入、化疗、放疗、局部治疗、靶向、免疫及中医中药等治疗。②通过非手术性治疗，使肝癌缩小或降期，达到可以切除的程度，应选择二期手术切除。③晚期肝癌病人采用介入、化疗、放疗、局部治疗、靶向、免疫及中医中药等治疗方法。④靶向+免疫治疗：随着靶向治疗和免疫治疗在中晚期肝癌治疗中取得越来越好的疗效，靶向+免疫治疗受到越来越广泛的关注。FDA已授予靶向抗癌药Lenvima（lenvatinib）与PD-1免疫疗法Keytruda（pembrolizumab，帕博利珠单抗）组合疗法突破性药物资格（BTD），用于一线治疗不适合局部区域治疗的晚期不可切除性肝细胞癌患者。

二、中医治疗

中医认为肝癌多是在机体正气虚的基础上形成，且积聚日久，又进一步耗伤气血。故治疗上要始终注意保护正气，攻伐之药，用之不宜太过，肝衰应扶正祛邪，以免伤正。《医宗必读·积聚》曰："初者，病邪初起，正气尚强，邪气尚浅，则任受攻；中者，受病渐久，邪气较深，正气较弱，任受且攻且补；末者，病魔经久，邪气侵凌，正气消残，则任受补。"张元素也云："壮人无积，虚则有之……善治者，当先补虚，使血气壮，积自消也。不问何脏，先调其中，使能饮食，是其本也。"

肝癌的中医治疗原则是辨证论治，常采用辨证与辨病相结合，再随症加减的方法。

（一）辨证论治

在肝癌的辨证论治过程中，既要注重机体存在癌瘤病灶的事实，采用"攻邪"之法，又要强调在肝癌病程中机体正气虚所表现的各种各样临床症状和体征，适当地采用"扶正"等治法。肝癌总的治疗原则是根据病情不同阶段，采取或攻或补或攻补兼施，并应注意健脾补虚之法。

1．综合治疗前的辨证

1）肝郁脾虚型

主证：情志抑郁，肝区隐痛，呕恶腹胀，纳少便稀，舌质淡有齿痕，脉弦细。

治则：健脾理气，化瘀散结。

方剂：四君子汤合四逆散加减。

药物：党参30g、白术15g、茯苓15g、甘草5g、山药30g、柴胡15g、白芍15g、枳壳20g、川厚朴15g、半枝莲30g、鳖甲30g（先煎）、桃仁10g。

2）气滞血瘀型

主证：肝区胀痛或疼痛如刺，痛有定处，脘腹胀闷，嗳气纳差，消瘦面暗，舌暗红或质紫或见瘀点、瘀斑，脉细涩。

治则：疏肝理气，活血化瘀。

方剂：柴胡疏肝散合桃红四物汤加减。

药物：柴胡15g、白芍15g、枳壳20g、甘草5g、红花10g、桃仁10g、川芎10g、当归10g、八月札20g、龙葵30g。

3）肝胆湿热型

主证：肝区疼痛，发热口苦，身目俱黄，胸闷腹胀，恶心纳差，小便黄赤，舌苔黄腻，脉弦滑。

治则：清肝利胆，退黄散结。

方剂：茵陈蒿汤加味。

药物：绵茵陈20g、大黄10g（后下）、山栀子15g、金钱草30g、厚朴20g、半枝莲30g、田基黄30g、鸡骨草30g。

4）肝肾阴虚型

主证：肝区隐痛，绵绵不休，低热盗汗，五心烦热，大便干结，舌质红绛少津，苔光，脉弦细而数。

治则：滋养肝肾，软坚散结。

方剂：一贯煎加减。

药物：生地黄15g、当归10g、女贞子15g、墨旱莲15g、麦冬15g、半枝莲30g、鳖甲30g（先煎）、青蒿15g。

5）脾肾阳虚型

主证：肝区隐痛，神倦怯寒，面色白或苍黄，脘闷纳差，肢冷或下肢浮肿，小便短少不利，舌胖淡有齿痕，脉沉细无力。

治则：温补脾肾，利水散结。

方剂：参苓白术散合真武汤加减。

药物：党参30g、茯苓15g、白术15g、甘草5g、白芍15g、制附子10g、山药30g、生薏苡仁30g、扁豆30g、春砂仁12g（后下）、茯苓皮30g。

2．综合治疗后的辨证

肝癌的综合治疗包括手术、介入、放疗、化疗、局部治疗、靶向和免疫治疗等方法，由于这些治疗对机体均带来一定的影响，产生不同的副作用，出现不同的临床表现。所以，除可见到上述5个证型外，还可见其他证型，如术后可见脾胃虚弱型、气血亏虚型、气机郁滞型等；放疗后可见肝胃阴虚型、气机郁滞型等；化疗后可见脾胃虚弱型、肝胃不和型、气血亏虚型等。

1）脾胃虚弱型

主证：纳差，腹胀，疲乏，大便溏，舌质淡，苔白腻，脉弦细。

治则：健脾和胃。

方剂：陈夏六君汤加味。

药物：党参30g、茯苓15g、白术15g、陈皮10g、法半夏15g、山药30g、神曲15g、鸡内金20g、谷芽30g、麦芽30g、甘草5g。

2）肝胃不和型

主证：情志抑郁，胃脘胸胁胀痛，恶心呕吐，烦躁易怒，舌质红，苔薄黄，脉弦或弦数。

治则：疏肝和胃，降逆止呕。

方剂：半夏厚朴汤合旋覆代赭汤加减。

药物：半夏15g、厚朴20g、苏叶15g、茯苓15g、生姜10g、旋覆花15g、代赭石30g、大枣10枚、甘草5g、党参30g。

3）肝胃阴虚型

主证：肝区隐痛，咽干口燥，烦渴引饮，食少干呕，大便干结，舌质红，苔少而干，脉弦细或细数。

治则：养肝益胃。

方剂：一贯煎合益胃汤加减。

药物：生地黄15g、当归10g、沙参30g、麦冬15g、玉竹15g、黄精15g、半枝莲30g、石膏30g（先煎）、甘草5g。

4）气血亏虚型

主证：面色苍白，神疲乏力，舌质淡白，脉沉细。

治则：补气养血。

方剂：八珍汤加味。

药物：党参30g、茯苓15g、白术15g、当归10g、川芎10g、白芍20g、熟地黄15g、黄芪30g、甘草5g。

5）气机郁滞型

主证：肝区胀痛，脘腹胀闷，嗳气，大便不通畅，舌暗红，苔黄厚，脉弦。

治则：疏肝理气通便。

方剂：柴胡疏肝散加减。

药物：柴胡15g、白芍15g、枳实20g、川芎10g、香附10g、厚朴10g、佛手20g、莱菔子15g、虎杖30g、甘草5g。

3．无症状者的治疗

主证：部分初诊或综合治疗前、后的肝癌患者，没有典型临床症状，舌质舌苔脉象可正常或多种多样。

治则：这类患者难以用上述证型进行辨证，可根据体质和舌脉确定治则。

方剂：依据治则选用攻补兼施的方药。

4．晚期患者的辨证

对于晚期肝癌不能耐受手术、放疗、化疗等治疗方法的患者，或者经过综合治疗后肿瘤仍进展的患者，一般情况较差，常伴有很多并发症，很难取得好的治疗效果，这时可以考虑中医中药治疗，希望能改善患者生活质量，减轻痛苦，延长寿命。

晚期肝癌患者常出现多种证型并见，治疗上仍是采用辨证与辨病相结合，扶正与祛邪并用，再随症加减的方法。晚期患者体质较差，甚至出现恶病质，并发症多，临床症状和体征也多，而目前多使用人工种植的中药材，可能存在采收时间和炮制方法把关不严等，中药材质量和有效成分下降的可能，可突破中药的常用量，适当增加扶正与辨病祛邪中药的用量。

（二）随症加减

1．疼痛剧烈

选加延胡索30g、川楝子15g、全蝎10g、蜈蚣5条、土鳖虫15g等。

2．腹胀

选加神曲15g、佛手20g、大腹皮30g、厚朴20g、藿香15g、莱菔子15g等。

3．纳差

选加鸡内金20g、炒麦芽30g、炒谷芽30g、山楂30g、布渣叶15g等。

4．疲乏、气促

选加黄芪30g、党参30g等。

5．大便干结

选加大黄10g（后下）、火麻仁30g、枳实30g等。

6．发热

选加石膏30g（先煎）、水牛角30g（先煎）、青天葵15g等。

7．低热口干

选加知母15g、银柴胡15g、青蒿15g等。

8．黄疸

选加绵茵陈30g、田基黄30g、鸡骨草30g、虎杖20g等。

9．腹水、小便少及双下肢浮肿

选加泽泻15g、猪苓15g、山茱萸20g、杜仲20g、车前草30g、茯苓皮30g等。

（三）辨病选药

辨病选药是指在辨证的基础上，可适当选用一些治疗肿瘤的药物，如白花蛇舌草、半枝莲、鸡骨草、田基黄、三棱、莪术、鳖甲、全蝎、土鳖虫、蜈蚣、壁虎、龙葵、八月札、红豆杉、喜树果、水蛭、生南星、生半夏等。

（四）中成药治疗

1．槐耳颗粒

由重楼、鳖甲、新开河参、水蛭等20余味中药组成，具有行气化瘀、清热解毒的功效。适用于肝癌、乙型肝炎、肝硬化等症。剂量用法：每粒0.25g，每次6粒，每日3次。

2．肝复乐

由湖南省中医药研究院研制。主要由党参、鳖甲、重楼、沉香等21味中药组成，具有健脾理气、化瘀软坚、清热解毒的功效。能改善临床症状，提高生活质量，缩小瘤体，延长生存期。用法：每次6粒，每日3次。

3．斑蝥素制剂

斑蝥有攻邪逐瘀的功能，其制剂分片剂和注射液两类，常见的片剂有斑蝥素片、羟基斑蝥胺片、复方斑蝥素胶囊等；注射液有斑蝥素注射液、羟基斑蝥素注射液等。斑蝥制剂可引起胃肠及尿道刺激症状，应予注意。

4．安宫牛黄丸和醒脑静注射液

安宫牛黄丸由人工牛黄、水牛角、麝香、朱砂等成分组成，有清热解毒、凉血退热、醒神开窍的功效。对肝癌癌性发热、肝性昏迷等有较好的作用。用法：每次1丸，凉开水送服，每日1～3次。

醒脑静注射液则为安宫牛黄丸配制而成的水溶性注射液，用法：20mL醒脑静注射液加入5%葡萄糖500mL中静脉滴注，每日1～2次。

5．华蟾素注射液

华蟾素注射液是中华大蟾蜍皮的水制剂，具有清热解毒、利水消肿散结的作用。用法：20～30mL华蟾素注射液加入5%葡萄糖注射液500mL，稀释后静脉滴注，每天1次，连用1个月为1个疗程。

6．榄香烯

榄香烯为温莪术的制剂，可用于肝动脉插管注入、胸或腹腔注入以及瘤内注射。

7．喜树碱制剂

喜树碱制剂有片剂和针剂2种。片剂有喜树碱片；针剂有喜树碱钠注射液、喜树碱混悬液和羟基喜树碱注射液3种。以羟基喜树碱注射液效果较好，其用法是：①每次2～10mL加入5%葡萄糖注射液10～20mL，稀释后静脉注射，每天1次，1个疗程剂量为100～140mL；②肝动脉插管注入；③瘤内注射。

三、中西医结合治疗

中西医结合治疗肝癌是我国独有的治疗方法，是提高肝癌疗效的有效途径。中医重视整体观，西医则重点在消除癌瘤病灶。中医中药与手术、肝动脉化疗栓塞、局部治疗、放疗、化疗、靶向和免疫治疗等疗法结合起来，可以提高病人的生存质量，减轻手术、栓塞、局部治疗、放疗、化疗等的并发症或毒副反应，进一步提高疗效。中医中药通过辨证和辨病的方法，可贯穿于整个肝癌的治疗过程。

（一）手术与中药结合

肝癌不论行切除性手术或非切除性手术，均可配合中药治疗。术前以改善体质，减轻症状，提高患者对手术的耐受性为主，宜予扶正护肝、健脾和胃，再对症选药。手术后可长期服用疏肝理气、健脾和胃等中药，以巩固疗效，提高生存质量。

（二）化疗和中药结合

1. TACE与中药相结合

目前TACE是不能切除肝癌非手术治疗的主要疗法。TACE的副作用，除化疗的副作用如胃肠功能紊乱、骨髓抑制等外，还有栓塞的副作用，如肝区疼痛、发热、肝肾功能损害等。若同时服用健脾理气、益气清热中药，即可减轻其副作用，增强疗效，提高生活质量。

2. 全身化疗（包括肝动脉插管化疗）与中药治疗

单纯的全身化疗，对治疗肝癌很难取得满意疗效，但对于肝癌肺转移和骨转移者有一定的疗效。全身化疗副作用较明显，如胃肠功能紊乱、肝肾功能损害、骨髓抑制等。若配合补气补血、健脾和胃中药，则能减轻副作用。化疗的同时加中药制剂肝动脉灌注治疗晚期肝癌，晚期肝癌不能行肝动脉插管化疗栓塞或因某些疾病不能使用西药化疗的患者，可选用肝动脉灌注中药制剂进行治疗，如榄香烯、斑蝥素、鸦胆子油、羟基喜树碱等，中药副作用较轻。

（三）放疗与中药相结合

放射治疗对肝癌有一定的作用，但由于正常肝组织所耐受的剂量与控制肝癌所需要的放射剂量差别不大，且我国肝癌多发生在肝硬化的基础上，使肝脏对放射线的耐受性较差，在进行肝癌放射治疗时，除胃肠道反应、骨髓抑制外，常出现放射性肝炎。中医认为，放疗引起的副作用表现类似中医火邪、热邪引起的表现，故在放疗时配合中药，可减轻放射性肝损害，保护肝脏，减轻或减少放射性肝炎的发生，争取完成整个疗程的放疗。

（四）综合治疗

综合治疗是治疗肿瘤的趋势，肝癌的综合治疗包括手术前、后的介入治疗，介入治疗后的手术或放射治疗，再配合局部治疗、全身化疗、靶向治疗以及免疫治疗等，中医中药可贯穿于整个治疗过程。

四、并发症的治疗

肝癌并发症常见的有上消化道出血、肝癌破裂出血、肝性昏迷和肝肾综合征等。

1. 上消化道出血

上消化道出血主要是胃底静脉破裂出血，常见的临床表现有呕血、黑便和周围循环不良。

（1）出血时卧床、禁食。

（2）密切观察血压、脉搏、尿量及周围组织灌注情况。

（3）补充血容量，输血，注意输入胶体液和全血，但不宜过多。

（4）血管升压素0.4 U/min，持续静脉滴注，出血停止为0.1 U/min维持，或生长抑素250 μg

静脉注射，然后以25～50 μg/h维持静脉滴注。

（5）冰盐水200mL+去甲肾上腺素8mg，经胃管注入，保留30分钟后抽出，可重复1～3次，或凝血酶2 000～8 000U+生理盐水或牛奶50mL口服，每1～6小时1次。

（6）巴曲亭1U静脉注射，以后可用1U肌内注射或静脉注射，还可选用维生素K$_1$、卡络磺钠、止血敏或止血芳酸等药。

（7）内窥镜下止血。

（8）制酸剂应用：西咪替丁0.4g，静脉滴注，每6～8小时1次；洛赛克40mg，静脉注射，每天2次。

（9）对于可手术切除的患者，在纠正休克的基础上，行门体静脉分流术或门-奇静脉断流术。

2．肝性脑病

肝性脑病是晚期肝癌的常见并发症，是肝功能衰竭的终末表现。消化道出血、应用大量利尿剂、放腹水、镇静药应用不当、感染、水和电解质紊乱等，常可诱发肝性昏迷。根据肝性昏迷程度的不同，可分为前驱期、昏迷前期、昏睡期和昏迷期4期。其预后甚差，绝大多数患者在短时间内死亡。治疗上首先要去除诱因，积极治疗。

（1）一般处理：卧床，控制蛋白质摄入量。

（2）预防感染：可用新霉素及甲硝唑等。

（3）导泻或灌肠：可使用乳果糖，也可用50%硫酸镁30～60mL或20%甘露醇250～500mL。还可用中药大黄、芒硝等煎水灌肠。

（4）降血氨：可使用门冬氨酸鸟氨酸注射液、谷氨酸钠、谷氨酸钾、盐酸精氨酸等。

（5）护肝治疗：积极行护肝治疗，如果伴有黄疸，还要积极行退黄治疗。

（6）纠正水、电解质和氨基酸紊乱及酸碱平衡。

（7）使用安宫牛黄丸鼻饲或醒脑静静脉滴注。

3．肝癌破裂出血

肝癌破裂出血常因肿瘤侵蚀血管，致血管溃破出血。

1）保守治疗

（1）一般处理：卧床，并用腹带加压包扎肝区。

（2）局部治法：腹腔注入止血剂，如8%去甲肾上腺素、凝血酶、巴曲亭、垂体后叶激素等。

（3）全身治法：输血，静脉滴注、维生素K$_1$、6-氨基己酸、巴曲亭、卡络磺钠，补充液体和电解质。

2）肝动脉栓塞治疗

部分肝癌破裂出血患者还可采用肝动脉栓塞的方法，堵塞破裂出血血管，达到止血目的。

3）手术治疗

适应证：①身体情况较好者；②休克不严重者；③肝功能基本正常，无明显黄疸、腹水及远处转移者。

4．肝肾综合征

肝肾综合征是肝癌晚期并发的肝肾功能衰竭，一旦发生，治疗困难，预后极差。

五、饮食调养

（一）饮食宜忌

肝癌属于消化系统肿瘤，肝癌的发生不但直接影响消化吸收功能，还消耗了机体大量的营养，所以，肿瘤患者的营养需要比正常人高，要保证营养平衡，食物多样化，要有主食、肉类、蔬菜、豆制品、水果以及牛奶等。对于霉变、油炸、辛辣食物，烟酒等，则少吃为好。肝硬化者，食物要煮软、煮烂，对于坚硬的食物，如花生、雪梨、苹果等食品，则要细嚼慢咽，以免损伤曲张的食管静脉，引起上消化道出血。

（二）药膳疗法

1．灵芪怀肉汤

组成：灵芝30g、怀山药30g、黄芪30g、猪瘦肉100g。

用法：将灵芝、猪瘦肉切细，放入砂锅中，加黄芪、怀山药、清水，慢火炖熟，加适量盐，喝汤吃肉。

功效：补肝肾，健脾胃。

适应证：肝癌体质虚弱者。

2．鳅米豆肉汤

组成：泥鳅10条、赤小豆50g、薏苡仁30g、猪瘦肉100g。

用法：将猪瘦肉切细，泥鳅去内脏，赤小豆、薏苡仁、清水适量，放入砂锅中，慢火炖熟，加适量调味品，喝汤吃肉。

适应证：肝癌口干、黄疸、腹水者。

3．三七龟鸡汤

组成：三七10g、乌龟300g、小母鸡100g。

用法：将三七、乌龟、小母鸡、清水适量，放入砂锅中，慢火炖熟，加适量调味品，饮汤吃肉。

适应证：肝癌伴有疼痛者。

4．豚皮猪肉汤

组成：刺河豚皮50g、猪瘦肉100g。

用法：将刺河豚皮和猪瘦肉切细，加适量清水，煎2～3小时，喝汤。

适应证：肝癌伴腹水、双下肢浮肿者。

六、预防保健

（一）注意饮食卫生

不要饮用塘水和沟水，不吃霉变和亚硝胺含量高的食物，多吃新鲜食品，少吃辛辣和油炸食品，戒烟限酒。

（二）预防肝炎

对于乙肝两对半阴性的人群，可注射乙肝疫苗；注意餐具卫生，最好能高温消毒；注意血源性传播。

（三）治疗可致肝癌的疾病

积极治疗病毒性肝炎，尤其是乙型肝炎，中毒性肝炎，肝硬化和寄生虫感染等疾病，降低肝癌的发病率。

（四）锻炼身体

积极适度锻炼身体，可提高机体的抗病能力，减少疾病发生。

（五）刚确诊肝癌的患者

对于刚确诊肝癌的患者，思想压力比较大，情绪不稳定，要尽快树立战胜疾病的信心，积极配合治疗。

（六）治疗后患者

定期复查是提高肝癌治疗后疗效最主要的途径，发现问题，及时处理。治疗后2年内，一般是3个月左右复查1次；2年后可改为6个月左右复查1次。若有不适，随时复查。检查项目有血常规、肝功能、甲胎蛋白、肝脏彩超、MRI、胸部CT等。

（陈徐贤　陈平）

第二十六章
结直肠癌

第一节 概述

一、概况

结直肠癌（colorectal cancer，CRC）是常见的消化道癌瘤之一。全球结直肠癌发病率一直在飙升，平均每年增加4%；死亡病例数也在逐年上升，平均每年增加2.6%。我国结直肠癌的发病率和死亡率近30年来也呈明显的上升趋势。在大城市，结直肠癌趋于高发尤为明显。2020年中国癌症统计报告显示，我国结直肠癌发病率、死亡率在全部恶性肿瘤中分别位居第2位和第5位。

二、流行病学

结直肠癌有明显的地域分布差异性，高发地区如北美、西欧、澳大利亚和新西兰；中发地区如东欧、南欧；低发地区如非洲、亚洲和南美洲。高、低发地区的发病率和死亡率相差竟达25倍以上。在我国，结直肠癌发病率与死亡率的地域分布特征为：沿海东部地区比内陆西北部地区高发，其中最高的是长江中下游地区，即经济发达地区发病率高，城市较农村发病率高，大城市又较小城市发病率高。

随着年龄的增长，结直肠癌的危险性不断增加。发达国家90%以上的病例在50岁以上。近年统计显示，我国上海中位发病年龄为61岁，天津为64岁，广州为66岁。可见，结直肠癌发病年龄有老年化趋向，且随着年龄的增长而增加。但亦不要忽视在发展中国家里仍有相当多的病例是青少年，我国30岁以下的病例占10%～20%，文献报告最年幼者为9个月。中山大学附属肿瘤医院5 000余例根治术资料显示，结直肠癌的发病年龄为7～95岁，中位年龄为55岁。一般而言，我国结直肠癌患者年龄较欧美报道的提前12～18年。在国外，男女之间发病率差别不大。国内则男多于女，约为1.3∶1。移民与宗教因素的研究反映结直肠癌发病与环境因素、生活习惯和饮食方式有关，而与种族关系不大。

我国结直肠癌流行病学特征为：

（1）男性比女性多。

（2）发病年龄明显提前，我国结直肠癌中位发病年龄为58岁，比欧美等地区提前10余年。

（3）直肠癌比结肠癌多见，我国结直肠癌中，直肠癌占50%以上，直肠癌中，80%以上的肿瘤位于直肠中下段易经直肠指检发现处。

（4）在经济发达地区，结直肠癌好发部位有由直肠移到结肠的趋势，且右半结肠癌比例亦明显上升。

三、病因病机

结直肠癌的病因像其他癌瘤一样，至今尚未明了，现代医学提出可能与下列因素有关。

1．遗传因素

据统计在大约20%的结直肠癌患者中，遗传因素可能起着重要作用。患结直肠癌的危险在普通人群中为1/50，患者第一代亲人患癌，则危险增加至1/17，第一代亲人中如有两人患癌，则危险升至1/6。这种家族遗传性在结肠癌中更为常见。

2．饮食因素

一般认为高动物蛋白、高脂肪和低纤维饮食是结直肠癌高发的因素。进食脂肪多，胆汁分泌也多，随之胆酸分解物亦多，肠内厌氧菌酶活性也增高，促使肠内致癌原和促癌原的形成增加，导致结直肠癌发生。

3．大肠非癌性疾病

大肠非癌性疾病包括慢性溃疡性结肠炎、息肉病、腺瘤等。据统计3%～5%的溃疡性结肠炎患者会发生结直肠癌。溃疡性结肠炎史20年时，发生癌变概率为12.5%，30年时，可达40%。有人认为，有15%～40%的结肠癌起源于结肠多发性息肉，其癌前期病程为5～20年。腺瘤可以癌变，直径<1cm者癌变率<2%，直径>3cm者癌变率超过40%。家族性腺瘤性息肉病（FAP）患者25岁时癌变率为9.4%，30岁时为50%，50岁以前几乎100%癌变，中位癌变年龄为36岁。

克罗恩病（Crohn's disease，CD）可在整个消化道发生，好发部位为回肠末段和回盲部。结肠的克罗恩病病例约占所有病例的40%，一般认为其癌变率比溃疡性结肠炎低，但远高于普通人群4～20倍。克罗恩病癌变，小肠占25%，结肠占70%，其他部位占5%。

4．其他

环境因素与结直肠癌有关，缺钼地区结直肠癌患者多，石棉工作者中结直肠癌患者亦多。有文献报告宫颈癌患者在接受局部放射治疗后，可发生直肠或乙状结肠癌变，癌变潜伏期一般在10年以上，癌变风险随放疗剂量的增加而增加。又有研究显示曾接受胆囊切除术者有患结肠癌的倾向，大约比普通人群多1.5倍。

生活方式与患结直肠癌风险升高的关系已受到关注，缺乏体力活动、久坐工作者与从事高强度体力工作者的结肠癌发病率有显著差异。近年来有人认为超重和肥胖是结肠癌的危险因素。大便习惯、大便量、肠道菌群与结直肠癌的关系亦有人研究。

在中医古籍文献中，并无结直肠癌之名称，但类似结直肠癌临床表现的记叙，见诸"肠罩""积聚""脏毒""锁肛痔""肠风""下痢""肠癖"等疾病中。《外科正宗·脏毒论》指出："蕴毒结于脏腑，火热流注肛门，结而为肿，其患痛连小腹，肛门坠重，二便乖违，或泻或秘，肛门内蚀，串烂经络，污水流通大孔，无奈饮食不餐，作渴之甚，凡犯此未得见其有生。"《外科大成》称："锁肛痔，肛门内外犹如竹节锁紧，形如海蛇，里急后重，粪便细而带扁，时流臭水。"这里所说的"痔"不仅是指现今的内痔、外痔、混合痔，而且包括一些直肠、肛门病变。至清朝《医宗金鉴》中论述脏毒时说："此证有内外、阴阳之别。发于外者，由醇酒厚味，勤劳辛苦，蕴注于肛门，两旁肿突，形如桃李，大便秘结，小水短赤，甚者肛门重坠紧闭，下气不通，刺痛如锥……发于内者，兼阴虚湿热，下注肛门，内结壅肿，刺痛如锥，大便虚闭……"从以上叙述中可以看到中医关于积聚、脏毒、锁肛痔等症状的描写与结直肠癌中的直肠癌、肛管癌很相似，同时指出其不良预后和难治之处。

中医对结直肠癌的病因和病机认识，亦不外内、外两方面因素。大肠为六腑之一，司传导之职。如宋代窦汉卿在《疮疡经验全书》中提道："多由饮食不节，醉饱无时，恣食肥腻……任情醉饱……或久坐湿地……久忍大便，遂致阴阳不和，关格壅塞，风热下冲，乃生五痔。"基于上节所述脏毒、肠罩或癥积的病因来说，外因有寒气客于肠外，或久坐湿地，或寒温失节，饮食不节，恣食肥腻，醇酒厚味，或误食不洁之品等，损伤脾胃，运化失司，湿热内生，热毒蕴结，流注大肠，蕴毒结于脏腑，火热注于肛门，结而为肿。在内因中，忧思抑郁，脾胃失和而致湿热邪毒蕴结，乘虚下注，浸淫肠道，气滞血瘀，湿毒瘀滞凝结而成肿瘤。因而，此病是由于正气内虚，脾肾不足，久泻久痢，湿毒瘀滞于下而成。

四、病理

（一）病理类型

癌瘤局限于大肠黏膜层及黏膜下层者称早期结直肠癌。早期结直肠癌一般无淋巴结转移，当癌瘤浸润至黏膜下层时，有5%～10%的病例出现局部淋巴结转移。我国大肠癌病理研究组反复研究确定分型如下。

1．隆起型

凡肿瘤主体向肠腔内突出者均属此型。肿瘤呈结节状、息肉状、菜花状或蕈状。瘤体大，表面容易形成溃疡出血，继发感染和坏死。此型多发生于右半结肠和直肠壶腹部，侵袭性低，预后较好。镜下所见多为分化成熟的腺癌。

2．溃疡型

凡肿瘤表面形成明显的较深溃疡者（溃疡一般深达或超过肌层）均属此型。根据溃疡之外形及生长情况又可分为局限性溃疡型和浸润性溃疡型。溃疡型最为多见，占结直肠癌半数以上，特征是肿块有较深且较大的溃疡，外形如火山口，边缘坚硬隆起，底部不平，坏死，恶性度高，淋巴转移较早，镜下为低分化的腺癌。

3．浸润型

肿瘤向肠壁各层弥漫浸润，使局部肠壁增厚，但表面常无明显溃疡或隆起。肿瘤常累及肠管全周，伴纤维组织异常增生，肠管周径明显缩小，形成环状狭窄，该处质膜面常可见到因纤维组织牵引而形成之缩窄环。因此，容易引起梗阻，近端肠管可极度扩张，易发生粪性结肠炎，引起典型的腹泻及便秘交替，此型最常见于乙状结肠及直肠上部，恶性度高，转移较早。镜下为分化极低的硬性腺癌。

（二）扩散途径

1．局部扩散

先是肠壁内扩散，癌环绕肠壁一周生长约需2年，癌浸润至肌层后易发生血行转移。癌瘤还可以侵袭整个肠壁乃至肠周围的器官（如膀胱、前列腺、子宫、肝、胃、胰等）。

2．淋巴转移

淋巴转移占60%。

结肠癌细胞经黏膜下层淋巴网穿过肠壁→肠壁面淋巴结→结肠旁淋巴结→中间淋巴结→中央淋巴结（主淋巴结）→主动脉旁淋巴结→锁骨上淋巴结。

直肠癌细胞沿肠壁淋巴道→肠旁淋巴结→直肠上动脉或乙状结肠动脉旁淋巴结→系膜下动脉淋巴结→腹主动脉旁淋巴结→锁骨上淋巴结。

3．血道转移

血道转移占34%，多转移至肝脏，其次为肺，再次为骨、脑、卵巢。极少转移至肾上腺和肾脏。

4．种植转移

癌细胞脱落种植在腹腔及盆腹膜形成结节。

五、临床表现

（一）症状

结直肠癌早期无明显症状，病情发展到一定程度才会出现临床症状，主要有下列五方面的表现。

1. 肠刺激症状和排便习惯改变

便频、腹泻或便秘，有时便秘和腹泻交替，里急后重，肛门坠胀，并常有腹部隐痛。老年患者反应迟钝，对痛觉不敏感，有时癌瘤已发生穿孔、腹膜炎时才觉腹痛而就医。

2. 便血

肿瘤破溃出血，有时鲜红或较暗，一般出血量不多，间歇性出现。如肿瘤位置较高，血与粪便相混则呈果酱样大便，有时为黏液血便。

3. 肠梗阻

肠梗阻是结肠癌晚期的表现。左侧结肠梗阻更为多见。溃疡型或增生型结肠癌向肠壁四周蔓延浸润致肠腔狭窄引起的梗阻，常为慢性不完全性机械性肠梗阻，患者先出现腹胀，腹部不适，然后出现阵发性腹痛，肠鸣音亢进，便秘或粪便变细（铅笔状，羊粪状），以致排气排便停止。而急性肠梗阻多由浸润型结肠癌引起，由肿瘤引起肠套叠、肠梗阻的老年患者不少，故对老年患者肠套叠须警惕结肠癌的可能。无论急、慢性肠梗阻，恶心、呕吐症状均不明显，如有呕吐，则小肠（特别是高位小肠）可能已受肿瘤侵犯。

4. 腹部肿块

肿瘤生长到一定程度，腹部即可扪及肿块，常以右半结肠癌最为多见。老年患者多消瘦，且腹壁较松弛，肿块易被扪及。肿块初期可推动，侵袭周围后固定。

5. 贫血、消瘦、发热、无力等全身中毒症状

由于肿瘤生长消耗体内营养，长期慢性出血会引起患者贫血；肿瘤继发感染会引起发热和中毒症状。

由于左、右结肠在胚胎学、解剖学、生理功能和病理基础上都有所不同，因而二者发生肿瘤后的临床表现也不同。

左侧结肠的肠腔内容物经右半结肠吸收水分后，转为固定状态的粪便；左侧结肠的管腔较右侧的狭小，且左半结肠癌瘤的病理类型以浸润型最为多见，易致肠管狭窄，大便通过困难，因此梗阻症状比右侧结肠癌更多见。左侧结肠癌出血后，血液很快随大便一起排出体外，变为血便，患者易察觉。

右侧结肠管腔相对宽大，肠腔内容物为流体状态，不易发生肠梗阻。肿瘤出血后，血液与肠内容物混在一起，如出血量不多，患者不易察觉，长期慢性失血可导致贫血。右侧结肠癌瘤

的病理类型以隆起型最为多见，肿瘤在肠腔内生长形成临床体检可扪及的腹块。而且右侧结肠的吸收功能较强，肿瘤因缺血性坏死合并感染时，细菌产生的毒素被吸收后，患者可出现中毒症状。

直肠癌的症状以便血和排便习惯改变（大便次数增多、里急后重、肛门坠胀等）最为多见。当肿瘤浸润肠壁引起直肠狭窄时，可出现大便变形、变细，如病情继续发展，则可出现肠梗阻。

临床表现出现的频度，右侧结肠癌依次以腹部肿块、腹痛及贫血最为多见；左侧结肠癌依次以便血、腹痛及便频最为多见；直肠癌依次以便血、便频及大便变形最为多见。

（二）晚期表现

除了上述由局部引起的表现外，医生还应该注意到肿瘤是全身性疾病，结直肠癌发展到后期会引起相应的晚期症状。例如：肿瘤盆腔广泛浸润→腰、骶部疼痛，坐骨神经痛和闭孔神经痛；向前浸润阴道及膀胱黏膜→阴道流血或血尿，严重者可出现直肠阴道瘘，直肠膀胱瘘；双侧输尿管梗阻→尿闭，尿毒症；压迫尿道→尿潴留；腹水、淋巴道阻塞或髂静脉受压→下肢、阴囊、阴唇水肿；肠穿孔→急性腹膜炎，腹部脓肿；远处转移如肝转移→肝大，黄疸，腹水；肺转移→咳嗽，气促，血痰；脑转移→昏迷；骨转移→骨痛、跛行等，最后会引起恶病质，全身衰竭。

（三）体征

局部可以通过直肠指检扪及，用乙状结肠镜或导光纤维结肠镜看到肠腔肿块，腹部亦常扪及包块；全身检查可以发现贫血及转移征象，如锁骨上淋巴结肿大、肝肿块等。

六、诊断

（一）诊断

1. 临床表现

结直肠癌的早期症状多不明显，易为患者或医生所忽视。一般报告显示，结直肠癌误诊率达50%～80%，多数误诊、误治半年以上，有的竟达数年之久，以致失去治愈机会。因此，凡20岁以上出现以下症状：近期出现持续腹部不适，隐痛，气胀；大便习惯改变，出现便秘或腹泻，或二者交替；便血；原因不明的贫血或体重减轻；腹部肿块等；应考虑结直肠癌的可能，并进行各项检查。

2. 体格检查

（1）腹部视诊和触诊检查有无肿块。右半结肠癌90%以上可扪及肿块。

（2）直肠指检：简单易行。我国80%以上的直肠癌做直肠指检可以发现，如采取左卧位可以扪及更高部位的癌瘤。检查时要了解肿块的位置、形态、大小，以及占肠周的范围，基底部活动度，肠腔有无狭窄，病灶有无侵犯邻近组织脏器。还须注意指套有无血染，大便性状如何，盆底有无结节。

3．内镜检查

内镜检查时，可以照相、活检，以及刷检涂片做病理细胞学检查。

4．X线检查

钡灌肠X线检查，此项检查阳性率可达90%。钡剂排出后，再注入空气，双重对比检查法对于发现小的结肠癌和小的息肉有很大的帮助。已有肠梗阻者不宜用钡灌肠，更不宜做钡餐检查。疑似肠梗阻时，在立位或侧卧位X线摄片可见到不同的肠襻内有"阶梯状"液气平面的肠梗阻典型X线征，对诊断有重要价值。

5．B型超声检查

1cm以上的肝脏转移灶可经B超检查发现，应列为术前及术后随访的一项常规检查，术中超声对发现不能扪及的肝实质内转移灶，指导手术切除很有价值。超声造影对肝内转移灶及区域淋巴结转移的诊断也有一定价值。

腔内超声对直肠癌浸润肠壁的深度、范围、扩散方向及毗邻脏器受累程度等方面具有特殊的价值，对直肠癌浸润深度的正确诊断率为88.8%，对早期癌的正确诊断率为80%。直肠癌的超声分期中，T2、T3、T4的分辨率较高，对T1期及区域淋巴结转移的诊断仍有一定困难。

6．CT扫描，磁共振（MRI）和CT仿真结肠镜（CTVC）技术

前二者均难以鉴别良性与恶性，它们最大的优势在于显示邻近组织受累情况，淋巴结或远处脏器有无转移，因此有助于临床分期和手术估计。它们发现盆腔肿块的敏感性高，对诊断直肠癌术后复发有一定的价值。当诊断不明时，可在CT或B超的引导下做细针吸取细胞学及穿刺活检诊断。

新近发展的CTVC是将CT技术和影像软件技术相结合，产生出结直肠的三维（3D）和二维（2D）图像。3D图像是对结直肠内表面具有相同像素值的部分进行立体重建，以模拟结直肠镜检查效果的方式显示其腔内结构。2D图像即将结直肠沿纵轴切开后，从横轴面、矢状面、冠状面观察的外部图像。将3D内部图像和2D外部图像相结合，互相补充，能够在检测结直肠病变方面发挥巨大的作用。

7．正电子发射断层显像（PET）和正电子发射计算机断层显像（PET/CT）

PET和PET/CT也能检出结直肠癌的原发灶，而且灵敏度很高，但全身显像主要在于能同时检出转移灶，全面了解病变的累及范围，进行准确的临床分期，为临床选用合理的治疗方案提供科学依据。对于鉴别术后较小的复发灶纤维瘢痕有一定的意义。

8．肿瘤标志物

糖抗原19-9（CA19-9）和癌胚抗原（CEA），二者不是结直肠癌的特异性抗原，不能用作早期诊断。CA19-9和CEA联合检测的敏感性明显高于单项检测，在监测疗效和术后转移复发方面有一定的价值。

结直肠癌肝转移者，胆汁中的CEA水平显著升高，是外周血清含量的3.4～80倍。对于怀疑有肝转移者，抽取胆囊胆汁标本测定CEA有助于诊断。

9．粪便隐血试验（FOBT）

FOBT有免疫法和化学法。免疫法的敏感性和特异性均高于化学法。而快速、简便、经济则是化学法的优点。

（二）鉴别诊断

根据临床表现、症状、体征的不同，结直肠癌多与阑尾炎、消化道溃疡、胆囊炎、结肠结核、痢疾、痔疮、肛瘘等疾病相鉴别。

七、临床分期

分期采用AJCC/UICC 2018年开始执行的"结直肠癌TNM分期"标准（表26-1和表26-2）。

表26-1 结直肠癌TNM分期标准

TNM分期		分期标准
原发肿瘤（T）	Tx	原发肿瘤无法评价
	T0	无原发肿瘤证据
	Tis	原位癌，黏膜内癌（侵犯固有层，未穿透黏膜肌层）
	T1	肿瘤侵及黏膜下层
	T2	肿瘤侵及固有肌层
	T3	肿瘤穿透固有肌层，至浆膜下
	T4a	肿瘤穿透脏层腹膜（包括通过肿瘤的肠穿孔和通过内脏腹膜表面的炎症区域的连续侵入）
	T4b	肿瘤直接侵入或者黏附于邻近器官和结构
区域淋巴结（N）	Nx	区域淋巴结无法评估
	N0	无区域淋巴结转移
	N1	1～3个区域淋巴结转移（转移灶＞0.2mm）；或者任何数量的癌结节存在且所有可识别的淋巴结均为阴性
	N1a	1个区域淋巴结阳性

（续表）

TNM分期		分期标准
区域淋巴结（N）	N1b	2～3个区域淋巴结阳性
	N1c	无区域淋巴结阳性，但是在浆膜下、肠系膜或无腹膜覆盖的结直肠周围组织中发现癌结节
	N2	>4个区域淋巴结转移
	N2a	4～6个区域淋巴结转移
	N2b	7个以上区域淋巴结转移
远处转移（M）	M0	无远处转移（影像学证实的）
	M1a	有1个位点或1个器官转移，无腹膜转移
	M1b	有2个或更多的位点/器官转移，无腹膜转移
	M1c	有腹膜转移，伴/不伴其他器官转移

表26-2　结直肠癌TNM分期（AJCC/UICC　第八版）

分期	T	N	M
0期	Tis	N0	M0
Ⅰ期	T1～T2	N0	M0
ⅡA期	T3	N0	M0
ⅡB期	T4a	N0	M0
ⅡC期	T4b	N0	M0
ⅢA期	T1～T2	N1/N1c	M0
ⅢA期	T1	N2a	M0
ⅢB期	T3～T4a	N1/N1c	M0
ⅢB期	T2～T3	N2a	M0
ⅢB期	T1～T2	N2b	M0
ⅢC期	T4a	N2a	M0
ⅢC期	T3～T4a	N2b	M0
ⅢC期	T4b	N1～N2	M0
ⅣA期	AnyT	AnyN	M1a
ⅣB期	AnyT	AnyN	M1b
ⅣC期	AnyT	AnyN	M1c

第二节 治疗

一、西医治疗

到目前为止，结直肠癌最有效的治疗手段是手术切除。

（一）手术治疗

结直肠癌的主要治疗方法是施行根治性切除术，其他方式疗效极微。不能做根治性切除术者亦应争取做姑息性切除术或减状手术。

1．手术禁忌证

（1）全身情况不佳，虽经术前治疗但未能矫正者。

（2）有严重心肺肝肾疾病，不能耐受手术者。

（3）已有多处远处转移，但如仅有孤立性肺、肝、骨等转移，而原发灶又能切除时，仍可做切除术，术后2～3周施行肝叶、肺叶切除或截骨手术。

2．术前处理

术前准备包括术前处理伴发病；纠正水和电解质紊乱及贫血；控制饮食；肠道准备，有报道显示用全肠道灌洗效果较好，术前不限制饮食，无须口服抗生素，仅在手术开始时肌内注射或静脉推注抗生素一次；阴道准备，已婚的女性直肠癌患者同时做阴道准备，术前两天每天用1‰的新洁尔灭冲洗阴道。

3．术式选择

临床往往根据癌瘤部位，病变浸润及转移范围，是否伴有肠梗阻及患者的全身情况决定手术方式和切除范围，Dukes'A、B、C期患者应做彻底的根治性手术。Dukes'D期患者应争取姑息切除病灶（包括原发灶和转移灶），无法切除者可考虑做肠吻合或结肠造瘘手术；无梗阻或仅有轻度不完全梗阻者，可做Ⅰ期切除手术；有明显梗阻或病情不允许做Ⅰ期切除者可考虑分期手术。

伴有梗阻的结肠癌患者，治疗时应更加注意。急性完全性梗阻患者，应在短期内完成术前准备，尽快手术解除梗阻。至于手术是Ⅰ期还是分期完成，则应按患者的具体情况而定。决定分期手术者，先做结肠造瘘，造瘘部位应在梗阻部位的近侧并尽量靠近肿瘤处，以便Ⅰ期根治性手术时一并将造瘘肠段切除。

1）根治性手术

基本原则：①距离肿瘤至少5～10cm处连同原发灶、肠系膜及区域淋巴结一并切除。②防止癌细胞扩散和局部种植：先在肿瘤的上、下端用布带结扎肠管，再在根部结扎静脉和动脉，然后切除。术中操作轻柔，应用锐性分离，少用钝性分离，尽量做到不直接接触肿瘤。③在根治癌瘤基础上，尽可能保存功能（包括肛门功能、排尿功能和性功能）。

2）姑息性手术

姑息性手术虽不能根治但亦应争取切除病灶，以利于化疗等其他治疗和改善症状。

3）减状手术

减状手术是短路（捷径）手术，结肠造瘘术等可以解除肠梗阻；结扎髂内动脉可以减少直肠癌出血。

4．手术疗效

结肠癌根治术5年生存率为70%左右，直肠癌为50%左右。但早期效果较好，晚期效果较差。A期手术术后5年生存率达90%以上，B期和C期仅为50%和30%。

（二）化疗

1．术后辅助化疗

1）直肠癌辅助化疗方案

直肠癌辅助治疗包括同期化疗联合放疗及辅助化疗。围手术期总共的疗程推荐为6个月。方案如表26-3所示。

表26-3 化疗方案

方案	药物	剂量	用法	时间
mFOLFOX6（每2周重复）	奥沙利铂	85mg/m²	静脉注射	第1天
	亚叶酸钙	400mg/m²	静脉注射	第1天
	氟尿嘧啶	400mg/m²	静脉推注	第1天
	氟尿嘧啶	2 400mg/m²	持续静脉灌注	持续46h
氟尿嘧啶/亚叶酸钙（简化）（每2周重复）	亚叶酸钙	400mg/m²	静脉注射	第1天
	氟尿嘧啶	400mg/m²	静脉推注	第1天
	氟尿嘧啶	2 400mg/m²	持续静脉灌注	持续46h
卡培他滨（每3周重复）	卡培他滨	1 000～1 250mg/m²	口服、每天2次	第1至第14天
CapeOX又名XELOX（每3周重复）	奥沙利铂	135mg/m²	静脉注射	第1天
	卡培他滨	1 000mg/m²	口服、每天2次	第1至第14天
氟尿嘧啶/亚叶酸钙（每8周重复）	氟尿嘧啶	500mg/m²	静脉注射	每周1次、连续6周
	亚叶酸钙	500mg/m²	静脉注射	每周1次、连续6周

2）直肠癌同期放化疗给药方案

（1）放疗+氟尿嘧啶持续输注：每天225mg/m²，放疗期间每天24h，每周5天或7天维持。

（2）放疗+卡培他滨：放疗5周，其间卡培他滨825mg/m^2，每天2次，每周5天。

（3）放疗+氟尿嘧啶/亚叶酸钙：放疗第1、第5周给予氟尿嘧啶400mg/m^2·d + LV 20mg/m^2·d 静脉推注，第1至第4天，共4天。

3）结肠癌术后辅助化疗

所有<70岁或者Ⅱ期患者均应考虑进行错配修复（MMR）蛋白检测。具有高度微卫星不稳定性（MSI-H）的Ⅱ期患者可能预后较好，且不会从氟尿嘧啶的辅助化疗中获益。尚未证实增加奥沙利铂至氟尿嘧啶/亚叶酸钙可以使Ⅱ期患者生存获益。尚无证据显示增加奥沙利铂至氟尿嘧啶/亚叶酸钙可以使70岁及以上的患者受益。

（1）Ⅱ期复发的高危因素包括：组织学低分化（除外MSI-H 样肿瘤），淋巴管/血管侵犯，肠梗阻，送检淋巴结<12枚，神经侵犯，局限肠穿孔，切缘接近不确定或阳性。对于高危Ⅱ期患者，尚无相关数据显示危险分级与化疗方案选择之间的联系。

（2）化疗方案：首选FOLFOX或 CapeOX；其他方案包括：FLOX或卡培他滨或氟尿嘧啶/亚叶酸钙。

注意：除临床试验外，不推荐在辅助化疗中使用以下药物：伊立替康、替吉奥、曲氟尿苷替匹嘧啶（TAS-102）、所有靶向药物（包括贝伐珠单抗、西妥昔单抗、帕尼单抗、阿柏西普、呋喹替尼、瑞戈非尼等）和所有免疫检查点抑制剂（纳武利尤单抗、帕博利珠单抗等）。

2．晚期或转移性结直肠癌的化疗

1）初始治疗

（1）可耐受高强度化疗的：FOLFOX、CapeOX、FOLFIRI（伊立替康+亚叶酸钙+氟尿嘧啶）、FOLFOXIRI（伊立替康+奥沙利铂+亚叶酸钙+氟尿嘧啶）、氟尿嘧啶/亚叶酸钙、卡培他滨，上述方案可单用也可联合贝伐珠单抗，或者FOLFOX、FOLFIRI联合西妥昔单抗或帕尼单抗（仅KRAS/NRAS野生型的左半结肠癌）。

（2）不可耐受高强度化疗的：氟尿嘧啶输注+亚叶酸钙、卡培他滨，可单用也可联合贝伐珠单抗或西妥昔单抗、帕尼单抗（仅KRAS/NRAS野生型的左半结肠癌），或者纳武利尤单抗、帕博利珠单抗（仅dMMR/MSI-H）。

2）后续治疗

（1）既往使用过以奥沙利铂为基础的化疗、未使用过伊立替康：

FOLFIRI、伊立替康［均可联合贝伐珠单抗（首选）或阿柏西普或雷莫芦单抗］，或FOLFIRI、伊立替康均可联合西妥昔单抗或帕尼单抗(仅KRAS/NRAS野生型)，或纳武利尤单抗、帕博利珠单抗（仅dMMR/MSI-H）。

（2）既往使用过以伊立替康为基础的化疗、未使用过奥沙利铂：

FOLFOX、CapeOX均可单用也可联合贝伐珠单抗，或伊立替康联合西妥昔单抗或帕尼单抗

（仅KRAS/NRAS野生型），或纳武利尤单抗、帕博利珠单抗（仅dMMR/MSI-H）。

（3）接受过氟尿嘧啶为基础的化疗药、未接受过奥沙利铂或伊立替康：

FOLFOX、CapeOX可单用也可联合贝伐珠单抗（含氟尿嘧啶的方案治疗失败后应用卡培他滨单药挽救治疗无效，不推荐），或FOLFIRI、伊立替康［均可联合贝伐珠单抗（首选）或阿柏西普或雷莫芦单抗］，或伊立替康+奥沙利铂可单用也可联合贝伐珠单抗，或纳武利尤单抗、帕博利珠单抗（仅dMMR/MSI-H）。

（4）既往接受过FOLFOXIRI：

伊立替康联合西妥昔单抗或帕尼单抗(仅KRAS/NRAS野生型)，或瑞戈非尼，或曲氟尿苷替匹嘧啶（TAS-102），或纳武利尤单抗、帕博利珠单抗（仅dMMR/MSI-H）。

注意：西妥昔单抗治疗失败或帕尼单抗治疗失败，不建议互换用另外一种。对于那些应用过几乎所有治疗方法仍进展的患者，可考虑用瑞戈非尼或TAS-102。

（三）放射治疗

1．放疗基本原则

（1）直肠癌放射野应包括肿瘤或者瘤床及2～5cm的安全边缘，骶前淋巴结，髂内淋巴结。

（2）直肠癌T4肿瘤侵犯前方结构时需照射髂外淋巴结。

（3）应采取改变体位或其他方法尽量减少照射野内的小肠，小肠的照射剂量应限制在45Gy之内。

（4）腹会阴联合切除术后患者照射野应包括会阴切口。

（5）调强放疗（IMRT）仅限于临床试验或特定的临床情形如放疗后复发或有特殊解剖情况的患者。

（6）对初始不可切除的非转移性T4结肠癌，进行术前以氟尿嘧啶为基础的同期放化疗有助于提高肿瘤的手术切除率。

（7）对于T4或复发性肿瘤，如有可能可考虑术中放疗（IORT）作为额外的加量放疗。如果不能进行IORT，可考虑缩野靶区予额外的10～20Gy外照射联合或近距离照射。

（8）对于化疗抵抗或治疗失败的肝转移为主的患者，在严格选择患者的情况下，可应用动脉插管治疗，特别是钇-90微球动脉栓塞疗法。

（9）肝或肺转移瘤数目局限为几个时，放疗可适用于高度选择的病例或者临床试验。放疗不应替代手术切除。放疗方法应该使用高度适形的方式，可以考虑3D适形放疗，调强放疗（IMRT）或者立体定位放疗（SBRT）。

2．副反应处理

女性患者应该考虑并使用阴道扩张器来缓解阴道狭窄带来的症状。男性患者应该被告知不孕不育的风险，并提供相关精子库的信息。女性患者应该被告知不孕不育的风险，并在治疗前提供相关卵母细胞、卵细胞、卵巢组织库的信息。

二、中医治疗

解毒化瘀、清热利湿、理气化滞及补虚扶正等均为治疗大肠癌的常用法则。

（一）辨证论治

1．治疗前

1）湿热蕴结型

主症：腹部胀痛，疼痛拒按，大便脓血，里急后重，或伴发热，肛门灼热，舌红，苔黄腻，脉滑数或弦滑。

治则：清热利湿，解毒化积。

方剂：槐角地榆汤合白头翁汤加减。

药物：槐角15g、地榆15g、马齿苋30g、白头翁30g、黄连10g、黄柏12g、厚朴15g、苍术15g、蒲公英15g、败酱草15g。

2）瘀毒内蕴型

主症：腹痛拒按，大便脓血，血色紫黯，里急后重，烦热口渴，舌紫暗有瘀点，苔薄黄，脉涩或细数。

治则：活血化瘀，清热解毒。

方剂：膈下逐瘀汤加减。

药物：当归10g、红花8g、赤芍10g、栀子15g、生地黄15g、生薏苡仁30g、败酱草30g、金银花15g、炒皂角刺15g、半枝莲30g。

3）脾胃虚弱型

主症：面色萎黄，少气乏力，腹胀隐痛，大便溏薄带血，血色黯淡，食欲不振，舌淡，苔薄白，脉细无力。

治则：健脾补气，止血散结。

方剂：参苓白术散加减。

药物：党参15g、茯苓20g、白术12g、苍术12g、生薏苡仁30g、生黄芪30g、陈皮6g、阿胶12g（烊化）、槐花15g、地榆15g、血余20g、白花蛇舌草30g。

4）肾阳亏虚型

主症：面色㿠白，少气懒言，畏寒肢冷，腰膝酸软，腹痛喜温，五更泄泻，舌淡，苔薄白，脉沉细。

治则：温补肾阳。

方剂：附子理中汤加减。

药物：制附子10g（先煎）、党参20g、白术15g、茯苓15g、生薏苡仁30g、补骨脂15g、巴戟天15g、诃子12g、肉豆蔻10g、炮姜10g、炒麦芽30g。

5）气血亏虚型

主症：面色苍白，心悸气短，形体消瘦，头晕目眩，腹硬满拒按，脱肛下坠，舌淡，苔薄白，脉细弱。

治则：益气补血，健脾补肾。

方剂：八珍汤合归脾汤加减。

药物：党参30g、白术15g、茯苓15g、生黄芪30g、当归12g、熟地黄15g、白芍15g、川芎6g、陈皮6g、木香10g、龙眼肉12g。

2．手术后

1）脾虚气滞型

主症：食欲不振，或腹胀便秘，舌淡，苔白腻，脉细弱。

治则：补气健脾，行气通便。

方剂：六君子汤合小承气汤加减。

药物：党参30g、白术12g、茯苓15g、陈皮6g、半夏10g、生黄芪30g、厚朴15g、枳实15g、鸡内金15g、麦芽30g。

2）脾胃虚弱型

主症：气短乏力，纳呆，腹胀，大便稀薄，舌淡，苔薄白，脉细。

治则：健脾和胃理气。

方剂：香砂六君子汤加减。

药物：党参30g、白术12g、茯苓15g、木香6g（后下）、砂仁8g、鸡内金15g、麦芽30g、白芍12g、大枣30g、甘草6g。

3）气血亏虚型

主症：面色苍白，神疲乏力，头晕心悸，食欲不振，排便无力，舌淡，苔薄白，脉细弱。

治则：补气养血。

方剂：八珍汤加减。

药物：党参20g、白术12g、茯苓15g、当归12g、熟地黄15g、白芍15g、川芎6g、大枣30g、生黄芪30g、鸡内金15g、麦芽30g、陈皮6g。

3．放疗后

1）脾胃不和型

主症：恶心，纳呆，腹泻或便秘，腹胀痛，舌淡红，苔白或白腻，脉细滑。

治则：健脾和胃，消导通腑。

方剂：香砂六君子汤加减。

药物：党参20g、白术15g、茯苓20g、木香6g（后下）、砂仁8g、鸡内金15g、麦芽30g、枳壳10g、白芍12g、陈皮6g、甘草6g。

2）湿热下注肠络型

主症：腹泻或便秘，或便血，下腹部疼痛，里急后重，纳呆，舌红，苔白腻，脉滑。

治则：清热凉血，敛阴止泻。

方剂：槐角地榆汤合小蓟饮子加减。

药物：槐角15g、地榆18g、血余10g、仙鹤草30g、椿白皮10g、马齿苋30g、小蓟10g、白芍10g、金银花20g、生地黄15g、黄连8g、黄柏15g。

3）热毒下注膀胱型

主症：血尿，尿频，尿急，尿痛，排尿不畅，下腹疼痛，或伴有发热，舌红，苔薄黄，脉滑。

治则：清热解毒，利尿通淋。

方剂：八正散合小蓟饮子加减。

药物：木通12g、车前草30g、灯心草5扎、生地黄15g、猪苓20g、泽泻15g、白茅根30g、大蓟15g、小蓟15g、地榆20g、血余10g、甘草6g。

4）气血亏虚型

主症：面色苍白，神疲乏力，头晕心悸，纳呆，舌淡，苔薄白，脉细弱。

治则：补气养血。

方剂：八珍汤加减。

药物：党参20g、白术15g、茯苓20g、当归12g、熟地黄15g、白芍12g、川芎6g、黄芪30g、大枣30g、陈皮6g、鸡内金15g、麦芽30g。

4．化疗后

1）脾胃虚弱型

主证：恶心，呕吐，纳呆，腹胀不适，便溏，舌淡红或淡白，脉细。

治则：健脾和胃。

方剂：陈夏六君子汤加减。

药物：陈皮8g、法半夏12g、党参30g、白术12g、茯苓15g、鸡内金15g、麦芽30g、甘草6g。

2）气血亏虚型

主证：面色苍白无华，心悸气短，唇甲淡白，头晕目眩，手指麻痹感，舌淡，苔薄白，脉细弱。

治则：补气养血。

方剂：八珍汤加减。

药物：党参30g、白术12g、茯苓15g、当归12g、熟地黄15g、白芍10g、川芎6g、炙黄芪30g、鸡血藤30g、骨碎补30g。

（二）辨病选方及随症加减

本病在辨证分型治疗的基础上，可选用下列药物加强清热解毒、散结抗癌的作用：白花蛇舌草、半枝莲、凤尾草、马齿苋、蒲公英、败酱草、白屈菜、蜈蚣、槐角、苦参等。

（1）腹胀腹痛者，酌加枳实10g、槟榔10g、延胡索12g、川楝子12g。

（2）排便困难，体实者酌加大黄9g（后下）、厚朴15g、枳实12g、桃仁10g；体虚者加火麻仁20g、柏子仁20g、郁李仁20g。

（3）里急后重者，酌加木香12g、黄连10g。

（4）便血不止者，酌加阿胶15g（烊化）、血余30g、三七6g、地榆炭20g、榆花15g、仙鹤草30g。

（5）痛引两胁者，酌加柴胡12g、郁金12g。

（6）气短汗多者，加红参（蒸兑）10g。

（7）泄泻不止者，酌加猪苓30g、诃子15g、罂粟壳10g。

（8）纳呆腹胀者，酌加陈皮6g、鸡内金15g、焦山楂12g、谷芽30g、麦芽30g。

（9）肛门下坠者，酌加黄芪30g、葛根30g、升麻10g。

（三）饮食调护

药膳疗法在我国有着悠久的历史，自古就有"医食同源""药食同宗"之说。《素问·脏气法时论》中记载："五谷为养，五果为助，五畜为益，五菜为充，气味合而服之，以补精益气。"唐代孙思邈在《千金要方》中立《食治篇》专论，是我国现存最早的食疗专著，说明我国古代医家非常重视药膳养生保健及防治疾病的作用。

中医肿瘤药膳疗法是指在传统食物疗法的基础上，以中医学的理论为指导，利用具有防癌、抗癌作用的食用植物和动物，或在食物中适当添加具有抗癌、防癌作用的中草药，从而达到辅助治疗肿瘤的目的。肿瘤药膳疗法既可增强肿瘤患者的免疫力，有利于手术后的恢复，减轻和消除放疗和化疗的不良反应，又可起到一定的预防肿瘤复发和转移的作用。因此，药膳疗法日益受到重视，深受患者欢迎。

结直肠癌的药膳疗法，要按肿瘤治疗情况以及不同阶段来指导配膳。如同一患者由于采取不同的治疗方法，或在疾病的不同阶段，应选择不同的药膳方案。一般而言，手术治疗后，应以配制补益气血的药膳为主；放疗时应以配制清热养阴生津的药膳为主；化疗时应以配制健脾和胃的药膳为主。而肿瘤早期患者，若体质不虚，在配膳时可选择具有较强抗肿瘤作用的中药；

在肿瘤中、晚期，若体质虚弱，在配膳时应偏重选择具有补益作用的中药。下面简要介绍一些疗效较好，食性平和而适应证又较广的肿瘤药膳方案，各期结直肠癌患者均可酌情选用。

（1）海参15g、木耳15g、猪大肠250g、母鸡汤200mL。加水炖汤，每天1次。

（2）鲜马齿苋400g、大蒜30g、黑芝麻10g、葱白10g，马齿苋洗净切长段，用沸水烫透后捞出沥干，大蒜去皮捣成蒜泥，芝麻炒香研碎，葱白洗净切末，加适量糖、盐、酱油等调料，拌匀即成。

（3）木棉树皮500g、猪瘦肉250g，加水煮汤，炖至极烂，喝汤吃肉。

（4）守宫40条、鸡蛋4个，将活守宫置砂罐中干烧至死，焙干，研细末；取蛋黄焙干研粉，与守宫粉充分混匀。每天2次，每次1匙，10天为1个疗程。

（5）红薯250g、粳米100g。加水煮成稠粥，离火时加白糖调味。

（6）菠菜250g、猪血300mL。加水煮汤。

（7）黄芪50g、皂角刺50g、粳米50g。加水煮粥，每天服2次。

（8）马齿苋20g、槐花10g、粳米30g。加水煮粥，熟时加红糖适量。

（9）猴头菇30g、薏苡仁60g、猪瘦肉250g。加水煮汤。

（10）鲜大蒜100g、鲜鹅血250mL。鹅血放入沸水中烫熟，切成厚块，大蒜加油炒片刻，加水煮汤，汤将沸时入鹅血煮沸，加盐等佐料即可食用。

三、长期随访保健计划

长期随访应该仔细安排并有较好的药物治疗和监督方案，包括肿瘤筛查、常规健康检查、预防性保健。

1．各期结直肠癌患者长期随访保健计划

1）Ⅰ期患者

术后1年行肠镜检查，如果有异常，1年内复查；如果未发现晚期腺瘤，则3年内复查，以后每5年1次。

2）Ⅱ、Ⅲ期患者

（1）病史和体检：2年内每3～6个月体检1次，以后每6个月体检1次，共5年。

（2）2年内每3～6个月检查CEA，以后每6个月检查1次，共5年。

（3）胸、腹、盆腔CT每6～12个月检查1次（＜12个月为2B类证据），共5年。

（4）结肠镜检查：1年内行结肠镜检查，如果术前因肿瘤梗阻无法检查者，术后3～6个月内检查；如果有异常，1年内复查；如果未发现晚期腺瘤，则3年内复查，以后每5年复查1次。

（5）术后2年内每3～6个月行1次直肠镜检查（使用内镜超声或增强MRI），以后每6个月检查1次，共5年（仅适用于经肛门局部切除患者）。

（6）PET/CT检查不作常规推荐。

3）Ⅳ期患者

（1）病史和体检：2年内每3～6个月体检1次，以后每6个月体检1次，共5年。

（2）2年内每3～6个月检查CEA，以后每6个月检查1次，共5年。

（3）2年内每3～6个月（＜6个月为2B类证据）查胸、腹、盆腔CT，然后每6～12个月检查1次，共5年。

（4）结肠镜检查：1年内行结肠镜检查，如果术前因肿瘤梗阻无法检查者，术后3～6个月内检查；如果有异常，1年内复查；如果未发现晚期腺瘤，则3年内复查，以后每5年1次。

（5）术后2年内每3～6个月行1次直肠镜检查（使用内镜超声或增强MRI），以后每6个月检查1次，共5年（仅适用于经肛门局部切除患者）。

（6）PET/CT检查不作常规推荐。

2．其他检查

常规的CEA检测和定期的CT扫描对于生存超过5年的患者并不作常规推荐。

3．疾病及治疗的远期后遗症处理

（1）慢性腹泻或失禁：考虑止泻药、硬化大便药、调节饮食、盆底康复及使用成人尿布。

（2）奥沙利铂引起的神经损伤：度洛西汀仅用于神经痛，对于麻木、刺痛和冷觉敏感等无作用。

（3）疲惫：鼓励体力锻炼，增强体质。

（4）盆腔手术和放疗后泌尿生殖功能障碍：筛查性功能障碍，勃起障碍，性交困难和阴道干涩；筛查排尿困难，尿频，尿急；如果症状持续考虑转诊给泌尿或妇科医生。

（5）盆腔放疗后潜在的骨盆骨折或骨密度降低：监测骨密度。

4．生活方式和健康咨询

（1）终身保持健康的体重。

（2）采取积极锻炼的生活方式（每周大多数时间每天均有30分钟中等强度的体力活动）。体力活动推荐根据治疗后遗症来做相应的调节（如造口术，神经毒性）。

（3）制订健康的饮食计划，强调饮食中植物源性来源。根据大便困难的严重程度来调整饮食。

（4）考虑使用低剂量的阿司匹林。

（5）限制酒精饮料。

（6）戒烟应该根据患者的具体情况而定。

（张蓓　黄圆圆）

第二十七章
肾癌

第一节 概述

一、概况

肾细胞癌（renal cell carcinoma，RCC），简称肾癌，起源于肾实质泌尿小管上皮系统，是泌尿外科常见的恶性肿瘤之一。在全球范围内肾癌的发病率呈逐年上升的趋势，仅次于膀胱癌，但随着无症状肾癌检出率的提高以及治疗手段的发展，肾癌患者的生存率也在逐年提高；但仍有相当一部分患者就诊时已是局部晚期或出现远处转移，预后较差，采取综合治疗措施可提高疗效和生存率。

肾癌约占成人恶性肿瘤的3%，在全球范围内，不同地区的发病率存在明显差异，发达国家发病率高于发展中国家，其中北美的发病率最高。在美国，每年新确诊肾癌患者大约64 000例，因肾癌死亡者约14 000例。在欧盟，2012年新确诊肾癌患者大约84 000例，因肾癌死亡者约35 000例。在中国，城市地区发病率高于农村地区。不同种族发病率也存在差异，在美国，亚裔美国人或太平洋岛民与美国印第安人或阿拉斯加原住民、西班牙裔或拉丁美洲裔美国人、白种人或非洲裔美国人相比，肾癌发病率最低。肾癌发病率男性高于女性，男女患者比例约为2：1。肾癌高发年龄为50～80岁，中位年龄为64岁左右，青少年患者较为少见，儿童患者罕见。

中医学有关肾癌的描述早有记载，可见于《素问·四时刺逆从论》中："少阴涩则病积溲血。"《金匮要略·五脏风寒积聚病脉证并治》中说："热在下焦者，则尿血。"《丹溪心法·尿血》中说："尿血，痛者为淋，不痛者为尿血。"清代林佩琴著《类证治裁》中叙述："溺血与血淋异，痛为血淋，出精窍；不痛为溺血，出溺窍。痛属火盛，不痛属虚。"故肾癌属于中医"血尿""腰痛""癥积""肾积""中石疽"等范畴。

二、病因病机

肾癌的病因尚未明确，但通过流行病学调查研究发现一些危险因素。肥胖、吸烟、高血压、糖尿病、有毒化合物的职业暴露（如石棉、镉和石油副产品），会增加肾癌发生的风险。长期摄入镇痛复方药物，例如含非那西丁和阿司匹林的复方药，能引起慢性肾衰竭，可能使发生肾盂肿瘤和尿路上皮肿瘤的风险增加。另外，遗传因素、慢性丙型肝炎病毒感染、镰状细胞病、肾结石、多囊性肾病等可能增加肾癌的发生风险。饮食因素如亚硝酸盐等摄入、生殖因素如妊娠次数增加、既往接受过细胞毒化疗和放疗等，都可能增加肾癌的发生风险。

中医认为肾癌的病因包括很多方面，主要为体质虚弱、饮食所伤、房事不节、情志失调、外邪内侵等。本病病机多因肾气不足、脾肾亏虚、水湿不化、湿毒内生或湿热邪毒外侵、入里蓄毒、气滞血瘀、内外合邪阻结水道所致。

三、病理

肾癌占原发肾脏恶性肿瘤的80%～90%，常为单个病灶、单侧发病，左右两侧肾脏发病率无明显差别。2%～4%的患者可双侧先后或同时发病。肺是肾癌最常见的转移部位，其次是脑、骨及肝脏。20%～30%的患者在确诊肾癌时就已经发生转移，20%～40%的患者在根治性切除术后仍出现远处转移。肾癌常见的转移途径包括直接蔓延、血行转移和淋巴转移。

2004年WHO提出肾癌的病理分类标准，共分为10个类型：①肾透明细胞癌；②乳头状肾细胞癌；③肾嫌色细胞癌；④肾集合管（Bellini管）癌；⑤多房囊性肾细胞癌；⑥Xp11.2易位性肾癌；⑦神经母细胞瘤相关性肾细胞癌；⑧肾髓样癌；⑨黏液性管状及梭形细胞癌；⑩未分类肾细胞癌。随着对肾癌的认识和研究不断加深，2016年版WHO肾癌分类纳入了6种新的肾细胞癌亚型，以及将4种尚未充分认识的肿瘤列为暂定的肾细胞癌亚型。新增的6种亚型包括遗传性平滑肌瘤病肾细胞癌综合征相关性肾细胞癌、MiT家族易位性肾细胞癌包括Xp11易位性肾细胞癌和t(6;11)肾细胞癌、琥珀酸脱氢酶缺陷相关的肾细胞癌、管状囊性肾细胞癌、获得性囊性肾疾病相关性肾细胞癌、透明细胞乳头状肾细胞癌。暂定4种亚型包括神经母细胞瘤相关性嗜酸细胞性肾细胞癌、甲状腺滤泡样肾细胞癌、间变性淋巴瘤激酶易位的肾细胞癌、伴有平滑肌瘤样间质的肾细胞癌。

肾癌的病理分级以往常采用的是1982年的Fuhrman分级系统，Fuhrman核分级越高，复发的风险也越高，但是在实践应用中，该分级系统存在判读困难及可重复性差等问题，因此在2016年版WHO肾癌新分类中，该系统被新的分级标准所取代，称为WHO/ISUP（International Society of Urological Pathology）分级系统（表27-1）。新的分级系统使用核仁明显程度这一参数将肾癌分为1～3级，4级为瘤细胞显示明显多形性的核、瘤巨细胞、肉瘤样或横纹肌样分化。该分级系统已经被证实为判断透明细胞肾癌和乳头状肾癌很好的预后指标，但嫌色细胞癌不适用于该系统。

表27-1 Fuhrman分级系统和WHO/ISUP分级的对比

分级	Fuhrman	WHO/ISUP
G1	直径10μm圆形，核仁不明显或没有	400倍光镜下瘤细胞无核仁或核仁不明显，嗜碱性
G2	直径15μm，不规则，有核仁。光镜×400倍	400倍光镜下瘤细胞可见清晰的核仁，嗜酸性，但在100倍下核仁不明显或不清晰
G3	直径20μm，明显不规则，大核仁。光镜×100倍	100倍光镜下可见清晰的核仁，嗜酸性
G4	直径＞20μm，怪异或分叶，大核仁。染色质凝块，梭形细胞	明显多形性的核、瘤巨细胞、肉瘤样或横纹肌样分化

四、临床表现

（一）无症状

20%～30%的肾癌患者无任何症状，容易使病情延误，只因健康体检时触及腹部包块或行B超、CT等影像学检查时才发现肾脏占位性病变。近年来，因健康体检的推广和普及，无症状肾癌的发现率逐年升高，大部分为较早期的病变，预后较好。少部分无症状肾癌，就诊时已出现远处转移或晚期局部病变。

（二）泌尿系统以外的症状

10%～40%的患者可出现副瘤综合征，如高血压、发热、消瘦、贫血、乏力、精神不振、胃肠功能紊乱、食欲不振、恶心、便秘、肝功能异常、血沉加快、高钙血症、红细胞增多症、血小板增多症、低血糖等，这些症状往往较泌尿系统症状更早出现。

（三）肾内性表现

肾癌典型的三大症状为血尿、腰痛、腹部肿块，又被称为"肾癌三联征"。少数患者可表现为三个症状同时出现，强烈提示为局部进展期病变；大部分患者只出现"三联征"中的一个或两个症状。

1. 血尿

肿瘤侵犯肾集合管系统时可观察到血尿，见于40%左右的患者，多为骤然发生的肉眼血尿，不伴疼痛或其他症状、间歇发作的全程血尿。血尿严重的情况下可形成血凝块，引起腹部绞痛及尿潴留等症状。

2．腰痛

肿瘤增大牵拉肾包膜或压迫周围神经肌肉组织，可引起腰部或上腹部钝痛。尿中血凝块通过输尿管可引起腰腹部绞痛。肿瘤侵犯周围组织器官可引起持续性腰部疼痛。

3．腹部肿块

对于肿块较小的肾癌患者，体格检查不易触及，而肾下极肿瘤、形体消瘦者、患者取侧卧位或当肿块生长到一定程度时容易触及。肿块一般质硬，均匀，表面光滑，无明显触痛，随呼吸移动，若肿块与周围组织粘连，则固定不动。

（四）转移症状

部分患者无泌尿系统或肾内症状表现，却以转移瘤或毗邻结构受侵犯而引起的症状为首要表现，根据转移部位不同，症状各异。肾癌远处转移的常见部位是肺、肝、骨、脑和胸、腹、盆腔、会阴、四肢的软组织。肾上腺转移者较少见。

（五）其他症状

当下腔静脉受累形成癌栓，静脉回流受阻时，可出现阴囊精索静脉曲张或腹壁静脉曲张，还可引起下肢水肿、腹水、肝功能障碍和肺栓塞等。

五、辅助检查

肾癌主要通过影像学检查诊断，如超声检查、CT、MRI等，确诊则需依靠病理学检查。实验室检查可作为患者一般状况评估及预后评判的指标。

（一）实验室检查

必须进行的实验室检查包括尿常规、尿素氮、肌酐、肝功能、全血细胞计数、血红蛋白、血钙、血糖、血沉、碱性磷酸酶和乳酸脱氢酶等。

（二）影像学检查

X线检查、肾盂造影、腹主-肾动脉造影、下腔静脉造影、B超、CT及MRI等检查，对明确肿瘤周围组织有无浸润、淋巴结情况及是否远处转移有很大帮助。CT、MRI诊断肾癌的准确性高达95%，而胸、腹部CT平扫和增强是术前临床分期的主要依据。

（三）核医学检查

正电子发射断层扫描（PET）或PET/CT检查主要用于发现远处转移病灶及对放化疗、分子靶向治疗、免疫治疗等疗效进行评估。

（四）病理学检查

超声或CT引导下肾肿物穿刺活检，具有极高的特异性及敏感性，但无法准确判断其组织学分级，且存在一定的假阴性率和假阳性率，一般不用于肾癌诊断。需要进行肾肿瘤穿刺活检的情况包括：①对于小的肾脏占位希望进行积极监测的患者；②消融治疗前明确病理诊断；③靶向治疗或放化疗前明确病理诊断。肾肿瘤穿刺活检发生种植转移的概率极低。常见并发症包括包膜下血肿及肾周血肿，一般不需要进行特殊处理。

六、临床分期

分期采用AJCC/UICC 2018年开始执行的"肾癌TNM分期"标准。详见表27-2和表27-3。

表27-2 肾癌TNM分期标准

TNM分期		分期标准
原发肿瘤（T）	Tx	原发肿瘤无法评估
	T0	无原发肿瘤证据
	T1	肿瘤最大径≤7cm，局限于肾
	T1a	肿瘤最大径≤4cm，局限于肾
	T1b	4cm＜肿瘤最大径≤7cm，局限于肾
	T2	最大径＞7cm，局限于肾
	T2a	7cm＜肿瘤最大径≤10cm，局限于肾
	T2b	最大径＞10cm，局限于肾
	T3	肿瘤侵犯主要静脉或肾周软组织，但未侵及同侧肾上腺和未超出Gerota's筋膜
	T3a	肿瘤侵犯肾静脉或其主要分支，或侵及肾盂，或肾周和/或肾窦脂肪组织，但未超出Gerota's筋膜
	T3b	肿瘤延伸至横膈以下腔静脉
	T3c	肿瘤延伸至横膈以上腔静脉，或侵犯腔静脉壁
	T4	肿瘤侵犯超过肾筋膜（Gerota's筋膜）
区域淋巴结（N）	Nx	区域淋巴结无法评估
	N0	无区域淋巴结转移
	N1	有区域淋巴结转移
远处转移（M）	M0	无远处转移
	M1	有远处转移

表27-3 肾癌TNM分期（AJCC/UICC 第八版）

分期	T	N	M
Ⅰ期	T1	N0	M0
Ⅱ期	T2	N0	M0

（续表）

分期	T	N	M
Ⅲ期	T1	N1	M0
Ⅲ期	T2	N1	M0
Ⅲ期	T3	N0	M0
Ⅲ期	T3	N1	M0
Ⅳ期	T4	AnyN	M0
Ⅳ期	AnyT	AnyN	M1

第二节 治疗

肾癌对放化疗不敏感，治疗主要以手术切除为主，辅以免疫治疗及分子靶向药物治疗。对于局限性肾癌和局部晚期肾癌首选根治性肾切除手术，转移性肾癌手术获益不明显，是辅助性治疗手段，不作为常规推荐。免疫治疗和分子靶向药物是肾癌治疗的重要手段，中医药作为肾癌的辅助性治疗手段，在肾癌治疗方面积累了丰富的临床经验，配合中医药治疗可缓解症状，提高生存质量，延长生存期。

一、西医治疗

（一）主动监测

直径＜4cm的肾肿瘤中大约有30%为良性肿瘤，而且体积较小的肾肿瘤中75%～85%为低级别或较为惰性的肿瘤，转移风险较低，因此可选择主动监测的策略。另外，对于年龄较大、身体状况较差或合并症较多而预计手术风险高的患者，主动监测也是合理的选择。在主动监测期间，须定期通过影像学检查（CT、MRI等）对肿瘤的大小进行评估，推荐第3个月和第6个月进行1次监测检查；接下来的2～3年内，每6个月检查1次；此后每年检查1次。

（二）手术治疗

1. 根治性肾切除手术

1）局限性肾癌（临床分期Ⅰ、Ⅱ期）

根治性肾切除手术是公认的可能治愈局限性肾癌的手段，是减少局部复发的关键所在。对于临床分期Ⅱ期或临床分期Ⅰ期而不适合行肾部分切除的患者，首选根治性肾切除手术治疗。

经典的根治性肾切除手术范围包括：肾周筋膜、肾周脂肪、患侧肾、同侧肾上腺、从膈肌脚至腹主动脉分叉处腹主动脉或下腔静脉旁淋巴结以及髂血管分叉以上的输尿管。对于临床分期为Ⅰ、Ⅱ期的局限性肾癌，没有明确证据显示区域或广泛淋巴结切除能提高患者的总生存时间，故不推荐行区域或扩大淋巴结清扫术。目前，开放性手术已不再是唯一的治疗方式，随着腔镜的广泛应用和技术的不断成熟，肾癌的腹腔镜手术、机器人腹腔镜手术、单孔腹腔镜手术及小切口腹腔镜辅助手术等方式得到迅速发展，与传统开放性手术相比较，治疗效果无明显差别。

2）局部晚期肾癌（临床分期Ⅲ期）

局部晚期肾癌首选根治性肾切除手术，对于转移的淋巴结或血管癌栓，是否行区域或扩大淋巴结清扫和血管癌栓切除，则需要根据病变程度和患者的身体状况等因素来决定。

2. 保留肾脏手术

与根治性肾切除手术切除整个肾脏不同，保留肾脏手术只切除肿瘤并尽可能地保留功能性肾单位，手术方式包括肾部分切除术、肿瘤剜出术和体外肿瘤切除并自体肾移植，其中以肾部分切除术最为常用。随着外科技术的发展和日益成熟，早期肾癌的诊断率明显提高，而且研究发现T1期患者术后因慢性肾脏病等并发症死亡的风险较高，甚至高于肿瘤相关并发症，故早期肾癌的治疗开始向保存肾功能的方向转变，肾部分切除术的应用也因此逐渐增多。Ⅰ期患者首选保留肾脏手术，Ⅱ、Ⅲ期患者如有临床指征时也可选择保留肾脏手术，孤立性肾癌、双侧肾癌、家族性肾癌或对侧肾功能严重不全者推荐行保留肾脏手术。保留肾脏手术可选择开放性手术，也可选择腹腔镜手术，疗效相当且术后并发症较少。

3. 姑息性肾切除术

外科手术是转移性肾癌的辅助性治疗手段，只有少数患者能从中获益。对于肿瘤负荷较大的患者，为缓解症状、提高患者生存质量，可行姑息性肾切除术。对于根治性肾癌切除术后出现的孤立性转移瘤及肾癌伴发孤立性转移、体力状况良好的患者，可选择外科手术姑息切除。

4. 微创治疗

微创治疗包括射频消融、冷冻消融、高强度聚焦超声等，不作为外科手术治疗的首选方案，常用于不适合手术治疗而肿瘤较小的肾癌患者，有严格适应证。

（三）放射治疗

肾癌的病理类型以腺癌为主，属于对放射治疗不敏感的肿瘤。在放射治疗过程中肾的周围组织容易受到放射线照射损伤，因此要限制放射剂量。三维适形调强放疗可最大限度地将放射剂量集中在靶区内，尽量避免周围正常组织器官受到不必要的照射。近年来，随着三维适形调强放疗技术的发展，在有效的全身治疗的基础上，放疗对肾癌复发和转移的疗效较前有所提升，但单纯放疗并不能取得较好的效果。放疗作为不可切除晚期肾癌的辅助性和姑息性治疗手段，尤其是对肾癌伴脑、肺、骨转移灶的治疗，可起到缓解局部疼痛及其他一些症状的目的，提高患者的生存质量。

肾癌的放疗适应证包括：不能完整切除的局部晚期肾癌、术后肿瘤残留、肾癌根治术后T3～4期或有淋巴结转移或有血管内瘤栓、肾癌术后局部复发或转移。

（四）药物治疗

1. 化学治疗

肾癌具有多药物耐药基因，对化疗不敏感，至目前为止，尚不能肯定常规化疗对肾癌有治疗作用。肾癌化疗效果差的原因可能是癌细胞膜表面存在高浓度的多耐药基因MDR-1产物P糖蛋白（p170），可以主动将化疗药物泵出癌细胞。此外，可能还存在其他导致肾癌化疗抵抗的机制。化疗主要作为转移性非透明细胞癌患者的治疗手段，目前可选择的药物包括吉西他滨、氟尿嘧啶、卡培他滨或顺铂。

2. 免疫治疗

19世纪末，外科医生William Coley将杀死的细菌注入肉瘤部位，发现可使肿瘤缩小，从此免疫学和肿瘤学领域就建立起了联系。他偶然发现切除原发性肾癌会引起机体免疫反应，可导致转移灶的明显自发缓解，通过研究，证实了细胞因子白介素-2（interleukin-2，IL-2）和干扰素（interferon，IFN）具有抗肿瘤活性。IL-2是趋化因子家族的一种细胞因子，主要由活化T细胞产生，对机体的免疫应答和抗病毒感染等有重要作用，能够活化T细胞和促进细胞因子产生，能够刺激NK细胞增殖，能够促进B细胞增殖和分泌抗体，发挥抗肿瘤作用。IFN是一类具有广谱抗病毒、抗增殖和免疫调节活性的多功能细胞因子家族，主要由淋巴细胞和单核巨噬细胞产生，能够增强主要组织相容性复合体（MHC）Ⅰ类分子和Ⅱ类分子的表达，发挥免疫调节作用。IFN或IL-2是治疗晚期肾癌的有效手段之一，20世纪90年代起，中、高剂量IFN-α或IL-2一直作为转移性肾癌标准的一线治疗方案，也可作为分子靶向治疗后的二线治疗方案。

（1）IL-2：IL-2推荐用于转移性肾癌的治疗，特别是肾透明细胞癌，最可能从IL-2治疗中获益。术后复发时间、体能状态、有无骨转移是IL-2治疗能否延长患者生存期的重要预测因素，一项报道中称，肾切除术后至少6个月才开始免疫治疗的患者中位生存期最佳，3年生存率为46%。IL-2治疗分为大剂量方案和小剂量方案，大剂量使用IL-2有4%的死亡率。①大剂量方案：IL-2（6.0～7.2）×10^5IU/（kg·8h），15分钟内静脉注射，第1至第5天，第15至第19天，间隔9天后重复1次。②小剂量方案Ⅰ：IL-2 2.5×10^5IU/kg，皮下注射，每周5d×1；IL-2 1.25×10^5IU/kg，皮下注射，每周5d×6，每8周为1个周期。③小剂量方案Ⅱ：18MIU/d，皮下注射，每周5d×（5～8）。IL-2主要副作用包括发热、乏力、皮疹、腹泻、呕吐、转氨酶升高、血肌酐升高、尿素氮升高、贫血、呼吸困难等。

（2）IFN-α：临床研究证实，中、高剂量IFN-α治疗转移性肾癌可延长PFS，尤其以低、中危肾透明细胞癌效果更好。IFN-α使用剂量分为低、中、高三个等级，低剂量≤3MIU/d，中剂量5～10MIU/d，高剂量≥10MIU/d。推荐治疗剂量：IFN-α每次9MIU，皮下注射，3次/周，治疗时间至少持续3个月。阶梯式递增方案可增加患者治疗耐受性，即每周3次，从每次3MIU开始逐渐递增，第1周每次用量3MIU，第2周每次用量6MIU，第3周以后，每次用量9MIU。治疗期间需每周监测白细胞计数及肝肾功能，如不能耐受每次9MIU的剂量，则可阶梯式递减至每次6MIU甚至3MIU剂量。IFN-α主要副作用包括发热、疲乏、肌肉疼痛、头痛等流感样症状，其次是骨髓抑制，一般对肝肾功能无影响，少数患者有转氨酶和血肌酐升高的表现。目前，IFN-α已基本上被分子靶向药物及其他免疫治疗药物所取代。

（3）免疫检查点抑制剂：代表药物包括纳武利尤单抗、纳武利尤单抗联合伊匹木单抗、帕博利珠单抗联合阿昔替尼、帕博利珠单抗联合仑伐替尼、纳武利尤单抗联合卡博替尼和阿维鲁单抗联合阿昔替尼。

3．分子靶向治疗

常用分子靶向治疗用药方案见表27-4。

表27-4　常用分子靶向治疗用药方案

药物	剂量	用法	时间	周期
舒尼替尼	50mg	口服，每天1次	第1至第14天或第1至第28天	每3周重复或每6周重复
培唑帕尼	800mg	口服，每天1次	持续口服	
索拉非尼	400mg	口服，每天2次	持续口服	
阿昔替尼	起始5mg；2周后耐受，增量至7mg，最大剂量10mg	口服，每天2次	持续口服	
卡博替尼	60mg	口服，每天1次	持续口服	
安罗替尼	12mg	口服，每天1次	第1至第14天	每3周重复
替西罗莫司	25mg	静脉注射	第1天	每周重复
依维莫司	10mg	口服，每天1次	持续口服	
纳武利尤单抗＋伊匹木单抗	纳武利尤单抗3mg/kg；伊匹木单抗1mg/kg	静脉注射	第1天	每3周重复
帕博利珠单抗＋仑伐替尼/阿昔替尼	帕博利珠单抗200mg；仑伐替尼20mg；阿昔替尼5mg	帕博利珠单抗，静脉注射；仑伐替尼，口服，每天1次；阿昔替尼，口服，每天2次	帕博利珠单抗，第1天；仑伐替尼、阿昔替尼，持续口服	每3周重复

（续表）

药物	剂量	用法	时间	周期
阿维鲁单抗+阿昔替尼	阿维鲁单抗10mg/kg；阿昔替尼5mg	阿维鲁单抗，静脉注射；阿昔替尼，口服，每天2次	阿维鲁单抗，第1天；阿昔替尼，持续口服	每2周重复
贝伐珠单抗+INFα-2b	贝伐珠单抗10mg/kg；INFα-2b 9MIU	静脉注射	第1天	贝伐珠单抗，每1周重复；INFα-2b，9MIU，1周3次

虽然靶向药物的出现改善了肾癌的治疗效果，但完全缓解率仍不高，因此，参加临床试验是NCCN《肾癌临床实践指南》首先推荐的一线或二线治疗方案。目前，我国国家药品监督管理局已经批准索拉非尼、舒尼替尼、依维莫司和阿昔替尼用于转移性肾癌的治疗。肾癌存在多种耐药基因，单一靶向药物治疗易产生耐药性而影响疗效，为了提高治疗效果，尝试将不同靶点的药物联合应用，或将靶向药物与放化疗、免疫治疗等联合应用，成为新的研究方向。

（五）预后

肿瘤分期是肾癌预后的主要影响因素。临床研究发现，Ⅰ期肾癌患者的5年生存率超过90%。Ⅱ期肾癌患者的生存率稍低，5年存活率为75%～95%。侵犯泌尿集合系统的Ⅰ期或Ⅱ期肾癌患者预后明显较差，10年存活率分别为43%和41%。肾切除术后Ⅲ期肾癌的5年生存率为59%～70%。在T3a期疾病的患者中，原发肿瘤的大小仍然是影响预后的因素（小于4cm、4～7cm和大于7cm的肿瘤对应的10年存活率分别为77%、54%和46%）。以细胞因子作为主要的全身治疗时，Ⅳ期患者的中位生存期仅稍超过1年，但国际转移性肾细胞癌数据库联盟（IMDC）分析了2 200多例接受靶向治疗的患者发现，在适合接受临床试验的患者中，中位生存期提高至28个月。

另外，肿瘤类型、肿瘤分级、肿瘤坏死、临床因素等都可能影响肾癌患者的预后。一项研究报告显示，肿瘤组织学分级为Ⅰ级、Ⅱ级和Ⅲ～Ⅳ级的患者，5年生存率分别为89%、65%和46%。肿瘤类型是否会影响预后，目前仍有争议。肿瘤组织凝固性坏死是肾透明细胞癌和肾嫌色细胞癌结局的独立预后因素。除肿瘤侵犯的解剖范围外，临床因素也可影响生存，预后不良的征象包括：体能状态差；肥胖；有临床症状和副肿瘤综合征，如发热、贫血、肝功能异常、高钙血症、血小板增多症、消瘦等。

二、中医治疗

中医理论认为，肾癌病位在肾，与脾胃密切相关，肾为先天之本，抵御外邪，脾胃为后天之本，化生气血，先后天之间互相补充方可无虞。肾癌病机为虚实夹杂，虚为脏腑失和，脾肾亏虚；实为痰凝、气滞、血瘀、湿热、毒邪等。肾气亏虚是肾癌发病的根本，在肾气亏虚的基础上，温煦失职，气化失权，导致水湿凝聚为饮，饮凝成痰，痰饮积久化为湿热毒邪，痰饮阻滞气机则气滞血瘀，痰湿瘀毒蕴蓄水道，则形成肾癌。故肾癌的治疗当辨明虚实，虚则培补脾肾，实则清热化痰、理气活血。

（一）辨证论治

1．治疗前

1）湿热蕴结型

主症：小便灼热，尿血鲜红，腰痛，腰腹肿块，伴发热，口苦，口渴，纳少，恶心呕吐，心烦，夜寝不安，舌质红，苔黄腻，脉滑数或弦滑。

治则：清热，利湿，解毒。

方药：八正散加减。

组成：山栀子10g、滑石15g（布包）、瞿麦15g、车前子15g（布包）、大黄炭15g、木通10g、丹参15g、赤芍15g、七叶一枝花30g、甘草5g、龙葵30g。

加减：纳少者，加鸡内金15g、砂仁6g（后下）、麦芽30g、谷芽30g；恶心呕吐者，加竹茹15g、代赭石15g；心烦不寐者，加茯神15g、灯芯花3g、女贞子10g、旱莲草10g；尿血不止者，加侧柏叶20g，仙鹤草20g，大蓟、小蓟各20g。

用法：水煎服，每天1剂，分2次服。

2）气滞血瘀型

主症：腰腹部疼痛，痛处不移，拒按，多呈钝痛或刺痛，腰部或腹部肿块日渐增大，血尿或夹血块，面黯，舌苔薄，边暗或质紫或见瘀斑，脉细涩。

治则：理气活血，祛瘀散结。

方药：膈下逐瘀汤加减。

组成：桃仁10g、红花10g、川芎9g、枳壳12g、延胡索15g、当归10g、赤芍15g、乌药15g、香附15g、全蝎6g。

加减：疼痛甚者，加乳香10g、没药10g；尿血量多者，加仙鹤草30g、炒蒲黄10g。

用法：水煎服，每天1剂，分2次服。

3）肾虚湿毒型

主症：腰酸痛，神疲，四肢乏力，或伴低热，纳呆，消瘦，烦热，口干，小便短赤或尿血，舌质淡红，苔薄白或薄黄，脉沉细。

治则：滋阴补肾、利湿解毒。

方药：左归丸加减。

组成：熟地黄15g、枸杞子15g、菟丝子15g、女贞子15g、土茯苓20g、半枝莲30g、山药15g、牛膝15g、生薏苡仁30g、泽泻15g、龟板20g（先煎）。

加减：虚火甚者，加地骨皮15g、鳖甲20g（先煎）。

用法：水煎服，每天1剂，分2次服。

4）气血两虚型

主症：腰腹部肿块日渐增大，少气懒言，自汗乏力，面色苍白或萎黄，尿血淡红，或低热或心悸失眠或眩晕耳鸣，舌质淡胖，苔白或黄白，脉细弱。

治则：补气养血，解毒散结。

方药：八珍汤加减。

组成：党参20g、白术15g、茯苓15g、黄芪30g、当归10g、赤芍15g、熟地黄15g、何首乌15g、枸杞子15g、黄精15g、山慈菇30g、半枝莲30g。

加减：兼肾阴虚者，加龟板20g（先煎）、鳖甲20g（先煎）；兼肾阳虚者，加菟丝子15g、淫羊藿15g。

用法：水煎服，每天1剂，分2次服。

5）脾肾阳虚型

主症：腰部肿块、疼痛，腹胀，畏寒肢冷，面色㿠白，腰膝酸软，精神萎靡，恶心呕吐，纳少，乏力，口淡，小便清长，夜尿频多，便溏，下肢浮肿，舌淡苔白，脉沉弱。

治则：温补脾肾。

方药：真武汤加减。

组成：附子15g、白芍15g、白术20g、山药15g、山茱萸15g、干姜10g、茯苓15g、肉桂6g、党参20g、杜仲10g、枸杞子15g、炙甘草10g。

加减：恶心、呕吐甚者，加柿蒂15g、砂仁6g（后下）；小便夹有血块者，加大黄炭15g、蒲黄炭15g、三七粉3g（冲服）。

用法：水煎服，每天1剂，分2次服。

2．手术后

主症：面色苍白，唇色爪甲淡白无华，头晕目眩，心悸，腰膝酸软，气短自汗，语言低微，食欲不振，舌质淡，苔薄白，脉细无力。

治则：益气补血。

方药：八珍汤加减。

组成：黄芪30g、党参15g、山药15g、白术15g、当归10g、茯苓15g、川芎9g、山茱萸12g、熟地黄15g、牡丹皮10g、杜仲15g、牛膝15g、甘草3g。

加减：伴尿血者，加血余炭15g、白茅根15g、三七粉3g（冲服）；下腹疼痛不适者，加川楝子9g、木香15g；小便不畅者，加木通10g、升麻15g；纳差者，加鸡内金15g、山楂15g、谷芽15g、麦芽15g。

用法：水煎服，每天1剂，分2次服。

3．放疗后

主证：腰背酸痛，烦热，口干，盗汗颧红，小便短赤，大便秘结，舌红少苔，脉细。

治则：滋阴清热。

方药：知柏地黄丸加减。

组成：熟地黄15g、知母15g、黄柏15g、山茱萸15g、牡丹皮12g、山药15g、泽泻15g、茯苓15g、鳖甲15g、生地黄15g、半枝莲30g、甘草5g。

加减：尿血甚者，加大蓟20g、小蓟20g、血余炭30g；兼有湿热者，加黄芩10g、白花蛇舌草30g、车前子12g（布包）。

用法：水煎服，每天1剂，分2次服。

4．化疗后

主证：倦怠乏力，短气懒言，恶心、呕吐，食欲不振，脘腹胀满，舌淡苔白，脉细。

治则：健脾和胃。

方药：六君子汤加减。

组成：黄芪30g、党参15g、山茱萸15g、鸡血藤15g、茯苓15g、山药15g、白术15g、竹茹15g、半夏15g、白花蛇舌草30g、陈皮15g、甘草5g。

加减：尿血甚者，加仙鹤草30g、血余炭30g、侧柏叶30g、生地黄15g；小便不畅者，加泽泻15g、木通10g、猪苓20g；纳差甚者，加山楂15g、鸡内金15g；呃逆者，加丁香15g、柿蒂15g；反酸者，加海螵蛸15g；骨髓抑制者，加淫羊藿15g、补骨脂15g、黄精15g。

用法：水煎服，每天1剂，分2次服。

（二）验方

（1）白石英30g、龙葵30g、蛇莓30g、半枝莲30g、瞿麦20g、黄柏15g、土茯苓30g、延胡索10g、大蓟30g、小蓟30g、仙鹤草30g、竹茹10g、竹叶10g。

用法：水煎服，每天1剂，分2次服。

适应证：各期肾癌湿热瘀毒者。

（2）牡蛎15g、穿山甲12g、全蝎6g、青皮6g、木香4.5g、赤石脂9g、桃仁6g、杏仁6g。

加减：头晕耳鸣者，加何首乌10g、菊花15g；腹部肿块胀痛者，加丹参12g、红花6g、川楝子12g、大腹皮30g。

用法：水煎服，每天1剂，分2次服。

适应证：晚期肾癌。

（3）生地黄6g、熟地黄6g、山药12g、山茱萸12g、牡丹皮10g、茯苓10g、泽泻10g、骨碎补10g、女贞子10g、怀牛膝10g、萹蓄10g、阿胶10g（烊化兑服）、桂枝7g、猪苓15g、龙葵15g、白英15g、黄芪30g、枸杞子30g。

加减：低热不退者，加青蒿30g、鳖甲15g。

用法：水煎服，每天1剂，分2次服服。

适应证：肾癌偏肾虚，或有午后低热者。

（4）小蓟30g、瞿麦30g、菝葜30g、石见穿30g、白花蛇舌草30g、薜荔果30g、赤芍15g、补骨脂10g、续断30g、牛膝30g。

用法：水煎服，每天1剂，分2次服。

适应证：各期肾癌。

（5）生地黄12g、小蓟15g、滑石15g、蒲黄10g、木通10g、藕节30g、竹叶10g、栀子19g、当归19g、甘草3g、猪苓10g、金银花9g、太子参15g、白术12g。

用法：水煎服，每天1剂，分2次服。

适应证：肾癌出血或合并感染。

（黄国贤 黄金圣）

第二十八章

膀胱癌

第一节　概述

一、概况

膀胱癌（bladder cancer，BCa）是指发生在膀胱黏膜上的恶性肿瘤，好发于膀胱两侧壁和后壁，是最常见的泌尿生殖系统肿瘤。不同组织病理学分级的膀胱癌恶性程度不同，治疗选择和疗效也存在差异，低级别膀胱癌治疗效果好于高级别膀胱癌，早诊断、早治疗、密切随访可提高治疗效果。

2008年，世界范围内约有386 000例新发病例，约150 000例患者死于膀胱癌。膀胱癌发病率近年呈逐渐增高趋势，占我国泌尿生殖系统肿瘤发病率的第1位，在全球最常见肿瘤中居第11位，常见于男性，男性发病率为女性的3～4倍；膀胱癌可发生于任何年龄段，但随着年龄增长，膀胱癌发病率增加，好发年龄为50～70岁；膀胱癌发病率存在明显的地域和种族差异，不同地域间膀胱癌发病率差异可达14倍，以西欧和北美地区发病率最高，东欧和亚洲地区发病率最低，美国白人男性的发病率显著高于非洲裔美国男性及西班牙语裔男性，我国膀胱癌发病率远低于欧美地区。

中医学有关膀胱癌症状的描述，最早见于《素问·气厥论》："胞移热于膀胱，则癃，溺血。"清代林佩琴著《类证治裁》曰："溺血与血淋异，痛为血淋，出精窍；不痛为溺血，出溺窍。"故中医认为膀胱癌属于"癃闭""溺血""溲血""血淋""尿血"范畴。

二、病因病机

膀胱癌的发病因素既包括内在的遗传因素，又包括外在的环境因素，异常基因型的积累加上外在环境的作用最终导致恶性表型的出现。目前比较公认的观点是病毒或某些化学致癌物作用于人体，使原癌基因激活成癌基因，抑癌基因失活而致癌。80%以上的膀胱癌发病与致癌的危险因素相关。吸烟是最重要的危险因素，美国30%～50%的膀胱癌由吸烟引起，香烟燃烧时产生β-萘胺，能阻断色氨酸正常代谢，从而使膀胱癌发生率增加2～6倍，随着吸烟时间的延长，膀胱癌的发病率也明显增高；职业暴露也是膀胱癌的重要危险因素，约25%的膀胱癌发病是由职业暴露所致，通常与染料、皮革、橡胶、油漆、金属和石油制品的长期接触有关，主要为多环芳烃和芳香胺等化学致癌物质；另外，遗传因素、埃及血吸虫病、人乳头瘤病毒感染、医源性因素（如盆腔放疗和环磷酰胺化疗）、膀胱结石、慢性膀胱炎等也是膀胱癌的危险因素。

中医认为，本病的发生主要是由于肾气不足，水湿不化，气血凝滞，湿热毒邪内蕴，毒瘀胶结，水道阻塞，且经久不愈，毒邪腐肉瘀积膀胱而成，常见发病机制如下：

（1）湿热毒邪瘀结膀胱：外阴不洁，湿毒邪热上移膀胱，或外受温热邪毒，导致湿热内生，下注膀胱，伤及脉络，发为本病。

（2）瘀毒蕴结：湿热之邪蕴结膀胱，久酿成毒，毒瘀互结；或情志不遂，肝失疏泄，气机逆乱，气滞血瘀，发为本病。

（3）肾气亏虚：肾为水脏，肾虚气化不利，水湿不化，瘀积成毒，湿毒化热下注膀胱，发为本病。

三、病理

膀胱癌的组织学类型分为尿路上皮癌和非尿路上皮癌。膀胱尿路上皮癌最为常见，约占90%；鳞癌约占8%，多发生在慢性炎症的基础上；其次为腺癌，多发生在脐尿管；其他如透明细胞癌、类癌、小细胞癌等较为少见。通常所说的膀胱癌就是指膀胱尿路上皮癌，以往被称为膀胱移行细胞癌。膀胱尿路上皮癌临床可分为非肌层浸润性膀胱癌（NMIBC）和肌层浸润性膀胱癌（MIBC）。非肌层浸润性膀胱癌是指侵犯膀胱黏膜和黏膜下层，未侵犯肌层的一类膀胱癌；肌层浸润性膀胱癌是指侵犯到膀胱黏膜以下肌层的一类膀胱癌。70%以上的膀胱癌为非肌层浸润性膀胱癌，多数为低级别的，生长较慢，转移风险低，预后较好，而肌层浸润性膀胱癌恶性程度较高，生长较快，容易转移，预后较差，5年生存率常低于50%。

肝、骨、肺、淋巴结是膀胱癌常见的转移部位，主要转移途径包括淋巴转移、血行转移和直接浸润，其中淋巴转移是发生最早也最常见的转移途径，晚期患者常发生血行转移，膀胱癌直接浸润可侵犯前列腺、尿道、子宫和阴道等处，甚至直接侵犯盆壁和腹壁。

膀胱癌的组织学分级与膀胱癌的复发和侵袭行为密切相关。关于膀胱癌的分级，目前普遍采用WHO分级法。1973年的膀胱癌组织学分级法根据癌细胞的分化程度分为高分化、中分化和低分化3级，分别用grade1、2、3或gradeⅠ、Ⅱ、Ⅲ表示，分级越高，恶性程度越大。1998年WHO和国际泌尿病理协会（ISUP）提出了非浸润性尿路上皮癌新分类法，将尿路上皮肿瘤分为低度恶性潜能尿路上皮癌、低级别尿路上皮癌和高级别尿路上皮癌，2004年WHO正式公布了这一新的分级法。

四、临床表现

（一）血尿

血尿是膀胱癌最常见的临床表现，大约有90%以上的膀胱癌患者最初的临床表现是血尿，间歇性、无痛性、肉眼可见的全程血尿为典型症状，有时可伴有血块。出血量与血尿持续时间的长短，与肿瘤的恶性程度、大小、范围和数目并不一定成正比。临床中大部分患者的血尿由良性因素引起（如尿路感染、泌尿系统结石、内科肾病等），但仍有10%～20%的肉眼血尿患者最终被确诊为膀胱癌。凡40岁以上的成年人出现不明原因的无痛性肉眼血尿，应考虑本病的可能性。

（二）膀胱刺激征

约30%的膀胱癌患者会出现膀胱刺激征，其中以膀胱原位癌患者最为常见，可能是由肿瘤出血、坏死、感染、膀胱容量的功能性降低、逼尿肌过度活动引起，表现为尿频、尿急、尿痛等膀胱刺激症状。当肿瘤浸润膀胱三角区或发生膀胱颈、尿道梗阻时可造成排尿困难，甚至出现尿潴留。排尿困难、尿频、尿急三个症状同时出现时，高度提示膀胱原位癌的可能，由于这些症状与某些良性疾病表现相似，诊断常常被延误，确诊时疾病可能已经进展。

（三）疼痛

局部晚期膀胱癌或转移性膀胱癌可引起疼痛，疼痛发生的部位与原发肿瘤或转移灶的大小和位置有关。耻骨上疼痛通常由肿瘤直接浸润膀胱周围组织和神经引起，为局部晚期膀胱癌常见的体征；盆腔或会阴部疼痛可能为肿瘤侵犯盆腔神经丛；腹部或右上腹部疼痛提示可能存在腹腔淋巴结或肝转移；骨痛提示可能存在骨转移；严重的持续性头痛或认知功能障碍提示可能存在颅内或脑膜转移。

（四）全身症状

晚期或转移性膀胱癌常出现乏力、消瘦、纳差、发热、下肢浮肿等症状，通常提示预后不良。少数病例中，患者可能因双侧输尿管梗阻引起肾衰竭，继而出现全身症状。

五、辅助检查

膀胱癌的诊断方法主要包括膀胱镜检查、诊断性经尿道膀胱肿瘤切除术（TURBT）、影像学检查、脱落法细胞学检查、尿液肿瘤标志物检查等；确诊依靠病理学诊断，通过膀胱镜检查和TURBT可获得肿瘤组织标本。

（一）膀胱镜检查

钳取组织活检是诊断膀胱癌最可靠的方法，是膀胱癌初诊和分期的金标准，且操作风险较低。通过膀胱镜检查可发现肿瘤所在的部位，明确肿瘤的大小、数目、形态和浸润程度，并可以对肿瘤和可疑病变部位进行钳取活检以明确病理诊断，阳性率较高。

（二）诊断性经尿道膀胱肿瘤切除术

通过影像学检查发现膀胱内存在较明确的肿瘤性病变，且没有肌层浸润征象，可不必行膀胱镜检查，直接行诊断性经尿道膀胱肿瘤切除术，可以同时达到切除肿瘤和明确病理诊断、肿瘤分级和分期的目的。

（三）影像学检查

影像学检查包括静脉肾盂造影（IVP）、膀胱造影、膀胱动脉造影、X线平片、泌尿系统平片、超声检查、CT、MRI、放射性核素骨显像、PET/CT等，可了解肿瘤的位置及病变范围，有助于肿瘤分期的确定。

（1）IVP：移行上皮癌容易种植及多中心发病，因此膀胱癌患者应了解上尿路有无异常。IVP不但能了解双侧肾功能，而且能发现上尿路并发的肿瘤，但应排除显像阴性的结石。

（2）膀胱造影：膀胱肿瘤较大而膀胱镜难以观察全貌时，可选择膀胱造影检查，可显示肿瘤引起的充盈缺损，了解膀胱的容量，有助于诊断和治疗方案的制订，但是对于较小的肿瘤，膀胱造影常显示不清。

（3）膀胱动脉造影：可以显示肿瘤血管，多用于膀胱癌晚期行姑息性动脉栓塞治疗。

（4）超声检查：作为常规的筛查手段，阳性率不高，可发现膀胱软组织肿块的存在，但对肿瘤的浸润深度、膀胱外扩散或淋巴结情况无法确定，对膀胱癌的诊断或分期帮助不大。

（5）CT及MRI检查：CT检查的准确性优于超声检查，可显示膀胱外扩散情况，盆腔或腹膜后有无淋巴结受累，有无内脏或骨转移，以及肿瘤是否累及上尿路或引起梗阻，CT增强时有助于膀胱内肿瘤和血块的鉴别，但CT仍有其局限性，对于原位癌或表浅的小肿瘤不易发现，不能区分膀胱壁浸润的深度（即浸润至黏膜层还是固有层或固有肌层），难以区分肿大的淋巴结是炎症还是转移；MRI的检查作用与CT类似，但是对于判断肌层的浸润范围和深度优于CT，有助于肿瘤的分期。

（6）放射性核素骨扫描：推荐用于局部晚期肿瘤、有骨痛症状或者有不能解释的血清碱性磷酸酶升高的患者。

（7）PET/CT：对于膀胱癌的诊断价值有限，由于18F-氟脱氧葡萄糖（18F-fluorodeoxyglucose，18F-FDG）经尿液排泄，对于判断膀胱癌原发灶和逼尿肌受累情况较困难者，不推荐作为常规应用，主要用于术前评估和发现远处转移灶。

（四）尿脱落细胞学检查

尿脱落细胞学检查通常用作膀胱镜检查的辅助手段，因为组织学分级较低的肿瘤形态学变化较少且不易脱落，因此，尿脱落细胞学检查的敏感性相对较差，可作为膀胱癌的初筛、高危人群的普查和术后随访。

（五）尿液肿瘤标志物检查

尿液肿瘤标志物可作为膀胱癌的筛查和治疗后的监测手段，包括膀胱肿瘤抗原（BTA）、尿核基质蛋白（NMP）、细胞角蛋白（CK）、透明质酸（HA）、端粒酶、纤维蛋白降解产物等，但这些检测的敏感性和特异性不高，整体敏感性为50%～80%，特异性为70%～90%，容易呈现假阴性或假阳性的结果，导致漏诊或增加不必要的检查。

（六）体格检查

膀胱癌的体格检查包括腹部触诊、男性直肠指检以及女性阴道和直肠的双合诊等。晚期膀胱癌患者腹部触诊可能触及明显增大的主动脉旁淋巴结或肝转移肿块；肿瘤累及膀胱颈并浸润前列腺时，直肠指检时可触及前列腺硬结；肿瘤如累及膀胱穹窿部可触及脐周结节。

六、临床分期

分期采用AJCC/UICC 2018年开始执行的"膀胱癌TNM分期"标准。详见表28-1和表28-2。

表28-1　膀胱癌TNM分期标准

TNM分期		分期标准
原发肿瘤（T）	Tx	原发肿瘤无法评估
	T0	无原发肿瘤证据
	Ta	非浸润性乳头状尿路上皮癌
	Tis	原位癌（平坦肿瘤）
	T1	肿瘤浸润固有层（上皮下结缔组织）
	T2	肿瘤浸润固有肌层
	T2a	肿瘤浸润浅肌层（内侧1/2肌层）
	T2b	肿瘤浸润深肌层（外侧1/2肌层）

（续表）

TNM分期		分期标准
原发肿瘤（T）	T3	肿瘤浸润膀胱周围组织
	T3a	显微镜可见
	T3b	肉眼可见（膀胱外肿块）
	T4	肿瘤浸润以下组织：前列腺/子宫或阴道/盆壁或腹壁
	T4a	肿瘤浸润前列腺/子宫/阴道
	T4b	肿瘤浸润盆壁/腹壁
区域淋巴结（N）	Nx	区域淋巴结无法评估
	N0	无区域淋巴结转移
	N1	真骨盆单个区域淋巴结转移（膀胱周围、闭孔、髂内/外、骶前淋巴结转移）
	N2	真骨盆多个区域淋巴结转移（膀胱周围、闭孔、髂内/外、骶前淋巴结转移）
	N3	髂总动脉淋巴结转移
远处转移（M）	M0	无远处转移
	M1	有远处转移
	M1a	超过髂总动脉的淋巴结转移
	M1b	非淋巴结远处转移

表28-2 膀胱癌TNM分期（AJCC/UICC 第八版）

分期	T	N	M
0a期	Ta	N0	M0
0is期	Tis	N0	M0
Ⅰ期	T1	N0	M0
Ⅱ期	T2a	N0	M0
Ⅱ期	T2b	N0	M0
ⅢA期	T3a/T3b/T4a	N0	M0
ⅢA期	T1～T4a	N1	M0
ⅢB期	T1～T4a	N2，N3	M0
ⅣA期	T4b	N0	M0
ⅣA期	AnyT	AnyN	M1a
ⅣB期	AnyT	AnyN	M1b

第二节 治疗

膀胱癌的治疗手段包括手术、化疗、放疗、免疫治疗、靶向治疗和中医治疗等，首选手术治疗。NMIBC多采用经尿道膀胱肿瘤电切除术，术后用膀胱灌注治疗预防复发。MIBC和膀胱鳞癌、腺癌患者常规采用根治性膀胱切除术治疗，条件不允许的情况下可以行膀胱部分切除术。在膀胱根治性切除术前，可先行辅助化疗，配合术后辅助化疗及靶向治疗等。转移性膀胱癌以全身化疗为主，尤其是弥漫性转移、无法切除的病灶。肿瘤是全身性疾病的局部表现，配合中医药治疗可降低膀胱癌的复发率，明显缓解膀胱刺激症状，减轻放化疗的副作用，保护肾功能及增强免疫力，提高生存质量，延长生存期。

一、西医治疗

（一）膀胱尿路上皮癌

1. 非肌层浸润性尿路上皮癌（Tis、Ta、T1）

NMIBC占膀胱肿瘤的75%～85%，其中Ta期最为常见，约占70%，T1期和Tis期分别占25%及5%，Ta期无深部浸润倾向，而T1期扩散和浸润的风险较高。NMIBC的危险程度根据肿瘤的数目、复发率、肿瘤的大小和肿瘤的分化程度，可分为低、中、高三个危险度。①低危：TaG1、单发、初发、肿瘤直径≤3cm；②中危：多发肿瘤、复发的Ta肿瘤、低级别、肿瘤直径≤3cm；③高危：CIS、TaG3或者T1G3、复发的多发Ta低级别肿瘤且直径＞3cm。

1）TURBT

TURBT是指在电切镜下将肿瘤全部电切除，损伤较小且技术成熟。TURBT既是一种治疗手段，又是非肌层浸润性膀胱癌重要的诊断方法，标准的首次TURBT对NMIBC患者至关重要。对于初诊的膀胱癌患者，如果没有明确肌层浸润的证据，可先进行TURBT，钳取肿瘤组织进行活检，明确膀胱肿瘤的病理类型、分级以及是否有肌层浸润，可以在诊断的同时钳除肿瘤，达到治疗的目的。数据显示，50%～70%的NMIBC患者在TURBT后5年内复发，原因与首次TURBT时病灶残留、术中肿瘤细胞播散、新发于异型增生黏膜等有关，中华医学会泌尿外科学分会（CUA）指南建议首次TURBT不充分、首次TURBT组织中没有肌层组织（TaG1肿瘤和单纯原位癌除外）、T1期肿瘤、所有高级别肿瘤应再次行TURBT（R-TURBT），手术时机推荐在首次TURBT后4～6周。研究指出，TURBT联合R-TURBT术后2年复发率与膀胱部分切除术相比可降低15%，且具有失血少、住院周期短的优点。

2）辅助治疗

（1）膀胱灌注化疗：非肌层浸润性膀胱癌在TURBT后复发率较高，推荐术后进行辅助性膀胱灌注化疗，具体方法为术后即刻单次灌注化疗、术后早期灌注化疗和术后持续灌注化疗三种。对于低危NMIBC患者，只需术后24h内即刻单次灌注化疗；中、高危NMIBC患者除进行术后即刻单次灌注化疗外，仍需要继续进行早期灌注化疗（术后3～4周，每周1次）及维持灌注化疗（每月1次，维持6～12个月）。

常用药物及推荐剂量：丝裂霉素（MMC）20～60mg、阿霉素（ADM）30～50mg、表柔比星50～80mg、吡柔比星30～50mg、羟喜树碱10～20mg。

不良反应：膀胱灌注化疗的常见副作用为化学性膀胱炎，化学刺激因子刺激膀胱可引起膀胱黏膜充血水肿、糜烂、溃疡形成等炎症反应，表现为尿频、尿急、尿痛、肉眼血尿等，与常见尿路感染的临床表现相似，如不及时处理可能引起膀胱纤维化，影响患者的生活质量。

注意事项：化疗药物浓度与效果有关，因此灌注化疗前应避免大量饮水，以免稀释药物浓度。

（2）膀胱灌注免疫治疗：术后膀胱灌注免疫治疗药物包括卡介苗（BCG）、干扰素、A群链球菌制剂等，其中以BCG最为常用。BCG是高危NMIBC患者TURBT后的首选辅助治疗药物，也适用于膀胱原位癌和中危NMIBC患者，不推荐低危NMIBC患者使用BCG膀胱灌注治疗。目前研究认为，BCG可诱导非特异性免疫反应，引起Th1细胞介导的免疫应答和抗肿瘤活性，从而降低肿瘤进展及复发风险，多项临床研究显示，BCG可降低肿瘤复发风险达30%～40%。

推荐疗程：传统的BCG灌注治疗为每周1次、连续6周的灌注方案，但研究表明BCG单次灌注无明显获益，需要长期维持灌注，EAU指南推荐中高危NMIBC患者进行初始6周免疫诱导灌注、继续3周的强化灌注及1年以上的维持灌注（中危患者），如条件允许建议维持3年（高危患者），分别在第3、第6、第12、第18、第24、第30、第36个月时重复BCG灌注治疗。如BCG膀胱灌注免疫治疗失败，应进行根治性膀胱切除术。

不良反应：主要是尿频、尿急、尿痛等膀胱刺激症状和全身流感样症状，因此在术后膀胱存在开放性创面或有肉眼血尿的情况下，禁止术后立即进行BCG灌注治疗，通常在术后2～4周后开始。

注意事项：膀胱灌注前应排空尿液，并确认在近2小时内未大量饮水、输液及服用利尿药（如氢氯噻嗪等药物）。

3）治疗策略

（1）Ta、低级别肿瘤的治疗：TURBT是Ta、低级别肿瘤的标准治疗，虽然TURBT可根治这类肿瘤，但仍存在较高的复发风险，因此建议TURBT后24h内进行单次剂量的即时膀胱灌注化疗，即时膀胱内化疗后可进行6周的诱导膀胱内化疗，因为进展风险较低，不建议进行膀胱灌注免疫治疗。

（2）Ta、高级别肿瘤的治疗：分期为Ta、高级别的肿瘤复发和进展的风险较高，因此首选推荐在TURBT后接受膀胱内BCG灌注治疗，其次为膀胱内化疗或观察。

（3）T1肿瘤的治疗：大部分T1病灶为高级别肿瘤，且复发和进展风险高，推荐膀胱内镜下全切除术治疗，如果发现了T1残留病变，应首选BCG灌注治疗或行膀胱切除术，如果二次切除后未发现残留病变，建议行膀胱BCG灌注治疗（首选）或膀胱灌注化疗。经过慎重选择，如果肿瘤体积较小，局限于黏膜固有层且无原位癌（CIS）的病例，可选择观察。对于多发复发、T1期或合并有CIS的高级别NMIBC，可考虑行根治性膀胱切除术。

（4）Tis肿瘤的治疗：原发性Tis是一种高分级病灶，是浸润性膀胱癌的癌前病变，进行切除术后膀胱内BCG灌注治疗是标准疗法，无法耐受BCG治疗的患者可选择膀胱内灌注化疗。

2. 肌层浸润性尿路上皮癌（T2、T3、T4）

1）手术治疗

（1）根治性膀胱切除术（RC）：现有数据显示，肌层浸润性膀胱癌患者保留膀胱的治疗价值有限，因此根治性膀胱切除+尿流改道术同时联合盆腔淋巴结清扫（PLND）是治疗MIBC的首选治疗手段，如肿瘤累及邻近的器官如子宫、前列腺等，在进行RC时也需同时切除。常规淋巴结清扫需将闭孔神经周围、髂外血管周围、髂内血管周围、髂总血管周围、骶前和膀胱周围的脂肪淋巴组织全部清除干净。扩大PLND清扫的淋巴结越多，发现的阳性淋巴结越多，生存情况可能越好，盆腔复发率越低，但是也可能增加手术难度和延长手术时间，并发症和死亡率都将有所提高，目前尚存在争议。

根治性膀胱切除术的手术方式包括开放性手术和腹腔镜手术。开放性手术经腹部切口进行，腹腔镜手术包括常规腹腔镜手术和机器人辅助下腹腔镜手术，机器人辅助下腹腔镜手术远期生存率较常规腹腔镜高，且能更好地保护手术周围组织，有利于术后恢复，但费用昂贵不利于推广。

（2）保留膀胱的治疗：对于不能耐受或拒绝行根治性膀胱切除术的浸润性膀胱癌患者，经过慎重考虑和评估，可行保留膀胱的手术治疗。手术方式包括膀胱部分切除术（PC）和TURBT。单纯性保留膀胱手术肿瘤复发率高，预后较差，术后仍需配合放射治疗、化学治疗、免疫治疗、靶向治疗等综合治疗，且术后需进行密切随访。

①开放性膀胱部分切除术：膀胱部分切除术常推荐用于发生在膀胱顶部的病灶且其他上皮区域无相关Tis，膀胱三角区或膀胱颈的病灶是其相对禁忌证。与根治性膀胱切除术相似，膀胱部分切除术经腹入路（腹膜内）开始并切除盆腔淋巴结，如果术中发现不适合膀胱部分切除术的指征，则需进行根治性膀胱切除术。②TURBT：TURBT适用于局限性浅肌层浸润的小肿瘤，

如果考虑单纯TURBT，应在术后4～6周再次行TURBT以确定有无残留病变存在，如果无残留病变存在则可保守处理，每3个月重复内镜下评估和膀胱镜检查，直到发现肿瘤复发，再进行下一步治疗。

2）化学治疗

由于肌层浸润性尿路上皮癌远处转移风险高，常推荐在根治性膀胱切除术前或术后进行全身化疗来改善预后。膀胱癌对含顺铂的化疗方案较为敏感，根治性膀胱切除术联合顺铂为基础的新辅助化疗是治疗肌层浸润性尿路上皮膀胱癌的标准方法。研究表明，以顺铂为基础的联合化疗可以降低患者死亡风险达10%～13%，提高5年总生存率5%～8%。新辅助化疗可使不适合手术的肿瘤降期成为可手术的肿瘤，并消除微转移灶，因一部分膀胱癌对化疗不敏感，进行新辅助化疗可能会延误手术时机，因此新辅助化疗的临床使用仍存在争议，但临床数据和基础研究均表明术前新辅助化疗可使肌层浸润性膀胱癌患者获益，一般推荐使用含顺铂的方案化疗2～3个周期；术后辅助化疗使用率在逐年增加，可明显改善预后和预防复发；对于不可切除的转移性膀胱癌应常规推荐进行系统性全身化疗。

（1）一线化疗方案（表28-3）：

表28-3　一线化疗方案

方案	药物	剂量	用法	时间
GC（每3周重复）	吉西他滨	$1\ 000mg/m^2$	静脉注射	第1、第8天
	顺铂	$70mg/m^2$	静脉注射	第1天或第2天
DD-MVAC（每2周重复）	甲氨蝶呤	$30mg/m^2$	静脉注射	第1天
	长春碱	$3mg/m^2$	静脉注射	第1天
	阿霉素	$30mg/m^2$	静脉注射	第1天
	顺铂	$70mg/m^2$	静脉注射	第1天

（2）二线化疗方案：目前膀胱癌标准的二线化疗方案还需要进一步探索，NCCN指南把参加新药临床研究作为推荐的重点。常用二线治疗方案包括TC方案（紫杉醇+顺铂）、TCA方案（紫杉醇+卡铂）、DC方案（多西他赛+顺铂）、GT方案（吉西他滨+紫杉醇）、CMV方案（甲氨蝶呤+长春碱+顺铂）、CAP方案（环磷酰胺+阿霉素+顺铂）。

3）放射治疗

对于不能耐受或不愿意接受根治性手术的肌层浸润性膀胱癌患者，或者根治手术无法完全切除肿瘤的情况下，可选择行膀胱放射治疗。其放疗方式包括：根治性放疗、辅助性放疗及姑息性放疗。但是单纯的放疗效果较差，5年生存率仅为20%～40%，仍需联合化疗等综合治疗手段，临床研究表明放疗同期配合基于顺铂的联合化疗、顺铂单药、顺铂联合氟尿嘧啶或紫杉醇化疗可起到放疗增敏作用，明显提高5年生存率。

4）靶向治疗和免疫治疗

随着精准医学的发展，针对膀胱肿瘤分子和细胞水平发病机制的研究逐渐深入，可以更深入地认识到膀胱肿瘤的生物学特性，为膀胱癌的治疗提供新的研究方向。目前，膀胱癌靶向治疗和免疫治疗药物主要有五大类，包括抗血管生成药物：贝伐珠单抗、舒尼替尼、索拉非尼、帕唑帕尼、凡德他尼；成纤维细胞生长因子受体抑制剂：多韦替尼；人类表皮生长因子家族受体抑制剂：吉非替尼、西妥昔单抗、曲妥珠单抗、拉帕替尼；MET信号通路抑制剂：卡博替尼；免疫检查点抑制剂：纳武单抗、伊匹木单抗、阿特珠单抗、帕博利珠单抗。

（二）膀胱非尿路上皮癌

大约10%的膀胱癌为膀胱非尿路上皮（非移行细胞）癌，包括鳞癌、腺癌、小细胞癌、脐尿管癌、混合细胞癌和原发性膀胱肉瘤等，目前尚无有效化疗方案，推荐以根治性膀胱切除术为主；高分级、高分期的膀胱鳞状细胞癌术前放疗可改善预后；膀胱脐尿管腺癌推荐选择扩大性膀胱部分切除术，非脐尿管腺癌建议行根治性膀胱切除术，术后可选择辅助放疗和/或化疗；推荐T3、T4期膀胱小细胞癌术后行辅助化疗，可参考小细胞肺癌的化疗方案。

（三）预后

膀胱癌的发病率逐年升高，但随着治疗水平的进步，死亡率呈逐年下降的趋势。膀胱癌的分期和分级与患者的治疗和预后密切相关，低分期、低级别的肿瘤预后较好。青少年或者儿童膀胱尿路上皮癌的生物学特性有别于老年患者，多数为低级别的无浸润肿瘤，预后较好。约70%的患者经尿道电切除术后复发，术后膀胱内灌注卡介苗或化疗药治疗可使复发率降至25%～40%。浸润性膀胱癌患者行全膀胱切除术后5年生存率为60%～70%。

二、中医治疗

膀胱癌的中医治疗需辨证论治，早期膀胱癌患者治疗以止血凉血、泻火清热和散结利湿为主，而晚期患者肾气虚衰、肾阴亏损，治疗以益气养阴为主，并配合利湿。手术、化疗、放疗等易损伤正气，治疗以健脾和胃、益气生血、补益肝肾、软坚化瘀为主，增强患者的抵抗力和免疫力。

（一）辨证论治

1. 治疗前

1）肾气亏虚型

主症：无痛性、间歇性血尿，伴神疲乏力、头昏眼花、腰酸腿软，舌质淡红，脉沉细。

治则：益气滋肾，收敛摄血。

方药：补中益气汤加减。

药物：生黄芪30g、党参15g、当归15g、柴胡15g、升麻10g、仙鹤草30g、白术15g、山萸肉12g、旱莲草15g、生地炭15g、甘草5g。

加减：腰膝酸软甚者，加杜仲15g、牛膝15g；兼气滞者，加木香15g、枳壳15g；血尿甚者，加血余炭15g、大蓟15g、小蓟15g。

用法：水煎服，每天1剂，分2次服。

2）湿热蕴结型

主症：尿频，尿急，尿痛，小便灼热，尿色鲜红，口干苦，下肢浮肿等，舌质红，苔黄腻，脉滑数。

治则：清热利湿解毒。

方药：八正散加减。

药物：车前子12g、木通12g、滑石15g、萹蓄15g、瞿麦15g、甘草5g、白花蛇舌草30g、土茯苓15g、生地黄15g、赤芍15g、藕节炭15g。

加减：血尿甚者，加血余炭15g、大蓟15g、小蓟15g。

用法：水煎服，每天1剂，分2次服。

3）瘀毒蕴结型

主症：间歇性、无痛性血尿，尿中时见血丝或血块，尿痛或排尿不畅，少腹胀满疼痛或下腹包块，舌质紫暗，或有瘀点、瘀斑，脉涩或弦滑。

治则：活血化瘀，解毒散结。

方药：失笑散加味。

药物：生蒲黄10g、五灵脂10g、三棱10g、莪术10g、全蝎6g、黄柏12g、牛膝15g、石见穿15g、七叶一枝花30g、血余炭12g、牡丹皮10g、泽泻15g。

加减：排尿困难者，加车前子10g、木通10g；血尿甚者，加三七粉3g（冲服）、仙鹤草20g。

用法：水煎服，每天1剂，分2次服。

4）阴虚火旺型

主症：小便短赤，尿血色淡红，神疲，腰酸，五心烦热，形体消瘦，盗汗，大便秘结，舌苔薄黄，舌质红绛，脉细数。

证候分析：先天禀赋不足，久病劳伤，或热邪耗伤而致肾阴亏虚，可见神疲、腰酸等表现；阴虚无力制阳，阳盛则热，可见五心烦热、形体消瘦、盗汗、大便秘结等表现。

治则：滋阴降火，凉血解毒。

方药：知柏地黄丸加减。

药物：知母12g、黄柏12g、山茱萸10g、山药15g、牡丹皮9g、旱莲草10g、大蓟15g、小蓟

15g、龟板12g、牛膝12g、菟丝子15g、土茯苓30g、半枝莲30g。

加减：舌光无苔、阴伤甚者，加麦冬15g、生地黄15g、北沙参15g、石斛15g；大便燥结者，加火麻仁15g、麦冬15g、玉竹15g；发热者，加地骨皮15g。

用法：水煎服，每天1剂，分2次服。

2．化疗后治疗

主症：化疗药物可视为药毒，易损伤机体正气，可致气血亏虚，阴阳失和，脏腑亏损，常出现乏力、纳差、恶心、呕吐等消化道症状及骨髓抑制表现。

治则：健脾和胃，益肾养血。

方药：六君子汤加减。

药物：党参10g、茯苓10g、半夏15g、白术10g、陈皮6g、山药15g、薏苡仁15g、黄芪20g、女贞子10g、枸杞子10g、菟丝子10g、甘草5g。

加减：恶心、呕吐甚者，加竹茹15g、砂仁15g；呃逆者，加丁香15g、柿蒂15g；骨髓抑制者，加淫羊藿15g、鸡血藤15g、补骨脂15g、黄精15g。

用法：水煎服，每天1剂，分2次服。

3．放疗后治疗

主症：中医认为放射治疗的电离辐射是火热毒邪，易耗气伤阴，可见口干、口渴喜饮、腹泻、大便秘结、血便、小便短赤等症状。

治则：滋阴清热，利尿导赤。

方药：沙参麦冬汤合导赤丸加减。

药物：沙参15g、麦冬15g、玉竹15g、天花粉15g、扁豆15g、木通15g、竹叶15g、白茅根20g、栀子15g、滑石10g、赤芍12g、生地黄15g、甘草5g。

加减：血尿甚者，加仙鹤草20g、藕节炭15g、蒲黄炭15g；食欲减退者，加谷芽15g、麦芽15g、山楂15g；大便秘结者，加火麻仁15g。

用法：水煎服，每天1剂，分2次服。

4．手术后治疗

主证：手术创伤易耗伤气血，导致脏腑亏损，气血阴阳不足，出现气短懒言、声低息微、食欲减退、神疲肢倦、腰膝酸软等临床表现。

治则：健脾补益气血。

方药：十全大补汤加减。

药物：党参30g、黄芪30g、薏苡仁15g、熟地黄15g、茯苓15g、白术15g、当归15g、白芍15g、杜仲15g、牛膝15g、山茱萸15g、菟丝子12g、甘草5g。

加减：血尿甚者，加仙鹤草20g、藕节炭15g、蒲黄炭15g；头晕、乏力者，加阿胶15g、鸡血藤15g；纳差者，加砂仁15g、山楂15g。

用法：水煎服，每天1剂，分2次服。

（二）验方

（1）龙葵30g、土茯苓30g、灯心草30g、蛇莓15g、白英30g、海金沙9g（布包）。

用法：水煎服，每天1剂，分2次服。

适应证：各期膀胱癌。

（2）半枝莲30g、蒲黄炭30g（布包）、槐花炭15g、大蓟30g、小蓟30g、黄柏9g、六一散1包（冲服）、五苓散15g。

加减：血尿不止者，加白及12g、荠菜花15g、三七12g、阿胶9g（烊化）；乏力较甚者，加党参15g、孩儿参15g、黄芪15g。

用法：水煎服，每天1剂，分2次服。

适应证：各期膀胱癌。

（3）生地黄12g、知母9g、玄参9g、牡丹皮9g、川黄柏9g、白芍9g、泽泻9g、怀牛膝12g、制龟板12g。

用法：水煎服，每天1剂，分2次服。

适应证：膀胱癌（湿热邪毒未尽，肾阳虚者）。

（4）黄芪30g、茯苓24g、灵芝30g、白术24g、莪术15g、龙葵15g、蛇莓15g、白英30g、土茯苓24g、白花蛇舌草30g、薏苡仁30g。

用法：水煎服，每天1剂，分2次服。

适应证：膀胱癌气虚血瘀者。

（三）饮食调护

1）蛇肉淡菜

组成：水蛇肉100g、淡菜（贻贝肉）10g、山楂肉10g、调料适量。

制法：蛇肉入汤罐内，煲至能拆骨，即去骨拆蛇肉丝，用葱、姜、盐、绍酒煨好，将蛇汤、蛇肉、淡菜、山楂肉齐入罐中，煲至肉烂，加味精、麻油、湿淀粉勾芡即成。

服法：每天1次，连服15天。

适应证：膀胱癌体虚者。

2）薏苡仁赤小豆粥

组成：生薏苡仁30g、赤小豆20g。

制法：加水适量，文火久煎熬粥。

服法：每天1次，晨服。

适应证：膀胱癌。

3）金银泥鳅

组成：泥鳅200g、绿豆芽30g、紫菜10g、调料适量。

制法：泥鳅去内脏及刺，洗净与绿豆芽、紫菜共置砂锅中，加水适量煮至肉烂，加调料即成。

服法：每天1次，连汤食用。

适应证：膀胱癌发热水肿者。

4）海芥菜龟肉汤

组成：龟肉60g、海芥菜30g、生姜15g、调料适量。

制法：龟肉、海芥菜、生姜洗净切片，共置锅中，加水适量，煮至肉烂，加调料即成。

服法：每天1剂，连汤服用。

适应证：膀胱癌体虚、小便不通者。

5）羊脬薏仁粥

组成：羊脬2只，薏苡仁100g，葱、姜、糖各适量。

制法：羊脬用温水漂洗干净，切条状。锅中加油烧热。入羊脬炒片刻，加入姜、葱、糖、薏苡仁等。加水适量，煮成粥。

服法：空腹温食。

适应证：膀胱癌。

6）绿头老鸭汤

组成：绿头老鸭1只、白茅根50g。

制法：将鸭去毛及内脏，白茅根用纱布包好放入鸭腹内，加葱、姜、盐等调味，文火煮至熟烂，捞出白茅根。

服法：喝汤吃鸭肉，每周1次。

适应证：膀胱癌尿血者。

（黄国贤　黄金圣）

第二十九章
前列腺癌

第一节 概述

一、概况

前列腺癌（prostate cancer，PCa）是男性泌尿生殖系统常见的恶性肿瘤，发生于前列腺体，发病率高且起病隐匿，大部分患者出现症状时已经伴有局部浸润或远处转移，早期诊断和治疗能有效降低死亡率。前列腺癌疾病进展和治疗效果的个体化差异较大，与病理分级以及对雄激素的依赖程度密切相关，早期患者多可治愈，高分期的患者使用内分泌治疗有时也可获得长期生存。

世界范围内，前列腺癌发病率在男性所有恶性肿瘤中位居第二，不同地区前列腺癌的发生率和死亡率有很大区别，有明显的地域性和种族差异。文献报告显示，PCa的发病率及死亡率由高至低依次为黑人、白人、黄种人。美国和西欧国家发病率最高，但美国前列腺癌发病率呈明显下降趋势，据统计2016年美国有180 890例新发病例和26 120例死亡病例，较2015年明显减少；亚洲地区前列腺癌的发病率与欧美发达国家相比较低，近年来，我国前列腺癌新发病例和死亡人数呈现持续增长趋势，在北京、上海、广州等一线城市发病率更突出，以北京为例，2006年的发病率是11.10/100 000，到2015年已增至20.24/100 000，这可能与我国人均寿命增长、饮食方式西化及诊断技术水平提高等因素有关。前列腺癌发病的中位年龄为72岁，发病高峰年龄为75～79岁，50岁以下少见。

中医学认为本病属于中医"癃闭""淋证"的范畴，在历代中医文献中，有许多关于本病的病位、临床表现、病因病机和治则的描述。例如《素问·气厥论》云："胞热移于膀胱，则癃，溺血。"清代沈金鳌在《杂病源流犀烛》中云："血淋者，小腹硬，茎中痛欲死。""闭癃之异，究何如哉？新病为溺闭，点滴难通也；久病为溺癃，屡出而短少。"《素问·四时刺逆从论》云："少阴涩则病积溲血。"这些都描述了本病的病位以及类似于前列腺癌血尿及排尿困难的临床表现。例如《丹溪心法·小便不通》云："小便不通，有气虚、血虚、有痰、风闭、实热。""譬之滴水之器，闭其上窍，则下窍不通，开其上窍，则下窍必利。"以上论述则指出了本病的病因病机和治则。

二、病因病机

前列腺癌发病的危险因素尚未完全明确，但是年龄、种族、遗传及饮食已被确认为最重要的危险因素。前列腺癌是与年龄相关性最密切的肿瘤之一，很少发生于50岁以前，但此后发病率随年龄增加而大幅增长；非洲裔美国人与其他种族群体相比有更高的前列腺癌风险，而且发病年龄更早，并且侵袭性更强；研究发现，如果有一个或更多直系亲属患有前列腺癌，其本人发生前列腺癌的风险也会明显增加；过多摄入动物脂肪，与前列腺癌的发病风险增高有关，而蔬菜的摄入和抗氧化微量营养素的摄入可降低前列腺癌的发病风险。另外，职业因素（过多接触镉）、前列腺炎症、病毒、衣原体感染、性生活强度及激素的影响可能与前列腺癌发病有关。

中医认为前列腺癌的病因病机主要为：

（1）湿热蕴结，上、中焦湿热不解，下注膀胱，或肾热移于膀胱，膀胱湿热阻滞，导致气化不利，发为本病。

（2）瘀血阻滞，七情内伤，情志不遂，引起肝气郁结，疏泄不及，久致气滞血瘀，从而影响三焦水液的运化及气化功能，致使水道的通调受阻，形成本病。

（3）脾肾亏虚，脾主运化，脾虚则失健运，传输失司，水津敷布失常，水湿停聚。膀胱主蓄津液，化气行水，但膀胱之气化，需肾气之蒸腾，故脾肾亏虚，则水津传输失司，膀胱气化无权，故引发本病。

三、病理

前列腺癌主要好发于前列腺外周带，约占70%，起源于移行带者占15%～25%，起源于中央带者占5%～10%。前列腺癌大多数为腺癌（腺泡腺癌），约占96%，亦存在一些特殊的病理类型如导管内癌、导管腺癌、尿路上皮癌、鳞状细胞癌、基底细胞癌及神经内分泌肿瘤等。95%的前列腺癌都有程度不等的腺泡分化，称为经典型前列腺癌，可通过对腺泡分化和间质浸润程度的评估，作Gleason分级，从而为确定肿瘤的生物学行为及确定治疗方案提供依据。所谓特殊类型前列腺癌是指不形成经典型腺泡结构的前列腺癌，它们难以采用 Gleason分级标准，肿瘤的恶性程度不等，并产生复杂的病理鉴别诊断问题，治疗方法也各不相同。常见的前列腺腺癌组织学表现可分为以下几种类型：

（1）小腺泡型：癌细胞表现为形态一致的小圆形细胞或立方状细胞，排列为单层、小腺泡状，密集分布。

（2）大腺泡型：癌细胞体积较前者大，呈立方状或矮柱状，多数具有透明的胞质，细胞的异型性不明显，排列成与良性前列腺增生相似的腺样结构，但是呈单层排列，无基底细胞，缺乏正常的扭曲和锯齿状结构特点。

（3）筛状型：癌细胞异型性较前者明显，排列成不规则的上皮细胞团块，其中出现多数圆形或卵圆形的小囊腔，呈筛孔状。

（4）实体型：癌细胞异型性明显，呈实性巢、索状排列，浸润于间质中。

目前，最常用的前列腺癌组织学分级为国际泌尿病理协会（ISUP）2014年版Gleason分级系统（表29-1），适用于前列腺腺癌，不适用于特殊的病理类型。Gleason分级与前列腺癌预后关系密切，预测了初期治疗后复发的风险，该方法根据低倍镜下前列腺癌的形态结构（即腺体结构和浸润程度），将其分为1～5级（1级=1分，每递增一级增加1分，5级=5分），分级的高低反映肿瘤的分化程度，1级为分化很好、2级为分化好、3级为分化中等、4级为分化差、5级为分化很差（未分化）。因主、次要结构均会影响预后，故产生了联合分级，方法是将同一肿瘤不同区域腺癌结构的变异，按主要结构级别和次要结构级别分别评分，然后相加得到总评分，分2～10级（即2～10分，当肿瘤只有1种结构类型时，将主要结构与次要结构视为相同，如评分为3分，则积分为3＋3=6分；有2种成分时，高级别成分无论数量多少都计入评分；若有3种成分及以上，且最低成分为最高级别时，将最高级别作为次要成分）。Gleason X为无法进行Gleason评分，Gleason评分2～4级为高分化，Gleason评分5～7级为中分化，Gleason评分8～10级为低分化/未分化。Gleason评分越高，肿瘤进展的风险越大。一项大型研究数据表明，Gleason分级1～5级根治性前列腺癌切除术后5年无分化复发进展概率分别为96%、88%、63%、48%和26%。

表29-1　ISUP 2014年版Gleason分级

Gleason分级	形态表现
1级	肿瘤性腺体形成一个边界非常清楚的肿瘤结节，腺体的大小相对一致，腺体中等大小，但是比3级的腺体要大
2级	低倍镜下类似1级，但是结节的边界比1级稍微不规则，肿瘤性腺体在结节边界可以出现轻度浸润；腺体形状不如1级那么一致，排列较疏松
3级	肿瘤细胞形成单个腺体；腺体的大小和形态变化范围大，腺体通常比1级和2级小；肿瘤性腺体浸润穿插在正常的腺体之间，腺体的大小和形状可以差异很大
4级	腺体融合；腺腔形成差的腺体（看不到腺腔）；筛状结构的腺体；肾小球样腺体（注：10倍目镜下可见）
5级	基本上不形成腺体；单个细胞，条索状，巢状生长；小的实性柱状结构，中等至大的实性巢伴有花环样结构，伴粉刺状坏死的腺体，实性成片

四、临床表现

早期前列腺癌常无临床表现，晚期前列腺癌随着肿瘤的增大，堵塞膀胱出口，可引起梗阻，出现尿频、尿急、排尿困难、夜尿增多及尿潴留等常见表现，血尿、血精较为少见；肿瘤浸润周围组织如侵犯膀胱三角区及输尿管口可引起无尿、少尿及尿毒症等，侵犯输精管可引起腰痛或睾丸疼痛，压迫导致静脉和淋巴回流受阻可引起下肢浮肿；骨转移可致骨痛及病理性骨折，其他脏器转移可表现为相关症状。小肿瘤或潜伏型肿瘤常无症状，容易被忽略，直至体检或出现转移灶症状时才被发现。

五、辅助检查

早期前列腺癌最常用的筛查方法包括直肠指检（DRE）、血清前列腺特异性抗原（PSA）检测、经直肠超声检查（TRUS）；确诊需要依赖于前列腺穿刺活检或术后标本的组织病理学检查；其他影像学检查包括CT、MRI、ECT等对前列腺癌的诊断和分期的确定具有重要作用。

（一）DRE

DRE可直接触及前列腺表面，可对前列腺的大小、质地、有无结节等有直观的了解，是前列腺癌常用的诊断方法，不对称硬结或可触及结节常常提示前列腺癌，对称性增大而质硬者常见于良性前列腺增生；前列腺癌病灶多起源于前列腺的外周带，DRE可触及质硬的结节，晚期病灶可表现为前列腺肿大，位置较固定；直肠指检对于筛查早中期外周带移行带（95%）前列腺癌更有意义；因受检查者经验和感觉判断的影响，可能导致临床误诊率高，需经直肠超声或活检检查，排除囊肿、结石、钙化等；DRE可能影响到PSA值，应在PSA抽血后进行。

（二）PSA检测

PSA是前列腺上皮细胞产生的一种具有前列腺组织特异性的糖蛋白，作为临床上应用最广泛的前列腺癌筛查指标，对前列腺癌的筛查、疗效评估和预后等方面具有重要作用，但是PSA诊断前列腺癌的特异性较低，多种因素可能影响到血清PSA值，包括DRE、导尿、膀胱镜检查、前列腺穿刺等检查以及前列腺炎和前列腺增生等疾病。

（三）TRUS及前列腺穿刺活检

TRUS是目前诊断前列腺癌最常用的前列腺解剖可视化技术。前列腺癌典型的超声表现为外周带低回声病灶，但特异性不高，仍需与前列腺增生、前列腺梗死、前列腺炎和前列腺萎缩等鉴别，通过超声造影观察病灶的血流灌注特征，与其他疾病相鉴别，可提高超声诊断前列腺癌的特异性。TRUS引导下前列腺穿刺活检，是前列腺癌诊断的主要方法，也可用于检查手术或放疗后生化复发的患者，可明显提高肿瘤检出率，并有效减少穿刺针数。大多数情况下前列腺穿刺活检较为安全，部分患者可出现血尿、感染、发热、尿潴留等并发症。

（四）CT

CT对于早期前列腺癌而言敏感性较低，对于晚期前列腺癌敏感性则与MRI相当，因此CT主要用于了解肿瘤局部侵犯及盆腔淋巴结转移的情况，确定前列腺癌的临床分期。

（五）MRI

MRI具有软组织分辨率良好及多方位成像的特点，对前列腺癌的敏感性较高，可清晰显示出前列腺包膜的完整性、是否侵犯前列腺周围的组织器官及盆腔淋巴结和骨转移情况，在前列腺癌早期分期诊断中具有更高的应用价值，但是MRI无法明确区分前列腺癌与前列腺增生、前列腺炎伴钙化、前列腺瘢痕、结核等病变，仍有一定的局限性。

（六）核素骨扫描（ECT）

骨转移是前列腺癌最常见的远处转移方式，ECT可比常规X线检查提前3～6个月发现骨转移灶。对于预期寿命更长和Gleason分级更高、T分期更高、PSA水平更高的患者，推荐将ECT作为分期的一部分。

六、临床分期

分期采用AJCC/UICC 2018年开始执行的"前列腺癌TNM分期"标准，适用于前列腺癌和鳞状细胞癌。详见表29-2、表29-3和表29-4。

表29-2 前列腺癌TNM分期标准

TNM分期		分期标准
原发肿瘤（Clinical T）	cTx	原发肿瘤无法评估
	cT0	无原发肿瘤证据
	cT1	临床表现不明显不易发现的肿瘤
	cT1a	组织学检查偶然发现的肿瘤，占切除前列腺组织的5%以内
	cT1b	组织学检查偶然发现的肿瘤，占切除前列腺组织的5%以上
	cT1c	组织学活检证实的不易发现的一侧或两侧的肿瘤
	cT2	肿瘤可见，局限于前列腺
	cT2a	肿瘤累及前列腺一叶的1/2以内
	cT2b	肿瘤累及范围大于前列腺一叶的1/2，但仅累及前列腺一叶
	cT2c	肿瘤累及前列腺两叶
	cT3	肿瘤侵犯前列腺外，但无粘连或浸润邻近结构
	cT3a	前列腺外侵犯（单侧或双侧）
	cT3b	肿瘤侵及精囊腺

（续表）

TNM分期		分期标准
原发肿瘤（Clinical T）	cT4	肿瘤侵犯精囊腺以外邻近组织（包括膀胱、外括约肌、直肠、肛提肌、骨盆壁等）或与之紧密固定
原发肿瘤（Pathological T）	pT2	肿瘤局限于前列腺
	pT3	肿瘤前列腺外侵犯
	pT3a	前列腺外侵犯（单侧或双侧），或显微镜下见膀胱颈浸润
	pT3b	肿瘤侵及精囊腺
	pT4	肿瘤侵犯精囊腺以外的邻近组织（包括膀胱、外括约肌、直肠、肛提肌、骨盆壁等）或与之紧密固定
区域淋巴结（N）	Nx	区域淋巴结无法评估
	N0	无区域淋巴结转移
	N1	区域淋巴结转移
远处转移（M）	M0	无远处转移
	M1	有远处转移
	M1a	非区域淋巴结转移
	M1b	骨转移
	M1c	其他部位转移，伴或不伴骨转移

表29-3　血清PSA值

前列腺癌危险性	PSA
低危	<10
中危	≥10且<20
高危	≥20

表29-4　组织学分级

分级	Gleason评分	Gleason系统
1	≤6	≤3+3
2	7	3+4
3	7	4+3
4	8	4+4
5	9或者10	4+5，5+4，5+5

前列腺癌预后分组见表29-5。

表29-5　预后分组（GOUP Ⅰ~Ⅳ）

分组	T	N	M	PSA	分级
Ⅰ	cT1a~c，cT2a	N0	M0	<10	1
Ⅰ	pT2	N0	M0	<10	1
ⅡA	cT1a~c，cT2a	N0	M0	≥10且<20	1
ⅡA	cT2b~c	N0	M0	<20	1
ⅡB	T1~2	N0	M0	<20	2
ⅡC	T1~2	N0	M0	<20	3
ⅡC	T1~2	N0	M0	<20	4
ⅢA	T1~2	N0	M0	≥20	1~4
ⅢB	T3~4	N0	M0	Any	1~4
ⅢC	AnyT	N0	M0	Any	5
ⅣA	AnyT	N1	M0	Any	Any
ⅣB	AnyT	N0	M1	Any	Any

根据血清PSA、Gleason评分和临床分期，将前列腺癌分为低危、中危和高危三种类型，以便指导治疗和判断预后（表29-6）。

表29-6　前列腺癌危险性评价标准

	低危	中危	高危
PSA	<10	10~20	>20
Gleason评分	≤6	7	≥8
临床分期	≤T2a	T2b	≥T2c

第二节　治疗

前列腺癌的治疗选择有很多，包括随访观察、根治性手术切除、放射治疗、化学治疗、内分泌治疗、靶向治疗、免疫治疗及中医药治疗等。在治疗策略的选择上需要根据患者肿瘤的分级、分期、年龄、体质状况和预期寿命等因素来决定，治疗过程中存在一些特殊的不良反应，可能降低患者生存质量，因此在治疗选择上需要患者参与，参考患者的意愿，制订适合患者的个体化治疗方案。

一、西医治疗

（一）观察及动态监测

1. 观察

观察的目的是在前列腺癌导致死亡或显著发病的风险较低时，通过避免非治愈性治疗保持患者的生活质量，一般适用于预期寿命低于10年的患者。前PSA时代，前列腺癌被确诊时通常为晚期且无法治愈，预期寿命较短，采取积极治疗会带来严重的并发症，患者生存质量差，故常采用等待观察的策略，监测不应该多于每6个月进行1次PSA检查和DRE，直到肿瘤进展或出现明显症状，再采取姑息性内分泌治疗（ADT）。

2. 动态监测

动态监测不同于观察，主要适用于预期寿命10年以上的低危前列腺癌患者，肿瘤分期T1或T2，PSA≤10ng/mL，活检Gleason评分≤6，阳性针数≤2个，每个穿刺标本中肿瘤所占比例≤50%。目的是推迟治疗以及治疗可能引起的副作用。随着PSA检测的广泛应用，越来越多的前列腺癌可被早期发现，这部分前列腺癌往往相对局限且病灶较小，分化良好，预期寿命较长，适合采取治愈性的治疗，但如果患者年龄较大且合并有其他严重基础疾病，采取积极的治愈性治疗方案可能会导致过度治疗，甚至危及生命，此时也可以采取动态监测的策略，选择性地延迟治愈性治疗方法。主动监测的患者必须密切随访，每年至少进行1次DRE检查，每半年至少检查1次PSA，每3～5年至少进行1次MRI以及重复穿刺检查，必要时缩短复诊间隔时间并进行影像学检查，对于PSA、DRE检查和影像学检查等进展的患者应立即开始治疗，以免错过治愈机会。

（二）根治性前列腺切除术（RP）

根治性前列腺癌切除术是局限性前列腺癌最有效的治疗方式，可根据患者临床危险度分型，选择单独或联合使用根治性前列腺切除术，它主要适用于预期寿命在10年或10年以上的患者，且身体状况良好，无严重心肺疾病，临床分期为T1～T2c期的局限性前列腺癌；对于临床分期为T3期的前列腺癌患者，是否行根治性前列腺切除术尚有争议，有研究表明先辅助治疗后再行前列腺癌根治术，可降低切缘阳性率。手术范围包括完整切除尿道与膀胱之间的前列腺、双侧精囊和双侧输精管壶腹段、膀胱颈部，通常还切除两侧盆腔淋巴结。手术方式包括传统的经会阴、经耻骨后前列腺癌根治术及微创手术（腹腔镜、机器人前列腺癌根治术）。研究表明，微创手术效果等同于开放性手术，且术后恢复快，并发症少，但尿失禁和勃起功能障碍发生率较高。对于低、中危的局限性前列腺癌来说，根治性前列腺切除手术效果好，术后一般不需要进行辅助治疗，而高危局限性前列腺癌需行术后辅助放疗或内分泌治疗。

（三）放射治疗

1. 外照射治疗（EBRT）

近年来随着对前列腺癌研究的不断深入和放疗新技术的发展，前列腺癌的放疗有了更多的进展，EBRT已经能够安全地采用较高的照射剂量进行治疗，发生尿失禁和尿道狭窄的风险较低，并且有很大机会保留勃起功能。外照射技术主要包括常规放疗、三维适形放疗（3D-CRT）及调强适形放疗（IMRT）。3D-CRT及IMRT可增加肿瘤照射剂量，减少放射早期和晚期并发症，已经成为目前前列腺癌外照射治疗的常用手段。放射治疗适用于各期前列腺癌患者，早期前列腺癌（T1～T2N0M0）推荐根治性放疗，可获得媲美于根治性手术治疗的效果；局部晚期前列腺癌（T3～T4N0M0或T1～T4N1M0）推荐放射治疗联合内分泌治疗；转移性前列腺癌推荐姑息性放疗，可减轻症状，改善生存质量；根治性前列腺切除术后如存在不良病理预后因素（如切缘阳性、包膜外侵犯、精囊腺受侵、术后PSA持续高水平）或出现PSA复发（连续2次PSA≥0，2ng/mL）、临床局部复发时，应给予辅助放疗或挽救性放疗。

2. 近距离照射治疗

近距离照射治疗最常用的是组织间插植照射（即放射性粒子组织间种植），通过实时影像和治疗计划系统将粒子永久性地置入，提高前列腺的局部剂量，减少直肠和膀胱的放射剂量，有效减轻放疗并发症，提高患者生活质量。近距离照射治疗适用于局限性低危前列腺癌患者，与外照射联合可治疗中危及部分风险相对较低的高危患者。前列腺体积过大或过小、存在尿路梗阻或有经尿道前列腺切除术病史的患者，不适合行粒子植入治疗。永久性粒子植入治疗源包括碘（^{125}I）和钯（^{103}Pd），组织间照射源还包括铱（^{192}Ir）。粒子植入治疗后应当行CT检查进行评估，如剂量不足可用外照射补量或粒子植入补量。

3. 放射治疗的并发症

尽管3D-CRT、IMRT及近距离照射治疗可降低正常组织的照射剂量，但仍可导致直肠及泌尿系统的并发症，包括里急后重、排便次数增多、排便疼痛、便秘、便血、排尿困难、尿失禁、性功能障碍等不良反应。

（四）其他局部治疗

前列腺癌的局部治疗除了前列腺切除术、外照射放疗和近距离照射治疗以外，还包括冷冻治疗（CSAP）和高强度聚焦超声（HIFU），可作为无转移性疾病放疗复发的选择。

1. 冷冻治疗（CSAP）

CSAP又称冷冻消融，通过局部冷冻来破坏肿瘤组织，与放疗相比较，具有无放射危险、直肠损伤率较低的优点，但治疗后排尿功能障碍和性功能下降的发生率较高，随着技术的发展改进，CSAP并发症的发生率较前有所降低。

2．高强度聚焦超声（HIFU）

HIFU是利用压电晶体或声透镜等超声发生器，在体外发射高能超声波，并在体内将超声波能量聚焦在选定的脏器组织区域内，对局限性前列腺癌的控制率较好，适用于年龄较大，预期寿命＜10年的局限性前列腺癌。HIFU的常见并发症包括尿潴留、尿失禁、勃起功能障碍等。

（五）内分泌治疗

前列腺癌内分泌治疗（HT）又称雄激素剥夺疗法（ADT），是临床治疗前列腺癌的重要手段之一，目前已被推荐为Ⅲ、Ⅳ期前列腺癌的一线治疗方法。研究表明，前列腺癌是一种雄激素依赖性肿瘤，癌细胞如果无雄激素刺激将会发生凋亡，内分泌治疗正是以祛除雄激素或抑制雄激素活性的方法来达到治疗目的，通过降低体内雄激素浓度、抑制肾上腺来源雄激素的合成、抑制睾酮转化为双氢睾酮或阻断雄激素与其受体的结合，抑制前列腺癌细胞的生长。

虽然存在多种内分泌治疗药物，但由于前列腺癌存在较大的异质性，针对不同患者，不同药物、不同治疗策略的效果也大不相同，实际上每个患者能够选择的治疗方案仍然十分有限。在前列腺癌治疗过程中及时、准确发现对特定治疗方案敏感的患者，降低受试人群的异质性，是提高前列腺癌内分泌治疗临床疗效的关键所在。

内分泌治疗的适应证包括：①转移性前列腺癌，包括淋巴结和远处转移；②局限早期前列腺癌或局部进展前列腺癌；③根治性前列腺癌切除术或根治性放疗前的新辅助内分泌治疗；④根治性前列腺癌切除术或根治性放疗后的辅助内分泌治疗；⑤治愈性治疗后局部复发，但无法再行局部治疗；⑥雄激素非依赖期的雄激素持续抑制；⑦雄激素非依赖期的二线内分泌治疗。

1．内分泌治疗策略

1）去势治疗（Castration）

去势治疗是指使血清睾酮浓度降至去势水平（治疗前基线值的5%～10%以下），从而抑制前列腺癌细胞生长的治疗方法，包括手术去势、药物去势和雌激素治疗。

（1）手术去势（双侧睾丸切除）：可阻断来源于睾丸的睾酮，使雄激素迅速降低至去势水平，但肾上腺仍可分泌少量雄激素，可促进前列腺癌的进展。另外，睾丸切除会对患者造成心理和生理的双重打击，且无法灵活地对方案进行调整，故临床应用较少。

（2）雌激素治疗：雌激素治疗通过抑制促黄体激素释放激素（LHRH）分泌，抑制雄激素活性，直接抑制睾丸Leydig细胞功能以及对前列腺癌细胞有直接毒性，可达到与去势相同的效果，常用药物为己烯雌酚（DES）。但雌激素治疗可能产生充血性心力衰竭、静脉血栓、性欲减退、水肿和乳房发育等严重不良反应，目前已不推荐为一线治疗方案，但对于部分雄激素非依赖性的前列腺癌患者，低剂量雄激素仍有一定的疗效，可作为二线治疗的选择。

（3）药物去势：药物去势疗效与手术去势相当，且对患者心理和生理影响较小，更容易被接受，已成为去势治疗的首选。常用药物包括促黄体生成素释放激素（LHRH）激动剂和促性腺激素释放激素（GnRH）拮抗剂。LHRH-a是人工合成的黄体生成素释放激素类似物，目前常用亮丙瑞林和戈舍瑞林（诺雷得），推荐剂量：亮丙瑞林3.75mg，肌内注射，每月1次；诺雷得3.6mg，皮下注射，每月1次。初次使用LHRH-a的第1周，可能会出现血清睾酮水平一过性升高的"反跳现象"，出现骨痛、潮热、疲劳、性欲减退、认知功能障碍等并发症，如有脊柱骨转移，可能发生脊髓损伤，故欧洲泌尿外科学会（EAU）指南建议在注射LHRH-a类似物治疗前2周或当天开始，给予抗雄激素治疗至治疗后2周，以对抗血清睾酮一过性升高所致的病情加剧。GnRH拮抗剂可与GnRH的受体竞争性结合，直接抑制腺垂体释放LH，迅速降低体内血清睾酮及双氢睾酮的水平，从而达到去势的目的。药物去势与雄激素完全阻断（CAB）效果相同且不引起睾酮的一过性升高，起效更为迅速。虽然可发生过敏等严重的不良反应，但由于其去势效果迅速而有效，故其在晚期前列腺癌治疗方面潜力巨大。

2）单一抗雄激素治疗（AAM）

AAM是通过大剂量的抗雄激素药物，抑制雄激素对前列腺癌的刺激作用及雄激素依赖前列腺癌的生长，而且单一抗雄激素药物几乎不影响患者血清睾酮和黄体生成素的水平，副作用较小，目前常用的抗雄激素药物分为类固醇类和非类固醇类。类固醇类常用药物为醋酸环丙孕酮和醋酸甲地孕酮，但是由于不能完全抑制雄激素水平且并发症明显，临床很少应用。非类固醇类常用药物为比卡鲁胺和氟他胺，效果等同于手术及药物去势，而且可降低心血管疾病和骨质疏松的发生率，提高患者性能力和体能，临床推荐适用于局部晚期、无远处转移的患者（T3～4NxM0）。阿比特龙醋酸酯在2011年被批准用于激素抵抗性前列腺癌（HRPC）化疗后进展患者的治疗，是一种新型抗雄激素药物。去势治疗之后，患者体内仍存在较低水平的雄激素，前列腺也可持续产生雄激素，醋酸阿比特龙可通过抑制雄激素合成途径的关键酶CYP17，从而抑制睾丸、肾上腺和前列腺癌细胞的雄激素合成，达到抗雄激素的作用，可以延长骨转移时间、缓解疼痛等相关并发症，目前多用于转移性去势抵抗性前列腺癌的治疗。

3）最大限度雄激素阻断（MAB）

睾丸和肾上腺均可产生具有活性的雄激素，MAB是指同时祛除睾丸和肾上腺的雄激素作用。MAB的常用方法为在去势治疗的同时给予抗雄激素治疗，如戈舍瑞林（诺雷得）3.6mg，皮下注射，每月1次，同时联合比卡鲁胺（康士得）50mg，口服，每天1次。研究发现，虽然MAB方案可提高3～6个月的生存期、提高患者的生存质量，但MAB方案去势后需联合抗雄激素药物，治疗费用昂贵，而且心血管疾病的发生率较高。目前MAB方案是否较单一激素治疗方案更能使患者获益尚缺乏足够的证据支持，不推荐作为治疗首选。

4）连续性内分泌治疗和间歇内分泌治疗（IHT）

经过去势治疗一段时间后，大多数患者的疾病都将逐渐发展为激素非依赖性前列腺癌。间歇性内分泌治疗是指前列腺癌患者通过内分泌治疗使PSA＜0.2ng/mL，维持3～6个月后可停止用药，待PSA回升至一定数值后再次开始内分泌治疗，如此循环往复，从而延长激素依赖的时间，有效提高患者生活质量，降低治疗成本，但是治疗间歇期可能存在肿瘤快速进展的风险。IHT更适合局限性病灶及治疗后局部复发的患者，多采用MAB方法，也可用药物去势（LHRH-a）。转移性前列腺癌患者，若经连续7个月内分泌治疗PSA≤4ng/mL，可考虑选择间歇内分泌治疗；若PSA＞4ng/mL，则首选连续内分泌治疗；然而连续内分泌治疗可能明显影响患者生活质量，如患者不能耐受，也可考虑实施间歇性内分泌治疗，前提是需要医生严格选择患者，谨慎评估获益和风险，征得患者知情同意，在治疗过程中密切监测血清PSA值。对于非转移性前列腺癌，应选择连续内分泌治疗还是间歇性内分泌治疗目前仍存在争议。

5）根治性治疗前先进行辅助内分泌治疗（NHT）

在前列腺癌根治手术前，先进行一段时间的内分泌治疗，以期缩小肿瘤体积、降低肿瘤分期、降低前列腺癌手术切缘阳性率、提高根治手术的效果。NHT多采用LHRH-a联合抗雄激素药物的MAB方案，也可单用LHRH-a或抗雄激素药物，但MAB方案疗效更为可靠。

6）辅助内分泌治疗（AHT）

前列腺癌根治性切除术后或根治性放疗后，辅以内分泌治疗，可提高患者的长期存活率。治疗方式包括MAB、药物或手术去势、抗雄激素治疗。AHT适用于根治术后病理切缘阳性、术后病理淋巴结阳性、术后病理分期T3或T2期伴高危因素（Gleason评分＞7，PSA＞20ng/mL）、局限性前列腺癌伴高危因素（Gleason评分＞7，PSA＞20ng/mL）并行根治性放疗后、局部晚期前列腺癌放疗后的患者。

2．内分泌治疗的并发症

几乎所有内分泌治疗都会造成勃起功能障碍，这种情况在治疗过程中会持续存在，治疗结束可改善；长时间内分泌治疗可增加骨质疏松的风险，另外一些副作用包括轻微头痛、恶心、身体潮热、肥胖、乏力、胰岛素抵抗、心血管疾病风险增加等。

（六）化学治疗

转移性前列腺癌（mPC）可分为转移性激素敏感性前列腺癌（mHSPC）和转移性去势抵抗性前列腺癌（mCRPC）。接受内分泌治疗有效的mHSPC患者，随着疾病进展，大多数将转变为mCRPC。

mCRPC患者推荐在ADT治疗的基础上联合以多西他赛为基础的化疗，具体剂量为多西他赛75mg/m^2，静脉注射，每3周1次；加用泼尼松5mg，口服，1天2次；共10个周期。适应证包括：①未经化疗无症状或轻微症状且身体状况良好的mCRPC患者；②未经化疗有症状但身体状态良好的mCRPC患者；③既往接受过多西他赛化疗但身体状况良好而且之前对多西他赛化疗有反应的患者。如果在多西他赛治疗过程中或治疗后出现疾病进展，推荐采用卡巴他赛化疗，主要剂量限制性毒性是中性粒细胞减少，起始剂量为20mg/m^{2}或25mg/m^2。体质虚弱或有粒细胞减少性发热高风险的患者，推荐卡巴他赛20mg/m²与泼尼松联用；体质较好且治疗意愿强烈的患者，推荐卡巴他赛25mg/m²与泼尼松联用。对于神经内分泌分化或以小细胞癌样为主的mCRPC患者，推荐使用以铂类为基础的化疗方案。

mHSPC患者如肿瘤负荷高且身体状况适合化疗，推荐在ADT治疗的基础上联合使用以多西他赛为基础的化疗，目前尚无证据表明低肿瘤负荷患者在ADT治疗的基础上联合使用化疗可延长生存期。具体剂量：多西他赛75mg/m²，静脉注射，每3周一次，共6个周期。未推荐联合使用泼尼松。

（七）免疫治疗

既往前列腺被认为是一个"免疫特赦"器官，不适合采取免疫治疗，但随着2010年DCs疫苗Sipuleucel-T的上市，该观念发生了很大改变。一项Ⅲ期临床试验表明，Sipuleucel-T可使平均生存期从对照组的21.7个月延长到治疗组的25.8个月，使死亡风险下降22%。由于Sipuleucel-T和免疫检查点抑制剂在前列腺癌以及恶性黑色素瘤的免疫治疗中取得的突破性进展，肿瘤免疫治疗已经成为肿瘤治疗研究领域的热点，前列腺癌已经进入了免疫治疗的时代。

研究表明，化疗联合生物免疫法治疗晚期前列腺癌效果显著，对提高免疫功能细胞活性也具有积极作用，能有效提高患者的生存期。无症状或轻微症状，无肝转移，预期寿命＞6个月，ECOG评分0～1分的患者可考虑接受免疫治疗。Sipuleucel-T的耐受性良好，常见不良反应包括流感样症状、寒战、发热、头痛、关节痛、肌肉痛、乏力等，常在治疗后1～2天出现，但很快可缓解。

（八）靶向治疗

前列腺癌的靶向治疗仍处于探索阶段，仍有很多问题亟待解决，但随着分子肿瘤学、生物学和药理学的发展，前列腺癌分子靶向治疗研究取得了一些突破，为晚期前列腺癌治疗提供了新的选择。根据药物作用的细胞信号靶点，可将前列腺癌靶向药物分为以下四类。

1. 血管生成抑制剂

肿瘤血管生成是肿瘤迅速成长、侵袭和转移的关键，血管生成抑制剂可与血管内皮生长因子（VEGF）结合，达到抗新生血管生成的目的，延缓肿瘤的进展。目前前列腺癌抗血管生成制剂主要有贝伐珠单抗及沙利度胺。

2. 多靶点蛋白激酶抑制剂

酪氨酸蛋白激酶（TPK）在细胞生长、增殖、分化中具有重要作用，是肿瘤细胞上重要的治疗靶点之一。目前治疗前列腺癌的激酶抑制剂主要有伊马替尼、索拉非尼、苹果酸舒尼替尼、凡德他尼。

3. 内皮素信号通路靶向药物

内皮素-1（ET-1）可活化成骨细胞，造成前列腺癌骨转移灶的成骨性骨损害。阿曲生坦

（Atrasentan，ABT-627）是一种选择性内皮素受体拮抗剂，可阻断ET-1对肿瘤细胞增殖、血管生成、骨质破坏的促进作用。一项Ⅲ期临床试验研究表明，阿曲生坦可延长PSA的倍增时间，使骨碱性磷酸酶增加减慢，还能使疼痛减轻，改善患者生活质量，但是并不能延长患者生存期。

4．其他信号通路靶向药物

如PI3K/AKT通路靶向药物、泛素-蛋白酶体途径靶向药物、金属基质蛋白酶靶向药物、RANK-RANKL途径靶向治疗药物及Bcl-2途径靶向治疗药物等。

（九）预后

影响前列腺癌预后的因素是多方面的，包括血清PSA水平、ALP、年龄、Gleason评分、肿瘤分期、内脏转移、骨转移等。有文献研究显示，早期前列腺癌患者经治疗后可长期生存，而中晚期前列腺癌，无骨转移患者5年生存率为54%，发生骨转移的患者5年生存率为26%，说明发生骨转移是影响预后的重要因素。

欧美发达国家前列腺癌发病率虽明显高于我国，但病情却没我国严重。数据显示，美国初诊前列腺癌患者中，早期和中期局限性病例占81%，淋巴结转移和远处转移病例占12%和4%。而我国资料显示，仅1/3初诊患者属于早期、中期局限性病例，大多数患者已是晚期，这一现象直接导致我国患者总体预后远远差于西方国家。

二、中医治疗

前列腺位于膀胱下方，包绕尿道与膀胱汇合的部位，前列腺癌病位在膀胱、尿道，与肝、脾、肾关系密切，初起多为湿热蕴结，膀胱气化失司，久病则脾肾亏虚，膀胱气化无权，总的治疗原则以清热利湿通淋、行气活血化瘀、补肾健脾为主。

（一）辨证论治

1．治疗前

1）湿热蕴结型

主症：尿频，尿急，尿痛，排尿不畅，小便短赤灼热，或口苦口干，或小腹胀满，或大便秘结，舌质红，苔黄腻，脉滑数。

治则：清热利湿，通利小便。

方药：八正散加减。

药物：木通10g、车前子15g（布包）、滑石30g（布包）、甘草3g、半枝莲30g、赤芍12g、生地黄12g、穿山甲20g（先煎）、琥珀末3g（冲服）。

加减：尿血者，加仙鹤草30g、三七粉3g（冲服）、白茅根30g；大便秘结者，加芒硝9g

（冲服）、桃仁6g；小腹满痛者，加莪术9g、三棱9g。

用法：水煎服，每天1剂，分2次服。

2）瘀血阻滞型

主症：小便点滴而下，或尿如细线，或闭塞不通，或尿中带血，时见腰部小腹胀痛，舌质紫暗或有瘀点，脉涩。

治则：化瘀散结，通利小便。

方药：膈下逐瘀汤加减。

药物：五灵脂10g、桃仁10g、红花10g、当归尾12g、香附12g、延胡索15g、炮穿山甲20g（先煎）、石见穿30g、白花蛇舌草30g、泽泻15g。

加减：小便不通者，加金钱草30g、瞿麦15g、萹蓄15g；单见尿血者，加血余炭12g、三七粉3g（冲服）。

用法：水煎服，每天1剂，分2次服。

3）肾气亏虚型

主症：小便不通或点滴不爽，排出无力，面色㿠白，畏寒怕冷，神气怯弱，腰膝冷而痠软无力，舌质淡，苔白，脉沉细弱。

治则：温阳益气，补肾利尿。

方药：济生肾气丸加减。

药物：肉桂6g、制附子10g、牡丹皮12g、泽泻15g、猪苓20g、山茱萸10g、丹参15g、炮穿山甲20g（先煎）、牛膝12g、车前子15g、山药15g、熟地黄15g。

加减：若兼中气不足、气短语低、小腹坠胀者，加黄芪120g、党参15g、白术15g、柴胡10g、升麻10g。

用法：水煎服，每天1剂，分2次服。

2．手术后

主症：面色苍白或萎黄，乏力气短，唇甲淡白，头晕目眩，腰膝酸软，心悸怔忡，纳差，舌质淡，苔薄白，脉细无力。

治则：益气补血。

方药：八珍汤加减。

药物：党参20g、山药15g、白术15g、当归10g、茯苓15g、川芎9g、山茱萸12g、熟地黄15g、泽泻15g、丹参15g、黄精15g、牛膝15g、甘草3g。

加减：心悸甚者，可加酸枣仁15g、柏子仁15g；短气乏力甚者，可加黄芪30g。

用法：水煎服，每天1剂，分2次服。

3．化疗后

主症：肢体倦怠，少气懒言，恶心、呕吐，食欲不振，脘腹胀满，舌质淡，苔白，脉细。

治则：健脾和胃。

方药：六君子汤加减。

药物：黄芪30g、党参15g、茯苓15g、白术15g、薏苡仁15g、山药15g、半夏15g、竹茹15g、陈皮15g、熟地黄15g、山茱萸12g、当归10g、甘草3g。

加减：腹胀甚者，加佛手12g、大腹皮15g、莱菔子15g；纳差甚者，加山楂15g、鸡内金15g；呃逆者，加丁香15g、柿蒂15g；反酸者，加海螵蛸15g；骨髓抑制者，加淫羊藿15g、鸡血藤15g、补骨脂15g、黄精15g。

用法：水煎服，每天1剂，分2次服。

4．放疗后

主症：尿频尿急，溺时涩痛，淋沥不畅，小便黄赤，腰背酸痛，五心烦热，口燥咽干，盗汗颧红，大便干结，舌质红，少苔，脉细。

治则：益气养阴，通淋散结。

方药：益气养阴汤加减。

药物：党参12g、生地黄12g、沙参15g、玄参15g、天花粉15g、麦冬12g、石斛15g、白花蛇舌草15g、半枝莲30g、金钱草30g、白茅根30g、女贞子15g、车前子15g（布包）、甘草5g。

加减：尿血者，加仙鹤草20g、小蓟15g、三七粉3g（冲服）；大便干结者，加火麻仁15g、肉苁蓉15g。

用法：水煎服，每天1剂，分2次服。

（二）验方

（1）马鞭草30～60g。

用法：水煎服，每天1剂，频饮。

适应证：前列腺癌。

（2）九节60g。

用法：水煎服，每天1剂，代茶饮用。

适应证：前列腺癌。

（3）地鳖虫10g、白花蛇舌草10g、当归10g、徐长卿10g、露蜂房6g、炙甘草6g、蜈蚣3g、党参12g、黄芪12g、熟地黄15g、鸡血藤15g、乳香9g、没药9g。

用法：水煎服，每天1剂，分2次服。

适应证：前列腺癌骨转移疼痛者。

（4）知母10g、黄柏10g、木通10g、赤芍15g、牛膝15g、炮穿山甲15g、生牡蛎30g。

用法：水煎服，每天1剂，分2次服。

适应证：前列腺癌。

（5）海藻30g、夏枯草30g、莪术15g、皂角刺10g、山慈菇10g、川牛膝10g、乌药10g、王不留行10g、木通6g、琥珀粉1.5g（冲服）。

用法：水煎服，每天1剂，分2次服。

适应证：前列腺癌湿热夹有瘀滞者。

（三）饮食调护

（1）鹿角薜荔散。

组成：鹿角尖100g、薜荔果100g。

制法：二味焙干，研细末。

用法：每天2次，每次5g，用砂糖和醋送服。

适应证：前列腺癌偏虚寒者。

（2）地丁田螺。

组成：鲜紫花地丁60g、田螺肉20枚。香油、调料适量。

制法：紫花地丁洗净切段，田螺肉洗净切块。炒锅烧热，入香油，下葱，姜炸香，放入田螺，紫花地丁翻炒，加调料即成。

用法：美味菜肴，食量不限。

适应证：前列腺癌身热、小便不通者。

（3）无花果木通汤。

组成：干无花果30g、木通15g。

制法：上二味加水适量，煎煮取汁。

用法：每天1剂，分2次温服。

适应证：前列腺癌小便不通者。

（黄国贤　黄金圣）

第三十章
睾丸癌

第一节 概述

一、概况

睾丸癌是泌尿外科常见肿瘤之一，可分为原发性和继发性两种，绝大多数都是原发性的，继发性极为罕见。睾丸癌的发病率逐年上升，死亡率却逐渐下降，发病率上升可能与诊断水平提高和生活方式改变有关，死亡率下降可能与肿瘤早发现、早诊断及治疗手段的发展有关。

睾丸癌占男性全部恶性肿瘤的1%～1.5%，占泌尿生殖系统恶性肿瘤的3%～9%。睾丸癌的发病高峰年龄为20～34岁，新生儿和老年人少见。睾丸癌的发病率存在明显的地区和种族差异，不同国家睾丸癌的发病率不同，例如丹麦、挪威和瑞士睾丸癌发病率约为9.5/100 000，而在立陶宛、爱沙尼亚、西班牙和拉脱维亚，睾丸癌发病率仅为2/100 000，黑人很少发生睾丸癌。在移民人群中，第一代发病率接近于出生国，而他们后代的发病率却倾向于移民国。我国的发病率介于白人和黑人之间，为1.1/100 000，死亡率约为0.1/100 000。

睾丸癌发病率在不断增加，发达国家是发展中国家的5倍。据统计，近20年来，美国睾丸癌发病率增加了25%，加拿大发病率甚至上升了50%左右。统计数据显示，北京城区1993—1997年睾丸癌发病率为0.5/100 000，上海地区1978—1989年间为0.8/100 000，其中以1988年最高，达1.1/100 000。

中医学认为本病属于"囊痈""子痈""外肾""子肿""石疽""子痰"等范畴，历代诸多医家在著作中对本病不同阶段的表现和预后作出了详尽的描述。明代陈实功在《外科正宗》中云："夫囊痈者，……初起不红微肿，肾子引痛，不作寒热，起坐自便者轻。已成红肿发热，形色光亮，疼痛有时，饮食有味者顺。已溃脓稠，肿消痛止，新肉渐生，不痛作痒，收敛者吉。溃后腐烂，囊皮脱落，甚者睾丸突出，能食不痛者可。初起坚硬紫色，日夜痛甚，小便不利，大便秘泄者重。已成坚而不溃，头腐无脓，常流血水者重，溃后脓口开张，肿痛不减，身发寒热，睡卧不宁者重。"《外科证治全生集》云："肾子作痛，下坠不能升上，外现红色者，子痈也。"汉代华佗在《华佗神医秘传·卷四》中云："子痈者谓肾子作痛，溃烂成脓，不急治愈，有妨生命。"《外科启玄·阴囊破裂漏疮》："外囊破裂漏水脏臭，久治不瘥。"

二、病因病机

睾丸癌确切的病因未明，但目前的研究发现，睾丸癌的发生可能与一些因素有关。与非隐睾者比较，隐睾者生殖细胞瘤的发病风险高10～40倍，这可能与睾丸发育不全、血运障碍及内分泌功能失调有关，隐睾与睾丸肿瘤发生的关系已引起各国学者的重视，强调在6岁以前进行睾丸固定术为预防隐睾恶变的有效措施已取得显著效果；部分患者有生殖细胞肿瘤的家族史，估计发病与遗传因素有关；睾丸损伤造成局部血运循环障碍及组织变性萎缩，可能与睾丸癌的发病有一定关系。

中医认为本病的发生包括内因和外因两个方面，内因为肾气不足或脏腑失和所致，外因为邪毒侵袭或睾丸外伤所致。病位在睾丸，与肝、肾关系密切。本病多因先天禀赋不足或饮食不节、情志不遂，脏腑功能失调，导致气血阴阳失调或外邪入侵而发病，发病初期正气尚存，久病则多属本虚标实。其发病机制主要有以下几点：

（1）肝肾阴虚：先天禀赋不足，肾气亏虚，睾丸不降，隐于腹壁或腹中，肾气不能充实，肝血不得滋养，气血不充，肝肾阴虚，热毒蕴结，可发为本病。

（2）肝郁气滞：情志不畅或恼怒伤肝，肝郁气滞，气机不畅，痰湿不运，气滞血瘀，肝之经脉受阻，气血运行不畅，日久痰瘀蕴结睾丸，形成肿块，可发为本病。

（3）瘀毒蕴结：外感温毒，热毒蕴结睾丸，或睾丸外伤，瘀血阻滞经脉，睾丸失养，可发为本病。

（4）气血亏虚：病久失养，脾胃虚弱，饮食不足，失血过多，肾气亏虚，劳作过度等耗伤气血，睾丸失去气血濡养，发为本病。

三、病理

睾丸肿瘤分为生殖细胞肿瘤、非生殖细胞肿瘤和睾丸继发性肿瘤，其中生殖细胞肿瘤（GCT）约占睾丸肿瘤的95%，非生殖细胞肿瘤约占5%。生殖细胞肿瘤按肿瘤细胞类型可分为精原细胞瘤（seminoma）、非精原细胞瘤（NSGCT）和混合性生殖细胞瘤；NSGCT包括胚胎癌、卵黄囊瘤、畸胎瘤和绒毛膜上皮癌；精原细胞瘤最为常见，约占睾丸原发性肿瘤的40%，其次是胚胎癌（20%～30%）和畸胎瘤（约10%），其他细胞类型的睾丸肿瘤少见。非生殖细胞瘤分为间质细胞瘤、支持细胞瘤、性腺间质瘤、混合瘤。

四、诊断

通过患者的临床表现、体格检查、实验室检查及超声、CT、PET等影像学检查，可对睾丸肿瘤作出初步诊断，但最后的确诊需要依靠病理学检查结果。

（一）临床表现

睾丸肿瘤通常表现为一侧睾丸出现结节或无痛性肿胀，可被患者自己或其性伴侣偶然发现；部分患者可见先前较小的萎缩性睾丸增大；30%～40%的患者诉睾丸坠胀感，下腹部、肛周区或阴囊有胀痛、钝痛；约10%的患者以转移病灶的症状为首要表现，症状随转移部位的不同而异，常见症状包括：颈部肿块（锁骨上淋巴结转移）；咳嗽、呼吸困难或咯血（肺转移）；厌食、恶心、呕吐或胃肠道出血（十二指肠后转移）；腰背痛（累及腰肌或神经根的腹膜后淋巴结转移）；骨痛（骨转移）；中枢或周围神经系统症状（脑、脊髓或周围神经根受累）；单侧或双侧下肢肿胀（髂静脉或腔静脉梗阻或血栓形成）；男性乳房发育（过度分泌HCG所致）。

（二）体格检查

当发现一侧睾丸肿物时应进行仔细的触诊，先检查正常侧的睾丸，了解该患者正常睾丸的大小、外形及质地，作为基线与患侧睾丸相比较，正常睾丸质地均匀、可移动，可与附睾分开。全面的体格检查还应进行腹部触诊，了解有无腹部肿块或脏器受累的情况，如触及锁骨上淋巴结常预示为疾病晚期，胸部检查可发现男性乳房发育等。

（三）实验室检查

AFP和β-HCG（β-human chrorionic gonadotropin）是睾丸生殖细胞肿瘤最重要的肿瘤标志物，90%的睾丸生殖细胞肿瘤患者会有血清AFP及β-HCG升高。AFP和β-HCG对睾丸癌的诊断、临床分期、预后和疗效评价具有重要价值；同时它们也是鉴别精原细胞瘤和非精原细胞瘤的重要指标，精原细胞瘤和非精原细胞瘤的β-HCG都可升高，但AFP升高只在精原细胞瘤时可见；临床上如果AFP升高，而病理检查发现精原细胞瘤成分，应重复多次病理学检查，这时可能存在合并非精原细胞瘤成分的混合性睾丸肿瘤，由于非精原细胞瘤更具有侵袭性，所以混合性睾丸肿瘤应当按非精原细胞瘤处理。如果行睾丸切除术后，AFP及β-HCG不能降至正常或降至正常后再次升高，则预示病灶残留或复发。

另外，部分精原细胞瘤患者碱性磷酸酶（LAP）可能升高，部分非精原细胞瘤患者血清LDH可能升高，这两者的重要性虽不如AFP及β-HCG，但对预后评估和随访都有一定的意义。

（四）影像学检查

1．超声

超声对睾丸癌的诊断具有高度的敏感性和特异性，可检测到直径＜1～2mm的睾丸内病变，是睾丸癌首选的检查方法。如疑似睾丸肿瘤的男性均需行阴囊超声检查，对于有睾丸肿块的男性，阴囊超声已成为体格检查的延伸，但绝不应代替体格检查。阴囊超声还可鉴别睾丸扭转、阴囊鞘膜积液、精索静脉曲张、精索囊肿和附睾炎等疾病。但是超声仍有其局限性，难以辨别睾丸白膜，而且对于肿瘤的局部分期判断欠缺准确性，不能代替根治性腹股沟睾丸切除术确定组织学和肿瘤分期。

2．CT

CT检查可清楚显示肿瘤与周围组织的关系，确定有无转移灶，如经病理确诊为睾丸癌，则需要进行胸腔、腹腔、盆腔CT，明确肿瘤是否播散到腹膜后和肺部。CT检查虽然可检测出较大的淋巴结转移病变，但是对显微镜下的淋巴结转移情况无法检测。

3．MRI

MRI检查在睾丸癌诊断方面的敏感性和特异性均优于超声，但对腹膜后淋巴结的转移评估并不优于CT，且费用较高，故不作为常规检查。

4．PET

PET检查利用肿瘤细胞糖代谢增强的特点，在原发灶和转移灶等处可见到异常放射性物质浓聚，对腹膜后病变的分期准确度高于CT，阳性预测值更高，但因为PET常出现假阴性结果，所以在睾丸生殖细胞瘤患者的初始分期中作用有限，更常用于治疗后残余病灶的评估，推荐在化疗后6～8周接受PET扫描，以减少假阳性结果的发生。

（五）睾丸切除术及腹股沟活检术

当发现睾丸肿物或超声提示睾丸异常时，患者应当进行经腹股沟根治性睾丸切除术，以排除睾丸癌，部分病例行睾丸切除术即可达到治愈性效果。经阴囊睾丸切除术或细针穿刺活检是绝对禁忌，因为这些操作带来的局部复发和腹股沟淋巴结转移的风险较高。对侧睾丸的开放式腹股沟活检并不常规进行，但当存在隐睾或明显睾丸萎缩时可考虑。如果超声发现诊断不明的睾丸内异常，应考虑腹股沟活检。如果有明显的睾丸萎缩，也可考虑睾丸腹股沟活检。

五、临床分期

采用AJCC/UICC 2018年开始执行的"睾丸癌TNM分期"标准。详见表30-1和表30-2。

表30-1 睾丸癌TNM分期标准

TNM分期		分期标准
原发肿瘤（T）	Tx	原发肿瘤无法评估
	T0	无原发肿瘤证据
	Tis	原位生殖细胞肿瘤
	T1	肿瘤局限于睾丸（包括累及睾丸网），无血管/淋巴管浸润
	T1a	肿瘤大小＜3cm
	T1b	肿瘤大小≥3cm
	T2	肿瘤局限于睾丸（包括累及睾丸网），有血管、淋巴管浸润，或侵犯门部软组织、附睾或穿透白膜，有/无血管、淋巴管浸润
	T3	肿瘤侵犯精索，有/无血管、淋巴管浸润
	T4	肿瘤侵犯阴囊，有/无血管、淋巴管浸润
区域淋巴结（N）	Nx	区域淋巴结无法评估
	N0	无区域淋巴结转移
	N1	1个淋巴结转移灶最大径≤2cm；或者≤5个淋巴结阳性，均≤2cm
	N2	1个淋巴结转移灶最大径＞2cm，但≤5cm；或者＞5个淋巴结阳性，均≤5cm；或者有淋巴结外侵犯
	N3	1个淋巴结转移灶最大径＞5cm
远处转移（M）	M0	无远处转移
	M1	有远处转移
	M1a	非腹膜后淋巴结转移或肺转移
	M1b	非肺的其他脏器转移
血清肿瘤标志物（S）	Sx	血清肿瘤标志物未评估
	S0	血清肿瘤标志物检测水平在正常范围内
	S1	LDH＜1.5×N，和β-HCG＜5 000mIU/mL，和AFP＜1 000ng/mL
	S2	LDH（1.5～10）×N，或β-HCG 5 000～50 000 mIU/mL，或AFP 1 000～10 000ng/mL
	S3	LDH＞10×N，或β-HCG＞50 000 mIU/mL，或AFP＞10 000ng/mL

注：1. T1细分为T1a、T1b只适用于精原细胞瘤。

2. 血清肿瘤标志物（S）：N：LDH检测正常值的上限；AFP：甲胎蛋白；β-HCG：人绒毛膜促性腺激素；LDH：乳酸脱氢酶。

表30-2　睾丸癌TNM分期（AJCC/UICC第八版）

分期	T	N	M	S
0期	Tis	N0	M0	S0
Ⅰ期	T1～4	N0	M0	Sx
ⅠA期	T1	N0	M0	S0
ⅠB期	T2	N0	M0	S0
	T3	N0	M0	S0
	T4	N0	M0	S0
ⅠS期	AnyT/Tx	N0	M0	S1～3
Ⅱ期	AnyT/Tx	N1～3	M0	Sx
ⅡA期	AnyT/Tx	N1	M0	S0
	AnyT/Tx	N1	M0	S1
ⅡB期	AnyT/Tx	N2	M0	S0
	AnyT/Tx	N2	M0	S1
ⅡC期	AnyT/Tx	N3	M0	S0
	AnyT/Tx	N3	M0	S1
Ⅲ期	AnyT/Tx	AnyN	M1	Sx
ⅢA期	AnyT/Tx	AnyN	M1a	S0
	AnyT/Tx	AnyN	M1a	S1
ⅢB期	AnyT/Tx	N1～3	M0	S2
	AnyT/Tx	AnyN	M1a	S2
ⅢC期	AnyT/Tx	N1～3	M0	S3
	AnyT/Tx	AnyN	M1a	S3
	AnyT/Tx	AnyN	M1b	AnyS

第二节　治疗

　　睾丸肿瘤的治疗方式包括手术治疗、放射治疗、化学治疗和中医药治疗等综合治疗。临床确诊为睾丸肿瘤后，均推荐行根治性睾丸切除术，后续治疗取决于肿瘤的组织学类型以及是否存在更广泛的病灶和其他危险因素。

一、西医治疗

（一）手术治疗

1．根治性睾丸切除术

凡是确定睾丸发生肿瘤者，无论其病理类型与临床分期如何，均应尽早施行根治性睾丸切除术，对于孤立性或双侧性睾丸较小肿瘤（＜睾丸体积30%），可施行部分性睾丸切除术以保留睾丸功能。睾丸切除术应经腹股沟完整切除睾丸、附睾和精索，避免采用经阴囊切口，因为可能造成切口肿瘤种植。

2．腹膜后淋巴结清扫术（RPLND）

睾丸肿瘤淋巴转移的第一站通常为腹膜后淋巴结，因此，腹膜后淋巴结清扫术已成为治疗睾丸肿瘤的重要手段，推荐对临床Ⅰ期或Ⅱ期的NSGCT及非生殖细胞肿瘤进行RPLND。研究发现，左侧睾丸肿瘤向右侧转移的机会罕见，而右侧睾丸肿瘤转移至左侧较常见，故左侧睾丸肿瘤只需行同侧RPLND，而右侧睾丸肿瘤则应行双侧RPLND。腹腔镜下保留神经腹膜后淋巴结清扫术（LRPLND），保护了交感神经链和交感神经纤维，与传统术式相比，阳痿与射精障碍等并发症显著减少，而术后效果与传统的RPLND相同。右侧LRPLND手术方法：外界为右输尿管内侧，内界为腹主动脉外侧，上界为左肾静脉上缘，下界平肠系膜下动脉水平，并向右下延伸至右输尿管跨越髂血管处。左侧LRPLND手术方法：外界为左输尿管内侧，内界为下腔静脉外侧，上界为右肾静脉上缘，下界平肠系膜下动脉水平，并向左下延伸至左输尿管跨越髂血管处。

（二）放射治疗

精原细胞瘤对放射治疗极为敏感，Ⅰ、Ⅱ期精原细胞瘤患者在根治性睾丸切除术后进行术后辅助放疗可预防肿瘤的进展和复发，照射范围为腹主动脉旁和同侧髂腹股沟区，推荐总剂量20Gy，每天2Gy，分10次给予。研究表明，Ⅰ期精原细胞瘤患者在根治性睾丸切除术后不进行辅助放疗，复发率高达15%～20%。对于Ⅱc期或Ⅲ期精原细胞瘤及NSGCT患者，主要以化学治疗为主，辅以放射治疗，可控制局部转移病灶，减轻症状，提高患者生活质量。放射治疗的并发症主要有不育、心血管疾病及继发的恶性肿瘤。

（三）化学治疗

睾丸肿瘤化疗效果良好，特别是精原细胞瘤对化疗敏感，即使是晚期患者也可通过化疗获得较长的生存期。化疗主要适用于Ⅱ期及以上的睾丸生殖细胞肿瘤（精原细胞瘤和非精原细胞瘤）以及经放疗或RPLND后复发的患者。具体化疗方案见表30-3。

表30-3　化疗方案

方案	药物	剂量	用法	时间
一线方案				
EP（每3周重复）	依托泊苷	$100mg/m^2$	静脉注射	第1至第5天
	顺铂	$20mg/m^2$	静脉注射	第1至第5天
BEP（每3周重复）	依托泊苷	$100mg/m^2$	静脉注射	第1至第5天
	顺铂	$20mg/m^2$	静脉注射	第1至第5天
	博来霉素	30 U	静脉注射	第1、第8、第15天
VIP（每3周重复）	依托泊苷	$75mg/m^2$	静脉注射	第1至第5天
	异环磷酰胺	$1.2g/m^2$	静脉注射	第1至第5天
	美司钠	$120mg/m^2$	静脉注射	第1天使用异环磷酰胺前，静脉注射；第1至第5天，持续静脉注射
	顺铂	$20mg/m^2$	静脉注射	第1至第5天
二线方案（传统剂量解救方案）				
VeIP（每3周重复）	长春碱	$0.11mg/kg$	静脉注射	第1至第2天
	异环磷酰胺	$1.2g/m^2$	静脉注射	第1至第5天
	美司钠	$400mg/m^2$	静脉注射	第1至第5天
	顺铂	$20mg/m^2$	静脉注射	第1至第5天
TIP（每3周重复）	紫杉醇	$250mg/m^2$	静脉注射	第1天
	异环磷酰胺	$1.5g/m^2$	静脉注射	第2至第5天
	美司钠	$500mg/m^2$	静脉注射	第2至第5天，异环磷酰胺前、后第4、第8小时
	顺铂	$20mg/m^2$	静脉注射	第1至第5天
三线方案（大剂量解救方案）				
HDCE	依托泊苷	$750mg/m^2$	静脉注射	外周血干细胞输注前第5、第4、第3天连用
	卡铂	$700mg/m^2$	静脉注射	外周血干细胞输注前第5、第4、第3天连用
HDCT（第1步：每2周重复，共2个周期）	紫杉醇	$200mg/m^2$	持续静脉注射超过24小时	第1天
	异环磷酰胺	$2g/m^2$	持续静脉注射，在美司钠解救下超过4小时	第1天

（续表）

方案	药物	剂量	用法	时间
HDCT （第2步：每2~3周重复， 共3个周期）	卡铂	AUC=7或 AUC=8	静脉注射超过1小时	第1至第3天
	依托泊苷	400mg/m²	静脉注射	第1至第3天
姑息性化疗方案				
GEMOX（每3周重复）	吉西他滨	1 000mg/m²	静脉注射	第1、第8天
	奥沙利铂	130mg/m²	静脉注射	第1天

（四）靶向治疗

虽然生殖细胞肿瘤的靶向治疗进展有限，但是通过对生殖细胞肿瘤生物学特性的研究不断深入，越来越多分子靶向药物的研究和临床试验正在进行，为生殖细胞肿瘤的治疗带来新的希望。

（五）治疗策略

1．精原细胞瘤的治疗策略

1）ⅠA期及ⅠB期

大多数精原细胞瘤临床分期为Ⅰ期，单纯通过睾丸切除术可治愈，治愈率可高达98%以上，但仍有小部分患者出现复发，因此ⅠA期及ⅠB期患者，可选择密切观察随访或行辅助治疗（包括放疗和Ⅰ或Ⅱ周期卡铂化疗）。

（1）观察随访：Ⅰ期精原细胞瘤患者复发率低，而相对的辅助治疗潜在危害较大，因此不建议常规接受辅助治疗，在睾丸切除术后可选择密切观察随访，包括常规病史问诊、体格检查、肿瘤标志物检测及CT检查等。肿瘤标志物（AFP、β-HCG和LDH）建议第1年每3~6个月检查1次，第2~3年每6~12个月检查1次，以后每年检查1次；随访监测中的患者接受影像学检查的频率问题仍存在争议，NCCN专家组推荐第1年每3、6和12个月行腹部CT扫描±盆腔CT扫描，第2年和第3年每6~12个月检查1次，第4年和第5年每12~24个月检查1次，腹部和盆腔CT扫描可不增强。

（2）辅助放疗：如无法进行随访监测的患者，可行膈下区的放疗，包括主动脉旁淋巴结，特殊情况下可能要包括同侧髂腹股沟淋巴结，总剂量20Gy，分10次给予，不推荐行预防性纵隔区放疗，因为这一区域复发较少见。

（3）辅助化疗：目前研究表明，单药卡铂化疗预防复发的疗效与辅助放疗相似且毒性更小，可作为放疗的替代。

2）IS期

IS期单纯精原细胞瘤非常罕见，需要在睾丸切除术后持续监测血清肿瘤标志物（AFP、β-HCG和LDH），如果血清肿瘤标志物持续升高，表明可能存在转移性病变，可进一步通过影像学检查确定，化疗等治疗方案与非精原细胞瘤类似。

3）ⅡA期及ⅡB期

ⅡA期和ⅡB期应接受膈下区的放疗，标准的放疗野较Ⅰ期有所扩大，范围从主动脉旁区域向外，包括了同侧髂血管区，总剂量20Gy，分10次给予，或者总剂量25.5Gy，分15次给予，无须行预防性纵隔区放疗；如存在放疗禁忌证，可行EP方案化疗4个周期。推荐放疗或化疗后密切随访，包括病史问诊、体格检查、血清肿瘤标志物（AFP、β-HCG和LDH）检测及影像学检查。肿瘤标志物于第1年每3个月检查1次，第2～5年每6个月检查1次；第1～2年每6个月行胸部X线检查1次；放疗后第1年的第3、6、12个月行腹部CT平扫+增强±盆腔CT平扫+增强检查1次，第2年和第3年每年进行1次，往后有临床指征时再进行检查。

4）ⅡC期及Ⅲ期

除Ⅲ期中伴肺以外的内脏转移被定义为中危，其他所有的ⅡC期及Ⅲ期病变均被定义为低危。推荐低危患者行EP方案化疗4个周期或BEP方案化疗3个周期，中危患者行BEP或VIP等更高强度的方案化疗4个周期。

2．非精原细胞瘤的治疗策略

1）ⅠA期

随访监测和保留神经RPLND的治愈率高达98%，随访监测是ⅠA期患者的首选，包括血清肿瘤标志物检查、胸部X片检查、腹部CT平扫+增强±盆腔CT平扫+增强；无法坚持随访监测的患者，可选择开腹行保留神经的RPLND和1个周期的BEP方案化疗。RPLND术后如果切除的淋巴结无肿瘤侵犯（N0）则无须辅助化疗；如果切除的淋巴结有肿瘤侵犯，需根据淋巴结受累的程度来决定是否进行辅助化疗；N1患者首选随访监测；N2或N3患者首选化疗。推荐化疗方案为EP或BEP方案，N1或N2患者推荐行2个周期的EP或BEP方案化疗，N3患者推荐行3个周期的BEP或4个周期的EP方案化疗。

2）ⅠB期

睾丸切除术后，行BEP方案化疗2个周期或行保留神经的RPLND，可降低复发风险。ⅠB期患者行保留神经的RPLND后，辅助治疗类似于ⅠA期患者。伴有脉管侵犯的T2或T3病变，有50%的复发概率，通常不推荐随访监测。

3）ⅠS期

ⅠS期表现为睾丸切除术后血清肿瘤标志物持续升高但无影像学证据，此时可行EP方案化疗4个周期或BEP方案化疗3个周期。

4）ⅡA期

ⅡA期非精原细胞瘤的治疗取决于睾丸切除术后血清肿瘤标志物的水平。如术后AFP和β-HCG正常，初始治疗可选择RPLND或化疗，推荐行EP方案化疗4个周期或BEP方案化疗3个周期；如术后AFP和β-HCG持续性增高，则推荐诱导化疗。初始治疗选择化疗的ⅡA期患者可选择随访监测或保留神经的双侧RPLND。初始治疗选择保留神经的RPLND的患者，可选择随访监测或化疗，N1和N2的患者可行2个周期的BEP或EP方案化疗（N1患者随访监测优于化疗），N3患者推荐4个周期的EP方案或3个周期的BEP方案化疗。

5）ⅡB期

ⅡB期非精原细胞瘤的治疗取决于睾丸切除术后血清肿瘤标志物的水平和影像学检查。

（1）肿瘤标志物正常：如果影像学检查提示病灶局限于腹膜后淋巴引流区，可选择保留神经的RPLND，或者4个周期的EP或3个周期的BEP方案化疗。如果影像学检查提示病灶并非局限于腹膜后淋巴引流区，推荐4个周期的EP或3个周期的BEP方案化疗，然后行保留神经的RPLND或随访监测。

（2）肿瘤标志物持续升高：肿瘤标志物持续升高者不推荐行初始腹膜后淋巴结清扫术，推荐4个周期的EP或3个周期的BEP方案化疗。

6）ⅡC期及Ⅲ期

国际生殖细胞肿瘤协作组（IGCCCG）将非精原细胞瘤划分为低危、中危和高危三组。ⅡC期及ⅢA期属于低危组，推荐EP方案化疗4个周期或BEP方案化疗3个周期，治愈率约90%；ⅢB期属于中危组，推荐BEP方案化疗4个周期或VIP方案化疗4个周期（针对可能无法耐受博来霉素的患者），3年无进展生存期（PFS）约72%；ⅢC期属于高危组，推荐参加临床试验或选择BEP方案化疗4个周期，如不能耐受博来霉素可选择VIP方案化疗4个周期。

3. 转移性生殖细胞肿瘤的二线治疗

一线治疗后肿瘤标志物升高或影像学检查提示肿瘤增大的患者应进行VeIP方案或TIP方案二线解救治疗，如经二线解救治疗后可完全缓解则可转为随访观察，如不能完全缓解或复发，则可选择在自体干细胞支持下行大剂量化疗或参加临床试验，如果存在孤立的、可切除的转移灶，可考虑挽救性手术治疗。一线治疗期间肿瘤标志物升高的原发性睾丸精原细胞瘤，建议二线治疗采用大剂量化疗。持续性或复发性疾病患者可考虑接受姑息治疗，推荐吉西他滨联合紫杉醇和奥沙利铂化疗，或口服依托泊苷。脑转移患者预后较差，初始治疗可选择以顺铂为基础的化疗，或选择放疗联合化疗，如有临床指征可行手术切除脑转移灶。

（六）预后

随着认识和研究的加深，综合治疗策略的合理运用，睾丸癌的治疗取得了巨大进展，已成为治愈率最高的实体肿瘤之一，预后良好。95%的早期患者可长期存活；晚期肿瘤经过放疗、化疗等综合治疗，5年存活率为80%；复发转移患者容易出现耐药，长期存活率仅为15%。长期生存的患者中仍存在一些潜在的风险，对侧睾丸继发睾丸癌的概率为2%～5%，40年内继发恶性肿瘤的发生率约33.3%。此外，睾丸癌患者多数较为年轻且生存期较长，可能因治疗带来长期的毒性风险，包括迟发性心血管疾病、治疗相关并发症（肾、耳、肺毒性及神经病变）、性功能障碍及不育等风险。因此治疗前应了解患者的疾病分期并作出风险评估，如患者风险评估较好，应避免过度治疗或者接触过量的毒性暴露，风险评估差的患者则需要接受充分的治愈性治疗。

二、中医治疗

睾丸肿瘤病位在睾丸，与肝、脾、肾关系密切，属本虚标实之证，实证以气滞、血瘀、痰核为表现，虚证以气血阴阳亏虚为表现。疾病初期多属实证，久病或经手术和放疗、化疗后多属虚证或虚实夹杂之证。

（一）辨证论治

1．治疗前

1）肝郁气滞型

主症：睾丸肿块，质硬，不痛或胀痛，下坠感，胁肋少腹胀痛，痛处不固定，烦躁易怒，头晕胀痛，口苦，口干，不寐，大便秘结，舌红，苔薄黄，脉弦滑。

治则：疏肝解郁，软坚散结。

方药：柴胡疏肝散加减。

药物：柴胡15g、枳壳12g、香附12g、郁金15g、川楝子10g、白芍15g、延胡索15g、三棱10g、莪术10g、荔枝核30g、橘核30g、夏枯草15g。

加减：兼湿热下注者，加龙胆草9g、苍术12g、车前子15g（布包）；夹痰郁化热者，加胆南星10g、法半夏10g。

用法：水煎服，每天1剂，分2次服。

2）瘀毒蕴结型

主症：睾丸肿块，疼痛重坠，阴囊肤色青紫，面色晦暗，少腹疼痛，舌质紫暗或有瘀点瘀斑，苔薄白，脉涩。

治则：活血化瘀，软坚散结。

方药：少腹逐瘀汤加减。

药物：柴胡12g、延胡索15g、赤芍12g、蒲黄10g、三棱12g、莪术12g、小茴香10g、当归10g、五灵脂10g、白花蛇舌草30g、穿山甲20g（先煎）、鳖甲20g（先煎）。

加减：若兼外感湿毒者，加黄芩10g、黄连10g。

用法：水煎服，每天1剂，分2次服。

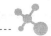

3）肝肾阴虚型

主症：睾丸肿块，质硬，坠胀感或少腹胀痛，腰背酸痛，失眠多梦，午后低热，耳鸣，头晕，阳痿或遗精，大便干结，舌质淡红，苔薄白或稍黄，脉弦细数。

治则：滋养肝肾，活血软坚。

方药：六味地黄丸加减。

药物：熟地黄15g、山药15g、枸杞子15g、茯苓15g、当归10g、黄精15g、菟丝子15g、山茱萸15g、牡丹皮10g、没药6g、乳香6g、桃仁10g、甘草5g。

加减：阴虚火旺者，加龟板20g（先煎）、鳖甲20g（先煎）、知母15g。

用法：水煎服，每天1剂，分2次服。

4）气血两虚型

主症：睾丸肿大，质硬，表面凹凸不平，面色苍白或萎黄，神疲乏力，头晕目眩，四肢倦怠，气短懒言，心悸怔忡，纳差，舌质淡暗，苔薄白，脉细无力。

治则：益气补血，滋补肝肾。

方药：八珍汤加减。

药物：党参12g、茯苓12g、熟地黄12g、当归10g、白术12g、白芍10g、川芎9g、炙甘草6g、半枝莲15g、黄精15g、枸杞子15g、菟丝子15g、白花蛇舌草15g。

加减：纳差者，加鸡内金15g、谷芽30g、麦芽30g；短气乏力者，加黄芪30g；心悸者，加酸枣仁15g、柏子仁15g；发热者，加半枝莲30g、地骨皮15g。

用法：水煎服，每天1剂，分2次服。

2. 手术后

1）脾气亏虚型

主症：脘腹胀满，进食为甚，口淡，食欲不振，便溏，精神萎靡，少气懒言，面色萎黄或㿠白，舌质淡，苔白，脉缓软无力。

治则：健脾益气。

方药：参苓白术散加减。

药物：党参15g、茯苓15g、白术15g、莲子肉15g、桔梗10g、白扁豆12g、山药15g、薏苡仁15g、砂仁6g（后下）、甘草5g。

加减：腹胀甚者，加神曲12g、佛手12g、大腹皮30g、厚朴12g、莱菔子15g；气虚甚者，加黄芪30g。

用法：水煎服，每天1剂，分2次服。

2）气血亏虚型

主症：面色苍白或萎黄，乏力气短，唇甲淡白，头晕目眩，四肢倦怠，心悸怔忡，纳差，舌质淡，苔薄白，脉细无力。

治则：益气补血。

方药：八珍汤加减。

药物：党参15g、茯苓15g、熟地黄15g、当归10g、白术15g、白芍10g、川芎9g、炙甘草6g、半枝莲15g、黄精15g、枸杞子15g、菟丝子15g。

加减：心悸甚者，可加酸枣仁15g、柏子仁15g；短气乏力甚者，可加黄芪30g。

用法：水煎服，每天1剂，分2次服。

3．化疗后

1）脾胃虚弱型

主症：肢体倦怠，少气懒言，食欲不振，腹胀，便溏，舌质淡，苔白，脉细。

治则：健脾和胃。

方药：六君子汤加减。

药物：黄芪30g、党参30g、茯苓15g、山药15g、白术15g、半夏14g、陈皮15g、升麻15g、麦芽15g、谷芽15g、神曲15g、甘草5g。

加减：腹胀甚者，加佛手12g、大腹皮15g、莱菔子15g；纳差甚者，加山楂15g、鸡内金15g。

用法：水煎服，每天1剂，分3次服。

2）肝胃不和型

主症：恶心，呕吐，呃逆，嗳气吞酸，胃脘胀满疼痛，引及两胁窜痛，烦躁易怒，纳差，苔薄黄，脉弦。

治则：疏肝解郁，理气和胃。

方药：柴胡疏肝散合平胃散加减。

药物：陈皮15g、柴胡15g、川芎15g、香附15g、枳壳15g、厚朴15g、苍术15g、芍药15g、葛根15g、竹茹15g、法半夏15g、甘草5g。

加减：呃逆者，加丁香15g、柿蒂15g；反酸者，加海螵蛸15g；纳差者，加麦芽15g、谷芽15g、布渣叶15g。

用法：水煎服，每天1剂，分2次服。

4．放疗后

1）湿热下注型

主症：少腹拘急，会阴部胀痛，尿频尿急，溺时涩痛，淋沥不畅，尿色浑赤，甚则癃闭不通，尿道口滴白浊，咽干，身重疲乏，舌苔黄腻，脉濡数。

治则：清热泻火，利水通淋。

方药：八正散加减。

药物：木通12g、车前子10g、白茅根15g、萹蓄10g、瞿麦10g、滑石20g、栀子10g、大黄6g、猪苓20g、泽泻15g、甘草5g。

加减：尿血明显者，加小蓟15g、仙鹤草20g、三七末3g（冲服）。

用法：水煎服，每天1剂，分2次服。

2）阴虚内热型

主症：腰背酸痛，耳鸣，五心烦热，失眠多梦，口燥咽干，口苦，盗汗颧红，头晕，小便黄赤，大便干结，舌质红，少苔，脉弦细数。

治则：益气养阴清热。

方药：益气养阴汤加减。

药物：党参12g、生地黄12g、沙参15g、玄参15g、天花粉15g、麦冬12g、石斛15g、白花蛇舌草15g、半枝莲30g、白茅根30g、女贞子15g、车前子15g（布包）、甘草5g。

加减：失眠多梦者，加酸枣仁15g、夜交藤15g；大便干结者，加火麻仁15g、肉苁蓉15g。

用法：水煎服，每天1剂，分2次服。

（二）验方

（1）组成：党参15g、莪术15g、三棱15g、白术12g、荔枝核15g、茯苓12g、法半夏12g、青皮12g、橘核12g、陈皮10g、夏枯草30g、甘草3g。

用法：水煎服，每天1剂，分2次服。

适应证：睾丸精原细胞瘤脾虚湿滞痰结者。

（2）组成：菝葜30g、荔枝核30g、八月札30g、血竭3g、制乳香3g、制没药3g、牛黄3g（装入胶囊另吞服）、炮穿山甲30g。

用法：水煎服，每天1剂，分2次服。

适应证：睾丸肿瘤。

（3）组成：薜荔果30g、王不留行15g、小茴香9g、乌药9g、枳壳10g。

用法：水煎服，每天1剂，分2次服。

适应证：睾丸肿瘤。

（4）组成：赤芍15g、桃仁10g、当归15g、红花10g、牛膝10g、香附10g、牡丹皮12g、桂枝9g、茯苓15g、炮穿山甲15g、刺猬皮15g、海藻30g、昆布30g。

用法：水煎服，每天1剂，分2次服。

适应证：睾丸肿瘤瘀血阻滞者。

（5）组成：桃仁9g、红花6g、当归6g、川芎6g、赤芍6g、三棱9g、莪术9g、香附6g、柴胡9g、小茴香3g、桂枝9g。

加减：舌红、苔微黄，脉数者，加连翘9g、夏枯草9g；兼有乏力者，加党参9g。

用法：水煎服，每天1剂，分2次服。

适应证：附睾肿瘤。

（三）饮食调护

（1）山楂核100g、荔枝核100g、橄榄核100g、粳米100g、小茴香少许。

用法：把山楂核、橄榄核、荔枝核烧存性研末，将粳米100g洗净煮粥，加入上述粉末10g食用，每天1次。

适应证：睾丸肿瘤。

（2）冬虫夏草5g、雄鸭1只，姜、葱各适量，油、盐各少许。

用法：将鸭宰后去毛洗净，去内脏，把冬虫夏草洗净，放入鸭腹内，加入食油及葱、姜少许，再加水适量，隔水炖熟食之。佐餐食用，每周1次，连服数周。

适应证：睾丸及附睾肿瘤。

（3）枸杞子15g、牛肉100g，葱、蒜各适量，油、盐各少许。

用法：牛肉洗净切成薄片，枸杞子洗净。把枸杞子置于锅中，加水适量煮沸，入牛肉同煮熟，再放入葱、蒜煮沸片刻，放油、盐调味后即可食用。

适应证：睾丸及附睾肿瘤。

（4）莲子肉50g、粳米50g。

用法：加水适量，久熬成粥，供早餐食用，每天1次。

适应证：睾丸癌。

（5）去心莲子100g、银耳15g、冰糖150g。

用法：莲子、银耳温水浸发，冰糖用开水溶化。三者同置碗中，上笼用旺火蒸约1小时，即可出锅，待食用。空腹温热服食，每天1次。

适应证：睾丸及附睾肿瘤。

（黄国贤　黄金圣）

第三十一章
阴茎癌

第一节　概述

一、概况

阴茎癌是一种少见的，以阴茎无痛性肿块或溃疡为典型表现的恶性肿瘤，常发生在包皮系带附近、阴茎头、冠状沟、包皮内板及外尿道口边缘，阴茎体极少发生。

阴茎癌的发病率与卫生条件和宗教文化背景有关，犹太教和伊斯兰教教徒有施行割礼的习俗，阴茎癌发病率明显较低；在欧美和其他经济发达地区，阴茎癌较少见，但在非洲、亚洲及南美洲的部分欠发达地区，阴茎癌发病率相对较高。在美国男性癌症患者中，阴茎癌占比不足1%，每年新增病例不足2 000例，死亡病例约300例。然而，在非洲、亚洲和南美洲部分地区，阴茎癌占全部男性恶性肿瘤的10%~20%。随着经济发展、卫生条件改善及包皮环切术的普及，我国阴茎癌的发病率明显下降，1983—1987年天津市阴茎癌发病率为0.5/100 000；1982年上海市阴茎癌发病率为1.09/100 000，1988年则下降至0.34/100 000。阴茎癌发病率随年龄增长而增高，常见的发病年龄段为50~70岁，40岁以下男性较少见。

中医学虽无"阴茎癌"这一病名，但在中医文献的记载中有许多类似的论述，本病在中医学中属于"肾癌翻花""肾头生疮""包茎疮""蜡烛花""下疳"等范畴。清代高秉钧所著《疡科心得集》对阴茎癌的特征和疾病不同阶段的表现作了详尽的描述："夫肾岩翻花者，俗名翻花下疳，……初起，马口之内生肉一粒，如竖肉之状，坚硬而痒，即有脂水，延至一二年或五六载，时觉疼痛应心，玉茎渐渐肿胀，其马口之竖肉处翻花若榴子样，此肾岩成也。渐至龟头破烂，凸出凹进，痛楚难胜，甚或鲜血流注，斯时必脾胃衰弱，饮食不思，即食亦无味，形神困惫，或血流至两三次，则玉茎尽为烂去，如精液不能灌输，则溘然而毙矣。"中医视本病为难治之症，若初觉时，即以药物调治，并颐养保摄，可冀其久延岁月，若渐至翻花如石榴子样，则为恶症，非药力所及，百无一生。

二、病因病机

包茎和包皮过长容易产生包皮垢，长期刺激局部包皮和黏膜而发生炎症，是阴茎癌发生的重要原因，实验证明将马的包皮垢接种于小鼠皮下可致皮肤癌，人的包皮垢涂于小鼠宫颈及阴道壁可诱发宫颈癌，而25%～75%的包茎患者伴有包皮垢；研究表明人乳头瘤病毒能介导阴茎癌的发生，45%～80%的阴茎癌与HPV感染有关，其中与HPV-16和HPV-18强烈相关；此外，HIV感染、慢性炎症、出生时未行包皮环切术、硬化性苔藓、阴茎白斑、外生殖器疣、吸烟、阴茎损伤、嗜兽癖、接受补骨脂素联合长波紫外线（PUVA）治疗均为阴茎癌发病的危险因素。

中医认为，阴茎属肾，故阴茎癌又称为"肾岩"，本病的发病为肾气不足，脾气虚衰，邪毒外侵，下焦热毒蕴结或湿热下注所致。清代高秉钧所著《疡科心得集》指出："此非由交合不洁触染淫秽而生，由其人肝肾素亏，或又忧虑忧思，相火内灼，水不涵木，肝经血燥，而脉络空虚，久之损者愈损，阴精消涸，火邪郁结，遂遘疾于肝肾部分。"《谦益斋外科医案》云："茎属宗筋。宗筋者，肝所主也。肝火不遂，抑郁不畅，肿疡生焉。此非寻常时毒，乃肝经本病。速自开怀，否则有肾岩开花之虑。"清代马培之在《马培之医案》中云："玉茎者，即宗筋也，乃肾脏所主，又十二经络之总会。马口端属于手少阴心经，肾脏阴虚，火郁心肝，二脏之火，复会于此。始时茎头马口痒碎，渐生竖肉。"清代邹岳《外科真诠》："肾岩翻花……多因过服清凉，外搽丹药所致……又有先生杨梅，误服轻粉丹药，结毒下疳所致者。"中医学的这些论述，表明了阴茎癌的病因病机与先天不足、情志失调、饮食所伤、接触毒物等因素有关。

三、病理

阴茎癌最常见的病理类型为鳞状细胞癌（SCC），约占阴茎癌的95％。阴茎上皮内癌变（PIN）是高危癌前期变，可进展至SCC，包括鲍恩样丘疹病、凯拉增生性红斑和Bowen病。鳞状细胞癌可分为非HPV相关的鳞状细胞癌和HPV相关的鳞状细胞癌两种。非HPV相关的鳞状细胞癌包括普通型、疣状癌、假增生性癌、假腺性癌、乳头状癌、腺鳞癌和肉瘤样鳞状细胞癌等类型；HPV相关的鳞状细胞癌包括基底样型、湿疣样型、湿疣样-基底样癌、乳头状-基底样癌、透明细胞癌、淋巴上皮瘤样癌和髓样鳞状细胞癌等。阴茎转移癌较罕见，偶可见前列腺、膀胱、肾脏、直肠等部位的肿瘤转移。

阴茎鳞状细胞癌采用国际泌尿病理协会（ISUP）/WHO分级系统，根据癌细胞的分化程度，对阴茎鳞状上皮进行分级：Gx为无法评估病理分级，G1为高分化，G2为中分化，G3～G4为低分化和未分化。肿瘤分级的主要依据是细胞核多形性而非角化程度。阴茎鳞状细胞癌有不同的分化区域，根据细胞核多形性最显著的区域（≥1个高倍镜视野）分级。

四、临床表现

阴茎癌早期常表现为包皮或阴茎头的类丘疹、疣或溃疡病变，一般无疼痛，大部分阴茎癌患者有包茎，因发病部位较隐蔽常掩盖阴茎癌的发生发展；随着病程发展，肿瘤逐渐增大，突出包皮口或穿破包皮，可表现为典型的菜花样肿块或肿瘤糜烂、溃破、出血及分泌物恶臭等，如肿瘤继续发展可侵犯全部阴茎和尿道海绵体，常伴有腹股沟淋巴结肿大，一般无排尿困难，如肿瘤侵犯导致尿道狭窄可出现排尿困难及散射，合并感染时可出现尿频、尿急、尿痛等泌尿系统症状；晚期患者出现远处转移时可出现相应转移部位的症状及消瘦、贫血、恶病质等全身表现。

五、辅助检查

阴茎癌诊断不困难，但一部分患者因忽略、羞涩等容易造成诊断和治疗延误。体格检查是阴茎癌初诊时必不可少的检查手段，超声、CT、MRI等影像学检查对原发肿瘤的评估、浸润深度的判断及有无远处转移具有重要作用，确诊该病需要取病变处组织做病理学检查。

（一）体格检查

阴茎癌大部分比较局限，查体时可发现包皮内肿块或触及结节，应记录肿瘤的大小、位置、活动度、是否侵犯海绵体，还应注意阴茎根部及阴囊有无肿瘤侵犯；当可触及肿大的腹股沟淋巴结时，需详细了解淋巴结的单侧或双侧分布、大小、质地、数量、活动度、与周围结构组织（如皮肤或Cooper韧带）的关系、是否有下肢或阴囊水肿等情况。

（二）实验室检查

阴茎癌患者血钙偏高可能与肿瘤组织分泌甲状旁腺激素相关蛋白有关，如出现不明原因的血钙水平持续性升高，则需要进一步检查，排除骨转移的可能。研究表明，鳞状细胞抗原（SCCAg）水平与阴茎癌淋巴结转移呈负相关，虽然准确性仍有所欠缺，但如果SCCAg水平持续升高，则需要注意淋巴结转移的可能性，有助于判断患者预后。

（三）影像学检查

1. 超声检查

超声检查可判断有无阴茎海绵体侵犯，对原发肿瘤的评估有一定价值，但是对肿瘤浸润深度的判断不准确。

2．MRI

MRI检查可判断肿瘤浸润深度，弥补超声检查对肿瘤浸润深度判断不准确的缺陷，对肿瘤的分期有帮助，但对临床T1期肿瘤价值不大。应用增强剂或人工勃起后行MRI检查可能更有利于肿瘤的局部分期。

3．CT

CT检查的软组织分辨率低，对于原发肿瘤的评估意义不大，主要用于扫描腹股沟区、盆腔及鉴别有无远处转移。

（四）病理学检查

在治疗开始之前，对原发肿瘤及淋巴结进行活检获得病理诊断，可明确肿瘤病理类型、浸润深度、有无侵犯血管、组织学分级等信息，有助于治疗方案的制订。50%的阴茎癌患者可触及肿大的腹股沟淋巴结，对于不能触及的淋巴结，可行超声引导下细针穿刺活检，或直接行淋巴结手术切除活检。

六、临床分期

分期采用AJCC/UICC 2018年开始执行的"阴茎癌TNM分期"标准。详见表31-1、表31-2和表31-3。

表31-1　阴茎癌TNM分期标准

TNM分期		分期标准
原发肿瘤（T）	Tx	原发肿瘤无法评估
	T0	无原发肿瘤证据
	Tis	原位癌；阴茎上皮内瘤变（PeIN）
	Ta	非浸润性局限性鳞状细胞癌
	T1	龟头：肿瘤侵及固有层；包皮：肿瘤侵及固有层，或者阴囊筋膜
	T1a	肿瘤无淋巴血管及神经侵犯，非低分化
	T1b	肿瘤存在淋巴血管及神经侵犯，或者低分化（3级或者肉瘤样）
	T2	肿瘤侵及尿道海绵体（龟头或者腹侧轴），有或无尿道浸润
	T3	肿瘤侵及阴茎海绵体（包括白膜），有或无尿道浸润
	T4	肿瘤侵及邻近结构，如阴囊、前列腺、耻骨等
区域淋巴结（N）	Nx	区域淋巴结无法评估
	N0	无区域淋巴结转移
	N1	≤2个单侧腹股沟淋巴结转移，无淋巴结外侵犯（ENE）
	N2	≥3个单侧腹股沟淋巴结转移，或者双侧腹股沟淋巴结转移

（续表）

TNM分期		分期标准
区域淋巴结（N）	N3	淋巴结外侵犯（ENE），或者盆腔淋巴结转移
远处转移（M）	M0	无远处转移
	M1	有远处转移

表31-2　组织学分级

分化强度	病理分级
Gx	无法评估
G1	高分化
G2	中分化
G3	低分化

表31-3　阴茎癌TNM分期（AJCC/UICC　第八版）

分期	T	N	M
0is期	Tis	N0	M0
0a期	Ta	N0	M0
Ⅰ期	T1a	N0	M0
ⅡA期	T1b	N0	M0
ⅡA期	T2	N0	M0
ⅡB期	T3	N0	M0
ⅢA期	T1～3	N1	M0
ⅢB期	T1～3	N2	M0
Ⅳ期	T4	AnyN	M0
Ⅳ期	AnyT	N3	M0
Ⅳ期	AnyT	AnyN	M1

第二节　治疗

　　阴茎癌的治疗包括原发病灶、区域淋巴结和远处转移病灶的治疗。治疗方式包括手术治疗、放疗、化疗、靶向治疗和中医治疗等；早期肿瘤以手术治疗为主，手术治疗是最为有效的治疗方法，晚期肿瘤辅以放疗、化疗、靶向治疗及中医治疗等综合治疗。

一、西医治疗

（一）原发病灶的治疗

阴茎是男性的生殖器官，与保留阴茎的手术相比，阴茎全切除术会对患者造成严重的心理负担和使性功能丧失，因此需谨慎选择治疗方式，尽可能保留阴茎的形态和功能，在对肿瘤的分期、分级、浸润范围和淋巴结转移情况作出准确判断的前提下，与患者进行密切沟通，然后选择适当的治疗方案。

1. 保留阴茎的治疗

对于临床分期为Tis、Ta和T1a的早期阴茎癌，因病灶表浅，分化良好且无淋巴血管及海绵体侵犯，可选择保留阴茎治疗。治疗方式包括局部治疗（5%咪喹莫特、5%氟尿嘧啶外用涂抹）、广泛性局部切除、激光治疗、Mohs手术和龟头切除术等。在保留阴茎治疗后，约有30%的患者复发，如果复发肿瘤未侵犯海绵体，仍可再次选择保留阴茎的治疗，但如侵犯海绵体，则需行阴茎部分切除术或全切除术治疗。

2. 阴茎部分切除术

分化差的T1期及T2期肿瘤，推荐行阴茎部分切除术，切缘需距肿瘤1cm以上，避免切缘阳性。可选择Mohs显微外科手术，在显微镜调控下进行连续薄层切除，然后行快速冰冻病理检查，直至切缘无肿瘤，不但可以确保病变部位完全切除，而且还能尽量保留阴茎的有效长度。阴茎部分切除术治疗后复发率为0～8％，5年生存率可达90%以上。

3. 阴茎全切除术

T2期以上阴茎癌以及阴茎部分切除术后不能保留有效阴茎残端者，均推荐行阴茎全切除术和会阴尿道造口术。保留阴囊和睾丸可维持男性特征，有利于后期阴茎重建，但当肿瘤侵犯阴囊时，应在行阴茎全切除术的同时将阴囊和睾丸均切除。

（二）淋巴结的处理

阴茎癌的进展有规律可循，先是局部病灶进展，然后出现腹股沟淋巴结和盆腔淋巴结受累，最后才出现远处转移。阴茎癌最常见的转移部位是腹股沟淋巴结（ILNs），50％的阴茎癌患者可触及腹股沟区肿大的淋巴结，但不必立即行腹股沟淋巴结清扫术（ILND），因为在可触及的腹股沟淋巴结中，30％～50％为炎性淋巴结肿大而非转移性病变，经4～6周的抗感染治疗后可消失；转移性淋巴结一般质地坚硬且固定、无压痛，经原发灶切除及抗菌治疗后仍不能缩小。此外在无可触及区域淋巴结肿大的患者当中，仍有25％的患者存在淋巴结微转移。

阴茎癌患者风险分级的危险因素包括：①肿瘤生长方式（平面生长或纵深生长）；②原发肿瘤的病理分期（只要肿瘤侵犯到海绵体，无论是否已有淋巴结肿大，将来发生淋巴结转移的概率几无差别）；③肿瘤细胞病理分级；④淋巴血管浸润；⑤神经周围浸润。

阴茎癌淋巴结转移风险根据危险因素可分为低、中、高危3组：Tis、Ta和T1G1且无淋巴血管侵犯和未触及腹股沟淋巴结肿大者风险较低；T1G2且无淋巴血管侵犯者为中度风险；存在下列危险因素之一为高风险：T1G2并纵深生长、T2以上任何G、G3～G4任何T、出现淋巴血管侵犯或神经周浸润。淋巴结转移风险较低的患者，可不进行淋巴结清扫而采用密切随访监测的方法，对于不愿接受监测的患者应通过动态前哨淋巴结活检（DSNB）或者表浅ILND进行腹股沟淋巴结分期；中危或高危患者应接受表浅ILND或者DSNB，淋巴结阴性的患者推荐治疗后监测，不行进一步治疗；当存在1个腹股沟淋巴结受累时，需要行完全性ILND；存在2～3个腹股沟淋巴结受累时，则盆腔淋巴结受累的可能性为23%，如果发现3个或更多腹股沟淋巴结受累，盆腔淋巴结受累的可能性增加到56%，此时应同期进行腹股沟淋巴结和盆腔淋巴结清扫。

（三）远处转移灶的治疗

阴茎癌很少发生远处转移，通常在疾病晚期可见，发生率为1%～10%，常见转移部位包括肝、肺、脑、骨，纵隔转移也有报道。为缓解症状，提高患者生活质量，可行姑息性转移病灶手术切除或结合放射治疗。

（四）阴茎癌化疗

1. 新辅助化疗

无法手术切除的肿大淋巴结或局部晚期病变，可采用新辅助化疗，待肿瘤降期后再行手术治疗。TIP化疗方案见表31-4。

表31-4 TIP化疗方案

方案	药物	剂量	用法	时间
TIP (每3周重复)	紫杉醇	175mg/m²	静脉注射	第1天
	异环磷酰胺	1 200mg/m²	静脉注射	第1至第3天
	顺铂	25mg/m²	静脉注射	第1至第3天

Ⅱ期患者接受新辅助化疗的缓解率为50%，计划接受TIP新辅助化疗的预期长期无进展生存期（PFS）为36.7%。

2. 辅助化疗

虽然目前没有充分的证据证明辅助化疗的有效性，但是基于新辅助化疗对局部晚期或无法切除病灶的获益推断，如术前未接受TIP方案化疗且存在腹股沟淋巴结阳性高风险特征之一的患者，给予4个疗程的TIP方案术后辅助化疗是合理的，而氟尿嘧啶联合顺铂可作为TIP方案的替代。高风险特征包括：盆腔淋巴结转移、淋巴结外侵犯、双侧腹股沟淋巴结受累、淋巴结转移瘤＞4cm。

3. 晚期阴茎癌化疗

转移性阴茎癌的化疗多采用联合用药，一线化疗推荐使用TIP方案，亦可用于远处转移患者的姑息治疗。氟尿嘧啶联合顺铂是既往的一线化疗方案，因毒副作用的影响而使用受限，可作为TIP方案的替代。含博来霉素的方案可能产生严重的毒副作用，不再推荐。研究表明，对晚期阴茎癌患者采用联合化疗，有效率为32%，但12%出现治疗相关性死亡。目前尚无标准的二线治疗方案，推荐患者参加临床试验。

（五）阴茎癌放射治疗

放射治疗是阴茎癌保存器官和功能的重要治疗途径，对于要求保留阴茎的患者，尤其是对于直径<4cm的肿瘤，可给予外放射治疗联合近距离放射治疗（组织内植入）或仅行近距离放射治疗，放疗总剂量为60～70Gy，效果较好，无进展生存期为70%～90%，保留阴茎的成功率可达80%。阴茎癌的放射治疗虽然局部复发率较部分阴茎切除术高，但可通过补救性手术控制复发。转移性阴茎癌可行术后辅助放疗，以降低术后局部复发率，可对腹股沟及盆腔淋巴结区域外照射45～50.4Gy，淋巴结明显增大或淋巴结外侵犯区域放疗总剂量增加到60～70Gy，同期化疗可达到放疗增敏的效果，方案首选单药顺铂或顺铂联合氟尿嘧啶，替代方案为丝裂霉素C联合氟尿嘧啶或卡培他滨（姑息性）。放射治疗的常见并发症为尿道狭窄、阴茎头坏死和阴茎海绵体纤维化。

（六）靶向治疗

一项回顾性研究表明，2002—2009年美国安德森癌症中心使用EGFR靶向治疗的17例阴茎癌伴转移患者，单独使用西妥昔单抗或顺铂联合西妥昔单抗治疗的方案，约25%的患者有效，提示西妥昔单抗在阴茎癌伴转移的患者中有抗肿瘤活性的功能，并且能增强以顺铂为基础的化疗效果。西妥昔单抗治疗最常见的不良反应是皮疹（约71%）。

（七）预后

阴茎癌发病率虽然不高，但是严重影响患者的生活质量，随着诊疗技术的进步，越来越多的阴茎癌得到早期诊断和早期治疗，生存率较前有很大的提高。阴茎癌的预后与肿瘤的病理类型、分级和淋巴结转移密切相关。部分阴茎癌如乳头状癌、疣状癌、假增生癌和隧道型癌恶性程度较低，极少发生转移，积极治疗预后较好；基底细胞样、癌肉瘤、腺鳞癌恶性程度较高，容易发生转移；中危阴茎癌包括寻常鳞癌和混合型癌等。有研究显示，无区域淋巴结转移的患者术后5年生存率可达到95%～100%，当出现单个腹股沟淋巴结转移时，5年生存率降低到80%，当出现多个腹股沟淋巴结转移时，5年生存率降低到50%。腹股沟淋巴结转移的患者中，20%～30%可能发生盆腔淋巴结转移，出现盆腔淋巴结转移的患者预后很差，5年生存率<10%。

二、中医治疗

中医治疗作为阴茎癌综合治疗的一部分，进行辨证、辨病论治，可达到提高疗效、减轻放化疗毒副作用、改善生存质量等目的。阴茎癌起病缓慢，病位在宗筋，与肝、肾关系密切，起病多为痰湿阻络，郁久化热，火热毒邪下犯肝肾，壅遏宗筋。疾病初期以肝郁痰凝、气滞血瘀较为多见，痰湿、痰气、瘀血交阻，郁而化火，导致阴虚火旺，随着病程的进展，疾病晚期耗气伤阴，可致气血阴阳亏虚。

（一）辨证论治

1．治疗前

1）肝经郁热型

主症：阴茎见肿瘤生长，质地坚硬，逐渐增大，局部肿胀伴有疼痛或溃疡，渗液腐臭，兼见烦躁、易怒、口苦、目赤、头晕、胁痛、失眠多梦等表现，舌质红，苔黄腻，脉滑数或弦滑。

治则：疏肝清热。

方药：柴胡疏肝散加减。

药物：柴胡12g、枳实9g、白芍12g、香附9g、郁金10g、陈皮10g、紫花地丁15g、白花蛇舌草30g、野菊花15g、蒲公英15g、半枝莲15g、夏枯草15g、甘草6g。

加减：出血者，加三七片10g、蒲黄10g；胁痛者，加延胡索15g、徐长卿15g；失眠多梦者，加酸枣仁15g、合欢皮15g、夜交藤15g。

用法：水煎服，每天1剂，分2次服。

2）湿热下注型

主症：龟头或包皮局部肿块、糜烂，灼热疼痛，有分泌物溢出，有恶臭味，身重疲乏，口渴心烦，小便频数，短赤不利，下肢肿胀，舌质红，苔黄腻，脉滑数。

治则：清热利湿。

方药：龙胆泻肝汤加减。

药物：龙胆草10g、柴胡12g、泽泻12g、白花蛇舌草30g、半枝莲30g、车前子10g、木通12g、赤芍15g、栀子10g、萹蓄10g、瞿麦10g、山药30g、薏苡仁30g、蜈蚣5g。

加减：尿血者，加香附15g、地榆15g；下肢肿胀者，加泽泻15g、猪苓15g；大便秘结者，加桃仁15g、肉苁蓉15g。

用法：水煎服，每天1剂，分2次服。

3）肝肾阴虚型

主症：阴茎龟头或包皮见肿物、疱疹、溃疡等，伴腰酸胁痛、两颧潮红、盗汗、眩晕耳鸣、视物昏花、齿摇发脱、肢体麻木、筋脉挛急、形体消瘦、咽干口燥、五心烦热、少寐多梦、遗精、大便艰涩等症状，舌质红，少苔或无苔，脉弦细或细数。

治则：滋补肝肾。

方药：六味地黄丸加减。

药物：熟地黄12g、菊花15g、茯苓12g、牡丹皮12g、夏枯草10g、白花蛇舌草15g、玄参12g、龟甲12g、山药12g、枸杞子15g、山茱萸10g、泽泻10g、生地黄12g、甘草6g。

加减：胁痛者，加川楝子15g、赤芍15g、郁金15g；腰膝酸软者，加杜仲15g、牛膝15g、桑寄生15g；午后潮热，五心烦热者，加知母15g、鳖甲20g、龟板20g；遗精者，加知母15g、黄柏15g、煅龙骨20g。

用法：水煎服，每天1剂，分2次服。

4）脾气亏虚型

主症：龟头肿块或溃破有臭味分泌物，少气懒言，神疲消瘦，失眠多梦，头晕目眩，纳呆，四肢浮肿乏力，舌质淡，苔白，脉沉细无力。

治则：补益脾气。

方药：四君子汤加减。

药物：党参15g、白术15g、茯苓15g、白芍10g、枸杞子15g、菟丝子15g、山药15g、土茯苓20g、当归10g、熟地黄15g、龟板20g（先煎）、全蝎6g、丹参15g、甘草5g。

加减：气虚重者，加黄芪30g；血虚重者，加鸡血藤15g、何首乌15g；心悸失眠，加合欢皮15g、夜交藤15g、酸枣仁15g。

用法：水煎服，每天1剂，分2次服。

2．手术后

主症：面色苍白或萎黄，头晕目眩，四肢倦怠，气短懒言，心悸怔忡，纳差，舌质淡，苔薄白，脉细无力。

治则：益气补血。

方药：八珍汤加减。

药物：黄芪30g、党参15g、茯苓15g、熟地黄15g、当归10g、白术15g、白芍10g、川芎9g、甘草5g、半枝莲15g、金樱子15g、丹参15g、菟丝子15g。

加减：膀胱湿热，尿频、尿痛者，加车前子15g、木通10g、龙胆草6g；失眠多梦者，加酸枣仁15g、合欢皮15g、柏子仁10g；感染发热者，加蒲公英15g、黄柏15g、败酱草15g。

用法：水煎服，每天1剂，分2次服。

3．化疗后

主症：气短乏力，肢体倦怠，食欲不振，腹胀，便溏，舌质淡，苔白，脉细弱。

治则：和胃健脾。

方药：六君子汤加减。

药物：党参30g、茯苓15g、白术15g、山药15g、山茱萸15g、熟地黄15g、鸡血藤15g、桑椹

15g、何首乌15g、甘草5g。

加减：手足麻木者，加丹参10g、地龙5g、木瓜15g；恶心、呕吐者，加葛根15g、竹茹15g；呃逆者，加丁香15g、柿蒂15g；气短乏力者，加升麻15g、黄芪30g；纳差者，加麦芽15g、谷芽15g、砂仁6g（后下）。

用法：水煎服，每天1剂，分2次服。

4．放疗后

主症：尿频，尿痛，烦热，口渴，潮热盗汗，小便短赤，大便秘结，舌质红，少苔，脉细。

治则：滋阴清热。

方药：知柏地黄丸加减。

药物：黄柏12g、知母12g、熟地黄15g、茯苓15g、牡丹皮10g、山药15g、山茱萸15g、木通10g、泽泻15g、蒲公英15g。

加减：气虚者，加太子参30g、生黄芪30g；尿频、尿痛甚者，加瞿麦15g、萹蓄15g、车前子15g；尿血明显者，加小蓟15g、仙鹤草20g、三七末3g（冲服）。

用法：水煎服，每天1剂，分2次服。

（二）验方

（1）组成：黄芪120g、山药30g、白术30g、当归30g、生地黄30g、乳香9g、没药9g、七叶一枝花30g、香附12g、僵蚕15g、蜈蚣3条。

用法：水煎服，每天1剂，分2次服。

适应证：阴茎癌气血大衰者。

（2）组成：白花蛇舌草120g、黄芪15g、白术15g、生薏苡仁30g、没药9g、乳香3g、七叶一枝花15g、蜈蚣10条、僵蚕30g、生牡蛎30g、当归15g、香附12g。

用法：水煎服，每天1剂，分2次服。

适应证：阴茎癌痰湿内蕴，毒邪炽盛者。

（3）组成：土茯苓60g、威灵仙9g、白鲜皮9g、金银花12g、丹参6g、苍耳子15g。

用法：水煎服，每天1剂，分2次服。

注意事项：服本方时，另用茶叶、食盐适量煎汁后，局部冲洗。

适应证：阴茎癌伴瘙痒者。

（4）组成：夏枯草60g、海藻60g、白花蛇舌草60g、浙贝母15g、鸡内金15g、当归15g、赤芍15g、丹参15g、炮山甲15g、莪术10g、薏苡仁30g。

用法：水煎服，每天1剂，分2次服。

适应证：阴茎乳头瘤病。

（三）饮食调护

（1）组成：鲜车前叶30～60g，葱白1棵，粳米50～100g。

用法：车前叶洗净，切碎，同葱白煮汁去渣，放米煮粥食用。

适应证：阴茎癌后期小便不通者。

（2）组成：海带200g，猪排骨250g，黄酒、油、盐各适量。

用法：海带水浸泡发，洗净切碎；猪排骨洗净切成小块，二者放入锅中加黄酒、盐、油同炒片刻，加水适量，慢火煲熟后食用。每天1次，连续食用10天为1个疗程。

适应证：阴茎癌。

（3）组成：枸杞子20～30g，粳米60g，白糖适量。

用法：枸杞子与粳米加水适量煮粥，加入白糖调味，每天早晚空腹温热服。

适应证：阴茎癌肝肾阴虚者。

（4）组成：生薏苡仁50g，鲜藕30g，冰糖30g。

用法：煮粥适量，常服。

适应证：阴茎癌。

（黄国贤　黄金圣）

第三十二章
宫颈癌

第一节 概述

一、概况

宫颈癌是常见的妇科恶性肿瘤之一，发病率在我国女性恶性肿瘤中居第二位，仅次于乳腺癌。据统计，每年宫颈癌全球发病量为528 000例，死亡人数为266 000例。在全球女性的恶性肿瘤中居第四位，85%宫颈癌病例出现在发展中国家。我国每年约有新发病例13万，占世界宫颈癌新发病例总数的28%。患病的高峰年龄为40～60岁。近年来大量研究表明，宫颈癌的发病年龄呈年轻化趋势。宫颈癌发病率分布有地区差异，农村高于城市，山区高于平原，发展中国家高于发达国家。

宫颈癌中，鳞状细胞癌约占80%，腺癌约占20%。尽管存在种族、民族和地理差异，但是据推测，发达国家宫颈鳞状细胞癌发病率和死亡率大幅下降得益于有效的筛查。然而，在过去的30年中，宫颈腺癌有所增加，可能是因为宫颈细胞学筛查方法对腺癌不太有效，但使用HPV检测的筛查方法可能会检测出更多的腺癌。HPV疫苗接种也可减少鳞状细胞癌和腺癌的发病率。

中医古籍中类似宫颈癌的论述散见于"带下""崩漏""癥瘕""阴菌"等病证中。《千金要方》卷四《妇人方下》曰："崩中漏下，赤白青黑，腐臭不可近，令人面黑无颜色，皮骨相连，月经失度，往来无常，小腹弦急，或苦绞痛上至心……"这段描述与中晚期宫颈癌很相似。

二、病因病机

持续的高危型HPV感染是宫颈癌及癌前病变的首要因素。我国常见的高危型HPV包括16、18、31、33、45、52、58等。在宫颈癌发病率很高的国家，慢性HPV的患病率为10%～20%，而宫颈癌发病率低的国家则为5%～10%。HPV主要通过性生活传播。目前HPV疫苗已在国内上市，可以按照适宜的年龄进行推广接种，以预防宫颈癌前病变及宫颈癌。

与宫颈癌相关的其他高危因素有：①不良性行为：过早开始性生活，多个性伴侣或丈夫有多个性伴侣；②月经及分娩因素：经期卫生不良、经期延长、早婚、早育、多产等；③性传播疾病导致的炎症对宫颈的长期刺激；④吸烟：摄入尼古丁降低机体的免疫力，影响对HPV感染的清除，导致宫颈癌特别是鳞状细胞癌的风险增加；⑤长期服用避孕药：服用避孕药8年以上者，宫颈癌特别是腺癌的风险增加两倍；⑥免疫缺陷与抑制：HIV感染导致免疫缺陷和器官移植术后长期服用免疫抑制药物导致宫颈癌的发病率升高；⑦其他病毒感染：疱疹病毒Ⅱ型（HSV-Ⅱ）与宫颈癌病因的联系不能排除。其他因素如社会经济条件较差、卫生习惯不良、营养状况不良等也可能增加宫颈癌的发生率。

中医学认为崩中漏下，是由于冲任损伤，不能制约经血而成；带下是任脉损伤，带脉失约所致；肝郁气滞，疏泄失调，气血瘀滞而成癥瘕。如《傅青主女科》说："夫带下病俱是湿症。"李东垣说："妇人崩中者，由脏腑损伤。冲任二脉气血俱虚故也……若劳动过极，脏腑俱伤，冲任之气虚不能制约其经血，故忽然而下，谓之崩中暴下，治则大补气血。"

三、病理

2020年版WHO肿瘤病理分类将宫颈鳞状细胞癌分为HPV相关型与HPV不相关型两类。单独根据形态学标准不能区分两者，必须进行*p16*免疫染色或HPV检测。在没有条件区分是否感染HPV的情况下，可以不区分。目前尚未发现明确的HPV不相关型癌前病变，所以癌前病变SIL被归为HPV相关的类别，可分为HSIL（CIN3及CIN2）及LSIL（CIN1），需要强调的是*p16*免疫染色不代表任何病变级别，仅在CIN2形态学鉴别困难时作为参考指征。

WHO分类中宫颈腺癌及癌前病变也相应分为HPV相关型腺癌及原位癌、HPV非相关型腺癌及原位癌。HPV相关型腺癌主要包括普通型腺癌、大部分黏液腺癌［非特异黏液腺癌、肠型黏液腺癌、印戒细胞癌、宫颈浸润性复层产黏液的癌（iSMC）］，宫颈HPV相关型腺癌，最常见的亚型为普通型；根据形态学及镜下特点，HPV相关型腺癌可进行Silva分类：①Silva A型：边界清楚，预后相对较好；②Silva B型：边界清楚，小灶浸润性生长；③Silva C型：弥漫浸润性生长，预后相对较差。HPV非相关型腺癌包括胃型黏液腺癌、透明细胞癌和中肾管腺癌等。对于宫颈腺癌，HPV非相关型相对预后较差。但在宫颈鳞癌中，HPV对预后的意义有待进一步研究。需要强调的是无论是宫颈腺癌还是宫颈鳞癌，分期仍是最重要的临床预后因素。

宫颈神经内分泌肿瘤，分为神经内分泌瘤（也称为类癌）及神经内分泌癌（大细胞神经内分泌癌及小细胞神经内分泌癌）。宫颈中类癌非常罕见，宫颈常见的神经内分泌肿瘤多为神经

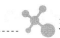

内分泌癌。无论大细胞神经内分泌癌还是小细胞神经内分泌癌，均有高度侵袭性，就诊时远处转移很常见。即使在早期诊断的患者中，死亡率也很高。在宫颈、子宫内膜和卵巢中，神经内分泌癌经常与其他肿瘤一起发生。

四、诊断

（一）症状

本病早期常无任何症状，多在普查中发现。宫颈癌的主要症状是阴道流血、阴道分泌物增多和疼痛等。其表现的形式和程度与宫颈癌病变的早晚及病理类型有一定的关系。

1. 阴道出血

早期表现为少量血性白带及接触性阴道流血，患者常因性交或排便后有少量阴道流血前来就诊。对绝经后出现阴道流血者，应注意寻找原因。宫颈癌阴道流血往往极不规则，一般是先少后多，时多时少。菜花型宫颈癌出血早，量亦多，晚期癌肿侵蚀大血管后，可引起致命的大量阴道流血。由于长期的反复出血，患者常常继发贫血。

2. 阴道分泌物增多

大多数宫颈癌患者有不同程度的阴道分泌物增多。初期由于癌肿的存在，刺激宫颈腺体分泌功能亢进，产生黏液样白带，随着癌肿的发展，癌组织坏死脱落及继发感染，白带变混浊，如淘米水样或脓样带血，具有特殊的恶臭。

3. 疼痛

疼痛为晚期宫颈癌的症状。产生疼痛的原因主要是由于盆腔神经受到癌肿浸润或压迫。若闭孔神经、骶神经、大血管或骨盆壁受累时，可引起严重的疼痛，有时向下肢放射。其他致痛原因为：宫颈管内被癌肿阻塞，宫腔内分泌物引流不畅或形成宫腔积脓，出现下腹部疼痛；癌肿侵犯宫旁组织，输尿管受到压迫或浸润时，可引起输尿管排尿不畅。

（二）体征

体征检查包括全身检查及妇科检查。全身检查时应注意淋巴结有无增大，淋巴结转移为宫颈癌常见的转移途径，一般先转移至宫颈旁淋巴结、髂内淋巴结，然后侵及髂总动脉旁淋巴结、腹主动脉旁淋巴结，晚期可转移至锁骨上淋巴结。

妇科检查是临床分期的重要手段，包括以下两种。

1. 视诊

视诊应在充足照明的条件下进行，包括直接观察外阴和通过阴道窥器观察阴道及宫颈。除一般观察外还应注意癌肿浸润范围，宫颈肿瘤的位置、范围、形状、体积及其与周围组织的关系。

2. 触诊

肿瘤的质地、浸润范围及其与周围组织的关系等，必须通过触诊来确定。有些黏膜下及颈管内浸润，触诊比视诊更准确。三合诊检查可了解阴道旁、宫颈旁及子宫旁有无浸润，肿瘤与盆壁的关系，子宫骶骨韧带、子宫直肠窝、直肠本身及周围情况等。

（三）辅助检查

1. 宫颈/阴道细胞学涂片检查及HPV检测

宫颈/阴道细胞学涂片检查是目前发现宫颈癌前病变（宫颈上皮内瘤变，CIN）和早期宫颈癌的主要手段，特别是对临床体征不明显的早期病变的诊断。取材应在宫颈上皮的移行带处，即新旧鳞-柱上皮交界间的区域。目前主要采用宫颈液基细胞学检查法（TCT）。HPV检测可以作为TCT的有效补充，二者联合有利于提高筛查率。对于HPV16型及18型的阳性患者建议直接转诊阴道镜，进行组织学活检。

2. 组织学检查

CIN和宫颈癌的诊断均应有活体组织学检查证实。如病变部位肉眼观察不明显，可用碘试验、涂抹3%或5%醋酸溶液后肉眼观察或在阴道镜下提示活检部位。宫颈活检应注意在靠近宫颈鳞-柱交界的区域（SCJ）和未成熟化生的鳞状上皮区取活检，可减少失误，因为这常常是病变最好发的区域。溃疡的活检则必须包括毗邻溃疡周边的异常上皮，因为溃疡中心往往是坏死组织。活检的数量取决于病变面积的大小和严重程度，所谓多点活检通常需要2~4个活检标本。一般宫颈活检仅需2~3mm深，约绿豆大小，当怀疑浸润癌时，活检应更深些。对于多次咬取活检仍不能确诊者，需进一步采取较深部组织时，可用切取法。同时应注意对患者进行宫颈管搔刮术。当宫颈表面活检阴性、阴道细胞学涂片检查阳性或临床不能排除宫颈癌时，或发现癌肿但不能确定有无浸润和浸润深度而在临床上需要确诊者，可行宫颈锥形切除送病理检查。

3. 腔镜检查

阴道镜适用于宫颈细胞学异常者，主要观察宫颈阴道病变上皮血管及组织变化。对肉眼病灶不明显的病例，宫颈细胞学高度病变或宫颈细胞学高度病变伴HPV16型、18型感染时，可通过阴道镜协助发现宫颈鳞-柱交界部位有无异型上皮变化，并根据检查结果进行定位活检，以提高宫颈癌活检的准确率。

行膀胱镜、直肠镜时，在临床上怀疑膀胱或直肠受侵的患者应对其进行相应腔镜检查。

4. 影像学检查

由于解剖部位表浅，绝大多数宫颈癌经妇科检查及细胞病理学检查即可被确诊。在宫颈癌诊断中影像学检查的价值主要是对肿瘤转移、侵犯范围和程度的了解（包括评价肿瘤局部侵犯的范围，淋巴结转移及远处器官转移等），以指导临床决策并用于疗效评价。适用于宫颈癌的影像学检查方法包括5种。

1）腹盆腔超声

腹盆腔超声包括经腹部及经阴道（或直肠）超声两种方法。主要用于宫颈局部病变的观察，同时可以观察盆腔及腹膜后区淋巴结转移情况，以及腹盆腔其他脏器的转移情况。

2）盆腔MRI

盆腔MRI的软组织分辨率高，是显示宫颈病变最佳的影像学方法，作用包括：①有助于病变的检出和大小、位置的判断，尤其对活检为HSIL/CIN3患者可用于除外内生性病变。②明确病变侵犯范围，为治疗前分期提供重要依据，可显示病变侵犯宫颈间质的深度，判断病变局限于宫颈、侵犯宫旁或是否侵犯盆壁，能够显示阴道内病变的范围，但有时对病变突入阴道腔内贴邻阴道壁与直接侵犯阴道壁难以鉴别；能够提示膀胱、直肠壁的侵犯，但需结合镜检。③检出盆腔、腹膜后区及腹股沟区的淋巴结转移。④对于非手术治疗的患者，可用于放疗靶区勾画、治疗中疗效监测、治疗末疗效评估及治疗后随诊。

3）腹盆腔CT

平扫CT观察宫颈局部病变效果不好，尤其是分期较早的病变；增强CT扫描利于宫颈局部病变的显示，但仍有近50%的病变呈等密度，不能清晰显示。腹盆腔CT检查可以客观评价宫颈病变与周围结构（如膀胱、直肠等）的关系，以及淋巴结是否有转移，同时观察腹盆腔其他器官是否有转移。

4）胸部射线摄影及胸部CT检查

CT软组织分辨率低，平扫病变与正常子宫颈密度相近，尤其对早期宫颈癌观察效果差；增强CT扫描对比度优于平扫，但仍有近1/2的病变呈等密度而难以明确范围。CT的优势主要在于显示中晚期病变方面，评价宫颈病变与周围结构（如膀胱、直肠等）的关系，淋巴结转移情况，以及大范围扫描腹盆腔其他器官是否存在转移。对于有磁共振禁忌证的患者可选择CT检查。

5）核医学影像检查

一般患者不推荐使用PET/CT评价宫颈癌的局部浸润情况，但对于下列情况，推荐有条件者使用PET/CT：①FIGO 分期为ⅠB1期及以上的初诊患者治疗前分期（包括ⅠB1期有保留生育功能需求的患者）；②因其他原因行单纯子宫切除术意外发现宫颈癌拟全身评估者；③拟行放射治疗需影像辅助勾画靶区；④FIGO 分期为ⅠB2期及以上或其他存在高危因素的患者治疗结束3～6个月后随访监测；⑤随访过程中可疑出现复发转移的患者，包括出现临床症状或相关肿瘤标志物升高；⑥核素骨扫描仅用于怀疑有骨转移的患者。

5. 肿瘤标志物检查

肿瘤标志物异常升高可以用于协助诊断、评价疗效、监测病情和治疗后的随访监测，尤其在随访监测中具有重要作用。SCC是宫颈鳞状细胞癌的重要标志物，血清SCC水平超过1.5ng/mL

被视为异常。因宫颈癌以鳞状细胞癌最为常见，所以SCC是宫颈癌诊治过程中最常被检测的血清学肿瘤标志物。宫颈腺癌可以有CEA、CA125或CA19-9的升高。

（四）宫颈癌的诊断标准

1．临床诊断

宫颈癌的正确诊断依赖于详细了解病史、临床表现、必要而细致的检查和周密分析。主要依据以下症状、体征、实验室和影像学检查：①早期可无症状和体征，也可出现阴道接触性出血或分泌物增多、异味等。②晚期可出现阴道大量出血，从而导致贫血；肿瘤合并感染可出现发热症状；也可有肾功能衰竭及恶病质情况。③肿瘤侵犯膀胱可出现血尿，侵犯直肠可出现血便，肿瘤侵及膀胱、直肠可出现瘘。④实验室检查，肿瘤标志物SCC等异常增高。⑤影像学检查（超声、MRI、CT）提示宫颈癌，可有宫旁软组织侵犯、肾盂积水、腹膜后淋巴结转移等。

2．病理诊断

阴道镜或直视下的宫颈活检是最终确诊的金标准。

（五）鉴别诊断

1．宫颈良性病变

如宫颈重度糜烂、宫颈结核、宫颈息肉伴微腺性增生、宫颈黏膜下肌瘤、宫颈腺上皮外翻和其他宫颈炎性溃疡等。

2．转移性宫颈癌

转移性宫颈癌中较多见的是原发子宫内膜癌转移至宫颈。

宫颈活检及免疫组化等可明确诊断或辅助鉴别。

五、临床分期

采用AJCC/UICC 2018年开始执行的"子宫颈癌TNM分期"标准。详见表32-1和表32-2。

表32-1　子宫颈癌TNM分期标准

TNM分期		分期标准
原发肿瘤（T）	Tx	原发肿瘤无法评价
	T0	无原发肿瘤证据
	T1	肿瘤局限于宫颈
	T1a	镜下可见的浸润性癌，浸润深度≤5mm，宽度≤7mm，脉管内瘤栓不影响分期
	T1a1	浸润深度≤3mm，宽度≤7mm
	T1a2	3mm<浸润深度≤5mm，宽度≤7mm

（续表）

TNM分期		分期标准
原发肿瘤（T）	T1b	临床可见的局限于宫颈的肿瘤；或者镜下可见的，超出Tla范围的
	T1b1	临床可见的，病变大小≤4cm
	T1b2	临床可见的，病变大小>4cm，肿瘤侵犯超出子宫颈，但未达到骨盆壁，或者阴道下1/3
	T2a	无宫旁浸润
	T2a1	临床可见的；病变最大径≤4cm
	T2a2	临床可见的，病变最大径≥4cm
	T2b	有宫旁浸润
	T3	肿瘤扩展至盆壁，和/或阴道下1/3，和/或引起肾积水或无功能肾
	T3a	肿瘤侵及阴道下1/3，但未侵及盆壁
	T3b	肿瘤侵及盆壁，和/或引起肾积水或无功能肾
	T4	肿瘤侵犯超出骨盆，侵及膀胱或直肠黏膜（不包括泡状水肿）
区域淋巴结（N）	Nx	区域淋巴结无法评估
	N0	无区域淋巴结转移
	N0(i+)	区域淋巴结中孤立的肿瘤细胞群0.2mm
	Nl	区域淋巴结转移
远处转移（M）	M0	无远处转移
	M1	远处转移(包括腹腔内播散，锁骨上、纵隔或远处淋巴结，肺肝骨转移)

表32-2　子宫颈癌TNM分期（AJCC/UICC第八版）

分期	T	N	M
Ⅰ期	T1	AnyN	M0
ⅠA期	T1a	AnyN	M0
ⅠA1期	T1a1	AnyN	M0
ⅠA2期	T1a2	AnyN	M0
ⅠB期	T1b	AnyN	M0
ⅠB1期	T1b1	AnyN	M0
ⅠB2期	T1b2	AnyN	M0
Ⅱ期	T2	AnyN	M0
ⅡA期	T2a	AnyN	M0
ⅡA1期	T2a1	AnyN	M0
ⅡA2期	T2a2	AnyN	M0
ⅡB期	T2b	AnyN	M0

（续表）

分期	T	N	M
Ⅲ期	T3	AnyN	M0
ⅢA期	T3a	AnyN	M0
ⅢB期	T3b	AnyN	M0
ⅣA期	T4	AnyN	M0
ⅣB期	AnyT	AnyN	M1

所有肉眼可见病灶即便是浅浸润也均被归为ⅠB期癌症。浸润局限于测量到的间质浸润范围，最大深度为5.0mm，水平范围不超过7.0mm。无论从腺上皮还是表面上皮起源的病变，从上皮的基底膜量起浸润深度不超过5.0mm。浸润深度应始终以mm为单位报告，即便是"早期（微小）间质浸润"（＜1 mm）。脉管/淋巴间隙受侵不应改变分期。

直肠检查时，肿瘤与盆腔壁间没有无肿瘤浸润间隙。所有不能找到其他原因的肾盂积水及肾无功能病例都应包括在内。

第二节　治疗

一、西医治疗

宫颈癌的治疗包括手术、放疗、化疗和综合治疗。早期宫颈癌患者（Ⅰ~ⅡA1）可选择单纯根治性手术与单纯根治性放疗，两者治疗效果相当，5年生存率、死亡率、并发症概率相似。各期宫颈癌均可选择放疗。对于ⅡB以上中晚期宫颈癌及局部晚期宫颈癌（ⅠB2和ⅡA2期）采用以顺铂为基础的同步放化疗。盆腔放疗或放化疗将不可避免地导致绝经前妇女卵巢功能衰竭。为了保持内在的荷尔蒙功能，年龄小于45岁的鳞状细胞癌妇女在盆腔放疗之前可考虑选择卵巢移位术。治疗方式的选择应根据患者的年龄、病理类型、分期等综合考虑。

（一）宫颈癌的分期与治疗方式的选择

1. 早期疾病

1) ⅠA1期宫颈癌

（1）有生育要求者，建议锥切术并辅以或不辅以盆腔淋巴结清扫术。对于锥切后有阴性切缘且无LVSI的特定患者，如果她们渴望保留生育能力，可选择观察。对于锥切后有阳性切缘的患者，可选择根治性子宫颈切除术或重复锥切术。在对锥切术后有阳性切缘的患者的研究中，残留病灶的预测因子包括阳性宫颈管诊刮、组合宫颈管切缘和宫颈管诊刮以及疾病体积。对于有LVSI的IA1期疾病患者，建议使用根治性子宫颈切除术和盆腔淋巴结清扫术，辅以（或不辅以）腹主动脉旁淋巴结采样。

（2）无生育要求者，如果她们无LVSI并且锥切术后有阴性切缘或发育不良的阳性切缘，则通常推荐采用筋膜外（即简单）子宫切除术。对于带肿瘤阳性切缘的患者，建议进行改良根治性子宫切除术并辅以盆腔淋巴结清扫术。如果LVSI存在，则推荐改良根治性子宫切除术并辅以淋巴结清扫术。可考虑SLN定位（2B类）。医生也可以考虑重复锥切术，以更好地评估浸润深度。如果LVSI存在，则推荐改良根治性子宫切除术并辅以淋巴结清扫术（仅腹主动脉旁淋巴结采样为2B类）。腹主动脉淋巴结切除术用于治疗已知或怀疑盆腔淋巴结病变的患者。对于锥切术后有阴性切缘的患者，若不能手术治疗或拒绝手术，建议观察。

2）IA2期宫颈癌

（1）有生育要求者，建议行根治性子宫颈切除术和盆腔淋巴结清扫术并辅以（或不辅以）腹主动脉旁淋巴结采样，也可考虑SLN定位。如果出现阴性切缘，或者盆腔淋巴结清扫术出现阴性结果，则在锥切术之后可以进行观察。

（2）无生育要求者，推荐的治疗包括手术或放疗。推荐的手术方法是根治性子宫切除及双侧盆腔淋巴结清扫术辅以（或不辅以）腹主动脉旁淋巴结采样，也可考虑SLN定位。腹主动脉淋巴结切除术用于治疗已知或怀疑盆腔淋巴结病变的患者。盆腔近距离放疗（A点总剂量：70～80Gy）是不能进行手术或拒绝手术患者的治疗选择。根据常规外束分割和低剂量率（40～70Gy/h）的近距离放射当量的总和，推荐大多数患者使用这些剂量。使用高剂量率近距离放疗时，治疗应根据正常组织的耐受性或生物等效计算进行修正。

3）IB和IIA期宫颈癌

根据分期和疾病主体，IB或IIA期肿瘤患者可以通过手术、放疗或同步放化疗治疗。仅建议选定IB1期疾病患者采用保留生育能力手术。可以执行组合PET/CT扫描先排除盆腔外病变，然后再决定如何治疗这些患者。放射成像可推荐用于评估IB2和IIA2期肿瘤。

（1）IB1期保留生育能力者，选择根治性宫颈切除术和盆腔淋巴结清扫术并辅以（或不辅以）腹主动脉旁淋巴结采样，但通常只针对不超过2cm的肿瘤，也可考虑SLN定位。外科医生自主判断如何治疗2～4cm的肿瘤。然而，一些外科医生建议，2cm切除可用于阴道切除术，而4cm切除可用于腹部（如开腹手术、腹腔镜、机器人）切除术。

（2）IB和IIA期不保留生育能力者，主要手术包括根治性子宫切除加双侧盆腔淋巴结清扫术并辅以（或不辅以）腹主动脉旁淋巴结采样，也可以考虑SLN定位。专家认为，手术最适合IB1期或IIA1期疾病患者，而同步放、化疗最适合IB2期或IIA2期疾病患者。腹主动脉淋巴结清扫可用于肿瘤较大以及怀疑或已知盆腔淋巴结病变的患者。一些专家认为，应先执行盆腔淋巴结清扫术，如果是阴性，那么应执行根治性子宫切除术。如果淋巴结是阳性，则应放弃子宫切除术，而应该接受放、化疗。

（3）对于ⅠB或ⅡA期肿瘤患者（包括不适合切除术的患者），另一种选择是联合盆腔放疗和近距离放疗并辅以（或不辅以）含顺铂的同步化疗。尽管同步放、化疗对晚期疾病的根治性治疗效果已被证明，但是针对ⅠB1期或ⅡA1期疾病患者，还没有采用此方法的专门研究。对于肿瘤较小的患者，应仔细考虑风险和收益的比率。对采用根治性放射治疗的临床ⅠB2期或ⅡA2期肿瘤患者，含顺铂的同步化疗已经显示能显著提高患者生存率。专家组建议采用根治性放疗辅以含顺铂的化疗和近距离放疗（A点总剂量≥85Gy）。

2. 晚期宫颈癌（ⅡB～ⅣA期）

晚期宫颈癌包括ⅡB到ⅣA期的疾病患者（即局部晚期疾病）。放射影像学检查（包括PET/CT）被推荐用于ⅠB2期或更晚期疾病。MRI有助于排除宫颈内疾病。然而，对可疑的影像表现则可考虑穿刺活检。

（1）无淋巴结转移或病变局限于盆腔且只有通过手术分期者，建议治疗是由盆腔放疗与基于顺铂的同步化疗和近距离放疗组成。基于顺铂的方案包括在RT期间每周提供顺铂或者每3～4周联合顺铂或五氧氟嘧啶治疗。

（2）有腹主动脉和盆腔淋巴结转移者，可考虑腹膜外淋巴结清扫术，随后辅以扩展场RT放疗、同步含顺铂化疗以及近距离放疗。具有阳性腹主动脉旁淋巴结的患者，如果远处转移阳性，采用全身化疗并辅以（或不辅以）个性化RT。

（二）手术治疗

手术治疗主要应用于早期宫颈癌。手术包括子宫切除与淋巴结切除两部分。1974年提出的Piver 5型子宫切除手术分类系统至今仍广泛应用。2008年又提出了Q-M子宫切除分型系统，更注重手术切除的精准解剖及个体化处理，逐渐得到推广。

Piver手术分型系统如下：

Ⅰ型：筋膜外子宫切除术（适用于ⅠA1期不伴有LVSI的患者）。

Ⅱ型：改良根治性子宫切除术，切除范围还包括1/2骶、主韧带和上1/3阴道（适用于ⅠA1伴有LVSI及ⅠA2期患者）。

Ⅲ型：根治性子宫切除术，切除范围包括毗邻盆壁切除主韧带、从骶骨附着处切除骶韧带及切除上1/2阴道（为标准的宫颈癌根治手术，适用于ⅠB～ⅡA期患者）。

Ⅳ型：扩大根治性子宫切除术（适用于部分复发患者）。

Ⅴ型：盆腔脏器廓清术（适用于部分ⅣA期及复发患者）。

（三）放射治疗

放疗经常用于宫颈癌患者的管理，可作为局部晚期或不太适合手术患者的病因性治疗；或有一个或更多个病理风险因素（如淋巴结阳性、宫旁浸润、手术切缘阳性、肿瘤体积大、间质浸润深、LVSI）的患者在根治性子宫切除术后的辅助治疗。

精确划定原发肿瘤体积和引流淋巴结的疾病最佳分期，包括腹部盆腔放射学研究（CT、MRI或组合PET/CT扫描），建议用于ⅠB2期、ⅡA2期或晚期肿瘤患者。当代成像研究必须与临床表现的细致评估相关，以确定肿瘤的发展程度，尤其是在阴道或宫旁。

1. 放射治疗计划

成像、计算机治疗计划系统和直线加速器技术的进步，使骨盆可获得更精准投放的辐射剂量。然而，剂量投放的物理准确性必须与肿瘤范围、潜在传播途径以及局部复发的历史模式的清晰认识相匹配，以避免地理丢失。

（1）对于局部晚期癌症患者，常常需要整个骨盆40～45Gy的起始辐射治疗剂量使肿瘤缩小，以找到最佳腔内位置。对于低剂量率腔内系统，当前建议小肿瘤治疗A点近距离放疗和外束辐射总剂量至少为80Gy，大肿瘤至少为85Gy。

（2）对于阴道下1/3病灶，必须治疗腹股沟淋巴结。使用扩展场辐射治疗隐匿性或宏观腹主动脉旁淋巴结病，必须精心策划，以确保剂量足够（微小病变为45Gy）而不超出肠道、脊髓或肾脏的耐受力。

2. 正常组织的注意事项

在宫颈癌RT规划中，必须考虑到对周围关键结构的潜在影响，如直肠、膀胱、乙状结肠、小肠和骨。急性影响（即腹泻、膀胱刺激症状、疲劳）一定程度上出现在大多数接受放疗的患者身上，一般同步化疗会有放大影响。然而，急性影响通常可以用药物和支持性护理管理，并且一般在辐射结束后不久就消失。为了避免出现治疗相关的围绝经期症状，特定年轻患者（小于45岁的早期疾病患者）在盆腔放疗前可考虑卵巢移位。

治疗宫颈癌后，后期的副作用可能包括潜在的膀胱、肠和骨盆的骨骼结构损伤。主要并发症（如阻塞、纤维化/坏死和瘘）的风险，与体积、总剂量、每级分剂量和被辐射的正常组织的特定固有放射敏感性有关。仔细屏蔽以最小化正常组织暴露，同时维持肿瘤覆盖率，对最佳结果至关重要。此外，患者相关的条件（即炎症性肠病、胶原血管病、多次腹部/盆腔手术、盆腔炎史、糖尿病）也会影响辐射剂量和体积的决定。

对于大多数患者而言，普遍接受的是整个骨盆可以容忍40～50Gy剂量的外部束辐射。宫旁组织或者未切除节点的大体疾病可使用60～65Gy剂量的严格适形外束增强治疗。腔内近距离放疗提升需要注意在子宫正确放置施源器，应靠着子宫颈和阴道顶点，使用适当的包装，以最大限度地移置膀胱和直肠。体部立体定向放射治疗（SBRT）并非近距离放疗可常规替代的治疗方法。

（四）随访

对于新发宫颈癌患者应建立完整病案，治疗后定期随访监测。具体内容如下：

（1）建议2年内每3～6个月进行病史和体格检查，后面3～5年每6～12个月进行检查，而后是每年进行检查。较之低风险疾病患者的检查频率（如每6个月），高风险疾病患者可以更频繁地进行评估（如前2年每3个月）。

（2）建议对患者进行复发症状提示迹象的教育（如白带、体重减轻、厌食、骨盆或臀部或背部或腿部疼痛、持续咳嗽）。也应给患者提供在健康的生活方式、肥胖、营养和锻炼方面的建议。应鼓励患者戒烟戒酒。

（3）不建议把影像学检查当作常规监测，但患者如果出现复发症状或发现可疑时可使用。

（4）接受宫颈癌RT治疗的患者可能出现阴道狭窄和干燥，应接受有关性健康和阴道健康的重要问题的教育。医生应告知患者有关定期阴道性交和/或阴道扩张器使用和使用阴道保湿剂/润滑剂（如雌激素药膏）的相关事宜。

（5）宫颈癌幸存者有发生第二癌症的风险。数据表明，接受盆腔肿瘤RT治疗的患者存在因辐射诱发第二次恶性肿瘤的风险，尤其是在接近宫颈的辐射位置（如结肠、直肠/肛门、膀胱）；因此，要对这些患者进行仔细监测。

二、中医治疗

（一）辨证论治

1. 治疗前

1）肝肾阴虚型

主症：时有阴道少量流血，头晕目眩，腰酸耳鸣，口干舌燥，夜不安眠，五心烦躁，便干尿黄，舌质红或有裂纹，少苔或见剥落苔，脉弦细或数。

治则：滋补肝肾，清热解毒。

方药：知柏地黄丸合二至丸加减。

药物：生地黄15g、知母10g、黄柏12g、牡丹皮10g、山药10g、山茱萸15g、女贞子15g、旱莲草15g、白花蛇舌草30g、枸杞子15g、莪术15g。

2）肝郁气滞型

主症：阴道流血夹有瘀块，白带稍多，胸胁胀满，情志抑郁，少腹胀痛，心烦易怒，口苦咽干，小便黄，大便干，舌质稍红或暗红，苔薄白，脉弦。

治则：疏肝理气，解郁散结。

方药：柴胡疏肝散，丹栀逍遥散加减。

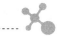

药物：柴胡9g、白芍10g、郁金12g、牡丹皮10g、栀子10g、丹参15g、当归10g、香附10g、半枝莲30g、白花蛇舌草30g、茯苓12g、白术12g。

3）湿热下注型

主症：阴道排液量多，色如米泔或赤黄相混，质地黏稠，气味恶臭，身重体倦，少腹疼痛，口苦而干，舌质暗红，苔黄腻，脉弦数或弦滑。

治则：清热解毒，化瘀利湿。

方药：清热解毒汤加减。

药物：黄柏12g、车前草30g、生薏苡仁30g、苍术12g、蒲公英30g、白花蛇舌草30g、土茯苓30g、白术10g、赤芍15g、萆薢15g、苦参10g、败酱草30g。

4）瘀血内阻型

主症：赤白带下伴有暗色血块，少腹持续性刺痛，固定不移，舌质暗紫或有瘀点瘀斑，苔薄白或黄，脉沉或沉涩。

治则：活血化瘀，解毒止痛。

方药：少腹逐瘀汤加减。

药物：川芎15g、丹参18g、当归12g、赤芍15g、桃仁10g、红花6g、香附15g、生薏苡仁30g、怀牛膝15g、黄柏12g、土茯苓30g、延胡索15g。

5）脾肾阳虚型

主症：白带清稀量多，气味腥臭，阴道时有少量出血，身倦乏力，腰膝酸软，小腹坠胀，便溏或先干后溏，舌质淡胖，苔薄白，脉细弱或沉细无力。

治则：温阳益气，补肾健脾。

方药：金匮肾气丸合补中益气汤加减。

药物：黄芪30g、党参15g、茯苓15g、菟丝子15g、炒白术10g、附子9g、肉桂3g、当归10g、山药15g、木香6g、煨生姜5g、煅牡蛎20g。

2．手术后

气血亏虚型

主症：头晕，疲倦乏力，少气懒言，局部可有伤口疼痛，排便无力，舌质淡红，苔薄黄，脉细或弦细。

治则：补益气血。

方药：八珍汤加减。

药物：生黄芪15g、太子参15g、茯苓15g、白术12g、当归10g、白芍10g、鸡血藤30g、枸杞子15g、生薏苡仁15g。

3．化疗后

1）脾胃不和型

主症：在化疗过程中，患者常常出现不同程度的胃肠道反应。症见食欲下降，胸闷，恶心呕吐，倦怠乏力，腹胀，睡眠差，舌质淡，苔白，脉细或细滑。

治则：健脾和胃，降逆止呕。

方药：六君子汤加减。

药物：陈皮10g、法半夏10g、太子参15g、炒白术10g、茯苓12g、竹茹10g、鸡内金10g、焦三仙10g、枸杞子15g、砂仁10g。

2）精血亏虚型

主症：化学治疗常引起骨髓抑制，导致患者血常规下降。症见欲寐乏力，少气懒言，头晕或痛，面色苍白，毛发脱落，容易感冒，皮下出血，鼻衄，舌质淡，苔薄白，脉细无力。

治则：益气养血，补肾健脾。

方药：八珍汤加减。

药物：当归15g、熟地黄20g、党参15g、茯苓12g、白术10g、生黄芪30g、大枣5枚、鸡血藤30g、山萸肉10g、补骨脂15g、枸杞子15g、阿胶10g（烊化）。

3）肺阴虚型

主症：化疗期间或化疗后，有时患者会出现肺纤维化（因用BLM等）。症见干咳无痰，胸闷气短，时有午后低热，五心烦热，舌质红，少苔，脉细无力。胸部X线检查有肺野弥散性间质纤维化。

治则：滋阴润肺，佐以活血化瘀。

方药：沙参麦冬汤加减。

药物：沙参15g、麦冬15g、桑叶10g、天花粉15g、生地黄12g、杏仁10g、浙贝母12g、鲜芦根15g、款冬花10g、丹参12g、川芎10g、丝瓜络10g。

4．放疗后

1）气滞血瘀型

主症：胸胁胀满，小腹胀痛，阴道出血夹带有瘀块，舌质暗红有瘀点、瘀斑，苔白，脉弦。

治则：活血化瘀，行气止痛。

方药：少腹逐瘀汤加减。

药物：当归10g、川芎10g、生蒲黄10g（包煎）、五灵脂10g、延胡索15g、赤芍10g、生地黄12g、益母草15g、郁金12g、丹参15g、香附10g。

2）湿热下注型

（1）早期主症：腹胀痛，里急后重或腹泻，便脓血，食欲欠佳，舌质红，苔黄厚，脉滑数。

治则：清热解毒，健脾祛湿。

方药：葛根芩连汤或白头翁汤加减。

药物：葛根30g、黄芩10g、川连6g、白头翁15g、厚朴15g、败酱草15g、赤芍15g、白术15g、生薏苡仁30g、木香10g、鸡内金15g、麦芽30g。

（2）晚期主症：口干唇燥，大便不爽，仍有里急后重或便血，阴道流黄水或带血色，泛恶，纳呆，舌质红，舌体瘦，苔黄少津，脉细数。

治则：清热解毒，养阴和胃。

方药：竹叶石膏汤加减。

药物：竹叶10g、生石膏30g、麦冬15g、生地黄20g、黄柏10g、黄连6g、白芍15g、天花粉15g、玄参12g、败酱草30g、半夏10g、甘草6g。

3）湿热蕴结型（膀胱）

主症：尿频，尿急，尿痛，小便灼热，小腹部坠胀或隐痛不适，重者可见血尿，口干苦，舌质红，苔黄，脉细数。

治则：清热利湿止痛。

方药：八正散加减。

药物：车前子15g、木通10g、滑石30g、甘草6g、瞿麦20g、萹蓄15g、生地黄15g、小蓟15g、白芍15g、黄柏10g、栀子10g、茯苓12g。

（二）辨病选药

在辨证基础上，可适当选用下列药物：苦参、莪术、三棱、薏苡仁、白英、紫草、土茯苓、山慈菇、龙葵、猪苓、半夏、胆南星、蔂头回、白花蛇舌草、半边莲、败酱草、蒲公英等。

（三）随症加减

（1）阴道流血：三七粉、仙鹤草、阿胶、茜草根、蒲黄、益母草等。

（2）腹痛甚：乌药、王不留行、延胡索、川楝子、乳香、没药、香附、青皮等。

（3）便秘：虎杖、大黄、玄参、麦冬、火麻仁等。

（4）大便溏、里急后重：黄连、马齿苋、补骨脂、乌梅、秦皮等。

（5）纳呆：鸡内金、麦芽、山楂、神曲、焦三仙等。

（6）腰膝怕冷：怀牛膝、狗脊、续断、杜仲、补骨脂等。

（7）午后低热：地骨皮、鳖甲、银柴胡、胡黄连、白薇等。

（8）痰中带血：仙鹤草、白及、白茅根、侧柏叶等。

（9）神疲乏力：党参、白术、太子参、生黄芪、鸡血藤等。

（10）尿短赤：金银花、黄柏、鱼腥草、车前草等。

（11）放疗期间伴发热：金银花、连翘、白花蛇舌草等。

（12）便血：地榆、槐花、紫珠、血余炭等。

（13）血尿：白茅根、大蓟、小蓟、蒲黄、藕节等。

（四）饮食调护

服食中药时忌生冷、肥腻、辛辣之品，同时戒烟、戒酒等，放疗、化疗期间应进食一些易于消化的、营养丰富的食物，多吃富含维生素A、C、胡萝卜素及高蛋白、低脂肪的食物，如新鲜水果（柑橘，猕猴桃）、蔬菜、豆类、蛋、海鱼及奶制品等，适当补充一些微量元素。还可视情况选用下列食疗方：

（1）薏米30g、菱实90g，共煎汁，早晚分服，连服1～2个月。

（2）薏米30g、紫糯米60g、大枣10枚，共煮粥，做早餐食用，每天1次，连续服用，适用于化疗、放疗期间的患者（薏米是一种营养丰富、平稳可靠的抗癌食物）。

（3）枸杞子40g、猪瘦肉150g、甲鱼560g（去内脏）一起加适量水炖熟，加盐调味即可食用，本汤有滋阴养血、补益肝肾之功，适用于手术后血虚气弱者，食欲差者忌服。

（4）黄芪乌鸡汤：乌鸡一只或半只、黄芪30～50g、生姜少许，一起隔水炖1～2h后，加油、盐调味服食，每周1～2次。本汤有补气补血之功，适用于手术后气血亏虚者。

（5）当归金针汤：当归30g、黄花菜30g、猪瘦肉250g，洗净加水3 000mL煲1～2.5h后加盐、酒、葱、姜等服食（大火烧开，文火煎熬）。本方有补血活血祛瘀之功，适用于术后血虚血瘀者。

（6）枸杞鸡蛋饮：枸杞子20g，加水适量入煲，水开后文火煮15min，打入鲜鸡蛋1～2枚，蛋熟后加入冰糖或盐即可食用。本方有补肝肾、调经血之功，适用于术后或放疗、化疗后服用。

（7）雪耳红枣饮：雪耳（白木耳）20g泡开后撕碎入煲，红枣10枚（去核），加水适量，水开后文火熬，雪耳熟烂后加入少许冰糖即可食用。本方有滋阴补血之功，尤适用于放疗后服用。

三、预防保健

（一）化疗并发症（毒副反应）的预防与处理

详见前面各章节，基本类同。

（二）放疗并发症的预防与处理

1. 放疗期间盆腔炎症的防治

应常规进行阴道冲洗，有肿瘤坏死感染者，可局部用呋喃西林粉或碘伏，注意宫颈管通畅，减少宫腔积脓的发生，有盆腔压痛、白细胞增高者，应给予抗生素治疗。

2. 放疗近期反应

（1）全身反应：神倦乏力、眩晕、食欲不振、恶心呕吐等。一般给予对症处理，并予清淡、易消化、高蛋白饮食及多种维生素等。

（2）直肠反应：里急后重、黏液便、腹泻、便血等，给予复方樟脑酊、颠茄酊等对症处理，必要时暂停放疗，待症状好转后再继续放疗，反应严重时注意水、电解质平衡。

（3）膀胱反应：尿频、尿急、尿痛、血尿等，用抗炎止血等对症处理，必要时暂停放疗。

3. 放疗远期并发症

放射性直肠炎、乙状结肠炎多在放疗后半年至一年内出现，放射性膀胱炎多在放疗后一年以上出现。属轻、中度者可采用保守治疗（抗炎、止血等，膀胱炎需保持膀胱空虚）。如属重度者（如肠梗阻、肠穿孔、直肠肠道瘘、膀胱阴道瘘等）则应考虑手术治疗。

（三）宫颈癌的预防

（1）减少性伴侣，多用安全套是预防HPV感染的第一步。

（2）有条件者可以注射HPV疫苗。

（3）积极治疗HPV感染。

（4）定期行宫颈疾病筛查，检查TCT和HPV。

（5）及时治疗高级别的宫颈上皮内病变。

（6）患病后尽量到专科医院就诊，切忌乱投医，避免误诊和漏诊。

（7）宫颈癌的发生与七情因素有密切关系，所以患病后应保持平和、乐观的心态，树立战胜疾病的信心，积极配合治疗。

（8）适当参加体育锻炼，调节身心健康，如散步、打太极拳等。

（9）治疗结束后仍需定期回院复查，以便早期发现复发和转移。

（丘惠娟　蒋莉）

第三十三章
卵巢癌

第一节　概述

卵巢癌（常泛指卵巢恶性肿瘤）是妇科常见的三大恶性肿瘤之一。在女性生殖系统恶性肿瘤中，卵巢癌发病率在我国位于宫颈癌和宫体癌之后，居第3位，在美国仅次于宫体癌。近20年来，卵巢癌发病率逐年上升，由于卵巢癌发病隐匿，进展迅速，目前缺乏有效的筛查方法和措施，70%～80%的患者就诊时已属晚期，并且因其病理分类繁多，组织结构复杂，生物学特性各不相同，对放疗、化疗等治疗手段的敏感性各异，因此临床疗效尚不理想，其五年生存率仍徘徊在较低水平（20%～30%），其死亡率居妇科恶性肿瘤的首位。降低卵巢癌死亡率的关键是早期诊断，探索有效的综合治疗方法。

卵巢癌占女性恶性肿瘤的2.5%～5%，占妇科恶性肿瘤的23%。世界各地发病率有显著差异，北欧、北美最高，挪威为15/100 000、美国13/100 000，日本最低，仅为3/100 000。卵巢癌主要由卵巢上皮癌、卵巢恶性生殖细胞肿瘤和卵巢性索间质肿瘤等组成：其中以卵巢上皮癌占绝大多数，为60%～85%；卵巢恶性生殖细胞肿瘤在国内资料显示占15%～25%，而国外仅占2%～3%；卵巢性索间质肿瘤占5%～10%。

中医学虽无卵巢癌的病名，但古医籍中有类似卵巢癌的记载。如《灵枢·水胀》说："其始生也，大如鸡卵，稍以益大，至其成，如怀子之状，久者离岁，按之则坚，推之则移，月事以时下，此其候也。"这是对肠覃的描述。《素问玄机原病式》云："腹中坚硬，按之应手，谓之积也。"《难经·五十五难》曰："积者，阴气也，其始发有常处，其痛不离其部，上下有所终始，左右有所穷处。"根据以上腹内肿块，逐渐增大，如怀子状，按之应手，痛有定处等论述，卵巢癌应属于中医学"肠覃""积聚"的范畴。

一、病因病机

（一）中医病因病机

因先天禀赋不足，肾气素亏；或年老正气渐衰，天癸将竭，肝肾亏虚；或后天饮食不节，脾胃受损，致正气亏虚，外感毒之邪乘虚而入；或脏腑功能失调，气机不畅，瘀血痰湿内生，日久成积而致积聚。本病病机为本虚标实。

（二）现代医学病因及危险因素

卵巢癌的病因不明，现代医学认为与以下因素可能有关。

1．生殖因素

不育或妊娠次数少，以及使用诱导排卵药物等可使卵巢癌发生的危险性增加，而足月妊娠可降低卵巢癌的发病风险。

2．月经的影响

绝经年龄晚轻度增加患卵巢癌的风险，也有研究认为月经初潮早也是危险因素之一，但影响似乎不大。

3．外源性激素的作用

长期口服避孕药可降低卵巢癌发病风险。相反，绝经后的激素替代治疗可能增加发病风险。

4．遗传因素

家族史是推断一个妇女一生中发生卵巢癌可能性的一个重要因素。目前将与遗传因素有关的卵巢癌分为家族性卵巢癌和遗传性卵巢癌。家族性卵巢癌是指家族成员中有卵巢癌患者。遗传性卵巢癌则定义为，家庭成员中至少有2个一级亲属患卵巢癌。遗传性卵巢癌综合征（HOCS）家系的妇女一生罹患卵巢癌的概率高达25%～50%，并且随着年龄的增长，患病风险也会增加。约有10%的卵巢上皮癌患者具有遗传倾向。遗传性卵巢癌综合征有两种临床常见类型：①遗传性乳腺癌—卵巢癌综合征（HBOC），占遗传性病例的85%～90%，其发生主要与 *BRCA1* 基因和 *BRCA2* 基因突变有关；②作为Lynch Ⅱ癌症家族综合征的组成部分，特征为遗传性非息肉型结肠癌（HNPCC）、子宫内膜癌和少数的卵巢癌，其发生与DNA错配修复基因突变有关。

5．环境饮食因素

高动物脂肪饮食可增加患病风险，而维生素、纤维素、水果和蔬菜可能降低患病风险，但饮食和环境因素与卵巢癌发病的关系仍无定论。

二、诊断

（一）影像学检查

（1）X线检查。胸片检查可帮助发现胸腔积液；腹平片可见囊性畸胎瘤内钙化灶；胃肠钡餐和钡灌肠检查有助于排除胃肠道的原发肿瘤。

（2）B超检查可发现妇科检查时不能扪清的卵巢小肿块；能分辨出肿瘤的囊实性及囊内有无乳头，这有助于判断肿瘤的良恶性；能探及腹水及较大的腹盆腔内病灶，特别对肝、脾和肾等实质性器官转移灶的诊断也有帮助。

（3）CT和MRI能检出B超难以发现的小病灶，能清楚显示肿瘤与周围组织器官的关系、腹盆腔腹膜后淋巴结情况，以及肝、脾等实质脏器有无转移，可用于卵巢肿瘤的临床诊断和分期。

（4）PET/CT是目前最先进的影像学检查手段。PET有可能发现更小的病灶，对于复发癌的诊断很有价值。

（二）肿瘤标志物

目前已知的卵巢肿瘤标志物的特异性均不高，动态监测异常肿瘤标志物的变化情况，可以作为治疗后病情监测的指标之一。

（1）CA125测定。CA125是卵巢上皮癌的相关抗原，其他如苗勒氏管衍生的良性肿瘤、子宫内膜异位症的腹膜炎症也可出现阳性。其特异性不高，但敏感性高，卵巢上皮癌的阳性率可达82%～94%，是目前临床上应用最广的卵巢癌标志物。

（2）人附睾蛋白4（HE4）。血清HE4的敏感性与血清CA125检测相当，而特异性更高，在卵巢良性病变患者中很少升高。HE4是目前早期诊断卵巢癌的肿瘤标志物。

（3）甲胎蛋白（AFP）在卵巢恶性生殖细胞肿瘤，如内胚窦瘤和胚胎癌可出现阳性，但应排除原发性肝癌、肝炎和妊娠等可出现AFP阳性的情况。

（4）人绒毛膜促性腺激素β亚单位（β-HCG）是带有绒癌成分的卵巢生殖细胞肿瘤，如胚胎癌和原发性绒癌的敏感的肿瘤标志物。

此外，性索间质肿瘤和一些上皮性卵巢肿瘤的血清雌二醇和孕酮水平可增高；一些生殖细胞肿瘤和上皮性肿瘤的癌胚抗原（CEA）可升高；糖类抗原19-9（CA19-9）检测对黏液性癌和透明细胞癌有较高的敏感性，这些标志物的测定可作为诊断的参考。

（三）细胞学检查

主要是进行腹水或胸腔积液细胞学检查，该检查对提高卵巢癌的术前诊断率至关重要，但组织病理学仍是确诊卵巢癌的金标准。腹水和胸腔积液的细胞学检查可协助进行临床分期。

（四）腹腔镜检查

腹腔镜有助于卵巢癌早期诊断，可通过腹腔镜检查和镜下组织活检确诊。这种检查也有助于鉴别卵巢的原发癌与转移癌，以及进行卵巢癌的正确分期。

（五）其他方法

基因芯片技术、蛋白组学技术及组织芯片技术尚处于临床前试验阶段，其临床应用价值有待进一步研究。

（六）鉴别诊断

卵巢恶性肿瘤缺乏特异性表现，易与卵巢良性肿瘤、盆腔炎性肿瘤、腹腔结核、子宫内膜异位症、转移性卵巢肿瘤等相混淆，需要通过影像、病理等检查手段相鉴别。

（七）病理类型

1．卵巢上皮癌

卵巢上皮癌最为常见，占卵巢癌的85%～90%，多见于中老年妇女，高峰年龄在50～60岁。

1）浆液性癌

浆液性癌是最常见的上皮性卵巢癌，包括浆液性乳头状囊腺癌及乳头状癌。50%为双侧卵巢同时发生，易腹盆腔播散，可伴大量腹水。

2）黏液性癌

黏液性癌较浆液性癌少见，双侧卵巢同时发生率为10%～20%。

3）卵巢子宫内膜样癌

我国较少见，双侧卵巢受累的发生率为30%左右，其中约20%的病例合并子宫内膜癌。

4）恶性勃勒纳（Brenner）瘤和移行细胞癌

两者均属纤维上皮瘤。两种病例均较少见，多发于中老年妇女。移行细胞癌组织学类似膀胱移行细胞癌，不具有良性、交界性的区域，可并存腺癌、鳞状细胞癌成分。

5）透明细胞癌

透明细胞癌来源于苗勒氏管，少见。肿瘤多为单侧性，可合并子宫内膜异位症。

2．卵巢恶性生殖细胞肿瘤

好发于年轻人，约占卵巢恶性肿瘤的6%。肿瘤来源于原始性腺中的生殖细胞，恶性程度多较高，易于转移。

1）胚胎癌

高度恶性，常合并其他生殖细胞肿瘤，血清AFP和人绒毛膜促性腺激素（HCG）均呈阳性。肿瘤体积较大，有包膜，出血坏死常见。

2）内胚窦瘤（卵黄囊瘤）

恶性度很高，生长极快，转移率高，血清AFP阳性，HCG阴性。

3）未成熟畸胎瘤

发生率次于或近似于内胚窦瘤。肿瘤多为单侧性巨大肿物，组织成分复杂，此瘤复发和转移率高，但复发肿瘤可自未成熟向成熟转化，复发越晚，瘤组织向成熟转化程度越高。

4）无性细胞瘤

无性细胞瘤是国外资料中最常见的卵巢恶性生殖细胞肿瘤，国内报告较未成熟畸胎瘤少见。单侧多见，双侧占10%～20%。

3．卵巢性索间质肿瘤

卵巢性索间质肿瘤包括由性索间质来源的颗粒细胞、卵泡膜细胞、成纤维细胞、支持间质细胞发生的肿瘤。许多性索间质肿瘤能分泌类固醇，因而产生内分泌症状。以颗粒细胞瘤和卵泡膜细胞瘤多见，此两种肿瘤常混合存在，可分泌雌激素。肿瘤为实性，多为单侧。颗粒细胞瘤应视作潜在恶性，其复发较晚，主要在腹腔内播散，很少远处转移。卵泡膜细胞瘤恶性者少，多发生在50岁以上妇女。二者预后均较好。

4．卵巢转移性肿瘤

一些原发于消化道或乳腺的肿瘤常首先转移到卵巢，库肯勃（Krukenberg）瘤或称印戒细胞癌是其中重要的一种。

（八）转移途径

（1）盆腹腔种植播散为卵巢恶性肿瘤转移的特点及主要转移方式，预后差。

（2）局部直接蔓延。当卵巢肿瘤穿破包膜时，可直接向邻近器官组织侵犯。

（3）淋巴转移。卵巢恶性肿瘤主要向腹主动脉旁淋巴结和盆腔淋巴结转移，晚期患者也可出现腹股沟淋巴结和/或锁骨上淋巴结的转移。

（4）血道转移少见，一旦发生则表明属晚期。常见转移部位为肝、肺、胸膜、脾、骨、肾和肾上腺。

（九）临床表现

1．症状

早期通常无症状，或仅有轻度非特异性的症状，如食欲缺乏、腹胀、腹痛和消瘦等。患者最多见的主诉是腹胀不适，易误认为消化不良。一般无腹痛或仅有隐痛，当肿瘤发生扭转、破裂、出血和感染时，可出现较明显的腹痛。出现种植播散者可因侵犯不同部位而出现肠梗阻、腰痛、下肢疼痛、下肢水肿等。此外，具有分泌雌激素功能的颗粒细胞瘤和卵泡膜细胞瘤的患者可有不规则阴道流血。晚期患者可出现消瘦、贫血、发热等全身症状。

2．体征

1）腹盆腔肿块

卵巢肿瘤位于盆腔时，妇科检查扪及肿物在子宫一侧或双侧，肿瘤增大时可进入腹腔。若侵犯周围组织，则肿物固定。晚期病例常可在子宫直肠陷窝扣及融合的质硬种植结节。

2）腹水征

腹部叩诊移动性浊音阳性，卵巢恶性肿瘤的腹水多为血性。

3）第二性征异常

如青春期前性早熟或男性化、绝经期阴道流血、生育期闭经、子宫不规则出血等。

4）远处转移

如锁骨上淋巴结肿大、胸腔积液、肝脾肿大等。

三、临床分期

临床分期采用AJCC/UICC 2018年开始执行的"卵巢癌TNM分期"标准，适用于原发于卵巢、输卵管及腹膜的恶性肿瘤（表33-1，表33-2）。

表33-1　卵巢癌AJCC/UICC TNM、FIGO分期标准

TNM分期		FIGO分期	分期标准
原发肿瘤（T）	Tx	—	原发肿瘤无法评估
	T0	—	无原发肿瘤证据
	T1	Ⅰ	肿瘤局限于（单侧或双侧）卵巢（输卵管）
	T1a	ⅠA	肿瘤局限于一侧卵巢（输卵管），包膜完整，腹水或腹腔冲洗液中无恶性细胞
	T1b	ⅠB	肿瘤局限于一侧或两侧卵巢（输卵管），包膜完整，卵巢或输卵管表面无肿瘤，腹水或腹腔冲洗液中无恶性细胞
	T1c	ⅠC	肿瘤局限于一侧或两侧卵巢（输卵管），有下列特征之一
	T1c1	ⅠC1	术中包膜破裂
	T1c2	ⅠC2	术前包膜破裂或者卵巢（输卵管）表面有肿瘤
	T1c3	ⅠC3	腹水或腹腔冲洗液中有恶性细胞
	T2	Ⅱ	一侧或两侧卵巢，有盆腔浸润和/或种植
	T2a	ⅡA	直接浸润和/或种植到子宫和/或输卵管，和/或卵巢
	T2b	ⅡB	直接浸润和/或种植到盆腔其他组织
	T3	Ⅲ	一侧或两侧卵巢（输卵管/腹膜癌），伴镜下证实的盆腔以外的腹膜转移，和/或腹膜后［盆腔和/或腹主动脉旁］淋巴结转移
	T3a	ⅢA	镜下可见的盆腔外腹腔转移，伴或不伴有腹膜后淋巴结转移

（续表）

TNM分期		FIGO分期	分期标准
原发肿瘤（T）	T3b	ⅢB	肉眼可见的盆腔外腹腔转移，转移灶最大径小于等于2cm，伴或不伴腹膜后淋巴结转移
	T3c	ⅢC	肉眼可见的盆腔外腹腔转移，转移灶最大径大于2cm，伴或不伴腹膜后淋巴结转移
区域淋巴结（N）	Nx	—	区域淋巴结无法评估
	N0	—	无区域淋巴结转移
	N0(i+)	—	区域淋巴结中发现的肿瘤细胞小于0.2mm
	N1	ⅢA1	有腹膜后淋巴结转移（组织学证实）
	N1a	ⅢA1i	转移灶最大径达到10mm
	N1b	ⅢA1ii	转移灶最大径超过10mm
远处转移（M）	M0	—	无远处转移
	M1	Ⅳ	远处转移，包括胸腔积液细胞学阳性，肝脏、脾脏实质的转移，腹腔外器官的转移（包括腹股沟淋巴结及腹腔外淋巴结），肠壁受累
	M1a	ⅣA	胸腔积液细胞学阳性
	M1b	ⅣB	肝脏、脾脏实质的转移，腹腔外器官的转移（包括腹股沟淋巴结腹腔外淋巴结），肠壁受累

表33-2　卵巢癌TNM分期（AJCC/UICC第八版）

分期	T	N	M
Ⅰ期	T1	N0	M0
ⅠA期	T1a	N0	M0
ⅠB期	T1b	N0	M0
ⅠC期	T1c	N0	M0
Ⅱ期	T2	N0	M0
ⅡA期	T2a	N0	M0
ⅡB期	T2b	N0	M0
ⅢA1期	T1-2	N1	M0
ⅢA2期	T3a	N0-1	M0
ⅢB期	T3b	N0-1	M0
ⅢC期	T3c	N0-1	M0
Ⅳ期	Any T	Any N	M1

（续表）

分期	T	N	M
ⅣA期	Any T	Any N	M1a
ⅣB期	Any T	Any N	M1b

四、筛查及风险管理

卵巢恶性肿瘤是妇科常见恶性肿瘤中疗效最差者，尤以中晚期患者的预后差，五年生存率徘徊在30%左右。影响预后的因素有：临床分期、病理组织学类型、病理组织学分级、手术残余肿瘤的大小和术后化疗疗程数等。本病病因不明，很难提出有效的预防办法，关键是早期诊断早期治疗。由于目前没有有效的筛查手段，也不支持对一般人群进行常规的卵巢癌筛查。但应重视一些卵巢癌相关的临床症状，如腹胀、盆腔或腹部疼痛、腹围增加、易饱感，或尿频尿急，特别是这些症状新发，或经常出现，应及时做进一步检查。对于高风险人群（如BRCA基因突变携带者，有家族史）用阴道超声联合血清CA125检测进行监测的价值仍有待验证。应加强对女性进行可能与卵巢癌相关症状的教育，如盆腹腔疼痛、腹胀、尿频尿急等，如持续数周应及时做进一步评估。

符合以下情况一项或多项的个体，建议进行相关的基因检测：①家族中存在已知的BRCA1基因/BRCA2基因突变的。②卵巢癌个人史，或患其他HBOC相关肿瘤，且确诊年龄小于等于50岁。③患HBOC相关肿瘤，且确诊年龄小于等于60岁，并且有第2个原发肿瘤，或三阴性乳腺癌，或大于等于1个近亲属患HBOC相关肿瘤。④近亲属中大于等于2人患HBOC相关肿瘤。⑤男性乳腺癌患者，或有男性近亲属患乳腺癌；肿瘤组织检测到BRCA1基因/BRCA2基因突变，但未行胚系分析。⑥林奇综合征、黑斑息肉综合征的筛查参见美国国家综合癌症网络（NCCN）临床实践指南。遗传/家族高风险评估—结直肠癌。

基因突变携带者的风险管理：①对BRCA1基因/BRCA2基因突变携带者，建议在35～40岁或完成生育后进行预防性输卵管和卵巢切除。BRCA2基因相关卵巢癌的确诊年龄通常较BRCA1基因相关卵巢癌晚8～10年，故BRCA2基因突变携带者可考虑延迟至40～45岁进行预防性附件切除。在考虑预防性手术时，应与基因突变携带者详细讨论手术的风险与获益。仅行输卵管切除不是降低患癌风险的标准手术，输卵管切除的女性仍有患卵巢癌和腹膜癌的风险。在绝经前进行预防性卵巢切除可能降低乳腺癌风险，但降低的程度不确定。②对林奇综合征、黑斑息肉综合征相关基因突变携带者，进行双侧输卵管卵巢的切除和子宫的切除应基于个体情况，如是否生育、绝经情况、合并症、家族史等因素。③口服避孕药物可以降低发生卵巢癌的风险，风险降低的程度与服用药物的时间呈正相关。口服避孕药物是否会增加乳腺癌的患病风险一直存在争议，故口服避孕药物预防卵巢癌特别适用于已行预防性乳腺切除术的*BRCA*基因突变携带者。

第二节　治疗

一、西医治疗

卵巢癌治疗的基本原则是，在理想的肿瘤细胞减灭术的基础上辅助紫杉醇、铂类为主的联合化疗。

（一）手术治疗

手术切除是治疗卵巢恶性肿瘤最重要的手段，同时也是重要的确诊方法。除非临床检查估计肿瘤不能切除或有手术禁忌证，否则均应首先进行手术。手术方式包括以下几种。

1. 全面分期手术

全面分期手术适用于临床拟诊为ⅢB期以下的卵巢癌患者。卵巢恶性肿瘤的分期系统是基于手术和病理检查的分期，全面分期手术是初治卵巢癌的标准手术方式。

2. 保留生育功能的全面分期手术

手术范围除保留子宫和一侧附件之外，其余内容同全面分期手术。对于上皮性卵巢癌患者，施行保留生育功能的手术有严格的前提条件：患者年轻；有强烈保留生育功能的愿望；无不孕不育的因素；ⅠA期；肿瘤细胞分化好；有良好的随诊条件。对于卵巢生殖细胞肿瘤患者，标准的手术方式是保守性手术，不论临床期别，只要患者有生育要求，子宫和对侧附件外观正常，就可行保留生育功能的全面分期手术。

3. 肿瘤细胞减灭术

肿瘤细胞减灭术（PDS）适用于中晚期卵巢癌患者（部分Ⅱ期、Ⅲ期和Ⅳ期）。此术式的概念是要将肿瘤（包括转移灶）大部分切净或基本切净，包括切除增大的腹膜后淋巴结和有远处转移的淋巴结（如腹股沟淋巴结和锁骨上淋巴结）。满意或理想的PDS通常以残留病灶的最大径小于1cm为标准。

4. 间歇性肿瘤细胞减灭术

间歇性肿瘤细胞减灭术（IDS）适用于首次手术后残留肿瘤较多、较大的患者，或者首诊时估计不能满意切除的卵巢癌患者，经过2～3个疗程新辅助化疗，肿瘤情况改善后再进行的肿瘤细胞减灭术。

5．扩大的肿瘤细胞减灭术

扩大的肿瘤细胞减灭术适用于晚期和复发性卵巢癌，是指为了达到满意的肿瘤减灭，需要切除受累的盆腹腔器官的手术，此类手术的术后并发症发生率高，要求患者有良好的体能状态，也通常需要多学科的手术团队合作，才能最大限度地切净肿瘤和减少并发症。

6．再次肿瘤细胞减灭术

再次肿瘤细胞减灭术适用于可切除的、病灶局限的复发性卵巢癌，有部分患者需接受多次肿瘤细胞减灭术。初次化疗结束后6～12个月后复发、病灶孤立可以完整切除或病灶局限、无腹水是二次减瘤术的适应证。鼓励患者参加临床试验以评估二次减瘤术是否能真正获益。

7．特殊情况

（1）黏液性肿瘤。原发浸润性黏液性卵巢肿瘤并不常见。必须对此类患者上消化道、下消化道进行全面评估以排除消化道肿瘤转移至卵巢可能。怀疑或确诊为卵巢黏液性肿瘤者必须切除阑尾。

（2）卵巢交界性肿瘤（LMP）。虽然有资料显示，淋巴结切除术可能提高分期，但并不影响总体生存率。大网膜切除和腹膜多点活检可使近30%患者提高分期并可能影响预后。

（3）辅助性姑息手术。对接受姑息治疗的晚期卵巢癌患者，可能需要行以下辅助性手术：①腹腔穿刺术/留置腹膜透析导管；②胸腔穿刺术/胸膜融合术/胸腔镜下留置胸腔导管；③放置输尿管支架/肾造口术；④胃造口术/放置肠道支架/手术缓解肠梗阻。

8．降低风险输卵管-卵巢切除术

推荐BRCA1/2胚系突变携带者在完成生育后接受降低风险输卵管-卵巢切除术（risk reducing salpingo-oopherectomy，RRSO）。参考国外的资料和指南，对于BRCA1胚系突变携带者，推荐接受RRSO的年龄在35～40岁。鉴于BRCA2胚系突变携带者卵巢癌发病年龄较BRCA1胚系突变携带者晚8～10年，BRCA2胚系突变携带者接受RRSO的年龄可推迟至40～45岁。双侧输卵管切除术对BRCA1/2胚系突变携带者的保护作用仍有争议，而且RRSO还可降低绝经前女性乳腺癌的发生风险。因此，仅行双侧输卵管切除应慎重。RRSO手术有几点注意事项：可行腹腔镜下手术；进入腹腔后先行盆腔冲洗液细胞学检查；切除输卵管时应自伞端至壁内段完整切除；如卵巢或输卵管与周围腹膜粘连，切除粘连的腹膜；切除的卵巢和输卵管应全部取材进行病理评价，以免漏掉隐匿性癌。

（二）化学治疗

由于绝大多数卵巢癌在诊断时已是晚期，单纯手术不能达到治愈的效果。化疗是卵巢癌综合治疗中不可缺少的重要手段。如果肿瘤细胞减灭手术能达到无肿瘤残留，术后辅助化疗的效果更好。

化疗总原则：①鼓励患者参与诊断和治疗临床试验。②在任何初始治疗之前：所有怀疑ⅢC

或Ⅳ期浸润性上皮性卵巢癌患者开始治疗前必须由妇科肿瘤专家评估，决定是否能进行初次肿瘤细胞减灭术；有生育要求需要行保留生育功能者必须转诊至合适的生殖专家；讨论化疗的目标。

初治患者化疗原则：如果患者有化疗的适应证，须告知患者目前有多种化疗方式可供选择，包括静脉化疗、静脉联合腹腔化疗或参与临床试验（包括不同剂量和给药方案），并分别告知不同化疗方案和给药方式所产生的毒副作用，以及相应的处理方案，如水化、骨髓抑制的监控和处理等。

复发患者化疗原则：对复发的上皮性卵巢癌，应首先进行分型。对铂类敏感型复发，首选铂类为基础的联合化疗或铂类单药化疗方案。对铂耐药型复发，则首选非铂类单药化疗或加抗血管生成靶向药物的联合化疗。还应：①详细了解患者既往的所有化疗方案的毒性资料、剂量、化疗方案和剂量调整资料。②必须告知患者可获得的临床试验和患者功能状态及既往化疗已导致的毒性反应。③推荐所有复发或者未控的患者在开始治疗前进行肿瘤分子检测。④医生需要就所选择的化疗方案及毒副反应的监测和处理，对患者及家庭陪护人员进行宣教。

老年人（大于70岁）和/或有合并症患者的化疗原则：老年人和有合并症患者可能不能耐受指南推荐的联合化疗方案。下列静脉方案可能适合Ⅰ～Ⅳ期老年卵巢癌患者（包括癌肉瘤、透明细胞癌、黏液性癌，低级别浆液性癌）（表33-3）。

表33-3　老年卵巢癌患者化疗方案

方案	药物	剂量	用法	时间
卡铂 （每3周重复）	卡铂	浓度—时间曲线下面积（area under the concentration-time curve，AUC）=5	静脉注射	第1天
TC （每3周重复）	紫杉醇	135mg/m²	静脉注射	第1天
	卡铂	AUC=5	静脉注射	第1天
TC （每周1次，共18次）	紫杉醇	60mg/m²	静脉注射 >1h	第1天
	卡铂	AUC=2	静脉注射 >30min	第1天

经全面分期手术后确定为ⅠA或ⅠB期的低级别浆液性癌或G1子宫内膜样癌患者术后可观察，ⅠA或ⅠB期/G2的子宫内膜样癌患者术后可观察也可化疗。其余患者都应接受辅助化疗。化疗方案见表33-4，表33-5。

表33-4　Ⅰ期患者术后可选择的辅助化疗方案

方案	药物	剂量	用法	时间
TC首选 （每3周重复，3～6个疗程）	紫杉醇	175mg/m²	静脉注射＞3h	第1天
	卡铂	AUC=5～6	静脉注射＞1h	第1天
AC （每4周重复，3～6个疗程）	脂质体多柔比星	30mg/m²	静脉注射	第1天
	卡铂	AUC=5	静脉注射＞1h	第1天
TC （每3周重复，6个疗程）	多西他赛	60～75mg/m²	静脉注射＞1h	第1天
	卡铂	AUC=5～6	静脉注射＞1h	第1天

表33-5　Ⅱ～Ⅳ期患者术后辅助化疗方案

方案	药物	剂量	用法	时间
腹腔化疗+静脉化疗 （每3周重复，6个疗程）	紫杉醇	135mg/m²	静脉注射＞3h 或持续静脉注射＞24h	第1天
	顺铂	75～100mg/m²	腹腔化疗	第2天
	紫杉醇	60mg/m²	腹腔化疗	第8天
TC 静脉化疗（每3周重复，6个疗程）	紫杉醇	175mg/m²	静脉注射＞3h	第1天
	卡铂	AUC=5～6	静脉注射＞1h	第1天
TC （剂量密集，每3周重复，6个疗程）	紫杉醇	80mg/m²	静脉注射＞3h	第1，第8，第15天
	卡铂	AUC=6	静脉注射＞1h	第1天
TC （每3周重复，6个疗程）	多西他赛	60～75mg/m²	静脉注射＞1h	第1天
	卡铂	AUC=5～6	静脉注射＞1h	第1天
TC （每周1次，共18次，适用于老年患者及一般状态不良者）	紫杉醇	60mg/m²	静脉注射＞1h	第1天
	卡铂	AUC=2	静脉注射＞30min	第1天
AC （每4周重复，6个疗程）	聚乙二醇脂质体多柔比星	30mg/m²	静脉注射	第1天
	卡铂	AUC=5	静脉注射	第1天
TC（每3周重复，5～6个疗程）+贝伐珠单抗（每3周重复，18个疗程）	紫杉醇	175mg/m²	静脉注射＞3h	第1天
	卡铂	AUC=5～6	静脉注射＞1h	第1天
	贝伐珠单抗	7.5mg/kg	静脉注射＞30～90min	第1天
TC（每3周重复，6个疗程）+贝伐珠单抗（每3周重复，22个疗程）	紫杉醇	175mg/m²	静脉注射＞3h	第1天
	卡铂	AUC=5～6	静脉注射＞1h	第1天
	贝伐珠单抗	15mg/kg	静脉注射＞30～90min	第22天

1．新辅助化疗

（1）以上推荐用于Ⅱ～Ⅳ期的任何静脉化疗方案均可用于IDS前的新辅助化疗。

（2）在IDS前使用含贝伐珠单抗的方案须慎重，因为可能会影响手术后切口的愈合；如果使用了贝伐珠单抗，至少在IDS前6周停药。

（3）在新辅助化疗和IDS后，可选用以上推荐的任何方案（包括静脉和腹腔）继续化疗。

（4）新辅助化疗和IDS后使用腹腔化疗的方案有限。以下是另一个IDS后可选择的腹腔化疗方案：第1天紫杉醇135mg/m²静脉注射大于3h、卡铂AUC 6腹腔化疗，第8天紫杉醇60mg/m²腹腔化疗。总疗程数至少6个，IDS后至少3个疗程。

2．少见病理类型可选择的方案

（1）癌肉瘤：以上推荐上皮癌腹腔化疗联合静脉化疗方案，卡铂联合异环磷酰胺、顺铂联合异环磷酰胺、紫杉醇联合异环磷酰胺。

（2）透明细胞癌：以上推荐上皮癌腹腔化疗联合静脉化疗方案。

（3）黏液性癌：以上推荐上皮癌腹腔化疗联合静脉化疗方案，FOLFOX，XELOX。

（4）交界性上皮肿瘤和G1（低级别）浆液性/内膜样癌：以上推荐上皮癌腹腔化疗联合静脉化疗方案，内分泌治疗。

（5）恶性生殖细胞肿瘤：①BEP（博来霉素，依托泊苷，顺铂）：博来霉素每周30 U，依托泊苷100mg/m²连用5天，顺铂20mg/m²连用5天，每3周为1个疗程，低危患者用3个疗程，高危患者用4个疗程。②依托泊苷联合卡铂：部分ⅠB～Ⅲ期已手术的无性细胞瘤患者，耐受差需要减少药物毒性的可以用3个疗程；卡铂400mg/m²第1天合并依托泊苷120mg/m²连用3天，每4周为1个疗程，共3个疗程。对复发的卵巢生殖细胞恶性肿瘤，如果仍有治愈可能，应该首先推荐在有条件做骨髓移植的单位进行大剂量化疗（high-dose chemotherapy）。

（6）恶性性索间质肿瘤：BEP，紫杉醇联合卡铂。

（三）靶向药物治疗

1．抗血管生成药物

（1）贝伐珠单抗作为抗血管生成药物之一，在卵巢癌的一线治疗，铂敏感复发、铂耐药复发的治疗中均有价值。贝伐珠单抗在化疗期间和化疗同步应用，如有效，在化疗结束后单药维持治疗。无论在一线治疗还是复发治疗中，与单纯化疗相比，化疗联合贝伐珠单抗有助于延长患者的无进展生存时间。贝伐珠单抗还可与奥拉帕利联合用于*BRCA1*、*BRCA2*突变及HRD阳性卵巢癌患者一线化疗联合贝伐珠单抗治疗有效后的维持治疗。

（2）国产的抗血管生成药物有甲磺酸阿帕替尼，是口服小分子酪氨酸激酶抑制剂，在铂耐药复发卵巢癌的Ⅱ期临床研究中，与脂质体多柔比星联合，显露出优于单纯化疗的效果。

2．多腺苷二磷酸核糖聚合酶抑制剂

人体DNA损伤修复过程主要有2种，一种是多腺苷二磷酸核糖聚合酶［poly（ADP-ribose） polymerase，PARP］参与的DNA单链断裂后的损伤修复，另一种是*BRCA1*、*BRCA2*参与的同源重组修复。这两种机制中的一种修复过程障碍时，另一种机制可以代偿。但如果细胞的两种DNA损伤修复能力都受到抑制，则可能促进细胞的凋亡。基于上述理论，在*BRCA1*、*BRCA2*基因突变的肿瘤中存在同源重组修复障碍，应用PARP抑制剂后抑制单链断裂的损伤修复，则促进肿瘤细胞凋亡，发挥更强的抗肿瘤作用。目前已经在我国上市的PARP抑制剂主要有奥拉帕利、尼拉帕利、氟唑帕利和帕米帕利。

二、中医治疗

（一）辨证选方

1．治疗前

1）湿热瘀毒型

主证：少腹肿块，胀痛，或有腹水，不规则阴道流血，或有分泌物流出，色黄腥臭，口苦，小便短赤，大便干燥，舌暗红，苔黄腻，脉弦滑或滑数。

治则：清热利湿，解毒散结。

方剂：蛇莲鳖甲汤加减。

药物：白花蛇舌草30g、半枝莲30g、鳖甲15g（先煎）、龙葵30g、莪术15g、车前草30g、木通12g、三棱12g、蒲公英15g、败酱草15g。

2）气滞血瘀型

主证：少腹肿块，坚硬固定，腹胀痛，面色晦暗，形体消瘦，肌肤甲错，或阴道流血，或腰部刺痛，舌青紫或有瘀斑，苔薄白或薄黄，脉涩或沉细。

治则：行气活血，软坚消积。

方剂：莪术丸加减。

药物：莪术15g、赤芍12g、桃仁10g、广木香10g、大黄10g、鳖甲12g（先煎）、三棱10g、益母草15g、皂角刺15g、蜈蚣3～5条。

3）冲任失调型

主证：少腹肿块，胀痛，月经不规则，情绪忧郁或心烦急躁，腰膝酸软，烦劳体倦，舌淡红，苔薄白，脉弦或细。

治则：疏肝散结，调理冲任。

方剂：丹栀逍遥散加减。

药物：牡丹皮15g、栀子12g、柴胡12g、白芍15g、白术15g、茯苓15g、白花蛇舌草30g、莪术12g、当归10g。

4）痰湿蕴结型

主证：脘腹胀满，时有恶心，纳呆食少，面虚浮肿，神疲乏力，腹部肿块或腹股沟肿物，大便溏薄，舌淡，苔白腻，脉滑。

治则：健脾化痰，软坚散结。

方剂：陈夏六君子汤合海藻玉壶汤加减。

药物：陈皮6g、法半夏10g、党参15g、白术12g、茯苓20g、海藻15g、莪术15g、益母草15g、山慈菇15g、车前子15g（布包）、泽泻15g、佛手12g。

5）气血亏虚型

主证：少腹肿物，或伴疼痛，面色无华，身体消瘦，神疲乏力，头晕目眩，自汗盗汗，心悸，下肢浮肿，纳差，口干不欲饮，舌淡或淡暗，苔薄白，脉沉细无力。

治则：补气养血，辅以抗癌。

方剂：八珍汤加减。

药物：党参30g、白术12g、茯苓15g、黄芪30g、当归10g，熟地黄15g、白芍12g、川芎6g、大枣30g、猪苓20g、白花蛇舌草30g、山药15g。

2．手术后

1）脾胃虚弱型

主证：胃纳欠佳，腹胀腹痛，便溏或便秘，舌淡，苔白腻，脉细弱。

治则：健脾和胃理气。

方剂：六君子汤加减。

药物：党参20g、白术15g、茯苓15g、陈皮6g、法半夏12g、鸡内金15g、麦芽30g、山药15g、甘草6g。

2）肝肾阴虚型

主证：头晕目眩，腹胀或腹痛，手足心发热，盗汗，腰膝酸软，尿黄，大便干，舌稍红或边有瘀点或瘀斑，苔少，脉细数。

治则：滋补肝肾。

方剂：六味地黄丸加减。

药物：生地黄12g、牡丹皮10g、泽泻12g、山药30g、山茱萸10g、茯苓15g、女贞子15g、墨旱莲15g、枸杞子15g、鸡内金15g、麦芽30g。

3）气血亏虚型

主证：面色苍白，神疲乏力，头晕目眩，或心悸自汗，畏风怕冷，胃纳欠佳，舌淡，脉沉细无力。

治则：补气养血。

方剂：八珍汤加减。

药物：人参6g（蒸兑）、白术12g、茯苓15g、当归10g、熟地黄15g、白芍15g、川芎6g、黄芪30g、大枣30g、防风12g、黄精15g、鸡内金15g、麦芽30g。

3．放疗后

1）湿毒下注肠络

主证：腹泻或便秘，便血，下腹部痛，肛门坠热感，里急后重，或阴道流出黄色分泌物，味腥臭，舌红或有瘀点或瘀斑，苔微黄腻，脉滑数或细。

治则：清热解毒，凉血止血。

方剂：白头翁汤加减。

药物：白头翁15g、秦皮12g、槐花15g、地榆15g、金银花20g、黄连8g、黄芩15g、黄柏15g、陈皮6g、广木香10g、仙鹤草30g、神曲12g。

2）湿毒下注膀胱

主证：尿频、尿急、尿痛、血尿、排尿不畅，下腹部痛，或伴腰痛，舌红，苔黄腻，脉滑数。

治则：清热解毒，利尿通淋。

方剂：八正散合小蓟饮子加减。

药物：木通12g、车前草30g、猪苓30g、生地黄炭12g、白茅根30g、泽泻12g、灯心草5扎、大蓟15g、小蓟15g、地榆20g、血余炭10g、蒲黄炭10g、仙鹤草30g。

3）肺胃阴虚型

主证：咽干口燥，喜饮，干咳，无痰或少痰，大便干结，舌淡红或稍红，苔薄黄干，脉细数。

治则：养阴生津，宣肺和胃。

方剂：沙参麦冬汤合增液汤加减。

药物：沙参15g、麦冬15g、天冬15g，北杏仁12g、瓜蒌15g、桑白皮15g、玄参12g、生地黄15g、鸡内金15g、芦根15g。

4）肝肾阴虚型

主证：头晕目眩，腰膝酸软，目涩梦多，或手足心热，盗汗，舌红苔少，脉细数。

治则：滋补肝肾。

方剂：一贯煎合杞菊地黄丸加减。

药物：枸杞子15g、麦冬15g、沙参20g、黄精15g、熟地黄15g、女贞子15g、山茱萸12g、山药30g、菊花15g、冬虫夏草6g（另炖）。

5）气血亏虚

主证：面色苍白，体倦乏力，头晕目眩，或心悸自汗，纳呆，舌淡，脉沉细无力。

治则：补气养血。

方剂：八珍汤加减。

药物：党参20g、白术15g、茯苓15g、熟地黄15g、白芍15g、川芎6g、生黄芪30g、山药30g、大枣30g、甘草6g。

4．化疗后

1）脾胃虚弱型

主证：恶心呕吐，纳差，腹胀或腹痛，便溏或便秘，舌淡白，苔白腻，脉细弱。

治则：健脾和胃。

方剂：陈夏六君子汤加减。

药物：陈皮8g、法半夏15g、党参30g、白术15g、茯苓15g、佛手12g、大枣30g、鸡内金15g、麦芽30g。

2）气血两虚型

主证：面色苍白无华，唇甲淡白，少气乏力，畏寒自汗，头晕目眩，手指麻痹感，或心悸，纳差，舌淡白，苔薄白，脉沉细无力。

治则：补气养血。

方剂：八珍汤加减。

药物：人参6g（蒸兑）、白术15g、云苓15g，熟地黄15g、白芍12g、川芎6g、黄芪30g、鸡血藤30g、骨碎补30g、大枣30g。

（二）辨病选方

本病在辨证分型治疗的基础上，可选用下列药物加强散结抗癌之功效：白花蛇舌草、半枝莲、三棱、莪术、蜈蚣、山慈菇、鳖甲、土鳖虫、皂角刺、龙葵等。

随症加减：

（1）腹胀甚者，酌加大腹皮10g、陈皮8g、槟榔10g、香附10g。

（2）腹水甚者，酌加大腹皮30g、猪苓30g、车前子15g（布包）、泽泻10g、木通12g。

（3）少腹痛甚者，酌加延胡索15g、川楝子12g、乌药15g、三七粉3g（冲服）。

（4）大便秘结者，酌加大黄9g、厚朴15g、桃仁10g。

（5）阴道流血者，酌加阿胶12g（烊化）、侧柏叶15g、藕节30g、仙鹤草30g。

（三）单方验方

（1）水蛭45g，黄酒适量。将水蛭晒干研细末，每晚用黄酒适量冲服3g左右。

（2）核桃仁250g、山慈菇250g、薏苡仁100g、鳖甲30g、海马30g、鸦胆子9g。将核桃仁打粗末，余下药打成细末，搅拌均匀，和蜜为丸，每丸9g，每日早晚各服1丸，3个月为1个疗程。

（3）䗪虫10g、桃仁10g、大黄6g，酒水各半，煎取半杯顿服。

（4）白英30g、龙葵30g、马鞭草30g、蛇莓30g、白花蛇舌草30g、大枣30g。水煎，每日1剂。

（5）山芝麻10g、穿心莲30g、白花蛇舌草30g、蟾蜍1只、壁虎1条。上药共研细末为丸，每丸重10g，每次1丸，每日3次，连服2个月。

（四）治疗后饮食调护

（1）长春花50g、猪瘦肉200g。长春花用布包，加水与猪瘦肉共煮汤，吃肉喝汤。

（2）蜗牛50只、猪瘦肉100g。加水适量，煮熟加调料即成。

（3）生水蛭30g、山药250g。将生水蛭晒干研末，山药碾细末。每日2次，每次用山药细末20g，冷水调匀，煮成稀粥，加红糖，送服水蛭粉1～2g。

（4）龙葵子15g、麦饭石30g。加水共煮，去渣取汁，调入红糖。每日代茶饮用。

（5）益母草50g、鸡蛋2枚。益母草洗净切段与鸡蛋加水同煮，鸡蛋熟后去壳取蛋再煮片刻即成。每日1次，吃蛋喝汤。

（6）紫草根60g、鹌鹑蛋4枚。两味加水共煮，熟后去紫草根去蛋壳，喝水吃蛋。

（7）鲍鱼150g、山楂20个，鲍鱼去内脏洗净，煮熟后切成条状，盛入碗中。山楂洗净去核，加白糖制成泥状，用山楂泥拌鲍鱼食用。

（张蓓　黄圆圆）

第三十四章
子宫内膜癌

第一节　概述

  子宫内膜癌在发达国家是女性生殖系统最常见的恶性肿瘤，在我国居女性生殖系统恶性肿瘤的第三位，据2019年国家癌症中心统计，我国发病率为10.28/100 000，死亡率1.9/100 000。近年子宫内膜癌发病率呈现上升趋势。本病好发于更年期与绝经后妇女，约75%的病例发生在50岁以后。本病的恶性程度较低，发展较慢，转移较晚，故一般预后较好。

  约有70%的子宫内膜样癌患者，发现时局限于子宫体。子宫内膜癌大部分是局限性病变，生存率相对较高，但常忽略早期不规则阴道流血和阴道排液等症状，失去早期诊断的机会。有数据显示，我国近年来子宫内膜癌的病死率增速超过了发病率的增速。增高的病死率可能与晚期病例的增加、高危型病理类型（如浆乳癌）、诊断时处于高龄等相关。美国监测流行病学和结果（SEER）数据显示，年轻患者、早期病例、低级别病变的患者有更高的生存率。与生存相关的危险因素包括：病理级别、浸润深度、年龄、淋巴结状态、肿瘤大小、淋巴结转移、脉管浸润、病变累及子宫下段等。为了提高患者生存率，医师需要判断这些高危因素进行适当的个体化治疗。

  子宫内膜癌在祖国医学中归于"崩漏""五色带下""石瘕""癥瘕"等。《血证论》云："崩漏者，非经期而下血之谓也。"《诸病源候论》云："带下病者，由劳伤血气，损动冲脉任脉，致令其血与秽液相兼带而下也。""五色带下"即带下青、赤、黄、白、黑五色相杂。这些描述与子宫内膜癌大致类同。

一、病因病机

  子宫内膜癌的病因目前尚无明确结论，据临床观察与研究发现和下列因素有关：高水平的

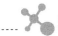

雌激素（可能由肥胖、糖尿病、高脂肪饮食引起）、初潮早、未育、绝经延迟、林奇综合征、高龄（55岁以上）及应用激素替代和他莫昔芬等。

祖国医学认为"崩漏""带下""癥瘕"是由于情志失调，冲任受损；或肝肾亏虚，冲任二脉功能失调；或脾失健运，水湿内停，聚而成痰，痰湿阻滞经脉，蕴而化热，下注胞宫与瘀血互结而成。

二、诊断

（一）症状与体征

1. 症状

不规则阴道流血：约90%的子宫内膜癌患者有不规则阴道流血，最常发生在绝经后。对于围绝经期不规则流血的患者，应该进行全身体检和妇科检查，明确出血原因，并关注体征。

子宫增大：由于绝大部分子宫内膜癌为早期，往往没有明确的子宫增大和盆腔检查阳性发现，如合并子宫肌瘤可以有子宫增大。

2. 体征

早期无异常，至中晚期子宫可增大饱满，质变硬，合并宫腔积脓时，质软，有压痛感，可见贫血、消瘦等，淋巴结肿大，大多于腹股沟触及。肿瘤侵犯宫颈及宫旁甚至阴道，可扪及宫旁增厚结节或阴道病灶。

（二）评估

怀疑有子宫内膜病变，必须进行详细的全面评估。初次评估包括既往史、体格检查、影像学检查、细胞学检查、子宫内膜活检、必要的基因检测及其他检查。鼓励治疗单位对病理诊断进行复核，或者再次活检。术前的影像学检查和病理诊断有助于判断肿瘤类型、分化程度和初步分期。

（三）子宫内膜活检

子宫内膜活检是子宫内膜癌明确诊断的必要方法。子宫内膜活检病理需要详细描述，以确定患者的整体治疗方案。鉴于子宫内膜活检可能有约10%的假阴性，如果高度怀疑子宫内膜癌或具有典型症状，子宫内膜活检阴性者，应在麻醉下再次分段诊刮、宫颈管搔刮，以减少漏诊。对有持续或者反复的未明确内膜病变的阴道流血者，宫腔镜辅助检查有助于判断子宫内膜病变的良恶性。子宫内膜活检并不能精确判断子宫内膜病变浸润深度，对子宫肌层的恶性肿瘤如间质肿瘤也不能鉴别。

（四）影像学检查

术前的影像学检查十分必要，通过了解子宫肌层病变和盆腔情况，确定分期并制订治疗方案。影像学检查内容：

（1）腹部CT和盆腔MRI。

（2）胸部影像学检查（胸部X线或CT）。

（3）必要时选择PET/CT，可有助于确定其他部位是否扩散及临床分期。

（4）对于保留生育功能的患者，胸、腹部CT检查排除可疑病灶，盆腔MRI检查，确定子宫肌层有无浸润，有条件者，PET/CT检查远处转移病灶作为必要选择。

（五）实验室检查

血清CA125：对于有子宫外病变的患者，CA125有助于监测临床治疗效果。值得注意的是，腹膜炎症或者放射损伤的患者，CA125可能会异常升高。而阴道孤立转移的患者CA125并不升高，因此在缺乏其他临床发现的时候不能预测复发。子宫内膜癌还没有已知敏感的肿瘤标志物可用于诊断与随访。

（六）术前病理诊断

术前内膜刮取标本由专科病理医师判断子宫内膜肿瘤是上皮性肿瘤或者间质来源。由于诊刮取材质量难以保证，子宫内膜癌确诊需要大体标本多点取材才能明确诊断。

（七）鉴别诊断

本病应与功能性子宫出血、子宫内膜不典型增生、子宫内膜炎、子宫肌瘤、宫颈癌等鉴别。

三、病理类型

1. 子宫内膜癌主要病理类型根据2014年女性生殖器官肿瘤WHO分类

（1）单纯内膜样癌：①鳞状分化；②绒毛腺型；③分泌型。

（2）黏液性癌。

（3）浆液性癌：①浆液性子宫内膜上皮内癌；②浆液性乳头状癌。

（4）透明细胞癌。

（5）癌肉瘤亦称为恶性苗勒氏管混合瘤。

（6）神经内分泌肿瘤：①低级别神经内分泌肿瘤；②高级别神经内分泌癌。

（7）混合细胞腺癌。

（8）未分化癌。

2. 子宫内膜癌分型根据2014年女性生殖器官肿瘤WHO分类

Ⅰ型：又称雌激素依赖型，绝经前及围绝经期妇女多见，合并肥胖、高血糖、高血脂等代谢疾病，多伴有内膜不典型增生，G1/G2、分期早，进展慢，典型组织学类型有子宫内膜样腺癌，对孕激素治疗有反应。

Ⅱ型：又称非雌激素依赖型，发生在绝经后妇女，与高雌激素无关，无内分泌代谢紊乱，伴有萎缩性内膜，低分化、侵袭性强，典型组织学类型有浆液性癌、透明细胞癌，对孕激素治疗通常无反应。可以探索分子分型的方法。

四、临床分期

临床分期采用AJCC/UICC 2018年开始执行的"子宫内膜癌TNM分期"标准（表34-1，表34-2）。

表34-1　子宫内膜癌AJCC/UICC TNM分期标准

TNM分期		分期标准
原发肿瘤（T）	Tx	原发肿瘤无法评价
	T0	无原发肿瘤证据
	T1	肿瘤局限于子宫内膜，包括侵及颈管内膜
	T1a	肿瘤局限于内膜层或浸润不超过肌壁的1/2
	T1b	肿瘤浸润达到或超过肌壁的1/2
	T2	肿瘤浸润宫颈间质但没有超出子宫
	T3	肿瘤侵犯浆膜、附件、阴道或宫旁组织
	T3a	肿瘤侵及浆膜层，和/或附件（直接延伸或转移）
	T3b	肿瘤侵及阴道或宫旁组织
	T4	肿瘤侵犯膀胱黏膜和/或肠黏膜（不包括泡状水肿）
区域淋巴结（N）	Nx	区域淋巴结无法评估
	N0	无区域淋巴结转移
	N0(i+)	区域淋巴结中孤立的肿瘤细胞群≤0.2mm
	N1mi	盆腔淋巴结转移（0.2mm≤转移灶≤2.0mm）
	N1a	盆腔淋巴结转移（转移灶>2.0mm）
	N2	腹主动脉旁淋巴结转移，伴/不伴盆腔淋巴结阳性
	N2mi	腹主动脉旁淋巴结转移（0.2mm≤转移灶≤2.0mm），伴/不伴盆腔淋巴结阳性
	N2a	腹主动脉旁淋巴结转移（转移灶>2.0mm），伴/不伴盆腔淋巴结阳性
远处转移（M）	M0	无远处转移
	M1	有远处转移（包括转移至腹股沟淋巴结、腹腔脏器、肺、肝或骨等；不包括转移至盆腔或主动脉旁淋巴结、阴道、盆壁腹膜或附件）

表34-2　子宫内膜癌TNM分期（AJCC/UICC第八版）

分期	T	N	M
Ⅰ	T1	N0	M0
ⅠA	T1a	N0	M0
ⅠB	T1b	N0	M0
Ⅱ	T2	N0	M0
Ⅲ	T3	N0	M0
ⅢA	T3a	N0	M0
ⅢB	T3b	N0	M0
ⅢC1	T1～3	N1/N1mi/N1a	M0
ⅢC2	T1～3	N2/N2mi/N2a	M0
ⅣA	T4	Any N	M0
ⅣB	Any T	Any N	M1

第二节　治疗

一、西医治疗

基本原则：子宫内膜癌常见于绝经后妇女，通常有较多的内科合并症，如高血压、糖尿病等，治疗方案应该根据患者年龄、病理类型、临床（影像）分期、美国东部肿瘤协作组体能状态评分（EGOC），评价是否能耐受手术，还应参考治疗机构的条件综合考虑予以决定。

（一）初次治疗

1．病灶局限于宫体

（1）可以手术：按照手术分期原则进行分期手术，腹腔冲洗液送细胞病理检查，基本术式为全子宫或改良根治性子宫切除、双附件切除、盆腔和腹主动脉旁淋巴结切除术。

（2）不可以手术：选择根治性放疗，盆腔外照射40～45Gy，近距离放疗A点、F点35～40Gy，内外照射给予参考点A点、F点等效生物剂量75～80Gy，宫体癌的等剂量线的分布要包括整个宫体。可同时给予孕激素治疗。

（3）保留生育功能者，临床（影像学）分期Ⅰ期，单纯子宫内膜样癌，可以行宫腔镜下子宫内膜切除术，完成生育功能后行子宫切除。

2．宫颈疑有或已有肿瘤侵犯者，需要术前宫颈活检或者盆腔MRI检查确定

（1）可以手术：按照手术分期原则行分期手术，包括术中腹水或腹腔冲洗液细胞学检查、广泛性子宫附件切除、盆腔和腹主动脉旁淋巴结切除术。

（2）不可以手术：行根治性放疗，体外照射合并近距离放疗，A点、F点总剂量80～85Gy，可参照宫颈癌放疗。

3．其他术前检查疑有子宫外病灶，需要进一步评估，以排除其他少见类型的子宫内膜肿瘤

（1）病变超出盆腔的减瘤手术：腹水送检，切除肉眼可见肿瘤，包括腹腔内病灶、卵巢肿块、大网膜转移灶、全子宫双附件、盆腔和腹主动脉旁淋巴结切除术，术后综合治疗，包括化疗和放疗（以体外照射为主）。

（2）盆腔内器官转移：可行阴道、膀胱、直肠、宫旁转移病灶切除术，术后综合治疗，包括放疗（体外照射合并近距离放疗）和化疗。

（3）肝脏转移或其他远处转移：姑息性全子宫双附件切除、化疗±放射治疗±激素治疗。

（二）Ⅱ型子宫内膜癌

手术治疗主要指病理类型为浆液性乳头状癌（UPSC）、透明细胞癌或恶性苗勒氏管混合瘤等类型，其手术方式与子宫内膜腺癌有所不同，手术原则为：早期分期手术，晚期减瘤术。手术尽量切除肉眼可见肿瘤，盆腔淋巴结和腹主动脉淋巴结清扫，以及大网膜和广泛腹膜病灶的切除。

（三）术后辅助治疗

1．术后辅助治疗必须根据术后手术病理分期和有无高危因素

为便于手术病理分期，术后病理报告必须明确下列情况：

（1）子宫：①浸润肌层深度，占整个肌层的比例；②肿瘤大小（最大直径）；③宫颈间质或者腺体累及；④肿瘤的部位（宫底或子宫下段、宫颈）；⑤病理类型及组织分化程度；⑥淋巴脉管浸润；⑦广谱基因检测子宫内膜癌组织MMR。

（2）输卵管及卵巢：有无肿瘤侵犯。

（3）腹水细胞学：有无癌细胞。

（4）淋巴结：累及的淋巴结部位及数量（盆腔、髂总还是腹主动脉旁淋巴结）。

2．检测子宫内膜癌错配修复基因相关要求

在离体子宫切除标本的肿瘤中取样检测，没有进行子宫切除可以用术前活检的标本检测，有条件的，如果是*MLH1*缺失，需要进一步检测启动子甲基化情况评估遗传性。所有MMR异常的患者和有显著的家族性子宫内膜癌和/或结肠癌的患者均需要进行遗传性肿瘤相关的基因检测，参照林奇综合征遗传咨询指南接受遗传咨询。

3．根据术后危险因素分组，予以不同的辅助治疗

危险因素包括：大于60岁、脉管癌栓、肿瘤直径大于2cm、子宫下段受累、分化差、Ⅱ型子宫内膜癌。

按照分期及危险因素的辅助治疗原则如下。

1）ⅠA期

（1）无危险因素。G1：观察。G2～G3：观察或阴道近距离放疗（行改良根治性子宫切除术患者可不予以阴道后装治疗）。

放射治疗：近距离腔内放疗，参考点为阴道黏膜下0.5cm，可以个体化选择21Gy/7Gy/3周（W）、30Gy/6Gy/5W或30Gy/5Gy/6W等方式。

（2）有危险因素。G1：观察或阴道近距离放疗。G2～G3：观察或阴道近距离放疗或盆腔外照射。

放射治疗：近距离腔内放疗，参考点为阴道黏膜下0.5cm，21Gy/7Gy/3W、30Gy/6Gy/5W或30Gy/5Gy/6W。盆腔外照射：40～45Gy/1.8～2Gy/25F。

2）ⅠB期

（1）无危险因素。G1、G2：观察或阴道近距离放疗。G3：盆腔外照射或阴道近距离放疗。

放射治疗：近距离腔内放疗，参考点为阴道黏膜下0.5cm，21Gy/7Gy/3W、30Gy/6Gy/5W或30Gy/5Gy/6W。盆腔外照射：40～45Gy/1.8～2Gy/25F。

（2）有危险因素。G1、G2：观察或者阴道近距离放疗或盆腔外照射。G3：盆腔外照射和/或后装治疗±化疗。

放射治疗：近距离腔内放疗参考点为阴道黏膜下0.5cm，21Gy/7Gy/3W、30Gy/6Gy/5W或30Gy/5Gy/6W。盆腔外照射：40～45Gy/1.8～2Gy/25F。

3）Ⅱ期

G1：阴道近距离放疗±盆腔外照射±化疗。G2、G3：参考宫颈癌放疗，应选择盆腔外照射±化疗±近距离放疗。单纯盆腔外照射：45～50Gy/1.8～2Gy/25～30F。联合放疗：近距离腔内放疗参考点为阴道黏膜下0.5cm，21Gy/7Gy/3W、30Gy/6Gy/5W或30Gy/5Gy/6W；同时行盆腔外照射：45～50Gy/1.8～2Gy/25F。

4）Ⅲ期

ⅢA期：减瘤术后，化疗±盆腔外照射±阴道近距离放疗。ⅢB期：减瘤术后，化疗±盆腔外照射±阴道近距离放疗。ⅢC期：ⅢC1期减瘤术后，化疗±盆腔外照射±后装治疗；ⅢC2期减瘤术后，化疗±盆腔外照射±腹主动脉旁淋巴引流区外照射±阴道近距离放疗。放射治疗：45～50Gy，25～28次，单次剂量1.8～2Gy。

5）Ⅳ期

减瘤术后无病灶残留或仅为镜下腹腔残留：化疗±外照射±阴道近距离放疗。外照射+内照射联合放疗，腔内后装参考点为阴道黏膜下0.5cm，2Gy的等效生物剂量大于等于60Gy。

4. 子宫浆乳癌、透明细胞癌、癌肉瘤的术后辅助治疗

（1）ⅠA期：化疗±阴道近距离放疗，或者外照射±阴道近距离放疗。

（2）ⅠB期、Ⅱ期、Ⅲ期、Ⅳ期：化疗+外照射±阴道近距离放疗。放射治疗：盆腔外照射50Gy/2Gy/25F。若需加近距离放疗，在外照射同时行阴道近距离照射：参考点为阴道黏膜下0.5cm，总剂量≥65Gy。

（四）不完全手术分期的已经手术患者的处理

（1）ⅠA（G1、G2）无危险因素患者观察。

（2）ⅠA（G1、G2）有危险因素、ⅠA（G3）、ⅠB、Ⅱ期：①选择影像学检查。影像学结果阴性：观察；或阴道近距离放疗±盆腔外照射；影像学结果阳性：重新进行手术分期，然后根据不同的手术分期选择辅助治疗。②直接选择重新进行手术分期，根据不同手术分期选择辅助治疗。

（3）Ⅲ～Ⅳ期有或无危险因素：放疗（外照射+阴道近距离放疗，见Ⅲ期术后放疗）+化疗±内分泌治疗。

（五）子宫内膜样腺癌要求保留生育功能患者的治疗及监测

（1）所有要求保留生育功能的子宫内膜癌患者，必须满足以下所有条件：①分段诊刮的内膜组织标本，必须是专业病理科医生诊断，子宫内膜样腺癌，G1分化。②MRI（首选）或者阴道超声检查病变局限在子宫内膜，任何影像学检查无其他可疑转移病灶。③没有药物治疗禁忌证。④告知患者保留生育功能是存在风险的治疗，而不是子宫内膜癌的标准治疗方案，患者知情同意。

（2）保留生育功能的具体方法。①治疗前需要进行生育咨询，部分病例应该进行遗传咨询和相关因素检测。②持续的孕激素为基础的治疗：选用甲地孕酮、甲羟孕酮、左炔诺孕酮（曼月乐）。③治疗期间每3～6个月进行子宫内膜取样、分段诊刮或者子宫内膜活检。④治疗6个月后取样证实完全缓解，鼓励妊娠（坚持每3～6个月持续监测），完成生育后或者子宫内膜活检发现病灶进展时切除子宫及附件。⑤如果治疗6～12个月病变持续存在，建议做MRI重新评估，必要时切除子宫和附件，应进行分期手术。

（六）复发和转移子宫内膜癌的治疗

1. 局部复发的治疗

（1）复发部位先期未放疗：首选复发部位外照射±近距离放疗，放疗剂量大于等于60Gy。

（2）复发部位先期进行过放疗：先期仅近距离放疗者，可选择进行手术探查切除。①病变局限在阴道或者盆腔淋巴结阳性，术后给予盆腔外照射+阴道近距离放疗±化疗。②病变超出阴

道，腹主动脉旁淋巴结或者髂总淋巴结阳性，行盆腔+腹主动脉旁淋巴引流区外照射±化疗。③上腹部转移有镜下残留，化疗±局部外照射。④上腹部转移有残留病灶，给予化疗+外照射，再考虑手术探查切除±化疗。先期盆腔外照射，手术探查切除肿瘤后化疗。

2．远处转移

（1）孤立病灶考虑手术探查切除和/或外照射或者消融治疗+化疗±激素治疗。如果局部治疗无效，同广泛转移的治疗。

（2）广泛转移低级别肿瘤、无症状或ER/PR阳性，可考虑激素治疗，病情进展建议化疗或姑息治疗。有症状、G2、G3、肿瘤较大，或者ER/PR阴性，建议化疗±姑息放疗。

（七）子宫内膜癌常用化疗和激素治疗方案

子宫内膜癌常用化疗和激素治疗方案见表34-3。

表34-3　子宫内膜癌治疗方案

方案	药物	剂量	用法	时间
卡铂+紫杉醇	紫杉醇	$175mg/m^2$	静脉注射	第1天
	卡铂	AUC=5～6	静脉注射	第1天
顺铂+多柔比星	多柔比星	$60mg/m^2$	静脉注射	第1天
	顺铂	$50mg/m^2$	静脉注射	第1天
卡铂+多西他赛	卡铂	AUC=5～6	静脉注射	第1天
	多西他赛	$60～70mg/m^2$	静脉注射	第1天
贝伐珠单抗+卡铂+紫杉醇	贝伐珠单抗	$10～15mg/kg$	静脉注射	第1天
	卡铂	AUC=5～6	静脉注射	第1天
	紫杉醇	$175mg/m^2$	静脉注射	第1天
孕激素类	甲地孕酮	160～320mg/d	口服	连续服用
	醋酸甲羟孕酮	250～500mg/d	口服	连续服用
抗雌激素类	他莫昔芬	20～40mg/d	口服	连续服用
	托瑞米芬	60mg/d	口服	连续服用
芳香化酶抑制剂	来曲唑	5mg/d	口服	连续服用
	阿那曲唑	1mg/d	口服	连续服用

二、中医治疗

（一）辨证分型

1）湿热下注型

主证：阴道不规则出血，带下色黄赤，臭秽异常，量较多，少腹疼痛，口苦，纳呆，大便干燥或不畅，小便黄，舌红，苔黄腻，脉滑。

治则：清热解毒利湿。

方剂：黄连解毒汤加减。

药物：黄连6g、黄柏10g、栀子9g、土茯苓30g、焦三仙10g、苍术12g、牛膝15g、白花蛇舌草30g、生薏苡仁30g、仙鹤草30g、败酱草15g、甘草6g。

2）肝郁血热型

主证：阴道不规则出血，淋漓不尽或突然量较多，胸胁胀满，心烦易怒，舌红，苔薄黄，脉弦数。

治则：疏肝清热，凉血止血。

方剂：丹栀逍遥散加减。

药物：柴胡12g、当归10g、赤芍10g、白芍10g、白术10g、牡丹皮6g、山栀子9g、薄荷6g、生地黄12g、白花蛇舌草30g、紫珠15g、仙鹤草30g、甘草6g。

3）瘀血内停型

主证：阴道出血夹有血块，色紫暗，少腹疼痛拒按或可触及肿块，固定，痛如刀割，入夜甚，舌质暗有瘀斑或瘀点，脉涩或弦细。

治则：活血化瘀，散结止痛。

方剂：少腹逐瘀汤加减。

药物：桃仁10g、红花6g、当归10g、赤芍15g、川芎9g、延胡索9g、生蒲黄10g（包煎）、生地黄12g、夏枯草15g、炮山甲（现已禁用）10g、没药6g、甘草6g。

4）脾气亏虚型

主证：阴道出血不止或淋漓不尽，色淡质清，面色萎黄，少气懒言，肢倦乏力，舌质淡或舌边有齿印，脉沉细无力。

治则：健脾益气，固摄止血。

方剂：参苓白术散加减。

药物：太子参15g、黄芪15g、白术12g、当归10g、茯苓12g、升麻6g、阿胶12g（烊化）、木香6g、山药15g、炙甘草6g。

5）肝肾阴虚型

主证：阴道出血，量多少不一，色鲜红，五心烦热，头晕目眩，耳鸣心悸，腰膝酸软，舌红少苔，脉细数。

治则：滋补肝肾，清热止血。

方剂：左归丸加减。

药物：熟地黄18g、山药18g、山茱萸12g、枸杞子15g、菟丝子15g、墨旱莲15g、女贞子15g、牛膝15g、茜草15g、鳖甲15g（先煎）。

6）脾肾阳虚型

主证：阴道出血不止，带下赤白量多，腰膝冷痛，畏寒肢冷，下肢浮肿，食少便溏，小便清长，舌质淡，苔白，脉沉细无力。

治则：健脾益肾。

方剂：右归丸加减。

药物：党参12g、炒白术12g、茯苓12g、制附子10g、仙茅9g、淫羊藿9g、枸杞子12g、山药15g、山茱萸10g、补骨脂12g、焦山楂15g、益母草30g。

（二）术后、化疗后及放疗后证型及用药

参考各论部分宫颈癌篇，基本类同。

（三）辨病选药

在辨证基础上，可适当选用下列药物：山慈菇、忍冬藤、重楼、半边莲、败酱草、白花蛇舌草、紫草、蒲公英、薏苡仁、虻虫等。

（四）随症加减

阴道流血较多：生蒲黄、三七粉、血余炭、阿胶、仙鹤草、茜草炭、黄芩炭等。

带下量多：苍术、焦薏苡仁、山药、蒲公英、土茯苓、黄柏、车前草等。

少腹胀痛：广木香、香附、大腹皮、莱菔子等。

神疲乏力：党参、白术、生黄芪、山药等。

胸闷纳呆：佛手、枳壳、鸡内金、砂仁、焦三仙、麦芽等。

腰膝酸软：怀牛膝、杜仲、川续断、山茱萸、桑寄生等。

头晕耳鸣：杭菊、牡蛎、龙骨、龟板、白芍、钩藤、天麻、牛膝等。

（五）治疗后饮食调护

注意营养，多食蔬菜、水果；忌辛辣食物、烟酒及发物等，还可视情况选用下列食疗方：

（1）红枣粥：大枣20枚、糯米100g，共煮粥，每日或隔日煮，可长期食用，有补脾生津，调和营卫之功，适用于子宫体癌各型患者。

（2）毛花猕猴桃根250g、猪瘦肉200g、鸡蛋3只，共煮汤服，每日或隔日1次，适用于术后阴道出血者。

（3）莲子肉15g（去心）、冬瓜仁30g、银杏10个（去壳）、胡椒15g，一起煎后温服，适用于子宫癌偏体虚、白带增多者。

三、随访

（1）随访周期2～3年内，每3～6个月复查1次，3年后每半年1次。

（2）CA125如果之前升高，随访期间需要复查。

（3）必要时（CA125升高，超声诊断有可疑阳性病灶）进行CT、MRI、PET/CT等影像学检查。

（4）教育患者改善生活方式，运动，保持健康的性生活（包括阴道扩张器、润滑剂或者保湿剂的使用），营养咨询，治疗的远期副反应处理等。

四、预防保健

（1）加强防癌知识普及，定期进行防癌普查。

（2）重视有高危因素的患者，应定期做检查。

（3）更年期妇女出现月经紊乱或绝经妇女出现阴道出血，应及时就医查明原因，避免延误。

（4）在医生指导下使用雌激素，长期单一应用雌激素而不配合孕激素类药物，可能导致子宫内膜癌。

（5）对已治疗的子宫内膜癌患者，应定期按时就诊，以便早期发现复发和转移。

（6）术后应注意保持心情舒畅，劳逸适度，适当参加体育锻炼。

（丘惠娟　蒋莉）

第三十五章
绒毛膜癌

第一节　概述

绒毛膜癌是一种具有高度恶性的妊娠滋养细胞肿瘤（GTN），其特点是滋养细胞失去了原来的绒毛或葡萄胎结构，散在地侵入子宫肌层，不仅造成局部严重破坏，并可转移至身体其他部位。绝大多数绒毛膜癌继发于正常或不正常的妊娠之后，称为"妊娠性绒毛膜癌"，主要发生于育龄妇女，是由妊娠滋养细胞恶变所致。绒毛膜癌发病率占女性恶性肿瘤的0.9%～2%，本病在欧洲国家发病极少，在东南亚国家，如日本、菲律宾多见，我国以南方及沿海各省发病率偏高。绒毛膜癌的死亡率为20%左右。

中医学中无绒毛膜癌病名，根据其临床表现，多归于中医"崩漏""鬼胎""奇胎""癥瘕"等范畴。如《证治准绳》有"经断未及三月，而得漏下不止"等。

一、病因病机

绒毛膜癌的病因目前尚不完全清楚，认为与多次妊娠、近亲结婚、营养不良、病毒感染、内分泌失调、卵子异常及染色体异常等因素有关。此外尚有微量元素水平、胚胎早期死亡、第二极体内复制学说、卵核失活学说等推测。

祖国医学认为"崩漏""癥瘕""鬼胎"等是由于肝肾不足，冲任不调，气血失和，气血凝聚于胞宫；或脾肾亏虚，痰湿内阻，下注胞宫与瘀血互结；或寒温不适，气血劳损；或情志失调，瘀血热毒凝滞于胞宫，日久而成。本病多属内因致病。

二、诊断

（一）发病特点

前次妊娠史绒毛膜癌可继发于正常或不正常妊娠之后，故前次妊娠史可认为葡萄胎，也可认为流产、足月产或异位妊娠。前次妊娠后至发病，其间隔时间不定，有的妊娠开始即可发生绒毛膜癌，中间无间隔期，也有报道间隔可长达18年。

（二）症状

常见症状为葡萄胎、流产或足月产后出现阴道持续不规则流血，有时也可出现一段时间正常月经之后再闭经，随后发生阴道流血。绒毛膜癌出现远处转移后，则因转移部位不同而产生不同的症状，如阴道转移瘤破裂可发生阴道大量流血；发生肺转移者，可出现咯血、胸痛及憋气等症状；发生脑转移后可表现为头痛、呕吐、抽搐、偏瘫甚至昏迷等。长期阴道流血者可发生严重贫血；肿瘤造成体内器官损害及身体大量消耗，也可使患者极度衰弱，出现恶病质。

（三）体征

妇科检查：妇科检查时可发现阴道有暗红色分泌物，子宫增大、柔软、形状不规则，有时可发现宫旁两侧子宫动脉有明显搏动，并可触到像"猫喘样"的血流漩涡感觉，这一征象是因为宫旁组织内有转移瘤或动静脉瘘的形成。

（四）超声检查

由于肿瘤细胞侵犯子宫肌层，使得子宫肌层质地不均，表现为低回声、无回声及弱回声，呈蜂窝状改变，病灶呈"圆顶帽状"或与子宫连在一起似"葫芦状"，可达甚至穿过浆膜层。超声不仅能观察病灶的大小、形态，还能观察病灶浸润肌层的深度，能及时提示病灶是否有穿孔。肿瘤细胞破坏子宫动脉管壁，使其阻力下降，血流速度增快。彩色多普勒超声显示病灶内血流异常丰富，为高速低阻动脉频谱，或动静脉共存，形成动静脉瘘。

血人绒毛膜促性腺激素β单位（β-HCG）水平反映滋养叶细胞的数量和功能状态，是诊断绒毛膜癌的敏感指标，也是评价治疗效果、监测绒毛膜癌复发的极重要指标。

（五）实验室检查

包括人绒毛膜促性腺激（HCG）测定和诊断性刮宫等。凡足月产、流产后HCG测定持续阳性2个月或阴性后又转为阳性；葡萄胎排出2个月后，HCG仍阳性，均应考虑有绒毛膜癌的可能，需进一步检查。

（六）病理学检测

病理特点为滋养细胞高度增生并大片侵犯子宫肌层和血管，伴有明显和广泛的出血坏死，常伴有远处转移。显微镜下见不到绒毛结构。

（七）病史特点

妊娠性绒毛膜癌是一种发生于滋养叶细胞的恶性肿瘤，极易侵犯血管，早期就有转移，多数病灶位于子宫肌层，也可很快转移至其他器官，以肺转移最常见，因此早期诊断和治疗非常重要。育龄期妇女好发，少数见于绝经期妇女。因为滋养叶细胞有极强的隐匿性，有时潜伏期较长。绒毛膜癌大多继发于流产及足月产后，或葡萄胎刮宫术后，极少数发生于宫外孕之后，多数因不规则阴道出血就诊。

（八）诊断要点

滋养细胞肿瘤可以没有组织学诊断，而仅根据临床作出诊断，HCG水平是临床诊断GTN的主要依据，影像学证据不是必要的。

（1）当有组织获得时，应作组织学诊断。若在子宫肌层内或子宫外转移灶组织中见到绒毛或退化的绒毛阴影，则诊断为侵蚀性葡萄胎；若仅见成片滋养细胞浸润及坏死出血，未见绒毛结构，则诊断为绒毛膜癌。

（2）无组织学检查者，根据葡萄胎排空后或流产、足月分娩、异位妊娠后出现阴道流血和/或转移灶及其相应症状和体征，并有HCG升高，可诊断为绒毛膜癌。

（3）疑有脑转移时，可做CT、B超检查，可显示转移灶，但病灶小时，不一定能明确诊断，可做脑脊液与血浆的HCG测定。脑脊液HCG水平：血浆HCG水平大于1：60，则提示有HCG直接沁入脑脊液，即可诊断为脑转移。

非葡萄胎妊娠后滋养细胞肿瘤诊断标准为：

（1）流产、足月产、异位妊娠终止后4周以上，血β-HCG水平持续在高水平，或曾经一度下降后又上升，已排除妊娠物残留或排除再次妊娠。

（2）组织学诊断为绒毛膜癌。

（九）鉴别诊断

本病应与良性葡萄胎、恶性葡萄胎、功能性子宫出血、合体细胞子宫内膜炎等鉴别。

（1）产后或流产后妊娠物残留：表现为宫腔内混合结构，一般边界较清晰，极少有肌层浸润，血供不如绒毛膜癌丰富，清宫后血β-HCG水平较快恢复正常，结合病史较易鉴别。

（2）子宫肌层妊娠：妊娠位于肌层内，周围被肌层包绕，与宫腔及输卵管不相通，超声也可表现为子宫肌层蜂窝状回声且血流丰富，可结合病史及MRI鉴别诊断。

（3）完全性葡萄胎：宫腔内充满大小不等的无回声区，呈落雪状，边界清晰，肌层质地可，典型者易鉴别。

（4）侵蚀性葡萄胎：侵蚀性葡萄胎与绒毛膜癌的明确诊断依靠病理；超声表现极其相似，鉴别非常困难。结合病史，继发于产后、流产后为绒毛膜癌，葡萄胎排出半年内多为侵蚀性葡萄胎，1年以上多为绒毛膜癌，半年至一年均有可能。

三、临床分期

临床分期采用AJCC/UICC 2018年开始执行的"绒毛膜癌TNM分期"标准（表35-1，表35-2）。

表35-1　绒毛膜癌AJCC/UICC TNM分期标准

TNM分期		分期标准
原发肿瘤（T）	Tx	原发肿瘤无法评价
	T0	无原发肿瘤证据
	T1	肿瘤局限于子宫
	T2	肿瘤累及其他结构（卵巢，输卵管，阴道，阔韧带等）
远处转移（M）	M0	无远处转移
	M1	有远处转移
	M1a	肺转移
	M1b	其他器官转移

表35-2　绒毛膜癌AJCC/UICC TNM分期

分期（风险评估）	T	M
Ⅰ	T1	M0
Ⅱ	T2	M0
Ⅲ	Any T	M1a
Ⅳ	Any T	M1b

四、预后评估

预后风险评估见表35-3。

表35-3　预后风险评估

预后因素	计分			
	0	1	2	4
年龄/岁	<40	>40		
末次妊娠	葡萄胎	流产	足月产	
妊娠终止至化疗开始间隔/月	<4	4~6	7~12	>12
HCG/（V·L^{-1}）	<10^3	10^3~10^4	>10^4~10^5	>10^5
肿瘤最大直径/cm	<4	3~4	≥5	>8

（续表）

预后因素	计分			
	0	1	2	4
转移部位	肺	脾、肾	胃肠道	脑、肝
转移瘤数目/个		1～4	5～8	>8
化疗			单药化疗	多药化疗

注：总计分0～6分为低危，>6分为高危。

第二节 治疗

一、西医治疗

治疗原则以化疗为主，辅以手术和放疗等其他治疗手段。治疗方案的选择根据FIGO分期、年龄、对生育的要求和经济情况综合考虑，实施分层或个体化治疗。

（一）低危滋养细胞肿瘤的治疗

低危GTN治疗方案的选择主要取决于患者有无子宫外转移灶和保留生育功能的要求。

1. 化疗选择

根据最新的FIGO关于GTN的治疗指南，对于选择性低危患者，可以采用单药化疗。选择指标包括预后评分0～4分、末次妊娠为葡萄胎、病理诊断为非绒毛膜癌患者。常用的一线单一化疗药物有MTX、Act-D、5-FU等。9%～33%的低危GTN患者首次单药化疗后会产生耐药或者对化疗方案不耐受。当对第1种单药化疗有反应，但HCG不能降至正常或因毒性反应阻碍化疗的正常实施，且HCG小于300U/L时，可以改为另一种单药化疗。当对一线单药化疗无反应（HCG升高或出现新病灶）或者对两种单药化疗均反应不佳时，建议改为联合化疗。

对于预后评分5～6分或者病理诊断为绒毛膜癌的低危患者，一线单药化疗失败的风险明显增高，可以按照预后评分高危患者的方案选择联合化疗。

2. 停止化疗指征

HCG正常后巩固化疗2～3个疗程。

3. 随访

治疗结束后应严密随访，第1年每个月随访1次，1年后每3个月1次持续3年，以后每年1次共5年。随访期间应严格避孕1年。

（二）高危滋养细胞肿瘤的治疗

治疗原则以联合化疗为主、结合手术等其他治疗。

1．化疗方案

GTN 化疗方案首推EMA-CO方案或以5-FU为主的联合化疗方案。EMA-CO方案初次治疗高危转移病例的完全缓解率及远期生存率均在90%以上，根据现有报道，EMA-CO方案耐受性较好，最常见的毒副反应为骨髓抑制，其次为肝肾毒性。由于粒细胞集落刺激因子（G-CSF）骨髓支持和预防性抗吐治疗的实施，EMA-CO方案的计划化疗剂量强度已可得到保证。

我国是GTN的高发地区，在治疗高危病例方面也取得了丰富的经验，以5-FU为主的联合化疗方案治疗高危和耐药GTN的完全缓解率也达80%以上。

停止化疗的指征为HCG正常后再巩固化疗3～4个疗程。

2．手术

手术主要作为辅助治疗，在控制大出血等各种并发症、消除耐药病灶、减少肿瘤负荷和缩短化疗疗程等方面有一定作用，在一些特定的情况下应用。

（1）子宫切除术：对于大病灶、耐药病灶或病灶穿孔出血时应在化疗的基础上给予手术。手术范围一般为全子宫切除，育龄妇女应保留卵巢。对于有生育要求的年轻妇女，若血HCG水平不高、耐药病灶为单个及子宫外转移灶已控制，可考虑行病灶切除术。

（2）肺叶切除术：对于多次化疗未能吸收的孤立的耐药病灶，可考虑做肺叶切除。其指征为全身情况良好、子宫原发病灶已控制、无其他转移灶、肺部转移灶孤立、HCG尽可能控制接近正常水平。

3．放射治疗

主要用于脑、肝转移和肺部耐药病灶的治疗。放疗为局部治疗，因肿瘤对放疗敏感，在某些情况下可作为辅助治疗，但必须与化疗密切配合才能起效，以单个病灶放疗效果最好。

（1）放疗指征：①外阴、阴道、宫颈等广泛转移灶的急性出血，可放疗止血。②脑、肝等重要器官转移，而急需控制病情者。③化疗后残留病灶或耐药病灶。

（2）放疗方法：根据病灶部位、大小选择放疗方法及设照射野。阴道及宫颈转移灶可用腔内放疗，其他部位均用外放射，宜用适形或调强适形放疗。肿瘤剂量为40Gy/3W左右。脑转移灶若为多发性，在全脑放射的基础上，对残留病灶采用调强放疗，加大局部剂量至60Gy。化疗控制下的残留病灶也可选用γ刀或x刀等立体定向照射。

4．随访

治疗结束后应严密随访，第1年每个月随访1次，1年后每3个月1次持续3年，以后每年1次共5年。随访期间应严格避孕1年。

（三）极高危绒毛膜癌的治疗

极高危绒毛膜癌指的是预后评分大于等于13分及对一线联合化疗反应差的肝、脑或广泛转移的绒毛膜癌。

可直接选择EP-EMA等二线方案，但这类患者一开始采用强烈化疗，可能引起出血、败血症，甚至器官衰竭，可在标准化疗前先采用低剂量强度化疗，如依托泊苷100mg/m^{2}和顺铂20mg/m^2，每周1次，共1~3周，病情缓解后，转为标准化疗。

（四）耐药和复发绒毛膜癌的处理

1. 耐药和复发标准

（1）耐药标准：目前尚无公认的耐药标准。一般认为，化疗过程中出现以下现象应考虑为耐药：经连续2个疗程化疗后，血清HCG未呈对数下降或呈平台状甚至上升，或影像学检查提示肿瘤病灶不缩小甚至增大或出现新的病灶。

（2）复发标准：治疗后血清HCG连续3次阴性，实验室检查提示病灶消失3个月后出现血HCG升高（除外妊娠）或影像学检查发现新病灶则提示复发。

2. 耐药和复发绒毛膜癌治疗方案选择

（1）推荐的化疗方案EP-EMA、ICE、VIP、TE/TP、VCR+FUDR+Act-D+VP-16等。动脉灌注化疗可提高耐药、复发患者的疗效。停止化疗指征仍然为HCG正常后再巩固化疗3~4个疗程。

（2）手术治疗强调在高危耐药和复发患者治疗中的重要性及手术时机的选择。耐药性绒毛膜癌患者的手术指征为：患者一般情况好，可耐受手术；转移灶为孤立的可切除病灶；无手术切除部位以外的活跃性转移灶；术前血清β-HCG应尽可能接近正常水平。

二、中医治疗

（一）辨证分型

1）瘀血内阻型

主证：阴道出血较多或淋漓不止，夹有瘀血块，色紫暗，时有少腹疼痛拒按，血块排出后疼痛稍减；或少腹肿块，疼痛固定不移，舌质暗红有瘀点、瘀斑，脉弦或涩。

治则：活血化瘀，软坚散结。

方剂：少腹逐瘀汤加减。

药物：桃仁12g、红花9g、当归15g、川芎9g、赤芍15g、延胡索15g、天花粉15g、仙鹤草30g、白花蛇舌草30g、紫草30g、莪术10g、三棱10g。

2）热毒蕴结型

主证：阴道出血较多或淋漓不断，色鲜红，口干咽燥，心中烦热，牙龈或口鼻出血，发热，大便干结，小便黄赤，舌质红，苔黄，脉弦数。

治则：清热解毒，凉血止血。

方剂：犀角地黄汤合五味消毒饮加减。

药物：生地黄15g、赤芍15g、牡丹皮10g、金银花30g、蒲公英15g、紫花地丁12g、紫背天葵12g、紫草30g、玄参12g、栀子10g、白花蛇舌草30g、天花粉15g。

3）气血两虚型

主证：阴道出血，色淡红，面色无华，形体消瘦，少气懒言，神疲倦怠，纳呆，舌质淡，苔白，脉细弱。

治则：益气养血，解毒化结。

方剂：八珍汤加减。

药物：太子参15g、炒白术10g、茯苓15g、当归12g、生黄芪30g、生地黄15g、鸡血藤30g、枸杞子12g、女贞子15g、白花蛇舌草30g、仙草30g、益母草30g。

4）肝肾阴虚型

主证：阴道流血，带下污臭，五心烦热，失眠，头晕目眩，耳鸣，腰膝酸软，便干尿黄，舌质红或暗红，无苔或苔少，脉细数。

治则：补益肝肾，滋阴清热。

方剂：二至丸合大补阴丸加减。

药物：女贞子15g、墨旱莲15g、生地黄15g、知母10g、黄柏10g、枸杞子12g、龟甲10g、山茱萸10g、山药12g、赤芍15g、白花蛇舌草30g、黄芩炭10g。

（二）中医药对化疗毒副反应的治疗

1. 对胃肠道反应的预防及治疗

1）脾胃气虚型

主证：面色㿠白，语音低微，气短乏力，胸脘痞闷，食少便溏，舌淡苔白，脉虚弱。

治则：益气健脾。

方剂：六君子汤加减。

药物：太子参15g、白术12g、茯苓12g、甘草6g、陈皮6g、法半夏9g、鸡内金10g、麦芽30g、枳壳9g。

2）脾虚、肝胃不和型

主证：胸闷恶心，呕吐、嗳气频作，疲倦乏力，纳呆，便溏或腹泻，舌质淡，苔白滑，脉细弦。

治则：健脾和胃，降逆止呕。

方剂：旋覆代赭汤加减。

药物：旋覆花10g（包煎）、代赭石15g、生姜6g、姜半夏10g、炒白术10g、茯苓12g、竹茹10g、党参15g、焦薏苡仁15g、鸡内金10g、神曲10g、郁金15g。

2．对骨髓抑制的预防及治疗：气血两虚型

主证：头晕心慌，少气懒言，乏力纳呆，面色无华，腰膝酸软，舌质淡，少苔，脉细弱。

治则：益气养血，补精生髓。

方剂：八珍汤加减。

药物：川芎15g、当归12g、生黄芪30g、白术12g、鸡血藤30g、枸杞子15g、何首乌30g、女贞子15g、太子参15g、补骨脂15g、大枣5枚。

（三）辨病选药

在辨证基础上，可适当选用下列药物：天花粉、穿心莲、半枝莲、白花蛇舌草、山豆根、紫草、葵树子、石上柏、金银花、苦参、龙葵、土茯苓、大青叶、败酱草、薏苡仁、水杨梅根等。

（四）随症加减

阴道出血较多：三七粉、血余炭、生蒲黄、阿胶、仙鹤草、乌贼骨、茜草等。

胸胁胀闷：郁金、柴胡、青皮、素馨花、合欢皮、佛手、香橼等。

胸痛、咳血：白茅根、鱼腥草、白及、仙鹤草、三七等。

带下量多：苍术、薏苡仁、山药、莲子、芡实、蒲公英、土茯苓、败酱草、黄柏等。

大便秘结：玄参、麦冬、火麻仁、枳实、大黄、玄明粉等。

嗳气反酸、呕吐：淡竹茹、生姜、丁香、柿蒂、刀豆、砂仁等。

（五）治疗后饮食调护

饮食应选择高营养、清淡易消化之食物，忌烟酒、辛辣、刺激等物，视病情选用下列食疗方。

（1）百合红枣汤：新鲜百合5个、赤豆50g、薏苡仁50g，共煮至半熟，放入红枣20g，再煮至熟即成，可酌加冰糖，有健脾、补血、润肺之功，可用于绒毛膜癌肺转移者。

（2）当归乌鸡汤：当归20g、乌鸡1只。当归放入洗净的乌鸡肚内，用文火煨2小时即可，连肉汤一起食用，有养血调经之功，适用于绒毛膜癌气血虚者。

（3）薏苡仁30g、粳米60g，先将生薏苡仁洗干净晒干，研成细粉，用粳米煮粥，每次食用适量，常食，适用于绒毛膜癌患者。

（4）石上柏25～50g、猪瘦肉50～100g、红枣10g，用1 500mL清水煎煮上物6小时，煮成250mL左右药液，每日1剂口服，连服1个月或数月，适用于绒毛膜癌患者。

三、护理措施

（1）心理护理：以护理人员正确的疾病及其治疗知识和信息赢得患者的信任，为患者提供交流和活动机会，帮助患者分析可利用的支持系统，纠正消极的应对方式。

（2）注意严密观察腹痛及阴道流血情况：注意记录出血量，出血多时观察生命体征。阴道大量出血或剧烈腹痛常提示伴有内出血，可能为癌肿穿破子宫，应立即通知医生，并做好手术准备。

（3）注意减轻不适：对疼痛、化疗副反应等，积极采取措施，减轻症状，尽可能满足患者的合理要求。

（4）做好治疗配合：接受化疗者给予化疗护理。手术者按腹部手术护理。转移灶症状出现时，按相应的症状护理。

四、预防保健

（1）加强近亲结婚危害的宣传工作。

（2）避免多次妊娠及人工流产。

（3）人流术后、产后或葡萄胎清宫术后出现阴道不规则出血，应尽快去医院就诊，以期做到早发现、早诊断和早治疗。

（4）做好葡萄胎患者的随访工作，强调定期复诊的重要性，早期预测恶变。葡萄胎术后应每周测HCG 1次，以后1～2个月测1次至半年后，然后半年至1年复查1次。

（5）绒毛膜癌患者治疗后也要定期复查，1年内应重点随访。若有阴道持续出血，子宫复原不佳，较大且软，HCG持续不正常并有逐渐升高趋势，应考虑绒毛膜癌治疗后未控或复发，及时到医院复查治疗。

（丘惠娟　蒋莉）

第三十六章

骨肉瘤

第一节 概述

骨肉瘤（osteosarcoma）是起源于间叶组织的恶性肿瘤，以能产生骨样组织的梭形基质细胞为特征。经典型骨肉瘤（普通型，conventional osteosarcoma）是原发于髓腔内的高度恶性肿瘤，肿瘤细胞产生骨样组织。经典型骨肉瘤占所有骨肉瘤的80%，主要发生于儿童和青少年，中位发病年龄为20岁。常见发病部位是股骨远端和胫骨近端，首发症状常为疼痛及肿胀，最常见血行转移至肺。骨肉瘤发展迅速，转移率高，临床预后差。每100万人口中有5人发病。最高发病率在20～25岁，10岁以下儿童较为罕见，男多于女，65岁以上是第二个高发期。目前手术是骨肉瘤患者最主要的治疗方法，而化疗是骨肉瘤的重要辅助治疗手段，无远处转移患者五年生存率为60%～70%，已转移患者五年生存率低于20%，有超过85%的患者的转移部位是肺脏，而骨骼则是远处转移的第二大常见部位。

本病属中医"骨瘤""骨疽""虚痨"等范畴。

一、病因病机

骨肉瘤的病因仍不明确且存在争议。考虑其发展与种族、性别、年龄、遗传、电离辐射、病毒感染、外伤等存在多种关联。老年患者与佩吉特病（Paget's disease）、遗传性视网膜母细胞瘤和利-弗劳梅尼综合征相关，在视网膜母细胞瘤患者中，骨肉瘤的发生概率是普通人群的500倍；电离辐射是唯一确定的环境因素；*TP53*和*RB1*等基因涉及骨肉瘤快速进展的发病机制；创伤与骨肉瘤的关系尚不明确。

中医认为本病多因先天禀赋不足，肾气虚衰，再感受外邪，蕴于骨骼；或暴力损伤骨骼，气血凝滞，耗精伤液，脾肾两虚所致。如《外科枢要》曰："若劳伤肾水，不能荣骨而为肿……名为骨瘤……夫瘤者，留也。随气凝滞，皆因脏腑受伤，气血和违。"《外科大成》亦曰："骨瘤属肾，色黑皮紧，高堆如石，贴骨不移，治宜补肾行瘀，破坚利窍。"

二、诊断

（一）临床表现

85%的患者年龄小于30岁，最常见于股骨远端和胫骨近端（约50%以上的患者肿瘤发生在膝关节周围），其次为肱骨近端、腓骨近端和髂骨等处。老年人骨肉瘤好发于扁平骨。

1．疼痛

骨肉瘤为恶性侵袭性肿瘤，破坏骨皮质，刺激骨膜神经末梢引起的疼痛是本病的主要症状，约85%骨肉瘤患者出现疼痛。早期为间歇性隐痛，后发展为持续性疼痛，并呈进行性加重，21%的患者疼痛夜间明显，活动加重，需使用强镇痛剂。

2．肿胀

在肢体疼痛部位触及肿块，并呈进行性增大，肿块表面和附近软组织可有不同程度的压痛，肿块处皮温升高、皮肤发亮，浅表静脉显露。肿块增长迅速者，可以从外观上发现肿块。因骨化程度的不同，肿块的硬度各异。

3．功能障碍

下肢疼痛可出现避痛性跛行，多见于儿童；随着病情的进展肿块压迫及肿瘤浸润邻近关节或肢体导致关节活动受限和肌肉萎缩。

4．其他

可有贫血、消瘦、发热、食欲不振、体重下降等全身症状。常见肺转移，可出现咳嗽、咯血等相应症状。病理性骨折极为罕见。

（二）影像学检查

骨肉瘤的表现既有局部问题，也需留意全身转移。初始检查包括原发部位的影像学检查（MRI±CT）、胸部CT在内的胸部影像学检查，以及PET/CT和/或骨扫描。图像必须包括整个受影响的骨骼及相邻的骨骼。对疑似转移性病变的患者，应就初始影像学检查中发现的异常征象进行更细致的影像学检查（CT或MRI）。

1．X线检查

X线是诊断本病的基本影像学手段，包括病灶部位的正侧位平片。在长管状骨，多于干骺端发病。X线可以确定肿瘤部位，骨质破坏程度，成骨或溶骨性改变，观察侵犯骨外时所产生的各种骨膜反应，如怒发冲冠征、日光放射征和骨膜三角；还可判断病理性骨折及鉴别肿瘤的良性与恶性。胸片可显示肺部有无转移。

2．CT

增强CT检查包括病灶部位骨窗、软组织窗和软组织增强窗，可显示骨破坏状况、肿瘤内部破坏程度，强化后可显示肿瘤的血运状况、肿瘤与血管的关系、在骨与软组织中的范围。能发现较小的病灶和较好地显示肿瘤侵犯范围，补充X线检查的不足，可以较好地显示皮质破坏的界限及三维解剖情况。肺是骨肉瘤最常见的转移部位，肺转移也是影响患者预后的重要因素，因此胸部CT是必需的影像学检查。

3．ECT

ECT是基于局部骨骼血流与骨盐代谢的情况，在病变的早期多已有明显的表现，通常较X线检查早3～6个月出现，对无症状转移性骨肿瘤的早期诊断具有特殊价值。可显示病灶的部位、范围、数目，往往可发现"跳跃性"病灶。全身骨扫描可以显示全身其他部位骨骼的病灶，有助于诊断多中心骨肉瘤或跳跃转移病灶，为化疗后评估提供基线值。

4．MRI

与CT相比，MRI在显示肿瘤软组织侵犯方面更具优势，能精确显示肿瘤与邻近肌肉、皮下脂肪、关节及主要神经血管束的关系。另外，MRI可以很好地显示病变远近端的髓腔情况，评估与周围结构的解剖关系，以及发现有无跳跃转移。增强CT和MRI确定肿瘤范围的精确性已被手术切除标本所证实，因此增强CT和MRI是骨肉瘤影像学检查的必要手段。

5．血管造影

血管造影或动脉造影是一种医学成像技术，用于可视化血管和身体器官的内部或内腔，特别是动静脉。通常是通过将不透射线的造影剂注射到血管中并使用基于X线的技术（例如荧光透视法）成像来完成。使用引导线和导管系统，将一种造影剂（通过吸收X线显示）添加到血液中以使其在X线图像上可见。血管造影可以了解肿瘤的血管丰富程度，判断肿瘤的血管来源，为外科治疗提供依据，是评估化疗疗效的重要指标。

6．PET/CT

PET/CT即正电子发射断层扫描/计算机断层扫描，它是一种核医学技术，在单个机架中结合了正电子发射断层扫描（PET）扫描仪和X射线计算机断层扫描（CT）扫描仪。PET获得的功能成像可以描绘体内代谢或生物化学活性的空间分布。CT扫描则可以获得解剖学成像。PET/CT从两个设备获取顺序图像，这些图像被组合成单个叠加图像，然后根据通用软件和控制系统来重建并呈现二维和三维图像。其与CT的临床意义相似，但是其对鉴别肿瘤的良恶性、病变定位、判断预后和评估疗效具有重要意义。

（三）实验室检查

实验室检查如全血细胞计数（CBC）、乳酸脱氢酶（LDH）和碱性磷酸酶（ALP）等可能与骨肉瘤患者的诊断、预后和诊疗相关，故应在根治性治疗前进行，并于治疗和监测期间定期复查。化疗中或化疗后出现碱性磷酸酶和乳酸脱氢酶大幅度增高，可能提示肿瘤复发或远处转移。

1. 乳酸脱氢酶（LDH）

血清中LDH越高说明肿瘤的负荷越大，血清中LDH含量越高其预后越差，就诊时病变转移的患者的血清LDH水平明显高于局限性病变患者。LDH分为不同亚型，其水平升高还可见于肝炎、溶血性贫血、肾脏疾病等多种疾病。化疗前ALP大幅度增高可能提示多中心骨肉瘤。

2. 碱性磷酸酶（ALP）

可作为监测有无复发转移和评估预后的参考指标之一。40%～80%的患者可有升高，肿瘤进展快的状况，有转移的患者可明显升高；切除肿瘤和化疗后可降低，如发生复发或转移可再次升高。ALP包含不同类型的同工酶，其水平升高还可见于儿童期生理性增高和肝胆疾病等，有条件者可检查骨特异碱性磷酸酶（BALP），以提高骨肉瘤诊断的特异性。

（四）病理检查

外科治疗前一定要对可疑病灶进行组织学活检，一般来说，活检位置选择对以后的保肢手术非常重要，穿刺点必须位于最终手术的切口线部位，以便于最终手术时能够切除穿刺道，因此建议在拟行外科治疗的医院由最终手术医生或其助手进行活检术。当可疑病灶的临床和影像学表现都提示为典型的骨肉瘤时，常用穿刺活检确诊。推荐进行带芯穿刺针活检，活检应尽量获得足够肿瘤组织，以便病理科进行常规的病理检查，还可对新鲜标本进行分子生物学分析。

骨肉瘤组织学类型可分为普通型骨肉瘤和特殊组织学类型骨肉瘤，其中90%为普通型骨肉瘤，包括骨母细胞型、软骨母细胞型、成纤维细胞型骨肉瘤。病理活检是骨肉瘤诊断的金标准，是治疗前必不可少的检查手段。经典型骨肉瘤组织学形态多样，免疫组化（HE）诊断要点包括：①浸润性生长方式，肿瘤替代髓腔组织，包围并浸润宿主骨小梁生长，破坏哈弗氏系统。②肿瘤细胞异型性及多形性常明显，可以呈上皮样、浆细胞样、纺锤形、小细胞、梭形细胞等，但有时由于骨样基质围绕，肿瘤细胞小而看似正常，这些细胞可部分混合存在。肿瘤细胞胞质常嗜酸或透亮，坏死及病理学核分裂象易见。③肿瘤性成骨可多可少，形态多样，可呈编织状、花边状、细网状、斑片状、佩吉特（Paget）骨病样等，"脚手架"现象及同时合并存在肿瘤性软骨并不少见。经典型骨肉瘤分为多个组织学亚型，最常见的亚型依次为成骨型（76%～80%）、成软骨型（10%～13%）和成纤维型（10%）。经典型骨肉瘤是高级别恶性肿瘤，无须进行组织学分级。

经典型骨肉瘤中存在复杂的染色体数目和结构异常及非整倍体核型。这种染色体高度不稳定性导致很难用一种或几种机制来解释骨肉瘤的发生发展，虽然分子检测手段有很多，包括荧光原位杂交（FISH）、实时定量荧光PCR、DNA倍体分析、流式细胞学、基因测序、比较基因组杂交微阵列分析等，但没有一项有效手段可以重复检测经典型骨肉瘤特异的分子异常，不推荐应用于临床诊断。

（五）鉴别诊断

本病主要依靠临床，影像学及病理活检来诊断。发生在膝部的骨母细胞瘤、软骨肉瘤、纤维肉瘤、动脉瘤样骨囊肿等原发性骨肿瘤，以及转移性骨肿瘤有时易与骨肉瘤相混淆，必要时应做鉴别。某些慢性骨髓炎、疲劳骨折很难与成骨肉瘤鉴别，有时穿刺活检才能鉴别开。X线片和穿刺活检是必要的鉴别手段。

三、临床分期

临床分期采用AJCC/UICC 2018年开始执行的"骨肉瘤TNM分期"标准（如表36-1，表36-2）。

表36-1　骨肉瘤AJCC/UICC TNM分期标准

TNM分期		分期标准
原发肿瘤（T） （四肢、躯干、头骨和面部骨骼的骨肿瘤）	Tx	不能评估原发性肿瘤
	T0	没有原发肿瘤的证据
	T1	肿瘤最大尺寸<8cm
	T2	肿瘤最大尺寸≥8cm
	T3	原发骨部位不连续性肿瘤
原发肿瘤（T） （脊柱的肿瘤）	Tx	不能评估原发性肿瘤
	T0	没有原发肿瘤的证据
	T1	局限于1个椎体段或2个相邻椎体的肿瘤
	T2	局限于3个相邻椎体的肿瘤
	T3	局限于4个或更多的相邻椎体的肿瘤，或任何不相邻的椎体的肿瘤
	T4	肿瘤延伸进入椎管或大血管
	T4a	肿瘤延伸进入椎管
	T4b	有大血管受到侵犯或肿瘤血栓的证据
	Tx	不能评估原发性肿瘤
	T0	没有原发肿瘤的证据
	T1	肿瘤局限于盆腔段，无外延伸
	T1a	肿瘤最大尺寸<8cm
	T1b	肿瘤最大尺寸≥8cm
	T2	肿瘤局限于一个盆腔段有外延伸或两个盆腔段无外延伸
	T2a	肿瘤最大尺寸<8cm
	T2b	肿瘤最大尺寸≥8cm
	T3	肿瘤跨两个盆腔段有外延伸

（续表）

TNM分期		分期标准
原发肿瘤（T） （骨盆的肿瘤）	T3a	肿瘤最大尺寸＜8cm
	T3b	肿瘤最大尺寸≥8cm
	T4	肿瘤跨3个盆腔段或越过骶髂关节
区域淋巴结（N）	Nx	区域淋巴结无法评估
	N0	癌症没有扩散到淋巴结
	N1	癌症已经扩散到区域淋巴结，这对原发性恶性骨肿瘤来讲是较为罕见的
远处转移（M）	Mx	不能评价
	M0	癌症没有转移
	M1	癌症已经扩散到身体的另一部分
	M1a	肺转移
	M1b	骨转移或其他部位转移
肿瘤分级（G）	Gx	无法评估
	G1	癌细胞分化良好，低级别
	G2	癌细胞中度分化，介于两者之间
	G3	癌细胞分化不良，高级别

表36-2 骨肉瘤 TNM 分期（AJCC/UICC 第八版）

四肢、躯干、头骨和面部 骨骼的骨肿瘤分期	T	N	M	G
Ⅰ A期	T1	N0	M0	G1，Gx
Ⅰ B期	T2	N0	M0	G1，Gx
Ⅰ B期	T3	N0	M0	G1，Gx
Ⅱ A期	T1	N0	M0	G2～3
Ⅱ B期	T2	N0	M0	G2～3
Ⅲ 期	T3	N0	M0	G2～3
Ⅳ A期	Any T	N0	M1a	Any G
Ⅳ B期	Any T	N1	Any M	Any G
Ⅳ B期	Any T	Any N	M1b	Any G

注：此分期不适用于原发自骨盆和脊椎的肿瘤。

第二节 治疗

一、西医治疗

早在19世纪中叶，医学文献中就描述了骨肉瘤的治疗方法。从那时起，治疗已经从截肢发展到复杂的肢体保留手术，并已纳入多药化疗。本病一旦确诊应立即开始治疗，治疗方案多以辅助化疗或新辅助化疗联合手术为主，视手术及肿瘤分期而定。对于治疗前无远处转移的患者手术联合化疗五年生存率60%～70%。目前骨肉瘤治疗通常采用术前化疗—外科手术—术后化疗的综合治疗模式。这种看似简单的方法是经过连续的临床试验开发出来的，这些临床试验评估了化疗的重要性、类型及手术时机。整个20世纪70年代和80年代早期进行的多项临床试验表明，使用单药和联合化疗可以改善预后。然而，在梅奥诊所的一项回顾性研究中，结果提示患者的预后改善与辅助化疗无关。于是梅奥诊所的研究人员在20世纪70年代后期进行了一项随机临床试验，该试验未能证明甲氨蝶呤可以使患者受益，这引起学术界广泛的关注。因此，进行了多中心骨肉瘤研究并明确证实了化疗加手术具有优越性。多中心骨肉瘤研究于1982年至1984年进行。该试验结果显示，单独接受手术的患者六年生存率为11%，而接受手术和辅助化疗的患者六年生存率为61%。其后又陆续有其他研究证明综合治疗模式的优势。在综合治疗模式中，术前化疗亦被称为新辅助化疗。术前化疗前需要详细评估患者的一般情况，评估其对治疗的耐受性，综合制订治疗方案。

（一）化疗、靶向及其他治疗

化疗包括辅助化疗和新辅助化疗、全身静脉化疗和动脉栓塞化疗。手术联合辅助和新辅助化疗方案治疗改善了局限性骨肉瘤患者的预后。目前骨肉瘤化疗的主要作用是提高保肢率和长期生存率，对于转移的晚期骨肉瘤患者，化疗是最主要的治疗方法。无论术后采用何种化疗方案，新辅助化疗所带来的良好的组织病理学缓解（坏死超过90%）被证实可以预测生存情况。年龄是否影响新辅助化疗效果目前尚存在争议，荟萃分析发现儿童肿瘤化疗坏死率高于成人。

1. 一线治疗（初始/新辅助，辅助治疗或转移）

①顺铂和阿霉素；②MAP（大剂量甲氨蝶呤、顺铂和阿霉素），2023年版的NCCN指南建议优先用于小于40岁且体能状态良好的患者；③阿霉素、顺铂、异环磷酰胺和大剂量甲氨蝶呤；④异环磷酰胺、顺铂和表柔比星。

2．二线治疗（复发，难治或转移疾病）

复发或难治性病变患者的最佳治疗策略尚未明确。如有复发，可行时患者需接受二线化疗和/或手术切除，其后行影像学检查以评估疗效。

①多西他赛和吉西他滨；②环磷酰胺和依托泊苷；③环磷酰胺和拓扑替康；④古西他滨；⑤异环磷酰胺（大剂量）±依托泊苷；⑥卡铂、异环磷酰胺和依托泊苷；⑦靶向药物索拉非尼。

索拉非尼：临床前研究显示，索拉非尼能同时抑制多种存在于细胞内和细胞表面的激酶，包括丝氨酸/苏氨酸-蛋白激酶（RAF）、血管内皮生长因子受体2（VEGFR2）、血管内皮生长因子受体3（VEGFR3）、血小板衍生生长因子受体β（PDGFR-β）、酪氨酸蛋白激酶（KIT）和FMS样的酪氨酸激酶3（FLT3）。由此可见，索拉非尼具有双重抗肿瘤效应，一方面，它可以通过抑制RAF/丝裂原活化蛋白激酶（MEK）/细胞外调节蛋白激酶（ERK）信号传导通路，直接抑制肿瘤生长；另一方面，它又可通过抑制 VEGFR 和 PDGFR 而阻断肿瘤新生血管的形成，间接抑制肿瘤细胞的生长。意大利的一项Ⅱ期临床研究显示，索拉非尼治疗一线失败的复发及不可切除的骨肉瘤患者，中位PFS为4个月，临床获益率为29%，17%患者临床获益时间超过6个月。

（二）手术治疗

手术（保肢术或截肢术）依然是骨肉瘤患者诊疗的一个重要部分。已有研究对保肢术和截肢术在高度恶性的非转移骨肉瘤患者治疗中的效果进行了比较，结果显示两种术式之间在生存率和局部复发率方面没有明显差异。然而，保肢术可以更好保留功能。对于新辅助化疗组织学缓解情况良好的高度恶性骨肉瘤患者，如果可以达到较宽的手术切缘，保肢术被认为是首选手术治疗模式。截肢术通常用于肿瘤解剖位置不佳而无法通过保肢术获得充足的手术切缘的患者。

骨肉瘤术前化疗疗效评估包括以下几点。①症状与体征：肢体疼痛有无改善、皮温（与健侧对比）、肢体肿胀及表浅静脉怒张（与化疗前比较）、关节活动度（与化疗前比较）、患肢周径变化。②实验室检查：碱性磷酸酶、乳酸脱氢酶的变化趋势。③影像学：X线、CT、MRI、ECT变化。需要根据以上结果，进行综合评估，判断新辅助化疗效果。④肿瘤坏死率的评估。

1．保留肢体手术

需在有效术前化疗的基础上进行。适应证：①成年或受累骨已发育成熟的少年要求保肢治疗；②低度恶性肿瘤IA、IB期，恶性肿瘤IA期或对化疗敏感的IB期，未侵犯主要神经血管，肿瘤能够完整切除；③术后局部复发和转移率不高于截肢，肢体功能优于义肢。

远隔转移不是保肢的禁忌证，因此对于Ⅲ期肿瘤，也可以进行保肢治疗，甚至可以行姑息性保肢治疗。肢体Ⅲ期经典型骨肉瘤患者在局部病灶和转移瘤化疗均有效的前提下，推荐进行局部保肢手术和转移瘤切除。术前化疗疗效不佳，预示患者疗效不好，不建议行局部根治术。

保肢手术包括肿瘤切除和功能重建两个步骤，对应骨肿瘤学所涵盖的肿瘤学和骨科学。在对骨肉瘤的治疗上首先要满足肿瘤学的要求，完整、彻底切除肿瘤（细胞学意义上的去除肿瘤），其次才是骨科学重建因切除肿瘤所造成的骨骼肌肉系统功能缺损（骨及软组织的重建）。

2．截肢术

截肢是治疗骨肉瘤的重要手段之一，包括经骨截肢和关节离断术。其优点在于能最大限度地切除原发病灶，手术操作简单，无须特别技术及设备，而且费用低廉，术后并发症少，术后即可尽快施行化疗及其他辅助治疗控制和杀灭原发病灶以外的转移。截肢的适应证包括：预计手术难以达到安全的外科边界，患者要求截肢，化疗无效的ⅡB期肿瘤，重要血管神经束受累、缺乏保肢后骨或软组织重建条件，预计义肢功能优于保肢。

3．肢体重建

主要的重建方式有：①人工关节置换；②自体骨移植；③异体骨移植；④肿瘤骨灭活再植。

4．肺转移灶切除术

肺是骨肉瘤患者最常见的转移部位。对化疗有效的可切除的肺转移病灶，手术切除肺转移病灶是目前推荐的措施。适应于肺转移灶孤立，外周性，局限在一侧肺的病例。

（三）放疗

骨肉瘤是一种对放疗不敏感的肿瘤，在大剂量放疗后大多数患者仍有明显的肿瘤残存，局部控制率低，因此不能用单纯放疗来治愈骨肉瘤。放疗的作用主要是辅助性治疗或姑息治疗，对于不能手术切除的病变或拒绝截肢的患者，局部放疗有一定的作用。

1．原发肿瘤的治疗

对于阳性切缘（R1）或大块残留（R2）或不可切除疾病考虑放疗。

术后放疗（R1和R2切除）：55Gy伴9～13Gy增加量用于微小或明显病灶，高危病灶总剂量64～68Gy。

对于不可切除病灶放疗总剂量取决于周围组织的耐受量，多为60～70Gy。

2．转移灶的治疗

（1）考虑使用钐-153-乙二胺四亚甲基膦酸（^{153}Sm-EDTMP）和镭-223（^{223}Ra）治疗。

（2）考虑使用立体定向放射手术治疗，尤其是对于寡转移灶。

^{153}Sm-EDTMP是一种可释放β粒子的亲骨性放射性药物，已在局部复发或转移性骨肉瘤或骨转移患者中接受了评估。已有剂量确定性研究的结果表明^{153}Sm-EDTMP对治疗高危骨肉瘤患者有效。

二氯化镭-223或^{223}Ra是一种亲骨性、释放α粒子的放射性药物，其对于转移性或复发性骨肉瘤的治疗尚处于早期研究阶段。美国已经批准该药用于治疗去势难治性前列腺癌相关骨转移。初步研究表明该药对骨肉瘤有作用，与诸如^{153}Sm-EDTMP等释放β粒子的放射性药物相比，可能具有更小的骨髓毒性和更好的疗效。

（四）免疫治疗

近年来，通过使用免疫检查点抑制剂，黑色素瘤、肺癌、头颈癌和膀胱癌在临床上无进展生存期和总生存期都有显著改善。骨肉瘤是首批获得免疫治疗剂监管批准的癌症之一。米伐木肽（Mifamurtide，L-MTP-PE）是一种增加循环TNF-α和IL-6的药物，它在欧洲被批准用于辅助治疗。

随着现代免疫检查点抑制剂的出现，正在进行一些试验以测试免疫疗法的安全性和有效性。一项研究发现除了胃肠道间质瘤，梭形细胞和辐射相关的肉瘤外，PD-L1相对不常见。《柳叶刀·肿瘤学》（*The Lancet Oncology*）杂志报告了一项针对晚期骨肉瘤或软组织肉瘤患者的单臂关于帕博利珠单抗的Ⅱ期研究。其结果为阴性，仅有5%的骨肉瘤患者存在总体反应（低于临床有意义结果的25%阈值）。在CheckMate 848研究中结果显示：纳武利尤单抗联合伊匹木单抗在对标准治疗无效的晚期或转移性tTMB-H和bTMB-H实体瘤患者的治疗中显示了临床获益与可控的安全性，并在tTMB-H肿瘤患者中观察到疗效获益增加。在2023 NCCN指南中，以此作为证据，推荐纳武利尤单抗联合伊匹木单抗（2A类证据）是一种新的治疗选择，适用于具有高肿瘤突变负荷（TMB-H）的晚期或转移性实体瘤患者，可作为骨癌的全身治疗药物。

（五）预后

肿瘤部位和大小、患者的年龄、转移存在情况及其部位、对化疗的组织学缓解情况，以及手术方式和手术切缘情况均是四肢和躯干骨肉瘤患者重要的预后因素。在四肢骨肉瘤患者中，除了这些因素之外，诊断时肿瘤的大小和在四肢内的位置也对预后造成明显的影响。在一项对4 838名骨肉瘤患者的前瞻性新辅助化疗试验数据所做的荟萃分析中，女性患者中化疗诱导肿瘤坏死的情况更多见，总生存期（OS）更长，儿童比青少年及成人的预后更好。术前化疗、肿瘤位于远端部位者（而不是肱骨/股骨近端）的组织学缓解情况良好，而性别为女性则与预后改善相关。不过，高体重指数（BMI）的骨肉瘤患者的相关OS比正常BMI者更低。对于已确诊的原发转移性骨肉瘤患者，诊断时转移灶的数目和对所有临床中发现的瘤灶手术切除的彻底性具有独立的预后价值。

大约30%的局限性病变患者和80%的表现为转移性病变的患者将会出现疾病复发。在原发非转移性骨肉瘤患者中，至肺内转移的无复发间隔时间越长，相关的生存情况明显越好。

（六）随访

骨肉瘤患者术后需要进行长期的规范化随访，随访的目的和意义主要有以下几方面：①作为高度恶性肿瘤，局部复发和远隔转移是骨肉瘤的肿瘤学特点，因此，局部和全身的检查有助于及时发现复发和转移，并进行治疗。②骨科术后可能面临多种并发症，如伤口感染、不愈合、皮瓣坏死等近期并发症，以及假体松动、假体周围骨折和内固定失效等远期并发症。③骨骼系统肿瘤患者术后的肢体功能康复十分重要，如肌肉力量、关节活动度和步态训练，这些与患者能否恢复日常生活功能密切相关，因此术后需要进行功能评估的随访。

一旦治疗结束，监测应每3个月进行1次并持续2年，其后第3年每4个月进行1次，再后第4、第5年每6个月进行1次，此后每年1次。监测应包括完整的体格检查，胸部影像学检查，以及对原发部位进行初始疾病检查期间使用过的影像学检查。也可考虑进行PET/CT和/或骨扫描。每次随访时均应对功能进行重新评估。

二、中医治疗

（一）辨证治疗

1．治疗前

1）阴寒凝滞型

主证：肢体肿块，局部皮色如常，不红不热，酸楚隐痛，遇寒加重，舌淡，苔白，脉沉细。

治则：温阳散寒，通络止痛。

方剂：阳和汤加减。

药物：熟地黄20g、鹿角胶10g（烊化）、姜炭5g、肉桂3g、麻黄3g、白芥子10g、乳香10g、没药10g、莪术12g、透骨消60g、生牡蛎30g。

2）热毒蕴结型

主证：肢体肿块，肿胀灼痛，或刺痛拒按，坚硬如石，皮色暗红或紫暗，或发热，口渴，大便干结，尿黄，舌红绛，或有瘀斑，脉涩或弦细。

治则：清热解毒，散结化瘀。

方剂：消毒化瘀汤加减。

药物：忍冬藤30g、蒲公英30g、黄柏15g、肿节风30g、刘寄奴15g、黄芩10g、威灵仙30g、土鳖虫10g、天花粉20g、乳香5g、没药5g、丹参15g、透骨草50g。

3）脾肾两虚型

主证：面色苍白，唇甲淡白，动辄汗出，纳差，肢体包块胀痛，腰膝酸软，神疲乏力，舌淡苔薄，脉细弱。

治则：健脾补肾，益气养血。

方剂：归脾汤合肾气丸加减。

药物：党参20g、黄芪20g、当归15g、白术15g、茯苓20g、补骨脂20g、骨碎补20g、阿胶15g、枸杞子15g、透骨消60g、杜仲15g。

4）阴虚内热型

主证：肢体肿块疼痛，朝轻暮重，肿块皮色暗红，身热口干，咳嗽，少痰或咯血，身体消瘦，大便干结，舌红少苔，脉细数无力。

治则：滋阴填髓，清热解毒。

方剂：知柏地黄汤加减。

药物：生地黄20g、山茱萸15g、女贞子15g、墨旱莲15g、牡丹皮12g、黄柏10g、熟地黄20g、透骨草30g、补骨脂20g、白花蛇舌草30g。

2. 化疗后

1）脾胃不和型

主证：恶心，呕吐，纳差，脘闷腹胀，便溏或便结，身倦乏力，舌淡红，苔白厚或腻，脉细。

治则：健脾和胃降逆。

方剂：香砂六君子汤加减。

药物：党参20g、白术15g、茯苓20g、法半夏15g、砂仁8g（后下）、木香6g（后下）、佛手15g、麦芽30g、藿香15g、佩兰15g。

2）气血两虚型

主证：精神疲惫，少气乏力，纳少，头晕眼花，面色少华，自汗，语声低微，大便排出乏力，舌淡，苔白，脉细弱。

治则：健脾开胃，益气养血。

方剂：八珍汤加减。

药物：党参20g、黄芪30g、白术15g、茯苓20g、鸡血藤30g、补骨脂15g、火麻仁30g、枸杞子20g、砂仁8g（后下）、大枣30g、鸡内金15g、防风15g、骨碎补30g、甘草5g。

3. 手术后

1）气血两虚型

主证：精神疲惫，少气乏力，纳少，头晕眼花，面色少华，自汗，语声低微，大便排出乏力或便溏，舌淡，苔白，脉细弱。

治则：健脾开胃，益气养血。

方剂：八珍汤加减。

药物：党参20g、黄芪20g、白术15g、茯苓20g、鸡血藤30g、陈皮6g、佛手15g、白芍15g、枸杞子20g、神曲12g、布渣叶15g、鸡内金15g、甘草5g。

2）气阴两虚型

主证：神疲乏力，气短，口干咽燥，心烦梦多，或午后潮热，盗汗，食欲不振，大便干结，舌红，少苔或无苔，脉细或细数。

治则：益气养阴，开胃。

方剂：益胃汤加减。

药物：沙参12g、麦冬15g、玉竹15g、生地黄15g、太子参20g、生黄芪20g、茯苓20g、白术15g、布渣叶15g、鸡内金15g、麦芽30g、甘草5g。

（二）随症选药

（1）胃纳减少：鸡内金、神曲、麦芽、谷芽等。

（2）尿少：车前草、泽泻、猪苓、大腹皮等。

（3）肢体麻木：地龙、全蝎、僵蚕、蜈蚣等。

（4）咳嗽、咯血：百部、苦杏仁、川贝母、仙鹤草、白及、藕节等。

（5）骨痛不止：两面针、透骨消、三七等。

（三）成药验方

（1）复方蛇舌草片：由白花蛇舌草、藤梨根、半边莲、野葡萄根、青蒿、大黄、佛手、地榆、丹参等组成。每次2片，1日2次。适用于骨肉瘤。

（2）华蟾素片：由干蟾皮提取物组成，有解毒、消肿、止痛的功效，适用于骨肉瘤。副作用常见腹泻，故初起可每次使用2片，每日2次，1周后如无不适，可每次使用3片，每日2次，1周后如无不适，可使用全量，每次4片，每日2次。华蟾素的药理研究提示该药具有抗肿瘤作用、免疫促进作用、抗病毒作用。

（四）饮食调护

（1）猪腰500g，切开洗净，加人参3g（或党参10g）、当归10g、山药10g、水适量，清炖至猪腰熟后捞出切片，调味即可。适应于骨肉瘤放疗、化疗前后患者。

（2）知母15～30g（或鲜知母30～60g），粳米100g。先用水煎煮知母去渣取汁，加粳米煮成粥，放糖调味即可食用。适用于骨肉瘤口渴、便秘者。

（3）桂圆肉15g，红枣3～5枚，粳米100g，清水适量，共煮粥，随量食用。适用于骨肉瘤化疗后白细胞下降者。

（4）生黄芪30g、生薏苡仁30g、赤小豆15g、鸡内金9g（研粉）、金橘饼2个、糯米30g。把生黄芪放入锅内，加清水1 000mL，文火煮20分钟，去黄芪，加生薏苡仁及赤小豆煮30分钟，再放入糯米和鸡内金，煮粥。分早晚2次食用，食粥后嚼金橘饼1个。本粥以补虚调养为主。凡身体虚弱、不思饮食者均可食用。

（5）莲子60g，磨粉，用少量清水调成糊状。煮牛奶200mL加白糖适量，将沸时倒入莲子糊不断搅拌，煮熟即可，随量食用。功效：健脾益胃，补虚养神。适用于骨肉瘤患者化疗期间或治疗后症见脘闷食少，或有心烦欲呕、头晕目眩、大便溏泻者。若有反胃呕吐者，可加生姜汁少许同煮为糊；若有出血者，莲子粉可改用藕粉。

三、预防保健

（1）平时注意加强体育锻炼，增强抗病能力。

（2）对疑为本病患者，应及时检查，力争早期诊断，尽早治疗。

（3）对与骨肉瘤患者有血缘关系的家属进行筛查，及时发现新患者。

（4）尽量避免接触放射线及有毒的化学制剂。

（胡丕丽、戎煜明）

第三十七章
软组织肉瘤

第一节 概述

软组织肉瘤是发生于间叶组织的恶性肿瘤。包括未分化多形性肉瘤、滑膜肉瘤、脂肪肉瘤、平滑肌肉瘤、腺泡状软组织肉瘤等多种亚型。

软组织肉瘤的发病率占成人全部恶性肿瘤的0.73%～0.81%，占小于15岁的儿童全部恶性肿瘤的6.5％。软组织肉瘤可发生于任何年龄人群，男性略多于女性，几乎可发生于身体任何部位，肢体（43%）、躯干（10%）、内脏（19%）、腹膜后（15%）或头颈部（9%）是最常见的原发部位。软组织肉瘤最常见转移至肺，发生自腹腔者更多见转移至肝和腹膜。横纹肌肉瘤是儿童和青少年中最常见的软组织肉瘤，较少见于成人。正确的外科手术是治疗软组织肉瘤最有效的方法，也是绝大多数软组织肉瘤唯一的治愈措施。

本类疾病属中医的"筋瘤""肉瘤""血瘤"等范畴。

一、病因病机

软组织肉瘤病因至今未明，但与下列因素有较密切关系：①化学因素，如氯乙烯、二乙基己烯雌酚、聚乙烯醇等接触过多；②病毒因素，例如多瘤病毒可诱发多部位的肉瘤；③其他如放射线损伤、异物刺激（如子弹头、金属片等）、石棉接触史等增加了发生本类疾病的危险。

中医认为本类疾病的成因不外乎外因和内因两方面。外因是邪气、邪毒入侵；内因是情志所伤、脏腑气血功能失调。由于内、外致病因素的作用，从而引起气滞、血瘀、痰凝、热毒内蕴等一系列病理变化，从而导致本类疾病的发生。如《灵枢·九针论》曰："四时八风之客于经络之中，为瘤病者也。"《灵枢》谓"虚邪之入于身也深，寒与热相搏，久留而内着……邪气居其间而不发为筋瘤"等。

二、诊断

（一）临床表现

1．好发部位

软组织肉瘤较为常见的有纤维肉瘤（大腿及膝部最常见）、横纹肌肉瘤（好发于四肢）、滑膜肉瘤（易发于关节附近及筋膜处）、脂肪肉瘤（好发于臀部及大腿、腹膜后）等。

2．肿块

软组织肉瘤主要表现为逐渐生长的无痛性包块，隐匿性强，病程可延数月至数年，约半数以上的患者可扪及肿块。因组织来源和血供情况的不同，其质地、大小均有差异。如肿瘤内含上皮样细胞或圆形细胞、血管分布丰富或有坏死细胞者质地较软；肿瘤含梭形细胞多者较硬（如纤维肉瘤等）。有些病例可以出现肿块短期内迅速增大、皮肤温度升高、区域淋巴结肿大等，需要警惕肿瘤级别升高的可能。

3．疼痛

一般多为无痛性肿块，如果肉瘤出现疼痛通常提示预后不良（多为侵犯周围神经、骨骼或合并感染等）。当肿瘤逐渐增大压迫神经或血管时，可出现疼痛、麻木甚至肢体水肿，但症状并不具有特异性。

（二）影像学检查

1．B超检查

B超用于判断肿物是囊性或实性，提供肿物的血流情况及观察区域淋巴结有无肿大等。超声检查的优势在于：①鉴别浅表软组织肿块性质。特别是对于神经源性肿瘤、脂肪瘤、血管瘤、各种囊肿和动静脉畸形有较高的诊断价值。②区域淋巴结检查。主要用于手术前、后检查易于发生淋巴结转移的软组织肉瘤。③腹盆腔和腹膜后检查。用于了解该部位软组织肉瘤的范围及其与周围组织的关系，发现肝脏等腹盆腔器官转移。④超声引导下穿刺活检。操作时间短，准确性与CT引导相当。

2．X线检查

X线平片对软组织肉瘤的定性和定位诊断敏感性和特异性都不高，只有在肿瘤内有较多的钙化、有骨质异常（皮质破坏、骨膜反应、骨髓侵犯等）或以成熟的脂肪组织为主的病变中，X线有特征性表现，才显示出一定的诊断价值。具体的病理类型X线特征性表现各异，例如脂肪肉瘤表现为脂肪样的低密度影；而钙化多见于滑膜肉瘤和软组织间叶软骨肉瘤等。此外，X线可以清楚地显示肿瘤邻近骨骼的改变，可帮助显示软组织肿块和邻近骨与关节的关系及评估软组织肉瘤骨受侵时发生病理骨折的风险。

3．CT检查

CT可做出明确的定位诊断并且具有较好的定性诊断能力，增强扫描可以明确显示肿块的大小、边界及其与周边各相邻组织的关系。在诊断和鉴别诊断困难时，根据治疗的需要可以采用CT引导下穿刺活检，其具有损伤少、费用低和准确性高的特点。肺是软组织肉瘤最常见的转移部位，肺转移也是影响患者预后的重要因素，因此胸部CT是必需的影像学检查。

4．MRI检查

MRI是目前四肢和躯干、脊柱等部位软组织肉瘤诊断与鉴别诊断、分期、手术治疗方案制订、术后随访的首选影像检查方法。MRI具有较CT更好的软组织分辨率，又具备多平面扫描、多序列检查的特点，可以从各种不同的角度和方向准确显示病变的部位及其与周围结构的关系，能精确显示肿瘤与邻近肌肉、皮下脂肪、关节及主要神经血管束的关系，对术前计划非常有用，通常T1为中等信号，T2为高信号，增强MRI可了解肿瘤的血运情况，对脂肪瘤、非典型性脂肪瘤和脂肪肉瘤有鉴别诊断意义。此外，MRI可以很好地显示肿瘤在软组织内侵及范围、骨髓腔内侵及范围，发现跳跃病灶。

5．PET/CT

可用于分期、预后和分级，对于肿瘤大小超过3cm、质硬、深部病灶，有助于判定新辅助化疗的应答反应。PET/CT不仅可显示原发肿瘤部位的代谢状况，更重要的是可评估患者的区域和全身情况。

（三）病理及免疫组化检查

在对软组织肉瘤治疗前，强烈建议先进行活检，即使临床和影像学都提示非常典型的软组织肉瘤，也需活检确诊。推荐针带芯穿刺活检。切开活检虽然可以获得更多的标本，利于诊断，但是存在肿瘤污染范围扩大等风险，应交由富有经验的外科医师执行。如病变较小、位于浅层，手术可以完整切除病灶且切除后不会造成重大功能障碍，可考虑做切除活检。活检应尽量获得足够多的组织，以便病理科进行常规的病理检查，还可对新鲜标本进行分子检测。

软组织肉瘤病理诊断较困难，分类繁多，常难以明确肿瘤起源及诊断。近年来应用免疫组织化学技术，利用极微量的组织抗体检测标记软组织的组织来源，以弥补病理形态学诊断的不足。常用抗体诊断标志物为：

（1）波形蛋白可用于鉴别癌及肉瘤。

（2）结蛋白用于诊断平滑肌源性肿瘤、横纹肌肉瘤、软组织腺泡状肉瘤等。

（3）肌红蛋白横纹肌肉瘤及含有横纹肌成分的肿瘤多为阳性。

（4）S-100蛋白主要见于周围神经系统肿瘤。

（5）α1抗胰蛋白酶（αl-AT）及α1抗糜蛋白酶（αl-ACT）均可作为组织细胞来源肿瘤的标志物。

（6）第八因子相关抗原作为血管瘤及血管肉瘤的诊断标志。

（7）角蛋白可鉴别间皮肉瘤、上皮样肉瘤、上皮型滑膜肉瘤。

（8）神经特异性烯醇化酶用于神经系统肿瘤、神经母细胞瘤、神经节细胞瘤的诊断。

（四）软组织肉瘤的分子诊断

因为许多软组织肉瘤亚型都有相关的特征性遗传变异，包括碱基对替换、缺失、扩增和易位，故分子遗传学检测已成为一种十分有效的辅助性技术。软组织肉瘤可被分为两大遗传性类型：①含有特异性基因改变（例如，染色体易位或点突变）的肉瘤，通常核型单一；②非特异性基因改变的肉瘤，具有复杂不平衡的核型。

传统的细胞遗传学分析、荧光原位杂交（FISH）和聚合酶链反应（PCR）是最常用的软组织肉瘤分子诊断技术。存在染色体易位重排的软组织肉瘤可根据基因转录本融合的情况被分为多个亚型，例如，透明细胞肉瘤中的EWSR1-ATF1、黏液或圆形细胞脂肪肉瘤中的TLS-CHOP（也称作FUS-DDIT3）、滑膜肉瘤中的SS18-SSX（SS18-SSX1或SS18-SSX2），以及腺泡型横纹肌肉瘤中的PAX-FOXO1（PAX3-FOXO1或PAX7-FOXO1）染色体易位形成的融合基因可提供有用的诊断和预后信息，如在表现为转移性病变的腺泡状横纹肌肉瘤患者中，拥有PAX7-FOXO1者比拥有PAX3-FOXO1者具有更好的预后情况。

虽然分子遗传学检测似乎前景光明，但其需要高度复杂的技术条件且方法并非绝对敏感或无法提供特异性诊断。分子检测应由在软组织肉瘤分子诊断技术方面富有经验的病理医师操作。此外，分子检测相关的技术性限制表明分子学评估仅在作为一种辅助性技术使用时才予以考虑。

三、临床分期

临床分期采用AJCC/UICC 2018年开始执行的"软组织肉瘤TNM分期"标准（表37-1，表37-2）。

表37-1　软组织肉瘤AJCC/UICC TNM分期标准

TNM分期		分期标准
原发肿瘤（T）	Tx	原发肿瘤无法评价
	T0	无原发肿瘤的证据
	T1	肿瘤最大径≤5cm
	T2	5cm<肿瘤最大径≤10cm
	T3	10cm<肿瘤最大径≤15cm
	T4	肿瘤最大径>15cm

（续表）

TNM分期		分期标准
区域淋巴结（N）	N0	无区域淋巴结转移或淋巴结状态未知
	N1	区域淋巴结转移
远处转移（M）	M0	无远处转移
	M1	有远处转移
肿瘤分级（G）	Gx	无法评估
	G1	2～3分
	G2	4～5分
	G3	6～8分
肿瘤分化	1分	肿瘤接近正常成熟的间质组织
	2分	组织学分型确定的肉瘤
	3分	未分化和胚胎样肉瘤，滑膜肉瘤，软组织骨肉瘤，尤因肉瘤/PNET
核分裂	1分	0～9（连续10HPF）
	2分	10～19（连续10HPF）
	3分	≥20（连续10HPF）
坏死	1分	无坏死
	2分	坏死＜50%
	3分	坏死≥50%

表 37-2　软组织肉瘤TNM分期（AJCC/UICC 第八版）

分期	T	N	M	G
Ⅰ A	T1	N0	M0	G1，Gx
Ⅰ B	T2-4	N0	M0	G1，Gx
Ⅱ	T1	N0	M0	G2～3
Ⅲ A	T2	N0	M0	G2～3
Ⅲ B	T3-4	N0	M0	G2～3
Ⅳ	Any T	N1	M0	Any G
Ⅳ	Any T	Any N	M1	Any G

1. 组织学分级（G）

FNCLCC组织学分级是由三个参数确定的：分化、核分裂活性和坏死程度。每一参数的计分如下：分化（1～3分），核分裂活性（1～3分），坏死（0～2分）。这些分数相加即可确定肿瘤的分级。

2．肿瘤分化

肉瘤与正常成人间叶组织极为相似（例如，低级别平滑肌肉瘤）。

肉瘤的组织学分型明确（例如，黏液样/圆细胞型脂肪肉瘤）。

胚胎样和未分化肉瘤、类型可疑的肉瘤、滑膜肉瘤、软组织骨肉瘤、尤因肉瘤/软组织原发性神经外胚层瘤（PNET）。

3．核分裂象计数

在肉瘤核分裂最活跃的区域，使用40×物镜连续评估10个高倍镜视野（HPF，在放大400倍时1HPF=0.1734mm^2）

（1）0～9个有丝分裂（连续10HPF）。

（2）10～19个有丝分裂（连续10HPF）。

（3）≥20个有丝分裂（连续10HPF）。

4．肿瘤坏死

大体检查评估并通过组织切片核实。

（1）无坏死。

（2）＜50%肿瘤坏死。

（3）≥50%肿瘤坏死。

第二节　治疗

一、西医治疗

（一）外科手术治疗

外科手术是治疗软组织肉瘤最有效的方法，也是绝大多数软组织肉瘤唯一的治愈措施。手术的目标不仅是完整切除肿瘤，而且要求获取安全的外科边缘。术后功能恢复与安全边界发生矛盾时，通常以牺牲部分功能为代价。考虑行截肢术之前，患者应接受软组织肉瘤治疗方面有经验的手术医师的评估。术后康复评估推荐用于所有肢体肉瘤患者。如有指征，康复治疗应持续到功能恢复最大化时。

对于体积较大、较深或侵犯邻近大血管、神经、关节和骨骼等重要组织的软组织肉瘤，预计一期手术难以达到根治切除，需要术前放、化疗等手段使肿瘤体积缩小，从而为手术获得安全外科边界创造条件。如果软组织切缘过窄（小于1cm）或镜下骨、大血管或神经切缘阳性，切除后应考虑行术后放疗。

外科治疗的原则是：手术应达到安全的外科边界。手术包括保肢和截肢。

保肢的适应证：①保肢手术可以获得满意的外科边界；②重要血管神经束未受累；③软组织覆盖完好；④预计保留肢体功能优于义肢；⑤远隔转移不是保肢禁忌证。

截肢的适应证：①患者要求或者同意截肢手术；②重要神经血管束受累；③缺乏保肢后骨或软组织重建条件；④预计义肢功能优于保肢；⑤区域或远隔转移不是截肢禁忌证。

对于位于深筋膜浅层或者侵犯皮肤的肿瘤，应考虑切除足够的皮肤，皮下，深筋膜浅层、深层，甚至部分正常肌肉，以获取安全的外科边界。对于软组织肉瘤侵及骨的病变，需要计算好安全边界，连同受侵骨质一并切除。

软组织肉瘤切除后需要进行功能重建。重建方法包括：①皮肤覆盖，可以选择植皮和皮瓣转移；②血管修复和移植，在软组织肉瘤侵犯重要血管时，为了达到安全外科边界，有时需要将血管做一期切除和重建；③骨骼重建，软组织肉瘤侵犯骨骼一并切除后，需要进行骨重建，可采用生物重建和机械重建两种方式；④动力重建，包括神经移植和肌肉、肌腱移位重建。

肿瘤巨大或累及重要脏器；位于重要血管神经部位；多发转移，难以通过外科手术来控制及合并严重内科疾病可造成致命外科手术风险的患者，肿瘤切除后可能会造成患者出现重大功能障碍，甚至严重时危及生命，此时常不进行手术治疗。

（二）放射治疗

放疗可在初始治疗时、术前或术后实施。总放疗剂量通常根据组织耐受情况决定。诸如近距离放疗、术中放疗（IORT）和调强放疗（IMRT）等较新的放疗技术已经改善了软组织肉瘤患者的治疗结局。放疗的目的在于提高肿瘤的局控率、延长总生存期，并更好地保留肢体功能。对于手术切缘距离过近或者在骨、大血管或大神经处的镜下切缘阳性，考虑进行辅助放疗。总放疗剂量通常根据组织耐受情况决定。

1. 术前放疗

术前放疗，也称作新辅助放疗。术前放疗可以使肿瘤范围更清晰，放射治疗体积更小、血运好、乏氧细胞少、放疗剂量低；主要用于Ⅱ/Ⅲ期不可切除，或预期难以达到理想外科切缘，或可能造成肢体功能损伤的患者。新辅助放疗有助于获得更高的R0切除率，从而提高局控率、延长生存期，并更好地保留肢体功能。对于可切除的Ⅲ期软组织肉瘤患者，也可以考虑进行术前放疗。由于术前放疗发生伤口并发症的风险相对较高，对放疗时机的选择仍存在争议。

术前放疗后的疗效评估应在术前放疗后 4～8 周进行。评估方式包括查体、CT、MRI和/或PET/CT，评估方式应与放疗前一致。术后应评估治疗后病理反应率，包括切缘状态、残留活细胞比例或肿瘤坏死率等。

2．术后放疗

术后放疗会带来更高的长期治疗相关副反应的发生率。阳性手术切缘的相关局部复发率较高，术后放疗已经显示出能够改善手术切缘阳性患者的局部控制情况。适应证：ⅠA期和ⅠB期切缘不足；Ⅱ期、Ⅲ期术前放疗后，切缘阳性或肉眼可见残存的软组织肉瘤的患者。因为远期纤维化的发生发展及恶性细胞增殖，不建议切除术和术后放疗之间间隔8周以上。

3．姑息放疗

全身远处转移的软组织肉瘤临床预后差，姑息放疗目的是减轻痛苦，提高生活质量。

4．其他

近距离放疗指的是术中通过导管直接向瘤床内植入放射性粒子。选项包括低剂量率（LDR）近距离放疗、分次高剂量率（HDR）近距离放疗和术中HDR近距离放疗。LDR和HDR近距离放疗的相关局部控制率相似。IMRT的主要优势是能够更精确地勾勒高剂量放疗靶区，故而使高剂量放疗靶区对周围正常组织的影响最小化。此外，影像学检查引导技术可使得靶区更小，进一步减少毒性。术中放疗可通过使用诸如电子束放疗或近距离放疗等不同的技术实施。

（三）化学治疗

化学治疗作为全身治疗手段，有助于提高肿瘤R0切除率、增加保肢机会，还可以降低术后复发转移风险，对于复发转移的晚期患者可延长患者的总生存期和提高生活质量。可分为新辅助化疗、辅助化疗和姑息性化疗等。化疗敏感性是软组织肉瘤是否选择化疗的重要依据。尤因肉瘤，胚胎性/腺泡状横纹肌肉瘤对化疗高度敏感，而腺泡状软组织肉瘤、骨外黏液性软骨肉瘤对化疗的敏感程度差。

1．新辅助化疗

对一期切除困难或不能获得R0切除，且对化疗敏感的成人高级别软组织肉瘤，可以使用新辅助化疗。具体适应证：①化疗相对敏感的高级别软组织肉瘤；②肿瘤体积较大，与周围重要血管神经关系密切，预计无法一期R0切除或保肢治疗；③局部复发需要二次切除或远处转移行姑息手术前。术前化疗具有以下优点：①可以使肿瘤与神经、血管、肌肉的边界清晰，降低截肢风险，提高保肢率和肢体功能；②腹膜后肉瘤的术前化疗可以减少对正常器官的切除；③提高手术切缘阴性率，降低局部复发风险；④与术前放疗联合使用时具有增敏的效果；⑤具有杀灭微小转移灶的效果；⑥很多患者因为术后并发症不能按时行辅助化疗，术前化疗可以减少这种情况对生存的影响；⑦依据术前化疗的病理缓解率可以制订后续化疗方案。术前化疗推荐方案包括非多形性横纹肌肉瘤：VAC（长春新碱+放线菌素D+环磷酰胺，1A类证据）；未分化的小圆细胞肉瘤：VDC（长春新碱+多柔比星+环磷酰胺，1A类证据）；非特指软组织肉瘤/多形性横纹肌肉瘤：AI（多柔比星+异环磷酰胺）或MAID方案（美司钠+阿霉素+异环磷酰胺+达卡巴嗪）。

2．辅助化疗

对于Ⅰ期有安全外科边界的软组织肉瘤患者，不推荐辅助化疗；对于Ⅱ～Ⅲ期患者，建议术后放疗±辅助化疗，对有以下情况的Ⅱ～Ⅲ期患者强烈推荐术后辅助化疗：①化疗相对敏感；②高级别、深部、直径大于5cm；③手术未达到安全外科边界或局部复发二次切除后的患者。术后化疗建议伤口愈合后尽早开始，但是否选择联合治疗以及治疗疗程还需要根据患者的具体情况及意愿，综合制订治疗方案。横纹肌肉瘤建议术后辅助化疗12个周期，骨外骨肉瘤12～15个周期，骨外尤因肉瘤16～18个周期。除此以外的其他软组织肉瘤的辅助化疗一致推荐ADM±IFO方案，建议化疗6个周期。

非多形性横纹肌肉瘤：VAC（长春新碱+放线菌素D+环磷酰胺，1A类证据）；未分化的小圆细胞肉瘤：VDC（长春新碱+多柔比星+环磷酰胺，1A类证据）；非特指软组织肉瘤/多形性横纹肌肉瘤：AI（多柔比星+异环磷酰胺，2A类证据）。

3．姑息性化疗

对于不可切除的局部晚期或转移性软组织肉瘤，积极有效的化学治疗有利于减轻症状、延长生存期和提高生活质量。但考虑到软组织肉瘤的多样性和化疗较重的毒副反应，姑息化疗方案的制订需要因人而异。

单药（达卡巴嗪、阿霉素、表柔比星或异环磷酰胺）或蒽环类药物为基础的联合方案（阿霉素或表阿霉素联合异环磷酰胺或达卡巴嗪）化疗（1A类证据）已被广泛用于晚期、无法切除或转移性病变的患者。

吉西他滨联合多西他赛、长春瑞滨或达卡巴嗪的化疗（2A类证据）已经显示对多种组织学亚型的无法切除或转移性软组织肉瘤患者有效。替莫唑胺、脂质体阿霉素、长春瑞滨也已经在晚期、转移性、复发或难治性病变患者的治疗中显示有效。

（四）靶向治疗

抗肿瘤靶向药物治疗作为新的治疗手段，已成功应用于多种类型肿瘤的治疗。靶向药物相对于化疗，具有副作用小和耐受性好的特点。近年来一些靶向治疗药物对特定组织学类型的晚期软组织肉瘤显示出了较有前景的结果，已有多种靶向药物应用于晚期或不可切除的软组织肉瘤的治疗。通常情况下，靶向治疗用于不可切除或晚期软组织肉瘤的二线治疗。但由于一些特殊病理亚型缺乏标准、有效的一线化疗方案，所以特定的靶向药物可以考虑用于特定类型不可切除或晚期软组织肉瘤的一线治疗，如CDK4抑制剂哌柏西利可以用于高分化/去分化脂肪肉瘤的一线治疗；安罗替尼（2A类证据）、培唑帕尼（3类证据）和舒尼替尼（3类证据）可以用于腺泡状软组织肉瘤的一线治疗；克唑替尼（3类证据）和塞瑞替尼（3类证据）用于间变性淋巴瘤激酶融合的炎性肌纤维母细胞瘤一线治疗；依维莫司/替西罗莫司/西罗莫司（3类证据）用于恶性血管周上皮样细胞瘤的一线治疗。

伊马替尼在GIST的治疗中起重要作用，可以作为隆起样皮肤纤维肉瘤的一线治疗方案（3类证据）。

培唑帕尼（1A类证据）、安罗替尼（1A类证据）和瑞戈非尼（2B类证据）可以作为不可切除或晚期软组织肉瘤的二线治疗策略选择，但培唑帕尼和瑞戈非尼不推荐用于脂肪肉瘤。

培唑帕尼是一种特异性靶向血管生成和肿瘤细胞增殖相关受体的小分子酪氨酸激酶抑制剂。2012年美国FDA批准培唑帕尼用于化疗失败的除脂肪肉瘤以外转移性软组织肉瘤的二线治疗。培唑帕尼在肉瘤患者中的常见毒副反应类型中最常见不良事件为疲乏、腹泻、恶心、皮肤毛发色素脱失、体重减轻和高血压。培唑帕尼临床应用中应注意监测患者的肝功能，一旦出现肝功能下降应及时处理。

曲贝替定（Trabectedin）是一种已经在Ⅱ期和Ⅲ期研究中显示出对晚期软组织肉瘤患者具有客观缓解作用的新型DNA结合药物。曲贝替定推荐作为脂肪肉瘤和平滑肌肉瘤的姑息性治疗。艾瑞布林（Eribulin）是一种新型的微管抑制剂，推荐作为"L型"肉瘤的姑息性治疗。

贝伐珠单抗作为抗肿瘤血管生成的重要药物之一，通过与人血管内皮生长因子（VEGF）结合抑制肿瘤的进展。2022年版的CSCO指南推荐贝伐珠单抗+化疗用于晚期或不可切除血管肉瘤的二线治疗；贝伐珠单抗+替莫唑胺用于晚期或不可切除恶性孤立性纤维瘤的二线治疗（3类证据）。

基于免疫检查点抑制剂抗PD-1抗体的免疫治疗在多种肿瘤类型中表现出有效性。已有临床试验研究了晚期肉瘤患者使用免疫治疗的疗效及不良反应，发现帕博利珠单抗（pembrolizumab）对腺泡状软组织肉瘤的疗效较好。抗PD-1单抗在未分化多形性肉瘤和腺泡状软组织肉瘤患者中表现出显著疗效，并为这些类型的软组织肉瘤提供了重要有效的治疗选择。《柳叶刀·肿瘤学》杂志报告了SARC028的结果，这是一项使用pembrolizumab针对晚期骨肉瘤或软组织肉瘤患者的研究。作者观察到软组织肉瘤患者的12周无进展生存率为55%，明显高于定义为40%的阈值。然而，SARC028研究的结果正式为阴性，仅有18%的软组织肉瘤患者存在总体反应（低于临床有意义结果的25%阈值）。在2022年版的CSCO指南中，帕博利珠单抗单药治疗可作为腺泡状软组织肉瘤和未分化多形性肉瘤的二线治疗方案。

（五）预后

软组织肉瘤总的五年生存率是60%～80%。影响软组织肉瘤生存预后的主要因素有年龄、肿瘤部位、大小、组织学分级、是否存在转移及转移部位等。影响软组织肉瘤局部复发的因素主要有不充分的外科边界、多次复发、肿瘤体积大、组织学分级高等。

（六）随访

术后2年之内为软组织肉瘤局部复发的高峰时间，高危患者通常在2～3年内复发，最常见的转移部位为肺，每次注意复查胸部CT。建议随访方式：中/高级别肉瘤患者，在术后2～3年中，每3～4个月随访1次，然后每半年1次，5年后每年1次；低级别肉瘤患者在前3～5年中每隔4～6个月随访1次，然后每年1次。

每次随访的内容包括：全面体检、B超/MRI或局部增强CT、骨扫描、胸部影像学检查（胸部CT）、功能评分。累及骨的软组织肉瘤患者，全身骨扫描在术后5年内每6个月检查1次，术后5年以后每年检查1次。

二、中医治疗

（一）辨证治疗

1. 治疗前

1）痰湿凝聚型

主证：肢体可扪及包块，单个或多个，不痛或痛，倦怠乏力，胸胁满闷，恶心呕吐，舌淡红，苔白腻，脉滑或濡。

治则：化痰散结，健脾祛湿。

方剂：海藻玉壶汤加减。

药物：海藻15g、昆布15g、半夏12g、青皮10g、浙贝母15g、白术15g、白芥子15g、生牡蛎30g（先煎）、薏苡仁30g、制胆南星10g、夏枯草15g。

2）血瘀气滞型

主证：肢体肿块，痛有定处，肿块皮色正常或紫暗，或伴肢体麻木感，面色晦暗，形体消瘦，舌淡红或暗红或有瘀斑，脉细涩。

治则：活血理气，化瘀散结。

方剂：桃红四物汤加减。

药物：桃仁10g、红花12g、赤芍15g、当归12g、川芎10g、皂角刺12g、三七12g、佛手15g、延胡索15g、制乳香10g、制没药10g、穿山甲（现已禁用）15g。

3）热毒蕴结型

主证：肢体肿块增大迅速，皮肤色红或暗紫，伴灼热感，或见瘤体破溃，表面有恶臭脓血渗液附着，伴发热，口渴喜饮，大便干结，尿黄赤，舌红或红绛，苔黄或黄腻，脉数或滑数。

治则：清热解毒，消肿散结。

方剂：清瘟败毒饮加减。

药物：生石膏30g、生地黄10g、水牛角30g、黄连6g、栀子10g、黄芩12g、知母10g、赤芍12g、白花蛇舌草30g、夏枯草15g、连翘12g。

4）气血亏虚型

主证：肿块增大或破溃日久不愈，疼痛，面色苍白，神疲乏力，食少，形体消瘦，舌淡，苔白，脉细弱无力。

治则：益气养血，散结止痛。

方剂：八珍汤加减。

药物：党参20g、黄芪20g、白术15g、茯苓20g、鸡血藤30g、当归15g、白芍15g、枸杞子20g、大枣30g、鸡内金15g、红花12g、皂角刺15g、三七12g。

5）肝肾阴虚型

主证：肿块增大或破溃日久不愈，疼痛，口干口苦，腰膝酸软，潮热盗汗，心烦，神疲乏力，舌红，少苔或无苔，脉细数。

治则：滋补肝肾，解毒散结。

方剂：左归丸加减。

药物：牛膝12g、龟甲20g，鳖甲20g、枸杞子15g、女贞子15g、丹参15g、菟丝子12g、鸡血藤30g、熟地黄20g、茯苓20g、白花蛇舌草30g、生牡蛎30g。

2．化疗后

1）脾胃不和型

主证：恶心，呕吐，纳差，脘闷腹胀，便溏或便结，身倦乏力，舌淡红，苔白厚或腻，脉细。

治则：健脾和胃降逆。

方剂：香砂六君子汤加减

药物：党参20g、白术15g、茯苓20g、法半夏15g、砂仁8g（后下）、木香6g（后下）、佛手15g、麦芽30g、藿香15g、佩兰15g、鸡内金15g。

2）气血两虚型

主证：精神疲惫，少气乏力，纳少，头晕眼花，面色少华，自汗，语声低微，大便排出乏力舌淡，苔白，脉细弱。

治则：健脾开胃，益气养血。

方剂：八珍汤加减。

药物：党参20g、黄芪20g、白术15g、茯苓20g、鸡血藤30g、补骨脂15g、大枣30g、枸杞子20g、黄精15g、鸡内金15g、麦芽30g、陈皮6g。

3．手术后

1）气血两虚型

主证：精神疲惫，少气乏力，纳少，头晕眼花，面色少华，自汗，语声低微，大便排出乏力或便溏，舌淡，苔白，脉细弱。

治则：健脾开胃，益气养血。

方剂：八珍汤加减。

药物：党参20g、黄芪20g、白术15g、茯苓20g、鸡血藤30g、当归15g、白芍15g、枸杞子20g、砂仁8g（后下）、布渣叶15g、鸡内金15g、佛手15g。

2）气阴两虚型

主证：神疲乏力，气短，口干咽燥，心烦梦多，或午后潮热，盗汗，食欲不振，大便干结，舌红，少苔或无苔，脉细或细数。

治则：益气养阴，开胃。

方剂：益胃汤加减。

药物：沙参12g、麦冬15g、玉竹15g、生地黄15g、太子参20g、生黄芪20g、茯苓20g、白术15g、布渣叶15g、鸡内金15g、火麻仁30g。

4．放疗后

太子参20g、茯苓15g、白术15g、生地黄15g、麦冬20g、沙参15g、玉竹12g、山茱萸12g、补骨脂20g、葛根20g、鸡血藤30g。

（二）随症选药

（1）食纳减少：鸡内金、神曲、麦芽、谷芽等。

（2）肢体麻木：地龙、全蝎、僵蚕、蜈蚣等。

（3）胸胁胀满、气促或腹胀尿少：车前草、泽泻、大腹皮、葶苈子等。

（4）肿块较硬：皂角刺、全虫、桃仁、王不留行等。

（三）成药验方

（1）华蟾素片：由干蟾皮提取物组成，有解毒、消肿、止痛的功效。副作用常见腹泻，故初起可每次使用2片，每日2次，1周后如无不适，可每次使用3片，每日2次，1周后如无不适，可使用全量，每次4片，每日2次。华蟾素的药理研究提示该药具有抗肿瘤作用、免疫促进作用、抗病毒作用。

（2）肿节风15g、白毛藤20g、白花蛇舌草20g、绞股蓝15g、肖梵天花15g、猪苓15g、茯苓12g、白术10g、太子参15g、甘草3g。水煎，每日1剂，分2次服。适用于软组织肉瘤热毒瘀血阻滞者。

（四）饮食调护

（1）薏苡仁50g、粳米100g、红枣50g、莲子肉30g，加水适量，煮粥，随量食用。适用于软组织肉瘤脾胃虚弱者。

（2）枸杞子40g，洗净，猪瘦肉150g，洗净切细，甲鱼500g去内脏切块，共放锅内加水适量，炖熟，调味即可。适用于软组织肉瘤术后气血两虚者。

（3）羊奶120mL、鸡蛋1～2个、冰糖适量，拌匀，隔水炖熟，随量食用。本品以滋补为主，适用于脾胃虚弱、阴液不足者，症见肢体乏力、咽干口燥、烦闷倦怠等。

（4）甲鱼1只，去内脏切块，生土茯苓300～500g（干品100g）洗净切块，共放锅内，加适量清水炖熟调味，即可食用。功效：滋阴养血、补益肝肾。适用于放疗后体质虚弱、阴虚内热者，对疼痛也有一定作用。

（5）海参适量，泡发洗净切片，煮烂，加粳米100g，同煮为粥。功效：补肾、益精。适用于放、化疗后气阴、精血亏虚患者（症见头晕乏力、口干咽燥、腰酸腿软等）。

三、预防保健

（1）平时注意加强体育锻炼，增强抗病能力。

（2）对疑为本病患者，应及时检查，力争早期诊断，尽早治疗。

（3）尽量避免接触放射线及有毒的化学制剂。

（胡丕丽、戎煜明）

第三十八章
皮肤癌

第一节　概述

皮肤癌的发病率与地理区域、人种、性别、年龄、职业及其他疾病有关。澳大利亚、新西兰、美国夏威夷等地区发病率高，我国发病率低。白种人皮肤癌发病率是非白种人的45倍，黑种人最少；男性发病率高于女性；年高者发病率高于年轻人。皮肤癌在我国约占全部恶性肿瘤的1.5%，南方发病率比北方高。皮肤癌常见有鳞状细胞癌和基底细胞癌。鳞状细胞癌恶性程度较高；基底细胞癌恶性程度较低，生长甚为缓慢，病程超过10～20年者极为常见。

本病属于祖国医学中的"翻花疮""黑疔""石疔""恶疮"等范畴。隋代巢元方的《诸病源候论》说："翻花疮者……初生如饭粒，其头破则血出，便生恶肉，渐大有根，脓汁出。肉反散如花状。"明代张介宾的《景岳全书》："翻花疮者……疮口胬肉突出，如菌大小不同，或出如蛇头，长短不一。"

一、病因病机

1. 紫外线损害

长期在烈日下活动，遭受阳光紫外线照射的头、面、颈及手背等身体暴露处易诱发皮肤癌。80%的皮肤癌均出现在上述部位。紫外线会对皮肤产生短期和长期的影响。长时间暴露在紫外线下，即使不被晒伤，也会导致DNA受损、皮肤细胞功能丧失及皮肤修复系统断裂。随着时间推移，这种损害逐渐累积，使细胞变异，最终癌化。

2. X线及热辐射

如从事调线放射科技人员、铀矿工人，或因其他疾病接受放射线治疗的人，患皮肤癌的危险较高。

3．患有遗传性疾病

患有不耐阳光的遗传性疾病，如着色性干皮病、白化病的患者，皮肤癌的危险性明显增高。

4．接触化学物质

如经常接触石油、沥青、煤油、焦油、砷等物质易患皮肤癌。

5．慢性皮肤病症

如慢性炎症性皮肤病的瘢痕，长期皮肤溃疡、瘘管及窦道，以及烧伤瘢痕的基础上可发生癌变。

6．发病性别

男性多于女性，发病率男女比例为2：1。

7．发病年龄

主要发生在50岁以上老年人。

祖国医学认为本病为风湿热毒燥之邪，日久羁留，内耗阴血，伤精灼液，阴血枯燥，皮毛不荣，肺气失调，皮毛不润，卫气不固，易招外邪，毒邪积聚，留滞肌肤而成。如《诸病源候论》言："翻花疮者，由风毒相搏所为。"《外科枢要》言："翻花疮者，由疮疡溃后，肝火血燥生风所致。"

二、诊断

（一）症状与体征

皮肤鳞状细胞癌多发于头颈、四肢、躯干等部位的皮肤、黏膜及皮肤黏膜交界处。可由角化病、黏膜白斑及其他癌前疾病转化而来。生长较快，早期即形成溃疡。初起为暗红色结节，质硬，高出皮肤，以后出现红色糜烂面，有渗液渗血，最终形成高低不平的溃疡或菜花样肿物，破坏性大，常累及骨骼。鳞状细胞癌合并感染有黏稠脓液，伴恶臭、疼痛。鳞状细胞癌恶性度较高，易出现区域淋巴结转移。易在着色性干皮病、老年性角化病基础上演变而来。

皮肤基底细胞癌多见于老年人，好发于额面、眼眶、眼睑、鼻侧、耳周围等处。起病时常无症状，初起为淡黄色或粉红色的小结，常呈珠状，质硬，渐长融合成盘形斑块，中心形成溃疡，边缘呈虫蚀样，部分伴有黑色素沉着。该肿瘤不疼不痒，常无自觉不适，基底细胞癌虽然是恶性的，但转移者极少，先发生边缘半透明结节隆起浅在溃疡，继之逐渐扩大，可侵袭周边组织及器官，成为侵袭性溃疡。一般很少发生转移。

（二）检查

皮肤癌的确诊主要依靠病理学检查。一般无须做特殊检查，但结合病情可选择性地做一些必要的影像学检查，如头皮癌做X线摄片或核素扫描以排除对骨的侵犯；对晚期鳞状细胞癌需进行CT或MRI检查以了解有无远处转移。

1．组织病理学检查

目前，皮肤基底细胞癌和皮肤鳞状细胞癌的确诊主要靠活检和术后组织病理学检查。活检是诊断肿瘤性质的可靠手段，但它是一种有创操作，存在肿瘤细胞扩散的风险，而且可能因为取材不准出现假阴性结果。组织病理学检查是皮肤恶性肿瘤诊断的金标准。

2．皮肤鳞状细胞癌抗原的检测

鳞状细胞癌抗原是从子宫颈鳞状上皮中分离出来的鳞状上皮相关抗原TA-4的亚单位。多数研究显示，鳞状细胞癌抗原与鳞状细胞癌的侵袭、转移、复发和预后密切相关，是反映SCC生物学特性的重要肿瘤标志物。鳞状细胞癌抗原的检测有助于早期诊断鳞状细胞癌，并可能作为皮肤鳞状上皮癌变及鳞癌复发风险预警的一种方法。

（三）病理分型

皮肤癌包括：基底细胞癌、鳞状细胞癌、恶性黑色素瘤、恶性淋巴瘤、特发性出血性肉瘤、汗腺癌、隆突性皮肤纤维肉瘤、血管肉瘤。

1．基底细胞癌

皮肤癌中80％是基底细胞癌，早期诊断并治疗得当，完全可以治愈。

（1）表皮下基底细胞癌：表面皮肤可完整，亦可伴有溃疡。在癌巢中央有囊腔形成，囊腔周围的癌细胞常发生空泡变性。癌细胞可呈管状或腺样结构，排列成条索状、网状或岛屿状。

（2）表浅溃疡型基底细胞癌：常为多发性，癌巢呈实质性团块状、巢状或条索状，由基底层向深部浸润。

（3）基底鳞形细胞癌：肿瘤由两种成分组成，即在基底细胞癌内有鳞形细胞癌癌巢和角化珠。

2．鳞状细胞癌

皮肤癌中20％是鳞癌，早期治疗可望治愈自不待言，但它向外扩散的危险相当大，美国每年因皮肤癌死亡的人中，大部分就是由于鳞癌。此癌长在躯干处，同样具有很高的转移倾向。癌细胞呈乳头状、巢状、条索状或腺样结构，可浸润至真皮深层或皮下组织。

（四）诊断要点

（1）根据病史、病变生长特点、速度及转移情况，可给予初步诊断，病理检查是必需的。

（2）应详细询问原有皮肤病变的情况及其变化过程，如原有病变的增大情况、质地的变化、颜色的加深、边界的改变等。

（3）皮肤病变的突然增大、变硬、颜色加深、出现结节、溃疡形成、经久不愈或伴有出血，需防早期恶性病变的可能，应予以病理活检。

（4）详细的检查和对病灶范围的确认是皮肤癌诊断中不容忽视的问题。

（5）病灶的大小、侵犯程度、是否多灶性应予以明确。

（6）病灶深部的骨、软骨是否受侵犯需行X线检查，必要时需行CT或MRI检查。

（7）淋巴结转移虽不多见，但需仔细评估；发现可疑淋巴结转移，主张行活检或切除以明确性质。

（8）皮肤癌甚少远处转移，但当肿瘤发生在原有烧伤瘢痕、放射性皮炎、慢性感染病灶和痣的基础上，皮肤鳞癌有近10%的转移发生率。

（9）较小的病变多行切除活检，诊断兼治疗一箭双雕，毕其功于一役。病变稍大特别是需切除包括病变缘外2～3mm正常皮肤方能达治疗要求时缺损太大，造成外观缺陷，则做钳取或切取活检，记住要包括病变近缘部分。

（五）鉴别诊断

皮肤癌中基底细胞癌和鳞状细胞癌要相鉴别，还要与脂溢性角化病、皮肤原位癌、盘状红斑狼疮等相鉴别。

1. 基底细胞癌与鳞状细胞癌

基底细胞癌发生的主要部位是面部，尤其是鼻、前额、眼、颧部及上唇，损害发展缓慢，局部往往不充血，表面结痂而无角化现象，边缘卷起，呈蜡状半透明，炎症反应没有或轻微，转移者罕见。鳞状细胞癌可发生在任何部位，尤其是皮肤黏膜连接处及四肢、下唇、鼻、耳、手背和阴部，往往在有慢性皮肤病损处发生，损害发展较快，局部充血明显，或周围及表面有扩张的毛细血管，角化现象明显，边缘高起坚硬，炎症反应显著，易发生淋巴结转移。

2. 脂溢性角化病

又称老年疣，好发于50岁以上男性，多发于面部、颈部、胸部、背部及手背，损害为略高出于皮肤的圆形或卵圆形扁平疣状皮疹，呈杩黄、黄褐色至煤黑色，边界清楚，质地柔软，表面稍粗糙，覆有油脂状鳞屑痂。皮疹数目不定，往往很多。脂溢性角化病可永久存在而不恶变，极少数患者的个别损害可发展成基底细胞癌，组织病理学检查可助诊断。

损害好发于躯干和臀部，可单发或多发，典型者呈界线清楚的鳞状斑丘疹，可逐渐扩大，或相互融合，损害的大小可由数毫米到若干厘米不等，表面覆以鳞屑或脱屑后结棕色至灰色硬痂，不易剥离。发展缓慢或长期无明显变化，有时中央部分可部分消退或有瘢痕形成，而附近出现新的损害。一般不变成溃疡。组织病理检查有助于诊断。

3. 盘状红斑狼疮

多见于中年男女，损害初发时为小丘疹，渐扩大呈斑块，性质干燥，表面角质增殖，毛囊口扩张，内含有角质栓刺，有萎缩斑，不形成溃疡，边缘多充血。发生于颜面部者呈蝴蝶状分布。血沉、类风湿因子、抗核抗体、组织病理可助鉴别。

4.角化棘皮瘤

以中年男性较多，多发生于面部，尤其是颊部及鼻部，而四肢和躯干极为少见。损害为呈坚实的半球形肿瘤耸立皮肤上，似淡红色粉刺或与皮肤色泽相似的小结，边缘隆起，中央陷凹呈火山口形，内含一个角质痂。本病发展迅速，但长到直径达2cm左右后不再继续发展，2～6个月内能自行萎缩，自然痊愈，遗留萎缩性瘢痕。

常侵犯40岁以上妇女单侧乳头和乳晕。早期仅为乳头部小片鳞屑性红斑，边界清楚，逐渐波及其邻近皮肤，表面易于糜烂，搔抓后呈湿疹样变化。损害经过缓慢，无自愈倾向。偶见于乳房以外其他大汗腺分布区，如腋窝、外生殖器、肛周、口唇、鼻翼等处。组织病理检查可见表皮内有分散或成团的Paget细胞，见此细胞即可确诊。

三、临床分期

临床分期采用AJCC/UICC 2018年开始执行的"皮肤癌TNM分期"标准（表38-1，表38-2）。

表38-1　皮肤癌AJCC/UICC　TNM分期标准

TNM分期		分期标准
原发肿瘤（T）	Tx	原发肿瘤无法评价
	T0	无原发肿瘤证据
	Tis	原位癌
	T1	原发灶最大直径≤2 cm
	T2	2 cm<原发灶最大直径≤5 cm
	T3	原发灶最大直径>5 cm
	T4	任何大小肿瘤侵及皮外结构，如软骨、骨骼肌和/或骨等
区域淋巴结（N）	Nx	区域淋巴结无法评估
	N0	无区域淋巴结转移
	N1	有区域淋巴结转移
	N2	腹主动脉旁淋巴结转移，伴/不伴盆腔淋巴结阳性
远处转移（M）	M0	无远处转移
	M1	有远处转移

表38-2　皮肤癌TNM分期（AJCC/UICC　第八版）

分期	T	N	M
0	Tis	N0	M0
I	T1	N0	M0

（续表）

分期	T	N	M
Ⅱ	T2～3	N0	M0
Ⅲ	T4	N1	M0
ⅢA	Any T	Any N	M1

第二节　治疗

一、西医治疗

（一）治疗原则

皮肤癌发展慢、容易早期发现，治疗效果好，在考虑达到根治性治疗效果的同时应尽可能考虑美容和功能保护。皮肤癌的治疗方法有多种，有激光、冷冻、电灼、药物、放射治疗、手术切除等。其治疗方式的选择与下列因素有关。

（1）病理类型：浅表型基底细胞癌可以进行刮除术、冷冻疗法、激光疗法、手术切除或放射治疗，浸润性鳞状细胞癌则需要进行手术切除、放疗或莫氏（Mohs）显微描记手术。

（2）病变位置：头面部、躯干、外阴和会阴部基底细胞癌和鳞状细胞癌主张放射治疗，而手掌、脚底和阴囊部则极少主张予以放射治疗。

（3）病变范围：病变巨大或基底固定者，单纯手术范围大，主张予以术前放疗加手术治疗或手术治疗加术后放疗。已有淋巴结转移或侵及骨、软骨等，应予以手术治疗，并辅助以放射治疗。

（4）既往治疗史：发生在烧伤瘢痕、放射性皮炎等已有明显皮肤损伤基础上者或放疗及其他治疗后复发未控者，首选手术治疗。对于复发或不能进行手术及需综合治疗的晚期病变，放疗是较好的姑息治疗手段。

（二）外科手术治疗

手术治疗作为皮肤癌首选的治疗方法，适当的手术切除治疗，治愈率达90%～100%。切除的范围应随肿瘤的大小、浸润深度而异，对于病灶小、浅表而边界清楚的基底细胞癌，距肿瘤边缘0.5cm做切除，一般即可达到治愈目的。对病灶范围大、浸润广的病例，应距原发灶3～5cm做切除，有条件的医院应做冰冻切片检查。切缘阴性的基底细胞癌，其局部复发率为1%～5%，肿瘤基底的切除范围据病灶浸润深度而定，如发生于头皮的浅表基底细胞癌，可行广泛切除后植皮；累及骨膜者应将骨膜一并切除后做带蒂皮瓣移植及植皮术修复。鳞状细胞癌的切除范围基本上同基底细胞癌，但伴有区域淋巴结转移者应做淋巴结清除术，切除时，应距离肿瘤0.5～2cm做皮肤切口，并需要足够的深度，尽可能做广泛的切除。头皮、躯干和四肢的鳞状细胞癌切除应适当增加至2～5cm。对于已证实的区域淋巴结转移者，应行淋巴结清扫术，但不必做预防性的清扫术。当骨或主要血管和神经受累时，则需要截肢。电刀切除优于单纯手术切除，因为干燥对开放伤口有利。

（三）Mohs显微描记手术

Mohs显微描记手术（简称Mohs手术）是皮肤外科技术与特殊冰冻组织切片相结合的一种手术方法，适用于单一灶性连续生长的皮肤恶性肿瘤，尤其是鳞状细胞癌、基底细胞癌。Mohs手术既能彻底切除癌变组织又能尽可能使创面缩小，还可以科学准确地判断病灶切除的深度和边缘。具体操作：麻醉后紧贴边界刮除肿瘤，然后碟形切除剩余的边缘1～2 mm厚，将切除下的标本仔细定位，冰冻，横向切片，读片，检查所有的边缘来查找是否有残留的肿瘤细胞。通过肿瘤部位的定位，医生可以确认出残余病灶的位置并切除仅包含肿瘤组织的部位。重复上述过程，直至切缘阴性。

（四）放射治疗

1．适应证

（1）头面部皮肤癌，无淋巴结转移、无骨及软骨侵犯者，放射治疗是首选的治疗方法。

（2）因年龄、内科疾病等不能耐受手术或拒绝手术者。

（3）对于病灶基底部固定者，应进行术前放疗。

（4）手术后或其他治疗后肿瘤复发、残留，而又不能手术的晚期病变，放疗可以起到较好的姑息治疗作用。

2．治疗方式

（1）体位固定：头面颈部的面模固定技术相对成熟，重复性较好，但应注意因面模等固定物带来的剂量的影响。躯干和四肢，可使用真空袋或体模固定。

（2）照射野设计：应根据病灶范围和浸润深度来设计照射野。在病灶较小时，主张外扩1.0cm；当病灶较大时，须外扩2.0cm或以上。在30～40Gy时，可根据肿瘤缩小情况，缩至1.0cm边距。

（3）当有淋巴结转移时，应同时设野治疗。多野多角度照射能更好地保护正常组织，但必须有重复性好的体位固定技术，如切线照射时。

（4）照射剂量及能量选择：一般放射剂量为60Gy/6W，部分病灶至70Gy/7W。在30～40Gy时根据病灶缩小照射范围，根据病变范围与深度来选择能量。

（五）化学药物治疗

治疗皮肤癌时极少单独使用化疗，只作为综合治疗或姑息治疗的辅助措施。分为局部治疗和全身治疗，局部治疗适用于老年性、多发性、浅表型皮肤癌，或治疗后复发，不适用于其他方式治疗者。

目前应用于鳞状细胞癌及基底细胞癌治疗的药物主要有氟尿嘧啶、5％咪喹莫特、干扰素等。氟尿嘧啶主要抑制肿瘤细胞DNA和RNA的合成；5％咪喹莫特是一种小分子免疫调节剂，可增强机体的天然与获得性免疫应答。干扰素用于肿瘤皮损内注射，在表浅型和小结节型鳞状细胞癌治疗上的应用较多。另外，维A酸类制剂对治疗鳞状细胞癌及基底细胞癌也有一定的疗效。

（六）光动力疗法

光动力疗法是应用光动力效应的原理，联合使用光敏剂及相应光源选择性破坏靶组织的一种非侵袭性的全新治疗技术，其独特的优势及良好的耐受性使它在皮肤科中尤其是皮肤肿瘤方面的应用日益受到关注。

（七）电化学疗法

电化学疗法的基本原理是通过电化学反应破坏肿瘤细胞的生存条件，从而导致肿瘤坏死，达到治疗的目的。它是一种利用局部电脉冲刺激和化学抗癌药物相结合治疗肿瘤的新方法，疗效确切，操作简便，费用低，患者痛苦少，尤其适用于手术不便切除的皮肤肿瘤。对某些肿瘤也可先行电化学治疗，再做手术切除，以减少复发。

（八）其他

皮肤癌的治疗还有激光治疗和冷冻治疗，但因复发率较高，现已基本被手术所取代。另外，有报道通过抑制在肿瘤发生发展过程中起重要作用的血管内皮生长因子受体，短期内可使肿瘤及其血管的生长迅速减缓，但疗效有待进一步探索。

二、中医治疗

（一）辨证分型

1．治疗前

1）血虚风燥型

主证：局部皮肤呈斑块小结节、渐大，表面糜烂，中心部萎缩呈瘢痕状或斑块样，边缘不规则且隆起，有蜡样结节，伴头晕眼花，面色苍白，舌质淡暗，苔白，脉沉缓无力。

治则：活血润燥，疏风解毒。

方剂：四物汤加减。

药物：当归10g、生地黄12g、川芎12g、赤芍15g、丹参15g、桃仁10g，山慈菇20g、莪术10g、防风10g、荆芥10g、白鲜皮15g、夏枯草20g、海藻15g。

2）湿热留滞型

主证：初起皮肤小结节或小丘疹，逐渐增大，内含浆液，破溃形成溃疡，流脓血，恶臭、疼痛，舌质红绛，苔黄腻，脉滑数。

治则：清热祛湿解毒。

方剂：除湿解毒汤加减。

药物：薏苡仁30g、白鲜皮20g、土茯苓15g、牡丹皮15g、黄柏10g、金银花15g、连翘15g、紫花地丁15g、半枝莲15g、白花蛇舌草30g、车前子15g。

3）热毒炽盛型

主证：局部溃烂翻花，红肿热痛，恶臭，发热烦躁，鼻衄，口糜咽痛，舌质红，苔黄腻或苔少，脉洪数。

治则：泻火解毒，清热凉血。

方剂：黄连解毒汤加减。

药物：黄连6g、黄芩12g、黄柏10g、栀子10g、金银花15g、连翘12g、蒲公英30g、紫花地丁15g、野菊花15g、生地黄15g、赤芍15g、生薏苡仁30g、重楼15g、青蒿10g。

4）痰瘀互结型

主证：肌肤甲错，有小丘疹或小结节，逐渐扩大，中央糜烂，边缘高起，暗红色，质硬，舌质暗红有瘀斑瘀点，苔腻，脉沉滑。

治则：活血化瘀，软坚散结。

方剂：桃红四物汤加减。

药物：桃仁10g、红花10g、川芎12g、当归10g、赤芍15g、三棱10g、莪术10g、海藻15g、浙贝母12g、陈皮10g、法半夏10g、山慈菇12g。

5）痰湿凝聚型

主证：局部皮肤色蜡黄，肿物呈囊状或表面糜烂、渗血、缠绵难愈，身倦乏力，食少，大便溏，舌质淡红，苔薄白，脉细弱或细滑。

治则：健脾益气，燥湿化痰。

方剂：六君子汤加减。

药物：陈皮10g、法半夏10g、茯苓12g、白术12g、太子参15g、甘草6g、炒薏苡仁15g、苍术10g、防风10g、豆蔻6g、白花蛇舌草30g。

2．手术后

气虚夹热型

主证：局部皮肤伤口疼痛，微肿，部分有渗液渗血，低热，疲倦乏力，气短汗出，易感冒，二便调，舌质淡红，苔薄白，脉弦。

治则：健脾益气，清热抗癌。

方剂：参苓白术散加减。

药物：太子参15g、白术10g、茯苓12g、防风10g、黄芪15g、生地黄15g、牡丹皮10g、赤芍15g、金银花15g、连翘10g、白花蛇舌草30g、煅龙牡15g。

3．放疗后

热毒伤津型

主证：放疗后出现皮肤灼热疼痛，甚则脱皮，口干喜饮，五心烦热，小便短赤，舌质红，少苔，脉细数。

治则：清热解毒，滋阴润燥。

方剂：沙参麦冬汤加减。

药物：沙参15g、麦冬30g、桑叶10g、天花粉15g、玄参12g、生地黄15g、夏枯草15g、金银花15g、枸杞子15g、鲜茅根15g、生甘草6g。

4．化疗后

脾胃失和型

主证：局部皮肤瘙痒，胸闷恶心、呕吐、纳呆，舌淡红，苔薄白，脉弦滑。

治则：健脾和胃，疏风祛湿。

方剂：六君汤子加减。

药物：陈皮6g、法半夏10g、白术10g、茯苓15g、太子参15g、扁豆15g、竹茹10g、山药15g、生薏苡仁30g、防风10g、白鲜皮10g、生甘草6g。

（二）辨病选药

在辨证基础上，可适当选用下列药物：苦参、山慈菇、藤黄、藤梨根、蜈蚣、刀豆子、白花蛇舌草、蛇床子。

外用：鸦胆子、马钱子、芙蓉叶、掌叶半夏、雄黄、蓖麻子、蟾蜍、农吉利等。

（三）随症加减

糜烂面缠绵不愈，难以收口：生黄芪、熟地黄、白及、当归、人参等。

溃疡面流血多：仙鹤草、侧柏叶、白及、蒲黄等。

局部热甚发斑而色泽紫暗者：大青叶、紫草、牡丹皮、生地黄、蒲公英、夏枯草、赤芍等。

局部结节坚硬者：夏枯草、皂角刺、浙贝母、法半夏、黄药子、海藻等。

局部疼痛：乌药、延胡索、郁金、三七、丹参等。

便溏：炒薏苡仁、土茯苓、扁豆、山楂等。

畏寒肢冷：地黄、炮姜炭、白芥子等。

午后发热：知母、黄柏、鳖甲、地骨皮、白薇等。

（四）治疗后饮食调护

1. 强调均衡营养，注重扶正补虚

皮肤癌患者"内虚"是疾病发生、发展过程中的主要矛盾。因虚而致癌，因癌而致虚，虚中夹实，以虚为本。食疗的目的是保证皮肤癌患者有足够的营养补充，提高机体的抗病能力，促进患者的康复，应以扶正补虚为总原则。故《黄帝内经》说："谷肉果菜，食养尽之，无使过之，伤其正也。"在扶正补虚的总则指导下，对皮肤癌患者的食疗应做到营养化、多样化、均衡化。正如《黄帝内经》所云："五谷为养，五果为助，五畜为益，五菜为充。"失之偏颇，则有害无益。

2. 熟悉性味归属，强调辨证施食

皮肤癌与其他疾病一样，患者都有阴阳偏盛、寒热虚实之不同。食物也有寒热温凉、辛甘苦酸咸四气五味之别。热证宜寒凉，寒证宜温热；五味入口，各有所归，甘入脾，辛入肺，咸入肾，苦入心，酸入肝。辛味温散，如生姜、葱白；甘味和缓，如山药、芡实、饴糖；淡味渗利，如冬瓜、薏苡仁；酸味收涩，如乌梅、山楂；咸味软坚，如海藻、昆布、牡蛎等。

多食用新鲜蔬菜、水果，如胡萝卜、菠菜等，忌服辛辣、香燥等刺激性物质。视病情可选用下列食疗方：

（1）茯苓桂圆粥。茯苓、桂圆肉各10g，粳米适量，煮成稀粥，每日1～2次。有健脾益气、补益气血作用，适用于术后、化疗后皮肤癌患者。

（2）胡萝卜100g、荸荠100g、胡荽30g（后下），水煎代茶服，适用于皮肤癌。

（3）白毛藤30g、茜草20g、章鱼5只，一同煎汤，酌加盐、姜等，食章鱼及汤，适用于皮肤癌溃烂者。

（4）茉莉玫瑰茶。玫瑰花瓣5g、茉莉花3g，同放入茶缸内沸水冲泡后，代茶饮。有理气解郁，疏肝健脾，散瘀止痛之功。有出血者不宜饮。

（5）陈皮瘦肉末粥。陈皮5g、猪瘦肉25g、粳米50g。先将陈皮与粳米煮粥至熟，去陈皮，加入瘦肉末，再煮至熟烂。具有行气健脾，降逆止呕之功。气虚及阴燥咳者不宜食用。

三、预防保健

皮肤癌是发生于体表的癌种，只要留心，完全可以早发现、早诊断、早治疗，以提高治愈率，因此要积极治疗癌前病变。

（1）经久不愈的慢性溃疡、窦道、瘘管应积极治疗。

（2）对有职业性毒害的行业应加强劳动保护设备和加强高风险人群的普查。

（3）避免或减少接触放射性物质及致癌化学物质。

（4）避免长时间烈日暴晒。

（5）烧伤、烫伤瘢痕应避免再度受伤。

（6）注意电离辐射。

（丘惠娟　蒋莉）

第三十九章
黑色素瘤

第一节　概述

　　黑色素瘤是临床上较为常见的恶性肿瘤之一，也是发病率增长最快的恶性肿瘤之一，年增长率为3%～5%。我国黑色素瘤的发病率较低，但近年来呈现快速增长趋势，每年新发病例约2万人。我国黑色素瘤的死亡率也呈逐年快速上升的趋势，而大部分欧美国家黑色素瘤发病率虽然也呈上升趋势，但黑色素瘤的死亡率却基本稳定。黑色素瘤好发于30～60岁，青春期很少发生。多发生于皮肤，特别是足底、手掌、肛门周围、外阴、腰及头颈等摩擦部位，男性好发于躯干，女性好发于脸部及肢体。

　　本病在祖国医学中属于"脱疽""厉疽""黑痣""癌发""恶核"等范畴，《灵枢·痈疽》中说："发于足旁，名曰厉疽，其状不大，初如小指，发，急治之，去其黑者，不消辄益，不治，百日死。发于足趾，名曰脱疽，其状赤黑，死不治，不赤黑，不死。"《东医宝鉴》也指出："未溃色紫黑坚硬，已溃深陷如岩，为癌。"

一、病因病机

　　过度接受紫外线照射是皮肤黑色素瘤的明确病因之一。日光中的紫外线灼伤皮肤并诱导DNA变异。白种人中最常见的病理类型（浅表扩散型和结节型）与长期或间歇高强度的紫外线照射明确相关。另外光敏型皮肤易生雀斑，有大量普通痣或发育异常痣及皮肤癌家族史等的人群，通常被认为是发病的高危人群。亚洲和非洲地区黑色素瘤患者的原发病灶多位于足跟、手掌、手指、足趾和甲下等接触紫外线极少的地方，其病因仍不明确。但不恰当的处理有可能诱发色素痣恶变和迅速生长，如刀割、绳勒、盐腌、激光和冷冻等局部刺激。内分泌、化学、物理因素对黑色素瘤的发生是否有影响还不得而知。

祖国医学认为本病是先天禀赋不足，脏腑功能失调，外邪客于经络与气血相搏，血涩郁结而成；或毒积脏腑，肝肾亏虚，其阴枯灼，气血运行不畅瘀积而成。如《诸病源候论·黑痣候》论述"此病乃先有内虚，而后为风邪与气血搏结而生""有黑痣者，风邪搏于血气，变化生也"。

二、诊断

典型的临床表现和查体体征是黑色素瘤诊断的常用依据；病理学检查是黑色素瘤确定诊断甚至分期的最终标准，因而在整个黑色素瘤的诊断、分期、治疗及预后判断中都占有十分重要的地位；免疫组织化学染色是鉴别黑色素瘤的主要辅助手段；S-100、HMB-45和波形蛋白（vimentin）是诊断黑色素瘤的较特异指标，HMB-45在诊断黑色素瘤方面比S-100更具有特异性。

（一）临床症状

皮肤黑色素瘤多由痣发展而来，痣的早期恶变症状可总结为以下ABCDE法则。

A　非对称（asymmetry）：色素斑的一半与另一半看起来不对称。

B　边缘不规则（border irregularity）：边缘不整齐或有切迹、锯齿等，不像正常色素痣那样具有光滑的圆形或椭圆形轮廓。

C　颜色改变（color variation）：正常色素痣通常为单色，而黑色素瘤主要表现为污浊的黑色，也可有褐、棕、棕黑、蓝、粉、黑甚至白色等多种不同颜色。

D　直径（diameter）：色素斑直径大于5mm或色素斑明显长大时要注意，黑色素瘤通常比普通痣大，要留心直径大于5mm的色素斑。对直径大于1cm的色素痣最好做活检评估。

E　隆起（elevation）：一些早期的黑色素瘤，整个瘤体会有轻微的隆起。

A～E法则的唯一不足在于它没有将黑色素瘤的发展速度考虑在内，如几周或几个月内发生显著变化的趋势。早期皮肤黑色素瘤进一步发展可出现卫星灶、溃疡、反复不愈、区域淋巴结转移和移行转移。晚期黑色素瘤根据不同的转移部位症状不一，容易转移的部位为肺、肝、骨、脑。眼和直肠来源的黑色素瘤容易发生肝转移。

（二）影像学检查

影像学检查应根据当地实际情况和患者经济情况决定，必查项目包括区域淋巴结（颈部、腋窝、腹股沟、腘窝等）超声，胸部X线或CT，腹盆部超声、CT或MRI，全身骨扫描及头颅检查（CT或MRI）。经济情况好的患者可行全身PET/CT检查，特别是原发灶不明的患者。PET是一种更容易发现亚临床转移灶的检查方法。大多数检查者认为对于早期局限期的黑色素瘤，用PET对发现转移病灶并不敏感，受益率低。

（三）实验室检查

包括血常规、肝肾功能和LDH，这些指标主要为后续治疗做准备，同时了解预后情况。尽管LDH并非检测转移的敏感指标，但能指导预后。黑色素瘤尚无特异的血清肿瘤标志物，不推荐肿瘤标志物检查。

（四）鉴别诊断

本病应与色素性基底细胞癌、老年性色素疣、硬化性血管瘤、色素性老年角化病、炭疽等病相鉴别。

三、临床分期

恶性黑色素瘤TNM分期见表39-1，表39-2。

表39-1 恶性黑色素瘤TNM 分期标准（AJCC 第八版）

TNM分期		分期标准	
		肿瘤厚度	溃疡
原发肿瘤（T）	Tx	原发肿瘤厚度无法评估	不适宜
	T0	无原发肿瘤证据	不适宜
	Tis	原位癌	不适宜
	T1	≤1.0mm	未知
	T1a	<0.8mm	无溃疡
	T1b	<0.8mm，0.8～1mm	有溃疡，有/无溃疡
	T2	>1～2mm	未知
	T2a	>1～2mm	无溃疡
	T2b	>1～2mm	有溃疡
	T3	>2～4mm	未知
	T3a	>2～4mm	无溃疡
	T3b	>2～4mm	有溃疡
	T4	>4mm	未知
	T4a	>4mm	无溃疡
	T4b	>4mm	有溃疡
区域淋巴结（N）	N分期	转移淋巴结数目	卫星灶，中途转移灶，和/或微卫星灶
	Nx	区域淋巴结无法评估	无
	N0	无区域淋巴结转移证据	无
	N1		

（续表）

TNM分期		分期标准	
		肿瘤厚度	溃疡
区域淋巴结（N）	N1a	隐匿淋巴结转移（经前哨淋巴结活检诊断）	无
	N1b	临床可见的转移	无
	N1c	无区域淋巴结转移	有
	N2		
	N2a	2～3个临床隐匿淋巴结转移（镜下所见）	无
	N2b	2～3个，至少1个临床可见淋巴结转移	无
	N2c	1个隐匿的或临床可见的	有
	N3		
	N3a	4个及以上临床隐匿淋巴结转移（经前哨淋巴结活检诊断）	无
	N3b	4个淋巴结转移中至少1个临床显性淋巴结转移或可见边界不清的淋巴结	无
	N3c	2个及以上临床隐匿淋巴结或临床显性淋巴结转移	有
远处转移（M）	M	部位	LDH水平
	M0	无原发肿瘤证据	
	M1		
	M1a	转移至皮肤、软组织（包括肌肉）和/或非区域淋巴结转移	
	M1a(0)		无升高
	M1a(1)		升高
	M1b	转移至肺或伴M1a转移	
	M1b(0)		无升高
	M1b(1)		升高
	M1c	非中枢神经系统的其他内脏转移伴或不伴M1a或M1b转移	
	M1c(0)		无升高
	M1c(1)		升高
	M1d	转移至中枢神经系统的其他内脏转移伴或不伴M1a或M1b或M1c转移	
	M1d(0)		无升高
	M1d(1)		升高

表39-2　恶性黑色素瘤TNM分期（AJCC/UICC　第八版）

分期	T	N	M
0	Tis	0	0

（续表）

分期	T	N	M
ⅠA	T1a	0	0
	T1b	0	0
ⅠB	T2a	0	0
ⅡA	T2b	0	0
	T3a	0	0
ⅡB	T3b	0	0
	T4a	0	0
ⅡC	T4b	0	0
ⅢA	T1a	N1a	0
	T1b	N1a	0
	T2a	N1a	0
ⅢB	T2b	N1a	0
	T3a	N1a	0
	T0～3a	N1b～2b	0
ⅢC	T3b～4b	N1～3	0
	T0～4	N2c～3c	0
Ⅳ	Any T	Any N	1

第二节　治疗

一、西医治疗

（一）手术治疗

黑色素瘤的分期手术治疗见表39-3。

表39-3　黑色素瘤的分期手术治疗

分期	分层	Ⅰ级专家推荐
0期	原位癌	手术切除，无须辅助治疗，切缘0.5～1cm
ⅠA期	厚度<0.8mm	手术切除，无须辅助治疗，切缘1cm
	厚度≥0.8mm且<1mm，且合并危险因素	手术切除，无须辅助治疗，切缘1cm

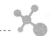
（续表）

分期	分层	I级专家推荐
ⅠB期	T1b	原发灶手术前哨淋巴结活检，切缘1cm
	T2a	原发灶手术+前哨淋巴结活检，切缘1～2cm
ⅡA期	T2b	原发灶手术+前哨淋巴结活检，无须辅助治疗，切缘1～2cm
ⅡA期	T3a	原发灶手术+前哨淋巴结活检，无须辅助治疗，切缘2cm
ⅡB、ⅡC期		原发灶手术+前哨淋巴结活检，切缘2cm
ⅢA、ⅢB、ⅢC	经前哨淋巴结证实的淋巴结微转移	原发病灶扩大切除
Ⅲ期	淋巴结存在临床或影像学显性转移	原发病灶扩大切除+区域淋巴结清扫
Ⅲ期	卫星结节/移行转移灶（可切除）	原发病灶扩大切除+移行转移/卫星结节切除
Ⅲ期	无法手术	参考Ⅳ期系统性治疗
Ⅳ期	单个或多个转移病灶可完全切除	原发灶切除+转移灶完整切除

（二）辅助治疗

辅助治疗见表39-4。

表39-4　辅助治疗

分期	分层	I级专家推荐
0期	原位癌	观察
ⅠA期	厚度＜0.8mm	观察
	厚度≥0.8mm且＜1mm，且合并危险因素	观察
ⅠB期	T1b	观察或临床试验
	T2a	观察或临床试验
ⅡA期	T2b	观察或临床试验
	T3a	观察或临床试验
ⅡB、ⅡC期		高剂量干扰素α-2b（1年）或临床试验
ⅢA、ⅢB、ⅢC、ⅢD期	可切除的淋巴结转移、移行转移或卫星灶	PD-1单抗1年或临床试验
Ⅳ期	单个转移病灶或多个转移病灶可完全切除	PD-1单抗1年或临床试验

（三）晚期治疗原则

1. 不存在脑转移患者的治疗

无脑转移患者的分层治疗见表39-5。

表39-5 无脑转移患者的分层治疗

分期	分层	I级专家推荐
转移性或不可切除Ⅲ或Ⅳ期患者的治疗	一线	PD-1单抗单药如携带BRAF V600E突变：BRAF抑制剂单药或达卡巴嗪/替莫唑胺+单药或联合恩度
	二线	与一线治疗不同的药物治疗，若急需减瘤，二线首选靶向药物或化疗联合方案：紫杉醇/白蛋白紫杉醇±铂类±抗血管药物

不能手术切除的Ⅲ期或转移性黑色素瘤一般建议采用以内科治疗为主的全身治疗或者推荐参加临床试验。对于晚期黑色素瘤患者的一线治疗为免疫治疗、分子靶向治疗见表39-6。

表39-6 黑色素瘤治疗方案

方案	药物	剂量	用法	时间
化疗方案				
达卡巴嗪	达卡巴嗪	$200\sim250mg/m^2$	静脉注射	第1至第5天
替莫唑胺	替莫唑胺	$200mg/m^2$	口服	第1至第5天
紫杉醇+卡铂+贝伐珠单抗	紫杉醇	$175mg/m^2$	静脉注射	第1天
	卡铂	$AUC=5\sim6$	静脉注射	第1天
	贝伐珠单抗	5mg/kg	静脉注射	第1天
靶向治疗				
达拉非尼+曲美替尼	达拉非尼	150mg bid	口服	连续服用
	曲美替尼	2mg qd	口服	连续服用
维莫非尼	维莫非尼	960mg bid	口服	连续服用
伊马替尼	伊马替尼	400mg qd	口服	连续服用
PD-1单抗	帕博利珠单抗	2mg/kg	静脉注射	第1天
	纳武利尤单抗	3mg/kg	静脉注射	第1天
PD-1单抗+伊匹木单抗	纳武利尤单抗	1mg/kg	静脉注射	第1天
	伊匹木单抗	3mg/kg	静脉注射	第1天

2．存在脑转移患者的治疗

1）脑转移灶的治疗

对于存在脑转移的患者，应优先处理中枢神经系统（CNS）的病灶，以延迟或防止出现瘤内出血、癫痫或神经相关功能障碍。黑色素瘤脑转移的治疗应基于症状、脑转移灶的数目和部位来综合考虑。立体定向放疗（SRS）15和/或全脑放疗（WBRT）均可作为一线治疗或术后辅助治疗应用于临床。

若患者同时存在颅内和颅外病灶，可在对CNS病灶进行处理期间或之后予除大剂量IL-2

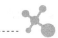

（在既往未经治疗的脑转移中有效率低，并可能加重病灶周围的水肿）以外的全身系统性抗肿瘤治疗。由于联合或序贯应用放疗和系统性抗肿瘤治疗（尤其是BRAF靶向治疗）可能增加治疗相关毒性，因此务必谨慎考虑。

2）晚期黑色素瘤的放疗原则

对于脑转移灶而言，立体定向放疗可作为一线治疗或辅助治疗。全脑放疗可作为一线治疗，也可考虑作为辅助治疗（3类推荐），但作为辅助治疗时疗效不确切，需结合患者个体情况综合选择。

立体定向放射外科治疗（SRS）和分次立体定向放射治疗（SRT）作为一线治疗方法。

（四）随访

根据疾病状态，专家推荐意见详见表39-7。

表39-7　随访推荐

疾病状态	I级专家推荐
0期（原位）	随访频率：每年1次。 随访内容：常规随访；不推荐行常规影像学检查排除无症状的复发或转移
ⅠA～ⅡA期（NED）	随访频率：前5年每6～12个月1次；5年后根据临床要求每年1次。 随访内容：常规随访；病史和查体（重点检查淋巴结和皮肤）；不推荐行常规影像学检查排除无症状的复发或转移
ⅡB～Ⅳ期（NED）	随访频率：前2年每3～6个月1次；3～5年每3～12个月1次；5年后根据临床要求每年1次。 随访内容：常规随访；病史和查体（重点检查淋巴结和皮肤）；浅表淋巴结超声；胸部CT；腹盆腔增强CT或MRI；头颅增强MRI或CT；骨扫描
症状恶化或新发症状者	随时随访

目前没有明确的数据表明，何种监测手段及间隔时间是最合适的。

随访的目的在于发现肿瘤的复发及第二肿瘤的发生。但目前没有明确的证据表明，在出现症状前发现内脏转移，可以改善患者的预后。因此需要权衡随访与生存获益、患者的生活质量、检查所带来的辐射之间的关系。

常规随访包括：

（1）终生每年至少行1次皮肤检查。

（2）教育患者定期行皮肤和淋巴结自检。

（3）不推荐行常规血液学检查。

（4）体检发现可疑淋巴结时，需行区域淋巴结超声检查。

对建议行前哨淋巴结活检但没有进行的，或者无法行前哨淋巴结活检的，或者前哨淋巴结活检不成功的，根据淋巴结复发的风险，在确诊后的前2～3年每3～12个月行区域淋巴结超声检查。对于前哨淋巴结活检阳性但未行淋巴结清扫术的患者，进行体检和区域淋巴结超声检查：前2年每4个月1次，3～5年每6个月1次。随访安排受以下因素影响：复发风险、原发黑色素瘤、黑色素瘤家族史、不典型痣、患者和医生的关注程度。

对于同时存在3个及以上侵袭性黑色素瘤，或者侵袭性黑色素瘤、胰腺癌和/或星形细胞瘤同时发生的个人或家庭，可以考虑行遗传咨询，检测*p16/CDKN2A*突变。也可考虑检测其他容易诱发黑色素瘤的基因，比如*CDK4*、*TERT*、*MITF*、*BAP1*等。

患者自查和医师的体检对于发现黑色素瘤局部复发和区域淋巴结转移非常重要。前者发现17%～67%的复发，后者发现14%～55%的复发。

影像学检查更容易发现远处转移，对于局部复发的阳性发现率较低。一项Meta分析显示，超声检查对于区域淋巴结转移的阳性发现率最高，PET/CT对远处转移的阳性发现率最高。

分期越早，发生远处转移的风险越低。Ⅰ～Ⅱ期复发患者，局部复发占15%～20%，区域淋巴结转移占50%，远处转移占29%。Ⅲ期复发患者，远处转移可以占50%。

初诊分期与复发时间密切相关Ⅰ～Ⅱ期患者出现复发高峰期在4.4年以内，ⅢA～ⅢB期患者复发高峰期在3年以内，ⅢC期患者复发高峰期在2年以内。

二、中医治疗

（一）辨证分型

1. 治疗前

1）脾虚湿盛型

主证：皮肤黑斑，或破溃糜烂，胸脘胀闷，纳呆，肢体困倦，舌质淡胖，苔白腻，脉滑。

治则：健脾化湿，散结。

方剂：平胃散合消瘰丸加减。

药物：苍术10g、厚朴10g、陈皮10g、茯苓10g、半夏10g、生牡蛎20g、玄参10g、贝母10g、夏枯草15g、白花蛇舌草30g、滑石30g、甘草6g。

2）热毒炽盛型

主证：皮肤黑斑，局部红肿热痛，溃破流水，发热，口干咽燥，大便秘结，小便短赤，舌质红绛，苔黄，脉弦数。

治则：清热解毒。

方剂：五味消毒饮加减。

药物：金银花15g、野菊花15g、蒲公英15g、紫花地丁10g、紫背天葵10g、半边莲15g、白花蛇舌草30g、生地黄15g、牡丹皮10g、赤芍15g、大黄6g（后下）。

3）气血两虚型

主证：皮肤呈黑色或棕色，溃破流水或腐肉难脱，缠绵难愈，面色无华，头晕乏力，少气懒言，舌质淡，苔薄白，脉沉细无力。

治则：补气养血。

方剂：八珍汤加减。

药物：党参15g、茯苓12g、白术12g、当归10g、熟地黄15g、川芎10g、赤芍15g、生黄芪30g、鸡血藤15g、白花蛇舌草30g。

4）肝肾阴虚型

主证：皮肤黑斑，头晕，耳鸣，五心烦热，腰膝酸软，舌质红，少苔或无苔，脉细数。

治则：滋补肝肾。

方剂：六味地黄丸加减。

药物：熟地黄15g、山茱萸10g、山药15g、茯苓15g、枸杞子12g、泽泻10g、牡丹皮6g、女贞子15g、龙葵10g、白英10g、墨旱莲15g、鳖甲12g（先煎）。

5）脾肾阳虚型

主证：皮肤黑斑，肢体倦怠乏力，畏寒怕冷，口淡乏味，或四肢浮肿，舌体胖、边有齿印，舌质淡，苔白，脉沉细无力。

治则：温补脾肾。

方剂：肾气丸加减。

药物：山药15g、山茱萸10g、茯苓12g、党参15g、白术10g、补骨脂10g、淫羊藿10g、枸杞子10g、肉桂3g、制附片6g、龙葵12g、白花蛇舌草30g。

6）气滞血瘀型

主证：皮肤黑斑刺痛或有硬结，疼痛，入夜更甚，胸胁胀闷，纳呆，舌质暗红，有瘀斑或瘀点，脉弦细或弦涩。

治则：行气活血，化瘀散结。

方剂：桃红四物汤加减。

药物：桃仁10g、红花10g、当归10g、赤芍15g、川芎10g、香附10g、生蒲黄10g（包煎）、五灵脂6g、郁金10g、鸡内金10g、甘草6g、白花蛇舌草30g。

2. 化疗后

脾胃虚弱，升降失和型

主证：胸闷恶心，呕吐，少气懒言，精神不振，纳呆，舌质淡红，少苔，脉细。

治则：健脾和胃，降逆止呕。

方剂：六君子汤加减。

药物：陈皮6g、半夏10g、太子参15g、茯苓12g、白术10g、枸杞子15g、鸡血藤15g、木香10g、山药15g、淡竹茹10g、神曲10g、鸡内金10g、生姜6g。

3．放疗后

气阴两虚型

主证：疲倦，少气懒言，心烦，口干咽燥，大便秘结，小便短赤，舌质红绛，苔少或无，脉细或细数。

治则：益气养阴，清热解毒。

方剂：沙参麦冬汤加减。

药物：沙参15g、麦冬15g、桑叶10g、生地黄15g、玉竹10g、天花粉15g、太子参15g、金银花15g、夏枯草15g、白花蛇舌草30g、玄参10g、赤芍12g、茯苓12g。

4．手术后

气血两虚，瘀毒未清型（一般常见于大手术后）

主证：局部伤口疼痛，头晕，倦怠乏力，少气懒言，舌质淡，苔薄白，脉细。

治则：补气养血，化瘀解毒。

方剂：八珍汤加减。

药物：太子参15g、白术12g、当归10g、赤芍15g、川芎10g、茯苓12g、鸡血藤15g、白花蛇舌草30g、金银花12g、重楼15g。

（二）辨病选药

在辨证基础上，可适当选用下列药物：白花蛇舌草、半边莲、白英、龙葵、黄药子、牡蛎、天花粉、重楼、黑小豆、木贼、生薏苡仁、白蔹等。

（三）随症加减

局部疼痛（皮肤病变部位）：延胡索、乌药、桃仁、丹参等。

体虚多汗：防风、白术、煅龙牡、生黄芪、浮小麦、糯稻根须等。

午后潮热、盗汗：知母、黄柏、龟甲、地骨皮、青蒿、鳖甲等。

唇燥口干、舌红少苔：天花粉、麦冬、沙参、玉竹、石斛、女贞子、墨旱莲等。

脘腹胀：莱菔子、大腹皮、木香、厚朴、香附、枳壳等。

倦怠乏力：山药、太子参、生黄芪、黄精、大枣、白术等。

（四）治疗后饮食调护

多进食维生素A含量较高的食物，如胡萝卜、萝卜、西红柿、大枣、竹笋等。忌烟酒、葱、辣椒等辛辣刺激之物，原则上少吃螃蟹、无鳞鱼等。视病情选用下列食疗方。

（1）核桃仁枣粥：核桃仁30g、红枣6枚、粳米100g，煮成稀粥，每日早晚服。适用于恶性黑色素瘤属虚证者。

（2）核桃仁150g、黑芝麻150g，捣成泥状，加冬蜜250mL调匀，装入瓶内，每天服3次，每次1匙。适用于恶性黑色素瘤属肝肾阴虚及脾肾阳虚者。

（3）枸杞子40g、猪瘦肉150g、甲鱼560g，盐、冷水各适量。将枸杞子洗净，肉切细，甲鱼去内脏，切块，一起放入锅内，加适量冷水炖熟，撒上盐调味，即可食用。适用于恶性黑色素瘤术后气血虚弱者。

三、预防保健

（1）注意保护皮肤，避免过长时间的日照及紫外线直接照射，避免接触有毒化学物质。

（2）加强有关黑色素瘤知识的宣传工作，提高群众对本病的警惕性，特别是有恶性黑色素瘤家族史的患者。

（3）尽量减少对色素痣等的创伤和刺激。

（4）对有恶变危险的色素痣、斑块应尽早诊断，及时治疗。

（5）恶性黑色素瘤患者，应坚持随访，慎防复发转移。

（丘惠娟　蒋莉）

第四十章
脑胶质瘤

第一节　概述

脑胶质瘤是脑神经胶质瘤的简称，是指发生于神经外胚层间质细胞和实质细胞的恶性肿瘤。脑胶质瘤是CNS肿瘤中最常见的原发性颅脑恶性肿瘤，占35%～60%。脑胶质瘤根据细胞构成不同可分为星形母细胞瘤、星形细胞瘤、多形性胶质母细胞瘤、少突胶质细胞瘤、神经母细胞瘤、室管膜母细胞瘤、室管膜细胞瘤等。我国脑胶质瘤年发病率为（3～6.4）/100 000，年死亡人数达3万，恶性脑胶质瘤的年发病率为5.8/100 000。本病多发于男性，可发生于任何年龄，具有发病率高、复发率高、死亡率高及治愈率低的特点。

本病属中医"真头痛""眩晕""头风""厥逆""呕吐""中风"等范畴。

一、病因病机

脑胶质瘤的病因目前还不完全清楚，可能与脑胚胎组织发育异常、遗传、病毒感染、生活环境变化、化学及电磁辐射等因素有关。

中医认为本病的病因病机是由于先天不足、七情内伤、饮食不节或外界致病因素等，造成脾胃受损、痰浊内生、气机受阻；或肝阳上亢，阳亢动风，气机郁滞，致痰浊、瘀血内生，痰瘀互结，上泛于髓海，积而成块，发为本病。

二、诊断

脑胶质瘤的诊断需要综合患者的病史、临床表现、影像学检查及病理，病理是诊断的金标准。

（一）临床表现

脑胶质瘤因发病部位和病理类型的不同，临床表现也多种多样，但根据各种症状的特性，可归纳成两大类，一类是颅内压增高症状，另一类是定位症状，分述如下。

1．颅内压增高症状

常见的有"三联征"，即头痛、呕吐和视力障碍。此外还可见癫痫、复视症状，严重者可伴血压、脉搏、呼吸等生命体征改变。

1）头痛

头痛是脑胶质瘤最常见的症状，约90%以上的患者有头痛。疼痛主要是由颅内压增高或肿瘤直接压迫刺激脑膜引起。疼痛多呈阵发性跳痛、刺痛或持续性，且因颅内压的增高而加剧。幕上肿瘤疼痛部位以额部为主；颞叶和顶叶肿瘤疼痛部位以病侧为主；幕下肿瘤疼痛部位则以枕部和额部为主。

2）呕吐

呕吐以幕下肿瘤为多见，约60%以上的患者有呕吐。若延髓呕吐中枢或迷走神经受到压迫或刺激，呕吐多呈喷射状。呕吐可随头痛的加剧而加频。

3）视力障碍

约80%的患者可出现视力障碍。表现为盲斑扩大、视野缩小、视力减弱、视物不清、复视，严重者可导致失明。

4）其他症状

其他症状还有头晕、耳鸣、持续性嗜睡、颈项强直、角膜反射减弱。有的患者还可发生癫痫、记忆力障碍、智力减退、进行性痴呆、容易激动或精神错乱。

2．定位症状

肿瘤引起的最早局灶性症状，多数提示肿瘤所影响脑的组织部位，具有较大的定位诊断意义。当肿瘤增大而出现颅内压增高症状时，由于脑组织的移位，这时所出现的症状，定位诊断价值不大。

1）大脑肿瘤

（1）额叶肿瘤。

若肿瘤在额叶前部，常见性格改变，激动或忧郁，智力衰退，癫痫发作或大小便失禁等。若肿瘤在额下回后部，可见运动性失语，对侧额面、舌、拇指运动无力。若肿瘤压迫额叶后部中央前回运动区，常有不同程度的对侧偏瘫。

（2）顶叶肿瘤。

以对侧感觉障碍为主，表现为感觉和空间感觉区别能力消失，如对侧肢体冷、热、触、痛感觉减退，言语障碍；或对侧触觉、定位、软硬、重量、形体及距离等区别能力消失，失去计算能力。

（3）颞叶肿瘤。

颞叶内有听觉、嗅觉和味觉中枢。当肿瘤累及听觉中枢时，常出现听觉功能异常。当肿瘤累及嗅觉或味觉中枢时，可引起嗅或味的幻觉。

（4）枕叶肿瘤。

枕叶为视觉中枢所在地，当肿瘤累及枕叶时，常出现视觉和幻觉的异常，表现为视野缺失、对侧或同侧偏盲、幻视、感觉性失语等。

（5）胼胝体肿瘤。

胼胝体是连接左右大脑半球的横行纤维。当肿瘤累及胼胝体时，常出现精神症状，如嗜睡、淡漠、迟钝、注意力不集中、记忆力减退等。

2）间脑肿瘤

常见的有下丘脑及神经交叉区肿瘤。下丘脑是重要的皮质下植物性中枢。当肿瘤累及下丘脑时，可引起植物性神经功能紊乱而出现水平衡、内分泌、脂肪代谢等功能变化，表现为尿崩、肥胖等。当肿瘤累及视神经交叉时，可致偏盲等。

3）小脑肿瘤

（1）小脑半球肿瘤。

小脑的功能主要是在随意运动时协调肌群的活动和调节肌张力。肿瘤累及小脑半球时，常出现患侧肢体共济失调、眼球震动、语言不清、肌张力减低、腱反射减弱或消失等。

（2）小脑蚓部肿瘤。

小脑蚓部位于小脑中间。当肿瘤累及小脑蚓部时，表现为双侧小脑受累的症状和体征，如眩晕、运动失调、步态不稳、站立时易向前或向背后倾倒等。

4）中脑肿瘤

中脑内有中脑水管，它连接第三和第四脑室。当肿瘤累及中脑时，可出现脑积水、头痛、呕吐及上睑下垂等。

（二）实验室检查

1. 免疫生物学检查

1）抗胶质纤维酸性蛋白（anti-GFAP）血清试验

胶质纤维酸性蛋白是各种星形胶质细胞最具特殊性的中间纤维蛋白质，如果anti-GFAP试验呈阳性，即可确认它来源于星形胶质细胞。

2）神经元特异烯醇化酶（NSE）检测

NSE又称14-3-2蛋白，它是神经元胞浆内的一种酶蛋白，能加强糖的酵解过程。应用免疫荧光法或免疫沉淀法检测胶质母细胞瘤、星形细胞瘤、部分少枝胶质瘤、室管膜瘤和脉络丛乳头状瘤等可显示NSE的存在。但由于其他肿瘤中也存在NSE，所以NSE在脑肿瘤的诊断中具有一定参考价值。

3）其他检查

髓磷脂碱性蛋白（MBP）检测和神经丝蛋白（NFP）检测，对脑肿瘤的诊断也有一定参考价值。

2．生化检查

1）脑脊液检查

（1）脑脊液中24-脱氢胆固醇（DS）的浓度若超过100 μg/L，具有诊断胶质母细胞瘤和少枝胶质瘤的价值。脑脊液还可送脱落细胞检查，获取病理诊断。

（2）脑脊液中谷草转氨酶（GOT），乳酸脱氢酶（LDH）在恶性胶质瘤中有不同程度的增高。对于有明显颅内压增高的患者，禁止行腰椎穿刺。

2）尿液检查

尿中儿茶酚胺的代谢产物（如高香草酸、香草扁桃酸）的量能反映血中儿茶酚胺的含量，对诊断神经母细胞瘤和神经节瘤有一定的帮助。

（三）影像学检查

1．CT

CT检查是颅内肿瘤诊断的主要方法之一，可根据脑组织中的异常密度和脑室的移位来判断肿瘤的部位、大小、数目和性质，以及与邻近脑组织和主要血管的关系。对手术方案的制订和放射治疗定位等起着很重要的作用。

2．MRI

MRI利用横状面、冠状面和矢状面多方向直接成像，更直观地显示病变的范围。MRI对不同神经组织和结构的分辨率优于CT，是一种无放射性损害的检查方法，在颅内肿瘤诊断中具有无可替代的作用。Ⅰ～Ⅱ级星形胶质细胞瘤可见T1加权像低信号，T2加权像高信号，轻度瘤周水肿，无明显强化改变；Ⅲ～Ⅳ级星形胶质细胞瘤可见T1加权像以低信号为主的混杂高低信号，表明瘤内伴出血或坏死，T2加权像高信号，明显瘤周水肿，强化改变明显，可伴有不规则强化结节影。如果再配合功能磁共振成像（fMRI）和磁共振波谱分析（MRS），更可对颅内肿瘤的性质做出倾向性诊断。MRI对颅内肿瘤的定位、定性、手术方案的制订、放射治疗的定位及预后的估计等都有重要意义。

3．PET/CT

PET/CT能显示脑胶质瘤的部位、大小、数目等，是目前世界上唯一可以在活体上显示生物分子代谢、受体及神经介质活动的新型影像诊断技术。PET/CT从代谢水平对脑胶质瘤进行诊断，对鉴别肿瘤良恶性、是否未控、残留、复发、治疗后瘢痕化或是放射性脑坏死等有一定价值，还能判断胶质瘤是否有颅内和脊髓椎管内的转移。脑胶质瘤治疗后代谢活性的变化常早于肿瘤体积的缩小，这使PET/CT检查在疗效评估方面更具有意义。

4．神经放射学检查

1）脑室造影

本法通过脑室穿刺，把造影剂或空气注入脑室内，通过显示脑室系统的形态，判断脑室移位、变形、扩大或狭窄，进一步确定肿瘤的部位。脑室造影适用于脑室内肿瘤、大脑半球深部肿瘤，中线部位肿瘤和颅后窝肿瘤。该检查可显示脑室充盈缺损、变形移位等变化。

2）脑血管造影

脑血管造影常用的有颈动脉造影和椎动脉造影。经动脉穿刺注入造影剂，显示脑血管，再根据血管的位置及形态改变，确定肿瘤的部位。该检查可显示脑室充盈缺损、变形移位等变化。

5．同位素脑扫描检查

同位素脑扫描是利用放射性核素在脑肿瘤中的浓集，在颅外利用扫描仪计数并描绘出病变图形。该检查对脑肿瘤的定位诊断有参考价值，尤其是恶性胶质瘤阳性率较高。

6．脑电图检查

脑电图检查对脑肿瘤没有特异性，仅能反映出脑功能的改变情况。脑肿瘤的脑电图可呈慢波等异常波形。

（四）病理特点及分类

1．按肿瘤细胞起源分类

脑胶质瘤主要包括星形细胞起源的星形细胞瘤、少枝细胞起源的少枝胶质细胞瘤，室管膜细胞起源的室管膜瘤，以及混杂少枝细胞和星形细胞等类型的混合胶质瘤。

2．根据肿瘤的恶性程度分类

WHO将脑胶质瘤分为Ⅰ～Ⅳ级，恶性度从低度到高度。Ⅰ级包括毛细胞星形胶质瘤，Ⅱ级包括弥漫性星形胶质细胞瘤，Ⅲ级包括间变性星形细胞瘤，Ⅳ级包括多形性胶质母细胞瘤。Ⅰ级和Ⅱ级属于低级别胶质瘤，分化良好，恶性度低，预后相对较好，Ⅲ级和Ⅳ级属于高级别胶质瘤，分化较差，恶性度高，预后相对较差。

3．根据肿瘤发生部位分类

（1）幕上胶质瘤：位于小脑幕上，主要是大脑半球，为成人最常见脑胶质瘤。

（2）幕下胶质瘤：位于小脑幕下，主要是小脑半球，为小儿最常见脑胶质瘤。

（3）桥脑胶质瘤：主要位于脑干。脑干包括中脑、脑桥和延髓三个部分，其中脑桥参与呼吸等重要生命功能。

（五）鉴别诊断

1．颅内肿块伴以下情况时，需要进一步检查排除脑胶质瘤的可能

（1）不明原因精神及性格改变。

（2）不明原因的偏瘫、失语和癫痫等临床表现。

（3）颅内压增高，但脑脊液蛋白含量和细胞数基本正常，偶见瘤细胞。

（4）影像学检查提示脑内弥漫性病变，中线居中或轻度偏移，脑室不同程度变窄，占位效应不明显，无明显结构改变。

2．脑胶质瘤须与下列疾病鉴别

1）脑转移瘤

多见于中老年人，全身检查可发现颅外原发恶性肿瘤，颅脑MRI或CT可见单发或多发病灶，瘤周水肿明显，肿瘤多位于大脑皮质。

2）脑脓肿

常有原发感染灶和病程演变史，起病时可有头痛、寒战、发热及脑膜刺激征等急性炎症表现，脑MRI或CT表现为薄而光滑的环形强化囊壁，中心密度低，周围明显水肿，积极抗感染治疗经常有效。

3）脑寄生虫病

患病前有吃生鱼、虾或蟹及生肉习惯，或疫区感染史，或脑外某种寄生虫病病史，血和脑脊液酸性细胞增多，抗原皮内试验和血清补体结合试验阳性，脑血管造影或颅脑CT可发现病灶。

第二节　治疗

一、西医治疗

目前脑胶质瘤的治疗常采用多学科综合治疗模式。

（一）手术治疗

手术治疗是脑胶质瘤最基本的治疗方法。手术的目的是在保护神经功能的前提下最大范围地切除肿瘤，明确病理诊断，减轻颅内高压及局部压迫所引起的临床症状。由于脑胶质瘤呈浸润性生长，与正常脑组织无明显分界，手术治疗要根治脑胶质瘤目前还没可能。因此在手术切除后进行放射治疗和化学治疗，以及免疫治疗等极为必要。不管对延长患者生命还是改善患者的生活质量都有很大益处。有颅内压增高的患者还可同时进行减压治疗，为放射等治疗创造条件。

（二）放射治疗

放射治疗一般在脑肿瘤的手术前或手术后进行，可改善患者的症状，巩固疗效，防止复发。高级别脑胶质瘤术后均需要进行术后放射治疗，且宜在术后尽早进行，如果术后恢复较好，一般在手术后1～2周即开始进行，照射剂量一般为40～60Gy，4～6周内完成。放疗方式主要有分次体外放射治疗、组织间的近距离照射（间质内放疗）和立体定向精确放疗（X刀、γ刀等），其中分次体外放射治疗为主要放疗方式。我国中枢神经系统肿瘤治疗指南强烈推荐高级别脑胶质瘤患者口服替莫唑胺（TMZ）75mg/m^{2}化疗同步放疗，加上放疗结束后再行6个疗程的TMZ口服化疗，可显著延长患者总生存期，尤其对于MGMT基因启动子甲基化的患者。随着X刀、γ刀等的应用，脑胶质瘤的定位越来越精确，对直径小于2cm的肿瘤，只需照射1次，即可获得基本治愈的效果，而且具有患者痛苦少、副作用轻等优点。

（三）化学治疗

由于化疗药物很难通过血脑屏障，所以单纯的全身化疗对脑肿瘤的治疗效果不理想。高级别脑胶质瘤的化疗有一定疗效。有研究表明，术后同期放化疗对提高患者生存率有益。

1．常用的化疗方式

（1）口服替莫唑胺（TMZ）：常为放疗同期及放疗后口服，放疗同期口服剂量为每天75mg/m^2，每周5天，共42天，放疗结束后口服剂量为第1～5天每天150～200mg/m^2，每4周为1个疗程，共6个疗程。

（2）静脉化疗：药物主要有卡莫司汀、司莫司汀、铂类，通常为两药联合方案，至少需要4～6个疗程。

（3）脑动脉插管化疗：因为药物很难通过血脑屏障，所以单纯的全身化疗治疗脑肿瘤很难取得令人满意疗效，若采用脑动脉插管化疗的治疗方法，则有一定的疗效。

2．常用的化疗药物

脑胶质瘤常用的化疗药物：氯乙亚硝脲（BCNU）、环己亚硝脲（CCNU）、甲环亚硝脲（Me-CCNU）、鬼臼噻吩苷（VM-26）、甲基苄肼（PCB）、顺氯氨铂（DDP）、阿霉素（ADM）、长春新碱（VCR）、甲氨蝶呤（MTX）等。

3．常用的化疗方案

脑胶质瘤常用的化疗方案见表40-1。

表40-1　脑胶质瘤常用的化疗方案

方案	药物组成	剂量	用法	时间
CPV方案 （每8周重复）	洛莫司汀	110mg/m^2	口服	第1天
	甲基苄肼	60mg/m^2	口服	第8至第21天
	长春新碱	1.4mg/m^2（最大剂量2mg）	静脉注射	第8、第29天

（续表）

方案	药物组成	剂量	用法	时间
卡莫司汀 （每8周重复）	卡莫司汀	80mg/(m²·d)或200mg/m²	静脉注射	第1至第3天或第1天
替莫唑胺 （每4周重复）	替莫唑胺	初治200mg/(m²·d) 复发50mg/(m²·d)	口服	第1至第5天
放疗+替莫唑胺 （每4周重复）	替莫唑胺	放疗同时75mg/(m²·d)	口服	吃5天停2天，共42天
		放疗后150～200mg/(m²·d)	口服	第1至第5天

4. 主要化疗不良反应

白细胞、中性粒细胞、血小板减少等骨髓抑制毒性，恶心、呕吐、食欲下降等消化道反应，通常停止化疗或对症治疗后可恢复。

（四）靶向治疗

脑胶质瘤常用的分子靶向药物有：伊马替尼（imatinib）、吉非替尼（gefitinib）、贝伐珠单抗（bevacizumab）等。单一靶向药物治疗恶性胶质瘤效果不理想，常选用多个靶点的药物或有互补作用的不同靶向药物联合应用、靶向药物和细胞毒类药物（如替莫唑胺）以及放疗等联合使用，有望提高疗效。

（五）免疫治疗

脑胶质瘤治疗手段目前没有明显突破，免疫治疗的出现为脑胶质瘤治疗带来新希望和挑战，越来越多的免疫制剂在癌症治疗中被证实是有效的。

脑胶质瘤免疫治疗可能有效的药物有：①PD-1抑制剂（包括pembrolizumab、nivolumab和pidilizumab）。②PD-L1抑制剂（包括durvalumab，atezolizumab和avelumab）。③IDO抑制剂包括竞争性抑制剂（如1-MT）和非竞争性抑制剂（如exiguamine A）。④其他制剂（包括肿瘤疫苗、免疫调节剂和细胞免疫制剂等）。

（六）电场疗法

电场疗法是利用低强度，中频交变电场，通过干扰肿瘤细胞内α/β-tublin和Septin-2、6、7复合物等带电物质，使肿瘤细胞发生分裂障碍，并进一步破坏肿瘤细胞。电场疗法是一种新兴的非侵袭性肿瘤治疗方法，大宗的临床试验已证明电场疗法在胶质母细胞瘤治疗中的有效性和安全性，但费用昂贵，难以推广。

2011年4月15日电场疗法已被美国FDA批准用于复发胶质母细胞瘤的治疗，并于2015年10月5日批准用于新诊断胶质母细胞瘤的治疗。2017年版美国中枢神经系统肿瘤指南中指出，电场疗法可应用于KPS≥60、MGMT启动子甲基化或非甲基化的胶质母细胞瘤。

（七）多学科综合治疗

多学科综合治疗是治疗肿瘤的趋势，脑胶质瘤的综合治疗包括手术、放疗、化疗、靶向治疗、免疫治疗和电场疗法等。

二、中医治疗

（一）辨证论治

在脑胶质瘤的辨证论治过程中，常用辨证与辨病相结合，再随症加减的方法。

1. 综合治疗前的辨证

1）痰浊中阻型

主证：头痛头晕，视物不清，语言不利，恶心呕吐，身重倦怠，肢体麻木，半身不遂，痰多，舌体淡胖，舌质淡红，苔白，脉弦滑。

治则：化痰散结，通络开窍。

方剂：涤痰汤加减。

药物：胆南星10g、制半夏15g、枳实15g、竹茹10g、陈皮20g、白术15g、茯苓15g，石菖蒲10g、钩藤15g、僵蚕10g、全蝎10g、蜈蚣5条、礞石15g、半枝莲30g。

2）肝胆湿热型

主证：头胀痛，如裂如锥，呕吐如喷射，急躁易怒，面红耳赤，舌质绛红或暗红，苔黄，脉弦数。

治则：清肝利胆，散结止痛。

方剂：龙胆泻肝汤加减。

药物：龙胆草10g、柴胡15g、泽泻15g、车前子15g、延胡索30g、生地黄15g、当归10g、黄芩15g、山栀子15g、白芷10g、全蝎10g、蜈蚣5条。

3）肝阳上亢型

主证：头晕头痛，面赤口干苦，视物模糊，目眩耳鸣，舌强失语，烦躁易怒，偏瘫，舌质红，脉弦细而数。

治则：平肝潜阳，息风止痛。

方剂：天麻钩藤饮加减。

药物：天麻10g、钩藤15g、全蝎10g、川芎10g、白芍15g、石决明20g（先煎）、山栀子15g、黄芩10g、牛膝15g、杜仲20g、益母草30g、甘草5g。

4）肝肾阴虚型

主证：头痛头晕，恶心呕吐，视蒙耳鸣，肢体麻木，四肢抽搐或震颤，口眼㖞斜，面红潮热，五心烦热，小便短赤，大便干结，舌质红，苔少，脉弦细而数。

治则：滋阴补肾，养肝止痛。

方剂：六味地黄丸加味。

药物：熟地黄15g、山药30g、山茱萸15g、茯苓15g、泽泻15g、牡丹皮15g、杜仲15g、枸杞子20g。

5）脾肾阳虚型

主证：头痛头晕，精神萎靡，面色苍白，形寒肢冷，声低懒言，气短乏力，或阳痿不举，或月经不调，小便清长，大便溏薄，舌质淡胖，苔白，脉沉细无力。

治则：健脾补肾，祛寒止痛。

方剂：地黄饮子加减。

药物：熟地黄15g、山药30g、山茱萸15g、茯苓15g、泽泻15g、黄芪30g、肉苁蓉20g、淫羊藿15g、肉桂10g、桑寄生20g、杜仲20g、枸杞子20g。

6）气滞血瘀型

主证：头痛如刺，痛有定处，视物不清，面色晦暗，口唇青紫，舌质紫暗或有瘀斑，脉细涩或弦。

治则：行气活血，祛瘀止痛。

方剂：通窍活血汤加减。

药物：赤芍15g、川芎10g、桃仁10g、红花10g、大枣30g、牛膝15g、鳖甲30g（先煎）、莪术15g、水蛭10g。

2．综合治疗后

脑胶质瘤的综合治疗包括手术、放疗、化疗、靶向及免疫治疗等，除可见到上述6个证型外，还可见其他证型，如术后、化疗后可见脾胃虚弱型、气血亏虚型等。

1）脾胃虚弱型

主证：头晕乏力，纳差，胃脘胀，大便溏，舌质淡，苔白，脉弦细。

治则：健脾和胃。

方剂：陈夏六君汤加味。

药物：党参30g、茯苓15g、白术15g、陈皮20g、法半夏15g、山药30g、神曲15g、鸡内金20g、谷芽30g、甘草10g。

2）气血亏虚型

主证：头晕，神疲乏力，声低气短，面色苍白，舌质淡，苔白，脉沉细。

治则：补气养血。

方剂：八珍汤加味。

药物：党参30g、茯苓15g、白术15g、当归10g、川芎10g、白芍20g、熟地黄15g、黄芪30g、甘草5g。

3．无症状者的治疗

主证：部分初诊或综合治疗前、后的患者，没有典型临床症状，舌质舌苔脉象可正常或多种多样。

治则：这类患者难以用上述证型进行辨证，可根据体质和舌脉确定治则。

方剂：依据治则选用攻补兼施的方药。

4．晚期患者的辨证

对于晚期脑胶质瘤不能耐受手术、放化疗等治疗的患者，或者经过综合治疗后进展的患者，一般情况较差，常伴有很多并发症，很难取得好的治疗效果，这类患者可以考虑中医中药治疗，希望能改善生存质量，延长寿命。

脑胶质瘤患者常可出现多种证型并见，治疗上仍是采用辨证与辨病相结合，扶正与祛邪并用，再随症加减的方法。晚期患者体质较差，甚至出现恶病质，并发症多，临床症状和体征也多，而目前多使用人工种植的中药材，存在采收时间和炮制方法等把关不严、中药材的质量和有效成分下降的可能，可突破中药的常用量，适当增加扶正与辨病祛邪中药的用量。

（二）随症加减

1．头痛剧烈

选加川芎10g、白芷10g、蔓荆子10g、全蝎10g、蜈蚣5条、路路通30g等。

2．头痛、呕吐和视力障碍

选加猪苓15g、白茅根20g、车前草30g、茯苓皮30g、赤小豆20g、椒目5g等。

3．抽搐

选加天麻10g、钩藤15g、僵蚕10g等。

4．呕吐

选加竹茹10g、旋覆花15g、吴茱萸15g、代赭石20g、姜半夏15g等。

5．胁肋胀痛

选加柴胡15g、郁金15g、延胡索30g等。

6．痰多

选加天竹黄10g、僵蚕10g、胆南星10g等。

7．颈项强直、昏迷

加服安宫牛黄丸。

8．心悸

选加茯神15g、五味子15g等。

9．心中烦热

选加淡竹叶15g、灯心草10扎等。

10．视物模糊

选加密蒙花15g、决明子15g等。

11．大便干结

选加肉苁蓉15g、火麻仁30g、大黄10g（后下）等。

（三）辨病选药

辨病选药是在辨证的基础上，适当选用一些治疗肿瘤的药物，如红豆杉、喜树果、白花蛇舌草、半枝莲、三棱、莪术、鳖甲、全蝎、土鳖虫、蜈蚣、壁虎、水蛭、龙葵、八月札、生南星、生川乌、生半夏等。

（四）中成药

1．安宫牛黄丸和醒脑静

组成：安宫牛黄丸由牛黄、麝香、朱砂、珍珠等制成。醒脑静则为安宫牛黄丸配制而成的水溶性注射液。

功效：清热解毒、凉血退热、醒神开窍。

剂量用法：每丸3g，每次1～2丸，凉开水送服，每日2～3次。若昏迷不能服用者，可将本品化开，经胃管注入。醒脑静20mL加入5%的葡萄糖注射液500mL中静脉滴注，每日1～2次。

适应证：肿瘤高热、神昏、舌红或绛、脉数者。

2．小金丹

组成：白胶香、五灵脂、制草乌、地龙、木鳖子、乳香、没药、当归、麝香、墨炭。

功效：解毒散结。

剂量用法：每丸2.5g，每次2～5丸，每日3次，1个月为1个疗程。

适应证：肿瘤属实证、阴虚者。

三、中西医结合治疗

中西医结合治疗是我国独有的治疗方法，是提高脑胶质瘤疗效的有效途径。中医重视整体观，西医则重点在消除癌瘤病灶。中医中药与手术、放疗、化疗、靶向和免疫等疗法结合起来，可以提高患者的生存质量，减轻手术、放疗、化疗等的并发症或毒副反应，进一步提高疗效。中医中药通过辨证和辨病的治疗方法，可贯穿于整个脑胶质瘤的治疗过程。

四、饮食调养

（一）饮食宜忌

因脑胶质瘤常见呕吐等颅内压增高症状，在放疗和化疗过程中，也常出现恶心和呕吐，而恶心和呕吐使患者食欲不振。除进行颅内减压及药物治疗外，饮食上要以清淡食物为主，不要把食物做得过于油腻、过甜和过浓等。同时，还要鼓励患者尽量多进食新鲜食品以及少量多餐。

（二）药膳疗法

1．全蝎散

组成：生全蝎5只，食油适量，牛奶1杯。

做法：把全蝎放入油锅中炸至金黄色（不要炸焦）取出，待冷即可食用，牛奶送服，每天1次。

适应证：脑胶质瘤。

2．野芋头汤

组成：野芋头250g，蜂蜜适量。

做法：把野芋头切片，泡清水1天后捞出，放入锅中加清水文火煎3小时以上，滤出药汁，调入蜂蜜即可食用，每天1次。

适应证：脑胶质瘤。

五、预防保健

（1）饮食调养。戒烟酒，少吃辛辣、油炸食品和多次加工食品，多吃新鲜食品。

（2）锻炼身体。积极适度锻炼身体，可提高机体的抗病能力，减少疾病发生。

（3）早期发现。若出现头痛、视力障碍及定位等症状，要尽快就诊，找出致病原因。争取早期发现、早期诊断和早期治疗。

（4）对于刚确诊脑胶质瘤患者，思想压力比较大，情绪不稳定，要尽快树立战胜疾病的信心，积极配合治疗，希望取得更好疗效。

（5）定期复查是提高脑胶质瘤患者治疗疗效的最主要途径，发现问题，及时处理。治疗后2年内，一般是3个月左右复查1次；2年后可改为6个月左右复查1次。若有不适，随时复查。检查项目有MRI、CT、PET/CT等。

（陈徐贤　陈平）

第四十一章
脑垂体瘤

第一节　概述

脑垂体瘤是指垂体腺细胞发生的肿瘤，以垂体腺瘤为主，是成人常见的颅内肿瘤之一，它不包括鞍旁肿瘤和其他地方转移至垂体的肿瘤。垂体瘤起病隐匿，病情发展缓慢，临床症状不典型，多数为非癌性，但脑垂体控制着人体生长、心率、生育能力、学习和工作能力等，所以垂体瘤也可引起很高的病死率和致残率。肿瘤类型有垂体腺瘤、无功能垂体瘤、生长激素瘤、泌乳素瘤和促甲状腺瘤等。其发病率约占颅内肿瘤10%，本病多见于女性，好发年龄为30～40岁。垂体腺瘤有嗜酸性细胞瘤、嗜碱性细胞瘤、嫌色细胞瘤和混合性细胞瘤。

中医没有垂体瘤这个病名，根据脑垂体瘤的主要临床症状和体征，脑垂体瘤属于中医"头痛""呕吐""复视""虚劳""阳痿""不孕""乳泣""心悸"等范畴。

一、病因病机

垂体瘤的发病机制是一个多因素共同参与的复杂多步骤过程，发病原因至今尚未明确，可能与基因突变、损伤、化学物质、放射线、病毒等因素有关。

中医认为其病因病机是由于先天禀赋不足，肾精亏虚，水不涵木，致肝阳上亢；或饮食不节，损伤脾胃，脾失健运，痰浊内生，上泛于脑，郁积日久而为瘤。

二、诊断

（一）病理学及分类

脑垂体瘤多数为良性肿瘤（以垂体腺瘤多见），少数为腺癌。其大体病理分类为微腺瘤和大腺瘤两种。临床上把垂体腺瘤分为嗜酸性细胞腺瘤、嗜碱性细胞腺瘤、嫌色细胞腺瘤和混合性垂体腺瘤四种。垂体腺癌极少见，但生长速度很快，无包膜，可浸润到邻近脑组织和硬脑膜，还可转移到颅外。

（1）根据其大体病理分为微腺瘤和大腺瘤两种，直径小于等于10mm的称为微腺瘤，直径大于10mm的称为大腺瘤。

（2）临床上根据光镜下HE染色时腺瘤细胞着色分为：嗜酸性细胞腺瘤、嗜碱性细胞腺瘤、嫌色细胞腺瘤和混合性垂体腺瘤四种类型。

（3）根据垂体瘤激素分泌功能、超微结构特点和临床表现分为：①分泌功能性腺瘤，占垂体瘤的75%，主要包括生长激素细胞腺瘤、催乳素细胞腺瘤、促皮质激素细胞腺瘤、促甲状腺素细胞腺瘤、促性腺激素细胞腺瘤和多激素分泌腺瘤。②无分泌功能性腺瘤，约占垂体瘤的25%，症状隐匿，肿瘤增大引起压迫症状时才能发现和诊断，包括瘤样细胞型腺瘤和非瘤样细胞型腺瘤。

三、临床表现

脑垂体腺瘤的临床表现因肿瘤类型、大小和生长方向的不同而有异，但主要有内分泌和神经功能障碍两类。

1．内分泌症状和体征

1）泌乳素腺瘤

多见于20～30岁的女性，其特征为泌乳素增高，雌激素减少。女性患者表现为月经不调或闭经、有月经但无排卵、泌乳、流产或不孕、性欲减退、肥胖、脸部阵发性潮红、水肿等。青春期前发病者，则发育期推迟，并可见原发闭经。男性患者表现为性功能减退甚至阳痿、睾丸缩小、不育、男性乳房发育、胡须和毛发稀少、肥胖等。检验发现泌乳素（PRL）升高大于200μg/L可诊断。

2）生长激素腺瘤

其特征为生长激素分泌旺盛，病程缓慢。早期可出现精力旺盛，性欲亢进，肌肉发达，毛发增多等。晚期则疲乏嗜睡，毛发脱落，性欲减退，注意力不集中，记忆力减退，头痛或身痛等。青春期发病者，因骨骺过度生长而表现为巨人症，成年后则为肢端肥大症。部分女性患者还有月经不调或闭经等。部分患者合并糖尿病会出现高血糖症状，此外还会出现关节痛、多汗及心脏不适等问题。

3）促肾上腺皮质激素腺瘤

因肿瘤细胞分泌过多的糖皮质激素，可出现"皮质醇增多症"的临床表现和体征。女性患者可出现月经紊乱或闭经、不孕及不同程度的男性化表现。男性患者可出现性功能减退或阳痿、睾丸萎缩、精液减少、不育等。儿童患者则表现为生长发育障碍，另外还可出现向心性肥胖、骨质疏松、病理性骨折及佝偻病等。

4）促性腺激素腺瘤

本症较为少见。男性比女性多发，尤以成年男性多见。男性患者早期可无临床表现，晚期可见性欲减退甚至阳痿、睾丸缩小、不育等。女性患者主要表现为月经不调或闭经、泌乳和不孕等。

5）促甲状腺激素腺瘤

本症较罕见，多呈侵蚀性生长。临床可见甲状腺增大，局部可扪及震颤或闻及血管性杂音和其他甲状腺功能亢进的症状，如突眼、急躁、易激动、多汗、心率快、双手颤抖、食欲亢进、消瘦等。血清T_3、T_4和TSH均升高。

6）混合性腺瘤

因瘤组织中含有一种以上的瘤细胞，各种瘤细胞分泌不同的激素，随着不同激素的过量分泌，可产生相应的内分泌亢进。

7）嗜酸干细胞腺瘤

嗜酸干细胞腺瘤为单一形态的两种激素垂体腺瘤，临床可见泌乳素腺瘤和生长激素腺瘤的症状。女性患者可有月经紊乱或闭经、溢乳、不孕等；男性患者可有性欲减退、不育等。部分患者有肢端肥大表现。

8）泌乳生成素细胞腺瘤

细胞分化良好，细胞浆含有泌乳素和生长激素。临床可见高泌乳素血症的症状及肢端肥大等表现。

9）无分泌功能腺瘤

多发于30～50岁成年人。男性表现为性欲减退或阳痿、外生殖器缩小、睾丸及前列腺萎缩、精液减少、第二性征不显著、阴毛呈女性分布等。女性表现为月经不调或闭经、乳房发育不良、子宫及附件萎缩、阴毛和腋毛稀少、性冷淡、肥胖等。儿童则表现为发育障碍。还可见甲状腺激素或促肾上腺皮质激素分泌不足的表现以及侏儒症或尿崩症表现等。

2．神经症状和体征

神经症状多见于无分泌功能的腺瘤，但少部分有分泌功能的腺瘤也可出现神经症状。常见的症状和体征有：

1）头痛

多因肿瘤压迫鞍膈及海绵窦引起，疼痛部位以双颞部和额部为多见。肿瘤一旦穿破鞍膈，头痛即减轻。

2）视力改变

多因肿瘤压迫视神经交叉，致视神经交叉萎缩，视盘苍白引起。临床可见视力减退，视野障碍，双侧偏盲，甚至全盲等。

3）其他

当肿瘤压迫或侵犯下丘脑时，可致下丘脑功能障碍，临床可见嗜睡、精神异常、尿崩症和高热等。当肿瘤压迫额叶时，可引起癫痫、精神症状、嗅觉障碍等。

（三）实验室检查

1．内分泌检查

测定垂体及靶激素水平和垂体功能动态试验，能帮助了解下丘脑-垂体-靶腺的功能，对诊断本病有一定的参考价值。一般来说，泌乳素大于200 μg/L者，可诊为泌乳素腺瘤；泌乳素大于100 μg/L者，约60%为泌乳素腺瘤；在泌乳素为50 μg/L者中，约25%为泌乳素腺瘤。生长激素大于20 μg/L者常可确诊为生长激素腺瘤；生长激素在5～10 μg/L者，约20%为生长激素腺瘤。促肾上腺皮质激素值正常或中度增高（40～200 μg/L），伴血浆皮质醇及24小时尿游离皮质醇升高者，对诊断促肾上腺皮质激素腺瘤有帮助。

（四）影像学检查

1．CT检查

垂体薄层CT检查可观察肿瘤的大小、生长方向及做定性诊断，并为垂体腺瘤的分级提供客观指标。若能行垂体薄层CT扫描后重建，则更为直观和清楚。正常垂体高度小于8mm，若检查发现垂体高度大于等于8mm，则应高度警惕垂体腺瘤。

2．磁共振成像（MRI）

垂体MRI检查相比CT更具有优点，除了能观察肿瘤的位置、大小和生长方向，为肿瘤的定性诊断提供依据外，还可以判断肿瘤内是否有囊变、出血、坏死。

3．正电子发射型计算机断层显像（PET/CT）

PET/CT是目前世界上最先进、最昂贵的检查项目之一，对鉴别垂体瘤是否未控、残留、复发、治疗后瘢痕化或放射性脑坏死等有一定价值。

四、分级

关于垂体瘤分级标准，现在临床上采用的是Hardy-Wilson分级方法，这种分级方法是按照垂体瘤与周围组织的关系来分级的，一般分为五级。

一级：指垂体瘤直径在10mm之内，而且垂体瘤全部都位于鞍内。

二级：指垂体瘤向鞍上扩展，达到10mm，而且充填了鞍上池的结构。

三级：指垂体瘤向鞍上生长，到达10～20mm，而且影响了第三脑室。

四级：指垂体瘤向鞍上生长扩展到20～30mm，充填了全部的第三脑室的前部。

五级：指垂体瘤扩展大于30mm，而且达到了侧脑室的室间孔。

第二节　治疗

一、西医治疗

垂体瘤的治疗目标是抑制肿瘤自主激素分泌、尽可能去除肿瘤、减轻肿瘤对视力的影响、维持正常垂体功能、防止肿瘤复发，以及预防和处理并发症。目前，垂体瘤的治疗方法主要有三种：手术治疗、药物治疗和放射治疗。治疗方法的选择取决于肿瘤大小、类型及患者一般情况，如泌乳素瘤首选多巴胺激动剂，而生长激素瘤首选手术治疗，手术和放疗更多适用于有癌变倾向的垂体瘤。

（一）手术治疗

除泌乳素瘤首选药物治疗外，其余垂体瘤一旦确诊，且无特殊禁忌证，应首选手术治疗，50%～70%患者可通过手术被治愈。手术的方法有经颅和经蝶鞍两种。经颅手术适合大腺瘤，手术容易损伤正常垂体，术后常影响垂体功能。经蝶鞍手术可行选择性切除，保存正常垂体，使分泌性腺瘤患者的内分泌功能得以恢复。在临床上两种方法各有长处，不能互相取代。

（二）药物治疗

药物治疗适用于不能手术和放疗患者，在临床上，使用抑制垂体激素分泌过多的药物治疗垂体瘤，取得了较好疗效，可使肿瘤缩小，部分初始治疗无法手术的垂体瘤患者经药物治疗后可施行手术。治疗垂体激素分泌过多的药物多种多样，其中常用的有溴隐亭、赛庚啶和奥曲肽等。溴隐亭为治疗泌乳素腺瘤的短效制剂，长效制剂可用卡麦角林，适用于术前或术后的辅助治疗，卡麦角林若用于生长激素腺瘤可以改善患者的症状。赛庚啶用于促肾上腺皮质激素腺瘤。药物治疗期间需要注意头痛、眩晕、口干、恶心、呕吐和体位性低血压等药物副反应，同时也需要注意停药后复发和可能出现高泌乳素血症。

（三）放射治疗

垂体瘤放射治疗是一种有效的治疗方法。放射治疗是通过高能X射线来破坏肿瘤，目前放射治疗常用于垂体瘤术后病情未完全缓解或肿瘤残留的辅助治疗。随着立体定向放射治疗的发展，垂体瘤的放疗越来越精确，脑组织损伤越来越小，放疗剂量可相应增加，疗效也不断提高。放疗方式主要有常规分割放疗、三维适形放疗、调强放疗、立体定向放疗和质子放疗。大多垂体瘤术后无须放疗，除了侵袭性垂体瘤和术后有残留或复发者。

垂体瘤放射治疗的适应证：

（1）术后残留或复发。

（2）肿瘤侵犯脑膜、骨质或肿瘤恶变者。

（3）患者不愿意或不能耐受手术，药物治疗无效者。

二、中医治疗

（一）辨证论治

在脑垂体瘤的辨治过程中，既要注重机体存在癌瘤病灶的现实，采用"攻邪"之法；又要强调机体正气虚所表现的各种各样临床症状和体征，适当地采用"扶正"等治法。常用辨证与辨病相结合，再随症加减的方法。

1．治疗前的辨证

1）痰浊内阻型

主证：头痛头晕，视物不清，体胖震颤，记忆力减退，痰多胸闷，疲乏身重，舌质胖，苔白腻，脉弦细或弦滑。

治则：化痰开窍，软坚散结。

方剂：涤痰开窍汤加减。

药物：制半夏15g、胆南星10g、茯苓15g、陈皮20g、枳实15g、竹茹10g、石菖蒲10g、郁金15g、丹参15g、赤芍15g、金银花15g、连翘10g、黄芩15g。

2）肝肾阴虚型

主证：头痛头晕，视物模糊，腰酸耳鸣，颧红盗汗，五心烦热或骨蒸潮热，咽干口燥，小便短赤，大便干结，舌质红，苔少或无苔，脉细数。

治则：滋阴补肾，柔肝止痛。

方剂：知柏地黄丸加味。

药物：知母15g、黄柏10g、牡丹皮15g、生地黄15g、山药30g、泽泻15g、茯苓15g、山茱萸15g、全蝎10g、蜈蚣5条、白芍20g、甘草5g。

3）脾肾阳虚型

主证：头痛头晕，精神不振，面白声低，气短懒言，形寒肢冷，脸浮肢肿，男子阳痿不举，女子月经不调，小便清长，大便溏薄，舌质淡胖，苔白滑，脉沉迟无力。

治则：温补脾肾，祛寒止痛。

方剂：金匮肾气丸加减。

药物：熟地黄15g、山药30g、泽泻15g、茯苓15g、山茱萸15g、肉桂10g、黄芪30g、党参30g、白术15g、巴戟天15g、制附子10g、全蝎10g、甘草5g。

4）气滞血瘀型

主证：头痛如刺，痛有定处，视物模糊，面暗唇紫，胸胁胀闷，舌质紫暗或有瘀斑，脉细涩或弦。

治则：活血祛瘀，行气止痛。

方剂：通窍活血汤加减。

药物：赤芍15g、川芎10g、桃仁10g、红花10g、大枣30g、麝香0.5g、牛膝12g、鳖甲30g（先煎）、莪术10g、水蛭10g、佛手15g、川厚朴15g。

2. 综合治疗后

脑垂体瘤的综合治疗包括手术、放疗、药物治疗等方法，由于这些治疗的副作用产生不同的临床表现，所以，除可见到上述4个证型外，还可见其他证型，如术后可见脾胃虚弱型、气血亏虚型等；放疗后可出现热毒壅盛型等。

1）脾胃虚弱型

主证：头晕乏力，纳差，胃脘胀，大便溏，舌质淡，苔白腻，脉弦细。

治则：健脾和胃。

方剂：陈夏六君汤加味。

药物：党参30g、茯苓15g、白术15g、陈皮20g、法半夏15g、山药30g、神曲15g、鸡内金10g、谷芽30g、麦芽30g、甘草5g。

2）热毒壅盛型

主证：头胀痛，恶心呕吐，口干口苦，舌质红，苔黄，脉滑。

治则：清热解毒。

方剂：甘露消毒丹加减。

药物：黄芩15g、石菖蒲10g、茯苓皮30g、川贝母10g、连翘10g、藿香15g（后下）、滑石20g（先煎）、白花蛇舌草30g、蒲公英30g、甘草5g。

3）气血亏虚型

主证：头晕，神疲乏力，声低气短，面色苍白，舌质淡，苔白，脉沉细。

治则：补气养血。

方剂：八珍汤加味。

药物：党参30g、茯苓15g、白术15g、当归10g、川芎10g、白芍20g、熟地黄15g、黄芪30g、甘草5g。

3．无症状者的治疗

主证：部分初诊或综合治疗前、后的脑垂体瘤患者，没有典型临床症状，舌质舌苔脉象可正常或多种多样。

治则：这类患者难以用上述证型进行辨证，可根据体质和舌脉确定治则。

方剂：依据治则选用攻补兼施的方药。

4．晚期患者的辨证

对于脑垂体瘤不能耐受手术、放化疗等治疗的患者，或者经过综合治疗后进展的患者，一般情况较差，常伴有很多并发症，很难取得好的治疗效果。这类患者可以考虑中医中药治疗，希望能改善生存质量，减轻痛苦，延长寿命。

垂体瘤患者常可出现多种证型并见，治疗上仍是采用辨证与辨病相结合，扶正与祛邪并用，再随症加减的方法。晚期患者体质较差，甚至出现恶病质，并发症多，临床症状和体征也多，而目前多使用人工种植的中药材，存在采收时间和炮制方法等把关不严、中药材质量和有效成分下降的可能，可突破中药的常用量，适当增加扶正与辨病祛邪中药的用量。

（二）随症加减

1．头痛剧烈

选加全蝎10g、蜈蚣5条、路路通30g等。

2．胃纳呆

选加神曲15g、谷芽30g、麦芽30g、春砂仁12g（后下）等。

3．呕吐

选加旋覆花15g、代赭石20g（先煎）、姜半夏15g、吴茱萸15g等。

4．潮热盗汗

选加地骨皮15g、银柴胡15g、煅牡蛎20g（先煎）等。

5．视物模糊

选加密蒙花12g、决明子15g等。

6．心悸

选加茯神15g、五味子15g等。

7．下肢浮肿

选加黄芪30g、桂枝10g、泽泻5g、车前草30g、茯苓皮30g、赤小豆15g等。

8．肢端肥大

选加桑白皮30g、冬瓜皮20g等。

9．腹胀

选加大腹皮30g、佛手20g、厚朴20g、莱菔子15g等。

10．大便溏薄

选加白术15g、苍术12g等。

（三）辨病选药

辨病选药是在辨证的基础上，适当选用一些治疗肿瘤的药物，如白花蛇舌草、半枝莲、三棱、莪术、鳖甲、全蝎、土鳖虫、蜈蚣、壁虎、龙葵、八月札等。

如果是恶性垂体瘤，可选加红豆杉、喜树果、生南星、生半夏等。

（四）中成药治疗

1．小金丹

组成：地龙、白胶香、五灵脂、制草乌、木鳖子、乳香、没药、当归、麝香、墨炭。

功效：解毒散结。

用法：每丸2.5g，每次2～5丸，每日3次，1个月为1个疗程。

适应证：脑垂体瘤。

2．平消丹

组成：枳壳、五灵脂、郁金、仙鹤草、马钱子、干漆、白矾、火硝等。

功效：攻坚破积。

用法：每片0.37g，每次4～8片，每日3次。

适应证：脑垂体瘤。

三、中西医结合治疗

中西医结合治疗是我国独有的治疗方法，是提高垂体瘤疗效的有效途径。中医重视整体观，西医则重点在消除癌瘤病灶。中医中药与手术、放疗、药物等疗法结合起来，可以提高患者的生存质量，减轻手术、放疗、药物治疗等的并发症或毒副反应，进一步提高疗效。中医中药通过辨证和辨病的方法，可贯穿于整个脑垂体瘤的治疗过程。

四、饮食调养

（一）饮食宜忌

脑垂体瘤在手术、放疗和药物治疗过程中，饮食上要以清淡、易消化食物为主，不要把食物做得过于油腻、过甜、过浓等。

（二）药膳疗法

1．全蝎散

组成：生全蝎5只，食油适量，牛奶1杯。

用法：把全蝎放入油锅中炸至金黄色（不要炸焦）取出，待冷即可食用，牛奶送服，每天1次。

适应证：脑肿瘤患者。

2．野芋蜂蜜汤

组成：野芋头250g，蜂蜜适量。

用法：把野芋头切片，泡清水1天后捞出，放入锅中加清水文火煎3小时以上，滤出药汁，调入蜂蜜即可食用，每天1次。

适应证：脑肿瘤患者。

3．甲鱼芪肉汤

组成：黄芪30g、猪瘦肉100g、甲鱼250g、少量生姜。

用法：甲鱼去内脏洗净切块，猪瘦肉切细，与黄芪、生姜共放锅中，加适量清水，炖熟，加少量食盐，喝汤吃肉，隔天1次。

适应证：脑肿瘤术后者。

五、预防保健

（1）戒烟酒，少吃辛辣、油炸食品和多次加工食品，多吃新鲜食品。

（2）积极适度锻炼身体，可提高机体的抗病能力，减少疾病发生。

（3）尽量避免头部外伤。

（4）早期发现。若出现头痛、视力障碍、尿崩症表现及发育异常等症状，要尽快就诊，找出致病原因，争取早期发现、早期诊断和早期治疗。

（5）对于初确诊垂体瘤患者，思想压力比较大，情绪不稳定，要尽快树立战胜疾病的信心，积极配合治疗，希望取得更好疗效。

（6）定期复查是提高垂体瘤患者治疗疗效的最主要途径，发现问题，及时处理。治疗后2年内，一般是3个月左右复查1次；2年后可改为6个月左右复查1次。若有不适，随时复查。检查项目有激素、MRI、CT、PET/CT等。

（陈徐贤　陈平）

第四十二章
急性白血病

第一节　概述

白血病（leukemia）是一类造血干细胞异常的恶性克隆性疾病。克隆中的白血病细胞失去进一步分化成熟的能力而停滞在细胞发育的不同阶段。在骨髓和其他造血组织中白血病细胞大量增生蓄积并浸润其他器官和组织，从而使正常造血功能受抑制，临床上以贫血、出血、感染及各器官浸润的相关症状为表现。根据白血病细胞的分化、成熟程度和自然病程，将白血病分成急性和慢性两大类。急性白血病（acute leukemia，AL）细胞分化停滞在原始细胞及早期幼稚细胞阶段，病情发展迅速，自然病程仅几个月。

急性白血病属中医"热劳""温病""血证""痰核""积聚"等范畴。《素问》中指出："病至先闻腥臊臭，出清液，先唾血，四肢清，目眩，时时前后血……病名血枯。""有病温者，汗出辄复热，而脉躁急，不为汗衰……病名阴阳交，交者死也""火郁之发……故民病少气……血溢流注"。《灵枢》中指出："阳络伤则血外溢，血外溢则衄血；阴络伤则血内溢，血内溢则后血。"这些描述与急性白血病由于血小板减少导致的急性出血症状极为相似。

一、病因病机

人类白血病的病因尚未完全清楚。目前，讨论较多的有以下几个因素。

（1）化学因素：流行病学调查表明苯接触者白血病发生率比正常人群高3～20倍。应用抗肿瘤药物烷化剂（氮芥、苯丁酸氮芥、环磷酰胺、马法兰、卡莫司汀等）或拓扑异构酶抑制剂者发生白血病的危险性显著增高。化学因素所致白血病以急性髓系白血病（AML）为多。

（2）电离辐射：电离辐射致白血病作用与放射剂量大小及辐射部位有关，日本长崎及广岛两地受原子弹袭击后，幸存者的白血病发病率比未受辐射的人群分别高17倍和30倍。白血病亚型和危险度随年龄、接触剂量及原子弹类型不同而各有不同，在长崎为γ射线，以AML为主，但儿童幸存者中以急性淋巴细胞白血病（ALL）为主。X射线、γ射线等电离辐射都有致白血病作用。

（3）生物因素：人类嗜T淋巴细胞病毒1型（HTLV-1）与成人T细胞白血病（ATL）发生的关系比较肯定，但HTLV-1阳性患者仅1%的患者发生ATL，且其潜伏期常长达数年之久。

（4）遗传因素：同卵双生子中，一人患有急性白血病，另一人患白血病的机会比正常人高25%，而且所患的白血病类型相同。有统计显示亲兄弟同患白血病的机会比正常人高4倍。

祖国医学对白血病的病因也早有认识，急性白血病主要病因病机为内因劳倦、七情、房欲、饥饱等所伤，致五脏虚劳，气血不足；外因感受温热毒邪，致热毒蕴结，伤营动血，入血伤髓，发为本病。而慢性白血病主要病因病机为精气内虚，邪毒乘虚侵袭，致血瘀痰聚毒结，日久气血耗损，肝肾亏虚致本病。

根据受累细胞系，急性白血病分为急性髓系白血病（acute myeloid leukemia，AML）和急性淋巴细胞白血病（acute lymphoblastic leukemia，ALL）两类。这两大类再分成若干亚型。

二、临床表现

1. 正常骨髓造血功能受抑制的临床表现

1）贫血

呈进行性加重，约半数患者就诊时已有重度贫血。

2）发热

约半数患者以发热为早期表现，可低热，亦可高达40℃以上，高热时常伴有畏寒、出汗等。虽然白血病本身可有发热，但高热通常提示有感染，感染部位以口咽部、鼻窦、肺、肛周、皮肤软组织常见。伴中性粒细胞缺乏的发热患者可除发热外无局部病灶可发现。感染是白血病主要的死因。

3）出血

以出血为早期表现者，约40%的出血可发生在全身各部位，轻者仅皮肤瘀点、瘀斑，重者可全身广泛出血，甚至颅内出血，可致死亡。

2. 因白血病细胞增殖浸润部位不同的临床表现

急性淋巴细胞白血病（ALL）和急性髓系白血病（AML）除上述急性白血病共同临床表现外，因白血病细胞增殖浸润部位不同，表现为以下临床特点。

1）ALL临床特点

（1）骨及关节疼痛：约80%的ALL患者可出现骨和关节疼痛。常见为胸骨压痛，自发性胸骨疼痛不多见。压痛的原因与骨髓腔内白细胞的增多以及骨膜的白血病细胞浸润有关。

（2）淋巴结、肝和脾肿大：75%的急性淋巴细胞白血病患者可出现淋巴结肿大，多数表现为全身淋巴结肿大，少数表现为局部淋巴结肿大，肝大约占75%，脾大约占85%。

（3）神经系统表现：由白血病细胞直接浸润所致。中枢神经系统白血病（CNSL）的初发灶在软脑膜，脑膜上的白血病细胞积聚可导致脑脊液循环阻碍引起颅压增高。如果大量细胞浸润至颅底脑神经孔部位，可以压迫脑神经，引起相应脑神经压迫症状。

（4）生殖系统表现：女性患者子宫和卵巢也有白血病细胞浸润，表现为阴道出血、盆腔包块和月经不调等。男性睾丸浸润可出现肿大，性欲减退，多为单侧睾丸无痛性肿大，对侧睾丸虽无肿大，但在活检时通常也发现有白血病细胞浸润。睾丸白血病多见于ALL化疗缓解后的青年和儿童，是仅次于CNSL的白血病髓外复发的根源。

（5）其他：半数患者可以出现体重减轻、多汗，大量白血病细胞破坏可致高尿酸血症，出现尿酸性肾病，治疗过程中还易出现水、电解质和酸碱平衡紊乱。

2）AML临床特点

（1）出血：出血是AML中急性早幼粒细胞白血病（APL）的突出表现，易合并弥散性血管内凝血（DIC），合并重要脏器出血是APL早期死亡的主要原因之一。

（2）肝脾肿大：急性粒-单核细胞白血病和急性单核细胞白血病患者易出现肝脾肿大。尸解中AML肝脾肿大者占比高达90%。

（3）皮肤浸润：AML中皮肤浸润占13%，以急性粒-单核细胞白血病和急性单核细胞白血病最常见，为白血病细胞浸润所致，皮肤可出现蓝灰色斑丘疹，局部皮肤隆起、变硬，呈紫蓝色结节。

（4）口腔黏膜浸润：表现为牙龈肿胀增生、巨舌、牙龈出血和口腔溃疡，以急性粒-单核细胞白血病和急性单核细胞白血病最常见。

（5）口腔：急性粒-单核细胞白血病M4和急性单核细胞白血病M5患者由于白血病细胞浸润可使牙龈增生、肿胀。

（6）眼部表现：粒细胞白血病形成的粒细胞肉瘤或称绿色瘤常见于儿童和青年急性髓系白血病患者，男性多于女性，常累及骨膜、硬脑膜及韧带组织，以眼眶部位最常见，可引起眼球突出、复视或失明。也可见于颧骨、鼻窦、胸骨、肋骨及骨盆。

此外，白血病可浸润其他器官。心、肺、消化道、泌尿生殖系统、内分泌系统均可受累。

三、实验室检查

1．血常规检查

多数患者有不同程度的贫血，一般属正色素性，红白血病患者可为大细胞性。白细胞数多增加，多为（20～30）×10⁹/L，少数患者高达100×10⁹/L，外周血涂片可见数量不等的原始细胞。此外，也有部分患者白细胞正常或减少，甚至<1.0×10⁹/L，被称为白细胞不增多性白血病。血涂片分类可见数量不等的原始和/或幼稚细胞，但白细胞不增多性白血病病例的血涂片很难找到原始细胞。90%以上的患者有血小板减少，约半数患者血小板<60×10⁹/L，晚期血小板通常重度减少。

2．骨髓细胞学检查

骨髓细胞学检查是诊断AML的主要依据和必做检查。多数患者骨髓有核细胞增生极度或明显活跃，以某一系列的细胞占绝大多数，其中原始细胞占骨髓非红系有核细胞≥30%。

3．细胞化学染色

细胞化学染色是以细胞形态学为基础，根据化学反应原理，将骨髓涂片进行不同的化学染色，观察细胞化学成分及其变化的方法，从而鉴别不同的白血病类型。

4．免疫学检查

根据白血病细胞表达的系列分化相关抗原，确定其属于淋巴系T/B（可再细分）还是髓系（包括粒-单系、红系和巨核系），是该系列的哪一阶段或亚型。

5．细胞遗传学检查

约半数以上的急性白血病患者存在非随机的克隆性染色体畸变，包括结构重排和数目改变，常见的有染色体易位、缺失、倒位、插入，以及整条染色体增加或丢失等，这些异常可以单独存在，也可以是2种或2种以上的染色体异常。如90%的急性早幼粒细胞白血病存在t（15；17）（q22；q21），该易位使15号染色体上的早幼粒白血病基因与17号染色体上的维甲酸受体基因（RARa）形成PML-RARa融合基因。这是发病及应用全反式维甲酸治疗有效的分子基础。分子生物学检测c-Kit、FLT3-ITD、NPM1、CEBPA基因突变。染色体核型的改变是急性白血病重要的诊断依据和独立的预后因素。

6．分子生物学

基因组学技术的进展已经确认AML是一个遗传学高度异质性疾病。目前越来越多的AML患者通过他们潜在的分子学遗传缺陷，被划分为不同的临床病理亚型。

7．血液生化改变

血清和尿酸浓度增高，特别在化疗期间。M5和M4血清和尿溶菌酶活性增高，其他类型的急性白血病不增高。患者发生DIC时可出现凝血异常。患者出现CNSL时脑脊液压力升高，白细胞数增多，蛋白质增多而糖定量减少，涂片中可找到白血病细胞。

四、鉴别诊断

本病应与传染性单核细胞增多症、类白血病反应、再生障碍性贫血、恶性组织细胞病、骨髓增生异常综合征、巨幼细胞贫血、急性粒细胞缺乏症恢复期相鉴别。

五、临床分型

关于急性白血病分型，国际上常用的有法美英（FAB）分类法和WHO的MICM分型，FAB分类法把AL分为ANLL（或AML，急性髓系白血病）和ALL两大类，下面分别加以论述。

（一）ANLL（或AML）的分型

1. ANLL的FAB分型

（1）M0（急性髓细胞白血病微分化型）：骨髓原始细胞≥30%，髓过氧化酶（MPO）及苏丹黑B染色阳性细胞＜3%；淋巴细胞系抗原常为阴性，血小板抗原阴性。

（2）M1（急性粒细胞白血病微分化型）：原始粒细胞（Ⅰ型+Ⅱ型，原始粒细胞质中无颗粒为Ⅰ型，出现颗粒为Ⅱ型）占骨髓非红系有核细胞（NEC，指不包括浆细胞、淋巴细胞、组织嗜碱细胞、巨噬细胞及所有红系有核细胞的骨髓有核细胞）的90%以上，其中MPO阳性细胞＞3%。

（3）M2（急性粒细胞白血病部分分化型）：原始粒细胞占骨髓NEC的30%～89%，其他粒细胞＞10%，单核细胞＜20%。

（4）M3（急性早幼粒细胞白血病，APL）：骨髓中颗粒增多的早幼粒细胞占NEC≥30%。

（5）M4（急性粒-单核细胞白血病，AMML）：骨髓中原始细胞占NEC的30%以上，各阶段粒细胞占30%～80%，各阶段单核细胞＞20%。

M4E0除上述M4型的特点外，嗜酸粒细胞在NEC中≥5%。

（6）M5（急性单核细胞白血病，AMOL）：骨髓NEC中原始单核、幼稚单核和单核细胞＞80%，如果原始单核细胞≥80%为M5a，＜80%为M5b。

（7）M6（红白血病，EL）：骨髓中幼红细胞≥50%，NEC中原始细胞（Ⅰ型+Ⅱ型）≥30%。

（8）M7（急性巨核细胞白血病，AMeL）：骨髓中原始巨核细胞＞30%。血小板抗原阳性，血小板过氧化物酶阳性。

我国将M2型再分为M2a和M2b两型。M2a型即M2型，M2b的特点是骨髓中原始及早幼粒细胞增多，但以异常的中幼粒细胞为主，有明显的核浆发育不平衡。核仁常见，此类细胞＞30%。

2．ANLL的WHO的MICM分型

2008年WHO推荐骨髓或外周血原始细胞≥20%作为急性白血病诊断标准，以上每种类型又有不同的亚型。

（1）伴重现性遗传学异常的AML。

（2）AML伴骨髓增生异常相关改变。

（3）治疗相关的AML。

（4）不另做分类的AML（AML，NOS）。

（5）髓系肉瘤。

（6）Down综合征相关的髓系增殖。

（7）母细胞性浆细胞样树突细胞肿瘤。

（二）ALL的分型

ALL分为3型。

1．ALL的FAB分型

（1）L1：原始和幼淋巴细胞以小细胞（直径≤2μm）为主，胞质少，核型规则，核仁小而不清楚。

（2）L2：原始和幼淋巴细胞以大细胞（直径＞12μm）为主，胞质较多，核型不规则，常见凹陷或折叠，核仁明显。

（3）L3（Burkitt型）：原始和幼淋巴细胞以大细胞为主，大小较一致，细胞内有明显空泡，胞质嗜碱性，染色深。

2．ALL的WHO分型（2008年）

（1）前体B细胞 ALL（B-ALL）：①非特殊类型的 B-ALL（B-ALL，NOS）；②伴重现性遗传学异常的B-ALL。

（2）前体T细胞ALL（T-ALL）根据抗原表达可以划分为不同的阶段：pro-T、pre-T、皮质-T、髓质-T。

（3）Burkitt型白血病（归入成熟B细胞肿瘤）：①典型BL；②变异型——浆细胞样BL和不典型Burkitt/Burkitt样。

Burkitt淋巴瘤/白血病的预后不良因素包括：年龄偏大、疾病晚期（Ⅲ期以上）、体能状况差、骨髓受累（尤其是外周血出现原始细胞）或中枢神经系统受累、LDH增高等。

第二节 治疗

一、西医治疗

（一）一般治疗

1）紧急处理高白细胞血症

紧急给予水化，预防高尿酸血症、酸中毒、电解质紊乱、凝血功能异常等并发症。

2）防治感染

白血病患者常伴有粒细胞减少，特别在化疗后粒细胞缺乏将持续相当长时间。在此期间，患者宜住消毒隔离病房或层流病房。G-CSF或GM-CSF可缩短粒细胞缺乏时间，用于ALL；对于老年、强化疗或伴感染的AML患者伴粒细胞缺乏时也可使用。如有发热，应做相应的培养并立即进行经验性抗生素治疗。

3）成分输血支持

重度贫血可予吸氧、输同血型浓缩红细胞维持血红蛋白＞80g/L；出血而血小板过低者，需输注血小板悬液；当合并发热感染时即使患者无出血症状，也应维持血小板＞20×10^9/L。

4）防治尿酸性肾病

化疗期间白血病细胞大量破坏，血尿酸和尿尿酸浓度增高，易引起肾功能损害，应鼓励患者多饮水，最好24h维持静脉补液，并保持尿液碱性（增加尿酸溶解）。同时给予别嘌醇100mg 1天3次，或苯溴马隆片50mg，1天2次（抑制尿酸合成）。

5）维持营养

注意补充营养，维持水、电解质、酸碱平衡，给患者高蛋白、高热量、易消化食物，必要时经静脉补充营养及多种维生素。

（二）抗白血病治疗

抗白血病治疗主要强调个体化治疗。

1. 急性非淋巴细胞白血病（ANLL）的治疗

1）诱导缓解治疗

目标是使患者迅速获得完全缓解（CR）。化疗是此阶段抗白血病治疗的基础和主要方法。对于年龄＜60岁的ANLL（非M3）患者，其诱导缓解常用化疗药物和方案如下。

（1）蒽环类药物、柔红霉素（DNR）；去甲氧柔红霉素（IDA）联合标准剂量阿糖胞苷

（araC）（即3+7方案）。

（2）高三尖杉酯碱（HHT）联合标准剂量araC的方案（HA方案）。

（3）HA+蒽环类药物方案，如HAD（HA+DNR）、HAA（HA+阿克拉霉素）。化疗药物推荐使用剂量：标准剂量araC，每次用量为100～200mg/（m² · d），使用7天，IDA，8～12mg/（m² · d），使用3天；DNR，每次用量为45～90mg/（m² · d），使用3天；阿拉克霉素（ACLA），每次用量为20mg/d，使用7天；HHT，每次用量2.0～2.5mg/（m² · d）使用3天或每次用量为4mg/（m² · d）使用3天。临床工作中可酌情调整。

（4）含大剂量araC的诱导治疗方案，蒽环类药物联合大剂量araC。IDA或DNR等加大剂量araC，蒽环类用药3天，用量同上述；araC用量为1.0～2.0g/m²，每12h使用1次，3～5天（第1、3、5天或第1～5天）。HAD方案、HHA加DNR量同上述，araC前4天为100mg/（m² · d），第5、6、7天为1～1.5g/m²，每12h使用1次。

2）ANLL完全缓解后治疗

目的是争取患者长期无病生存（DFS）和痊愈。根据遗传学预后危险度分组，预后良好组可使用HD-araC方案巩固强化，每剂araC 2～3g/m²静脉注射3h，连用6个剂量，可单用或与米托蒽醌（MIT）、DNR、IDA 等联合使用，至少4个疗程。或者标准剂量araC联合蒽环/蒽醌类、HHT、鬼臼类等药物化疗巩固3～4个疗程后行自体造血干细胞移植，首选异基因造血干细胞移植（HSCT）。其HSCT前巩固化疗参照上述方案。预后中等组也选用HD-araC或标准剂量araC联合蒽环/蒽醌类等药物化疗，并做好自体或异基因HSCT治疗的准备工作。HD-araC最严重的并发症是小脑共济失调，一旦出现，应立即停药。皮疹、发热、结膜炎也常见，可用糖皮质激素常规预防。

2. 急性早幼粒细胞白血病（APL）的治疗

在国内，APL占同期AL的3.3%～17.4%，占ANLL的18.5%，出血倾向严重，DIC发生率高，主要原因是化疗后早幼粒细胞大量破坏，其胞质中颗粒释放出大量的促凝血物质，使血液处于高凝状态，加上溶酶体释放的弹性颗粒中纤溶酶，原来激活的纤溶酶原转变成纤溶酶，导致原发性纤溶亢进。由此导致患者早期死亡。

1）诱导治疗

APL的诱导治疗方案主要分为以下两类。

（1）能耐受以蒽环类为基础化疗的患者，根据诱导前外周血WBC进行危险分层治疗。

A. 低/中危组（诱导前外周血WBC≤10×10⁹/L）：

a. 全反式维甲酸（ATRA）+去甲氧柔红霉素（IDA）或柔红霉素（DNR）+三氧化二砷（ATO）；

b. ATRA + IDA或DNR。

B. 高危组（诱导前外周血 WBC＞$10×10^9$/L）：

a. ATRA + ATO+IDA 或 DNR；

b. ATRA + IDA；

c. ATRA + DNR ± 阿糖胞苷（araC）。

（2）不能耐受以蒽环类为基础化疗的患者，给予ATRA+ATO治疗。药物使用剂量（根据患者具体情况适当调整）：ATRA，20mg/（m^2·d）口服至血液学完全缓解（CR）；ATO，0.16mg/（kg·d）静脉滴注至血液学CR；IDA，8～12mg/（m^2·d）静脉注射，第2、4、6天或第8天；DNR，45～90mg/（m^2·d）静脉注射，第2、4、6天或第8天；araC，150mg/（m^2·d）静脉注射，第1～7天。

化疗起始时间：低危组患者可于ATRA诱导治疗72h后开始，高危组患者可考虑与ATRA诱导治疗同时进行。

2）巩固治疗和维持治疗

M3诱导缓解获得CR后，总的原则是使用 ATRA + DA（或IDA）+ araC及ATO序贯、间歇、个体化治疗。

3. 成人急性淋巴细胞白血病（ALL）的治疗

1）诱导缓解和缓解后治疗

成人ALL诱导缓解治疗常用Hyper-CVAD方案［大剂量氨甲蝶呤（HD-MTX）+大剂量阿糖胞苷（HD-araC）方案］。鉴于CD20单克隆抗体（利妥昔单抗）可以明显改善此类患者的预后，有条件的患者可联合CD20单克隆抗体治疗；对于Ph⁺、*bcr/abl*融合基因阳性的ALL可在传统方案中加入甲磺酸伊马替尼取得CR后早期进行异基因HSCT。成人ALL常用诱导缓解方案见表42-1。

表42-1　成人ALL常用诱导缓解方案

方案	药物组成	剂量	用法	时间
VP	长春新碱	每天1.4mg/m^2	静脉注射	第1、第8、第15、第22天
	泼尼松	每天40～60mg	分次口服	第1至第28天
VDLP	长春新碱	每天1.4mg/m^2	静脉注射	第1、第8、第15、第22天
	柔红霉素	每天30～40mg/m^2	静脉注射	第1、第2、第3天
	左旋门冬酰胺酶	每天5 000～10 000 U	静脉滴注	第19至第28天
	泼尼松	每天40～60mg	分次口服	第1至第14天，第15天，减量至第28天
VDCP	长春新碱	每天40～60mg	分次口服	第1至第14天，第15天，减量至第28天
	柔红霉素	每天30～40mg/m^2	分次口服	第1至第3天，第15至第17天
	环磷酰胺	每天600mg/m^2	静脉滴注	第1、第15天
	泼尼松	每天600mg/m^2	静脉滴注	第1、第15天

2）CR后的巩固强化治疗

治疗分层，达到CR后应根据患者的危险度分组情况判断是否需要行异基因造血干细胞移植（Allo-HSCT），需行Allo-HSCT者积极寻找供体。达到CR后应尽快进入缓解后（巩固强化）治疗，缓解后强化的巩固治疗可提高疗效（尤其是高危组患者），最常用的方案包括6~8个疗程的治疗，含大剂量MTX、araC、左旋门冬酰胺酶（L-Asp）的方案2~4个疗程，再加诱导方案1~2个疗程。在整个治疗过程中应强调非骨髓抑制性药物（糖皮质激素、VCR、L-Asp等）的应用。

3）维持治疗

ALL患者强调维持治疗。维持治疗的基本方案：巯嘌呤（6-MP），每天60~100mg/m^2；MTX，15~30mg/m^2，每周1次。维持治疗期间根据血常规和肝功能调整用药剂量。

4. 靶向治疗

1）针对发病机制的分子靶向治疗

最成功的是全反式维甲酸（ATRA）及亚砷酸（ATO）治疗急性早幼粒细胞白血病（APL）。甲磺酸伊马替尼（格列卫）作为酪氨酸激酶抑制剂，针对bcr/abl融合基因的产物P210融合蛋白在慢性粒细胞白血病治疗中已取得成功，对Ph$^+$的急性淋巴细胞白血病患者也有效果。达沙替尼和尼洛替尼是两种二代酪氨酸激酶抑制剂，在体外实验中已多次证实其疗效优于伊马替尼，包括对大多数伊马替尼耐药的激酶突变有效。这两种药物均对伊马替尼耐药的Ph$^+$的ALL有效。

2）针对表面分子的靶向治疗

单抗HUM195是重组人源化未结合抗CD33 IgG，通过抗体依赖的细胞毒作用杀死靶细胞；药物结合型单抗mylotarg为CD33单抗与抗癌抗生素——卡奇霉素免疫连接物，2000年5月获FDA批准用于治疗60岁以上的复发和难治性AML。阿仑单抗（alemtuz-umab）是人源化抗CD52单抗，用于治疗CD52阳性的复发或难治性急性白血病也取得一定效果。

5. 造血干细胞移植

因为外周血中也可采集到造血干细胞，现通称为造血干细胞移植（HSCT）。根据其来源有骨髓移植、外周血干细胞移植、脐血移植。有自身骨髓移植（Auto-BMT）和异基因骨髓移植（Allo-BMT）及同基因骨髓移植（BMT）。

6. ALL复发治疗

骨髓复发最常见，髓外复发多见于CNS和睾丸。单纯髓外复发者多能同时检出骨髓MRD，随之出现血液学复发；因此髓外局部治疗的同时，需进行全身化疗。ALL一旦复发，不管采用何种化疗方案，CR期通常都较短暂（中位时间2~3个月），长期生存率<5%，应尽早考虑Allo-HSCT或二次移植。

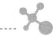

二、中医治疗

（一）辨证选方

1．治疗前

1）热毒炽盛型

主证：起病急，高热，汗出不解，烦躁不安，头痛剧烈，腰酸背痛，大便干结，尿黄，舌红，苔黄，脉滑数。

治则：清热解毒，泻火生津。

方剂：白虎汤合黄连解毒汤加减。

药物：生石膏30g（打碎先煎）、知母15g、淡竹叶10g、黄连8g、黄芩15g、黄柏10g、栀子10g、连翘15g、金银花15g、大黄10g、仙鹤草30g、生地黄15g、白花蛇舌草30g。

2）热入营血型

主证：壮热谵语，或神志昏迷，胸中烦闷，口渴，便秘，或伴鼻衄、牙宣、便血、尿血，皮肤瘀点瘀斑，舌红绛，苔黄，脉弦数。

治则：清热凉血，解毒散瘀。

方剂：犀角地黄汤合清营汤加减。

药物：犀角1g（研粉冲服）或水牛角30～60g（生煎）、生地黄20g、赤芍10g、牡丹皮15g、玄参15g、丹参15g、仙鹤草30g、连翘15g、蒲公英20g、金银花15g、黄连5g、青黛3g（冲服）。

3）气阴两虚型

主证：心悸气短，神疲乏力，头晕目眩，自汗盗汗，失眠多梦，手足心热，反复低热，皮肤紫癜或衄血，舌稍红，苔薄黄或少苔，脉细弱。

治则：益气养阴。

方剂：生脉饮合益胃汤加减。

药物：党参20g、生黄芪30g、生地黄12g、麦冬15g、五味子12g、地骨皮15g、丹参15g、玉竹10g、酸枣仁12g、煅龙骨30g、煅牡蛎30g、甘草6g。

4）脾肾阳虚型

主证：神疲乏力，形寒肢冷，自汗，形体消瘦，四肢浮肿，腰膝酸软，皮肤散在性青紫斑点或斑块，大便溏薄，小便清长，舌淡边有齿印，苔白，脉沉细弱。

治则：温补脾肾。

方剂：右归丸加减。

药物：制附片10g（先煎）、肉桂5g、杜仲15g、枸杞子15g、鹿角胶10g（烊化）、菟丝子

12g、紫河车10g、山茱萸12g、怀山药30g、黄芪30g、党参15g、白术12g、茯苓15g、甘草6g。

5）痰瘀互结型

主证：痰核瘰疬（淋巴结肿大），胁下肿块，两胁刺痛，腹胀腹痛，胸闷气短，面色萎黄或晦暗，舌暗红，边有瘀点或瘀斑，脉涩或弦数。

治则：活血化瘀，软坚散结。

方剂：桃红四物汤合枳实消痞丸加减。

药物：桃仁12g、红花6g、生地黄12g、白芍15g、川芎6g、海藻15g、海浮石15g、枳实10g、厚朴10g、莪术15g、穿山甲15g、生牡蛎50g。

2．化疗后

1）脾胃虚弱型

主证：恶心，呕吐，纳差，腹胀不适，便溏，舌淡红或淡白，脉细。

治则：健脾和胃。

方剂：陈夏六君汤加减。

药物：陈皮8g、法半夏12g、党参30g、白术12g、茯苓15g、佛手12g、鸡内金15g、麦芽30g、大枣30g、甘草6g。

2）气血亏虚型

主证：面色苍白无华，唇甲淡白，少气乏力，畏寒自汗，头晕目眩，手指麻痹感，或心悸，舌淡，苔薄白，脉沉细无力。

治则：补气养血。

方剂：八珍汤加减。

药物：党参30g、白术12g、茯苓20g、当归12g、熟地黄15g、白芍15g、川芎6g、大枣30g、炙黄芪30g、鸡血藤30g、骨碎补30g、阿胶12g（烊化）。

（二）辨病选方

1．辨证治疗加配药物

本病在辨证分型治疗的基础上，可选用下列药物加强清热解毒，散结抗癌的作用，如青黛、牛黄、羊蹄草、山豆根、生龙骨、白花蛇舌草、莪术、鳖甲、半枝莲、猪殃殃等。并随症加减。

2．随症加减

（1）热盛者，可酌加牛黄2g、羚羊角粉2g、紫花地丁15g、蒲公英15g。

（2）出血不止者，可酌加三七粉6g（冲服）、云南白药3g、阿胶15g（烊化）。

（3）高热不退，伴神昏谵语者，加服安宫牛黄丸1粒，或紫雪丹3g（分服）。

（4）心悸失眠者，可酌加夜交藤15g、合欢皮15g、远志10g。

（5）贫血者，可酌加阿胶12g（烊化）、鹿角胶12g、鸡血藤30g、骨碎补30g、大枣30g。

（6）关节肿痛者，可酌加牛膝12g、木瓜12g。

（三）单方验方

（1）长春花15g。水煎，每日1剂，分2次服。

（2）青黛3～6g。每日3次，冲服或装入胶囊内吞服（煎服无效）。

（3）鲜漆姑草100g，或干全草30g。煎服，每日1剂。

（4）穿心莲50g。水煎服，每日1剂。

（5）鲜生地黄250g、鲜白茅根250g、鲜蒲公英50g。切碎，洗净，每日1剂，当茶饮。

（6）蜈蚣30g、全蝎30g、僵蚕30g、䗪虫30g。烘干研末，制成内服散剂或入胶囊，每次0.3～1g，每日3次。

（7）核桃枝60g、生何首乌30g、连翘30g、紫草根15g、土大黄15g。水煎，每日1剂，分2次服。

（8）守宫适量。焙干研末为散，每服2～3只，每日3次，开水送服。

（9）罂粟壳6g、猪殃殃50g、川芎15g、板蓝根15g、铁扁担15g。水煎，每日1剂，分2次服。

（10）蒲葵子50g、大枣5枚。水煎，每日1剂，分2次服，20日为1个疗程。

（11）羊蹄根30g、猪殃殃30g、猪苓30g、天冬30g、山慈菇15g、山豆根15g。水煎，每日1次，分2次服。

（12）白花蛇舌草30～60g、羊蹄根30g、狗舌草30g。水煎，每日1剂，分2次服。

（13）龙葵60g、薏苡仁60g、黄药子9g、三七粉9g、乌梅6g、白花蛇舌草75g。水煎，每日1剂，分2次服。

（14）猪脾烘干研粉加野百合粉等量混匀装入胶囊，每次2粒，每日3次。

（四）治疗后饮食调护

（1）黄酒、鳖血各适量。取活鳖1只，剁头取血，按2：1比例加入黄酒，入锅中隔水炖至八成熟即可饮用。1日1次。

（2）牛骨髓100g，冬虫夏草6g，怀山药30g。加水炖煮，每日1次，可随意食用。

（3）龙眼肉50g，猪脊骨连肉带髓300g，乌龟1只（500g）。加水适量炖煮，熟后吃肉喝汤。

（4）芦荟鲜叶4片，鱼片10片，小排骨300g。加水炖汤，每日1次，喝汤吃肉。

（5）杂花苜蓿50g，肉丝75g。加食油共炒，炒熟加调料即可食用。

（6）蒲公英100g，猪肝500g。蒲公英用布包，与猪肝共煮。喝汤吃猪肝。

（7）青黛30g，胡萝卜50g，核桃10枚。加水共煮，每日1剂，去汤食核桃。

（8）茜草根30g，花生100g。加水共煮至花生熟。去茜草根食花生，连服15日。

（9）苣荬菜50g，加水适量煎煮，每日1剂，喝汤吃菜，连服15日。

（10）鲜生地黄60g，鲜小蓟250g，鲜蒲公英250g。加水煎汁，每日1剂，连服15日。

（11）天冬20g，粳米50g。先将天冬水煎取浓汁，去渣，将粳米加入天冬汁中，煮至粥熟，加冰糖即可。

（12）胡萝卜500g。压榨出汁，每日1剂，饮服。

（13）山慈菇200g，蜂蜜250g。将山慈菇研成细末，加蜂蜜炼制成膏。每日2次，每次20g。

三、预防保健

（1）本病是一种全身性疾病，治疗亦以全身性的药物治疗为主。中医药治疗白血病的报道很多，大多认为白血病是虚实相兼，本虚标实，因此总的治则当遵循急则治其标，予以清瘟解毒；缓则治其本，予以扶正固本。

（2）白血病患者抵抗力低下，极易合并感染，故应做好环境保护，不宜与有感染的患者同居一室，同时对患者也要经常进行消毒护理，如口腔、眼、耳鼻喉、会阴、皮肤等。

（3）定期到医院复查。

（张蓓　黄圆圆）

第四十三章
慢性白血病

第一节 概述

慢性白血病（chronic leukemia，CL）细胞分化停滞在较成熟的细胞阶段，病情发展缓慢，自然病程可达数年。

慢性白血病可归属于"虚劳""血证""癥积""痰核""马刀"等范畴，如《圣济总录》说："积气在腹中，久不差，牢固，推之小移者，癥也"，《诸病源候论》有"虚劳之人，精髓萎竭、血气虚弱、不能充盈肌肤，故此羸瘦也"，《医门法律》中详细描述"劳则必劳其精血也。荣血伤则内热起，五心烦热，目中生花见火，耳内蛙聒蝉鸣……乃至饮食不生肌肤，怠惰嗜卧，骨软足疲……或吐或衄不死何待耶"，与现代慢性白血病的症状描述非常相似。

本节主要论述慢性粒细胞白血病。慢性粒细胞白血病（chronic myelocytic leukemia，CML）是一种早期多能造血干细胞的恶性克隆性疾病。发病高峰年龄在30～50岁，病程发展较缓慢，白血病细胞可找到Ph1染色体和/或bcr/abl融合基因。中位生存期为3～5年。患者一般经历1～4年慢性期（CP）后进入加速期（AP），不久即进入急变期（BP）。

一、临床表现

典型的CML为三期，即慢性期、加速期、急变期。大约90%的患者初诊时为慢性期，起病缓慢，早期常无自觉症状，通常在常规检查时发现外周血白细胞（WBC）升高或脾大，而进一步检查确诊。

1. 全身症状

一般可出现疲乏、低热、消瘦、多汗、食欲减退等症状。少数患者早期可出现类似甲亢的症状，如怕热、食欲增加、体重减轻等；后期可出现贫血，明显的全身出血症状及高热往往发生于急变期。

2．肝脾肿大

约40%病例有肝大。90%的CML患者有脾大，是最突出的体征，早期已可触及脾脏，晚期患者几乎都有脾大，甚至可占满全腹而入盆腔。脾栓塞或脾周围炎并发症较其他白血病多见。

3．淋巴结肿大

1/3病例可有轻度全身淋巴结肿大。

4．骨痛及关节痛

约75%的病例有胸骨压痛，此为本病的重要特征。少数病例有骨骼隐痛。

5．其他

皮肤、眼眶和骨组织浸润很少见。

6．加速期/急变期表现

如出现不明原因的发热、虚弱、骨痛、脾脏进行性肿大、其他髓外器官浸润、贫血加重或出血，以及对原来有效的药物失效，则提示进入加速期或急变期。急变期为CML终末期，约10%患者就诊时呈急变期表现，急变主要分为急粒变和急淋变。

二、实验室检查

1．血常规检查

白细胞极度增高为本病特征，可高达100×10^9/L，主要为中性中幼粒细胞、晚幼粒细胞和杆状核粒细胞，原粒细胞不超过5%，嗜酸性淋巴细胞和嗜碱性淋巴细胞增多，血中偶见幼红细胞。红细胞及血小板数早期多正常，少数可增多，血小板可高达$1\,000 \times 10^9$/L。随着病程发展，红细胞及血小板逐渐减少，发生贫血和出血。

2．骨髓细胞学检查

粒细胞增生明显至极度活跃，中、晚幼粒和杆状核粒细胞增多，原粒细胞≤10%。粒细胞大小不一，核与胞质成熟不平衡。粒细胞核分裂象相对多见。嗜碱和嗜酸粒细胞增多。幼红细胞和巨核细胞早期增生活跃，晚期则增生抑制。中性粒细胞碱性磷酸酶活性降低或消失。骨髓细胞培养，粒-巨噬细胞集落形成单位（CFU-GM）集落或集簇较正常明显多。

3．Ph染色体

Ph染色体被认为是慢粒多能T细胞的肿瘤性标志，约95%的病例Ph1染色体阳性。

4．淋巴结穿刺活检

可见多数过氧化酶阳性的粒系细胞。

三、临床分期

（一）慢性期（或称稳定期，CP）

1．症状

起病缓慢，早期常无自觉症状，患者可因健康检查或因其他疾病就医才发现血常规异常、脾大。此期患者最常见的症状是乏力、低热、多汗或盗汗、体重减轻等代谢亢进的症状，因脾大而觉左上腹坠胀感。最突出的体征是脾大，多为巨脾，质地坚实、平滑、无压痛。如发生脾梗死，则脾区压痛明显，并有脾摩擦音。脾大程度通常与白细胞计数呈正相关。肝脏明显肿大者不多见。约半数以上患者有胸骨中下段压痛。当白细胞显著增高时，可有眼底充血及出血。白细胞极度增高时可出现白细胞淤滞症。CP一般持续1～4年。

2．辅助检查

1）血常规检查

白细胞数明显增高，血涂片显示中性粒细胞数增高，可见各阶段粒细胞，以中性中幼粒细胞、晚幼粒细胞和杆状核粒细胞居多，原始粒细胞＜10%，嗜酸和嗜碱粒细胞增多。疾病早期血小板多正常或增多，红细胞数和血红蛋白无明显减少。晚期血小板减少，并出现贫血；中性粒细胞碱性磷酸酶（NAP）活性减低或呈阴性反应。

2）骨髓细胞学检查

骨髓有核细胞增生极度活跃或明显活跃，以粒系为主，粒/红比例明显增高，分类以中幼粒细胞、晚幼粒细胞及杆状核粒细胞居多，原粒细胞＜10%。

3）细胞遗传学及分子生物学改变

90%以上的CML细胞中出现Ph1染色体（小的22号染色体），约5%患者 *bcr/abl* 融合基因阳性而Ph染色体阴性。

4）血液生化检查

血清及尿尿酸浓度增高。血清乳酸脱氢酶增高。

5）CFU-GM培养

集落或集簇较正常明显增加。

（二）加速期（或称增殖期，AP）

具有下列两项者，可考虑为本期。

（1）不明原因的发热、贫血、出血加重和骨骼疼痛。

（2）脾脏进行性肿大。

（3）非抗肿瘤药物引起的血小板进行性减少或增高。

（4）原始细胞（Ⅰ型+Ⅱ型）在血中及骨髓中数量＞10%。

（5）外周血嗜碱粒细胞＞20%。

（6）骨髓中有显著的胶原纤维增生。

（7）对传统的抗慢粒药物治疗无效。

（8）出现Ph染色体以外的其他染色体异常。

（9）CFU-GM增殖和分化缺陷，集簇增多而集落减少，二者比值增高。

（三）急变期（BP）

具有下列一项者，可诊断为本期。

（1）原始细胞（Ⅰ型+Ⅱ型）或原始淋巴细胞与幼稚淋巴细胞的总数，或原始单核细胞与幼稚单核细胞总数在外周血或骨髓中数量≥20%。

（2）外周血中原始粒细胞与早幼粒细胞总数≥30%。

（3）骨髓中原始粒细胞与早幼粒细胞总数≥50%。

（4）出现髓外原始细胞浸润。

此期比加速期更为恶化，CFU-GM培养呈小簇生长或不生长。

四、鉴别诊断

凡有不明原因的持续性白细胞增高，根据典型的血常规、骨髓细胞学改变、脾大、Ph1染色体阳性或（和）*bcr/abl*融合基因阳性即可做出诊断。对于临床上符合CML而Ph染色体阴性者，应进一步做*bcr/abl*融合基因检测。Ph1染色体和*bcr/abl*基因尚可见于2%的AML、5%的儿童ALL及25%的成人ALL，须注意鉴别。其他需鉴别的疾病主要有以下几种。

1．其他原因引起的脾大

血吸虫病、慢性疟疾、黑热病、肝硬化等均有脾大。但它们均有各自原发病的临床特点，而且血常规和骨髓细胞学无CML的改变，Ph染色体阴性等。

2．类白血病反应

常并发于严重感染、恶性肿瘤等基础疾病，并有相应原发病的临床表现。

3．骨髓纤维化

原发性骨髓纤维化脾大显著，血常规中白细胞增多，但罕见＞$50×10^9$/L，可见幼粒细胞及幼红细胞、泪滴状红细胞。

第二节 治疗

一、西医治疗

90%以上的CML患者起病时为慢性期，因此，慢性期是关键的治疗时机，初始目标为控制异常增高的白细胞，缓解相关症状及体征；而最终目标是争取达到血液学、细胞遗传学和分子生物学三个水平的缓解，只有达到了细胞遗传学和分子生物学水平的缓解，才能改善CML患者的生存质量。

（一）化学治疗

化疗时应注意碱化尿液并保持尿量每日2 500mL以上。加用别嘌呤醇100mg，每6h使用1次，防止尿酸性肾病，至白细胞数正常后可停药。

羟基脲（hydroxycarbamide，HU）为慢性期CML的首选化疗药和基础治疗药。该药的优点是不良反应少，耐受性好，与烷化剂无交叉耐药性，不影响患者以后接受HSCT。HU亦是目前不宜或不能接受伊马替尼或（及）HSCT患者的首选化疗药物。

其他药物白消安（BUS，马利兰）、araC、高三尖杉酯碱（homoharringtonine，HHT）、靛玉红（indirubin）、6-MP、美法仑（马法兰）、6-TG、CTX、砷剂及其他联合化疗亦有效，但仅用于HU无效时，或用于与α-干扰素联用时（如araC+干扰素；HHT+干扰素）等。

（二）伊马替尼

伊马替尼能特异性阻断ATP在ABL激酶上的结合位置，使酪氨酸残基不能磷酸化，从而抑制*bcr/abl*阳性细胞的增殖。伊马替尼还能抑制另外两种酪氨酸激酶c-Kit和血小板衍化生长因子受体（PDGF-R）的活性。治疗剂量：CP、AP、BP分别为400mg/d、600mg/d、800mg/d，顿服。对于格列卫疗效欠佳的患者，如果有合适的供者可考虑移植，或接受第二代TKI治疗如尼洛替尼或达沙替尼。博舒替尼2012年被FDA批准用于伊马替尼治疗失败后的CML各阶段治疗。

（三）造血干细胞移植

自从伊马替尼应用于CML的治疗，TKI逐渐取代Allo-HSCT成为CML治疗的一线方案。但Allo-HSCT仍是目前唯一可治愈CML的治疗方案。特别是在中国，与其他亚洲国家一样，CML的发病年龄较西方国家显著偏低，年轻患者对疾病的治愈有更高的需求。2012年中国CML专家共识的Allo-HSCT的适应证为：①新诊断的CML儿童和青年患者；②慢性期患者，如果Sokal评分高危而移植EB-MT风险积分为2，且有HLA相合供者，可以选择一线Allo-HSCT治疗；③对于标准的伊马替尼治疗失败的慢性期患者可根据患者的年龄和意愿考虑行Allo-HSCT；

④任何时间出现T315I突变的患者，首选Allo-HSCT；⑤对二代TKI治疗反应欠佳、失败或不耐受的所有患者；⑥加速期或急变期的患者。HLA相合同胞仍是CML患者移植首选的最佳供者。移植后密切监测*bcr/abl*融合基因，若持续存在或水平上升，则高度提示复发可能。CML复发的主要治疗措施包括：①立即停用免疫抑制剂；②药物治疗，如加用有效TKI；③供体淋巴细胞输注（DLI）；④二次移植。

（四）白细胞淤滞症的紧急处理

（1）白细胞单采清除。用血细胞分离机分离去除白细胞，1次单采可降低外周血循环白细胞数的1/3～1/2，症状严重不能缓解者可每日分离1～2次至症状改善，孕妇也可用此法。

（2）并用羟基脲，为防止大量白血病细胞崩解引起的心、肾并发症要注意水化和碱化尿液，并保证每日尿量＞2 000mL。

二、中医治疗

（一）辨证选方

1．治疗前

1）痰热内蕴型

主证：发热头痛，咳嗽痰黄，伴有鼻衄，颈项痰核，腹中包块，口渴尿黄，大便干结，舌苔黄，脉数或滑数。

治则：清热化痰，软坚散结。

方剂：海藻玉壶汤加减。

药物：海藻15g、昆布15g、法半夏12g、青皮10g、陈皮8g、山慈菇15g、生南星30g、黄芩15g、鳖甲15g（先煎）。

2）瘀血内结型

主证：腹块明显，硬痛不移，体形瘦削，面色晦暗，胃纳欠佳，女子或见月事不下，舌紫暗或有瘀点、瘀斑，苔薄黄，脉细涩。

治则：活血化瘀，软坚散结。

方剂：膈下逐瘀汤加减。

药物：桃仁12g、红花8g、当归12g、川芎10g、莪术12g、三棱10g、赤芍12g、牡丹皮15g、五灵脂10g（布包）、延胡索15g、青黛6g（冲）、重楼30g、猫爪草30g。

3）肝肾阴虚型

主证：低热乏力，眩晕耳鸣，腰膝酸软，手足心热，心烦盗汗，口渴喜饮，或伴鼻衄紫癜，瘰疬或腹中结块，舌红，苔黄，脉弦细数。

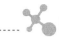

治则：补益肝肾，消瘀散结。

方剂：杞菊地黄汤加减。

药物：枸杞子15g、菊花15g、吴茱萸12g、怀山药15g、牡丹皮12g、泽泻12g、生地黄12g、茯苓15g、女贞子15g、旱莲草15g、鳖甲12g（先煎）、龟板12g（先煎）。

4）气血亏虚型

主证：面色萎黄，神疲乏力，心悸气短，自汗或盗汗，头晕目眩，或发热衄血，舌淡，苔薄白，脉细弱。

治则：补益气血，养心健脾。

方剂：归脾汤加减。

药物：党参20g、白术12g、茯苓15g、黄芪30g、当归12g、熟地黄12g、酸枣仁10g、远志6g、青黛6g（冲）、大枣30g、白花蛇舌草30g、炙甘草6g。

2．化疗后

与急性白血病化疗后同。

（二）辨病选方

1．辨证配伍

本病在辨证分型治疗的基础上，可选用下列药物加强清热解毒、消癥散结的作用，如青黛、白花蛇舌草、半枝莲、三棱、莪术、鳖甲、山慈菇、生牡蛎等。

2．随症加减

（1）低热者，可酌加地骨皮15g、白薇15g、制鳖甲15g（先煎）。

（2）痰毒恶核（淋巴结）较多者，可酌加生牡蛎30g（先煎）、浙贝母15g、夏枯草20g、猫爪草30g、山慈菇15g。

（3）腹块大而坚硬作痛者，可酌加鳖甲煎丸9g（分吞）或三棱12g、莪术12g。

（4）骨痛者，可酌加五灵脂10g、三七粉3g。

（5）贫血者，可酌加阿胶15g（烊化）、紫河车15g、鹿角胶12g（烊化）、鸡血藤30g。

（三）单方验方

（1）慢粒片（由猫爪草、苦参、黄芩、黄柏、雄黄、当归、诃子、青黛、土鳖虫、水蛭等组成），每片0.25g，治疗量每日5～7.5g，维持量每日2.5～5g。

（2）梅花点舌丹（由熊胆、雄黄、血竭、珍珠、蟾酥等组成），每日服1丸。

（3）山豆根末3～6g。与适量的白砂糖混合后用，每日1次，连服15日。

（4）土大黄30～60g、苦参15g。水煎，每日1剂，分2次服。

（5）青黛、雄黄按9∶1剂量配方。上药共研细末，装胶囊。诱导缓解剂量为每日6～14g，分3次饭后服。维持量为每日3～6g，分3次饭后服。

（6）蜈蚣、全蝎、僵蚕、土鳖虫各等量。共研末焙干，制成内服散剂，每次0.3g，每日3次。

（7）消白散：壁虎、蜈蚣各30条，青黛、乌梢蛇各50g，枯矾40g，汉三七30g，白僵蚕25g，朱砂、皂角各15g，共碾细面，瓶装备用。每次服2g，每日2次，并配合汤剂内服。内服汤剂由马齿苋50g，黄精40g，白花蛇舌草30g，半枝莲、党参、沙参、丹参、黄药子、重楼、紫草各20g，白芍、阿胶各15g组成，每日1剂，水煎服。

（四）治疗后饮食调护

与急性白血病同。

（张蓓　黄圆圆）

第四十四章
恶性淋巴瘤

第一节　概述

恶性淋巴瘤（malignant lymphoma）是原发于淋巴结和其他器官淋巴组织的恶性肿瘤，是一大组复杂的淋巴造血系统恶性肿瘤的总称，是造血系统恶性疾病之一，经常发生于中老年，同时也是青少年和儿童的常见恶性肿瘤，分为霍奇金淋巴瘤（Hodgkin lymphoma，HL）和非霍奇金淋巴瘤（non-Hodgkin lymphoma，NHL）两大类。恶性淋巴瘤是一组异质性很强的疾病，病理分型复杂，生物学行为和临床转归千差万别。随着对淋巴瘤研究的不断深入，目前淋巴瘤的病理诊断与分型、分期、预后因素、治疗方法和疗效评价等多方面均有了较大的进展，这些对提高淋巴瘤的治愈率有很大的意义。

霍奇金淋巴瘤（HL）是累及淋巴结和淋巴系统的恶性肿瘤，也是年轻人最常见的恶性肿瘤。每年霍奇金淋巴瘤的发病率占所有恶性肿瘤发病率的1%，在恶性淋巴瘤中占18%，远低于非霍奇金淋巴瘤（NHL）。在北美，霍奇金淋巴瘤的终生累积发病率为1/300～1/250。霍奇金淋巴瘤的发病率从儿童期的很低水平逐渐升高至成人早期的平台期，随后保持稳定。在儿童患者中，约85%发生于男孩；在成人患者中，女性患者较多，女性患者中以结节硬化型多见，而男性患者则以其他病理类型更为多见。

非霍奇金淋巴瘤的发病率增长迅速，目前在欧美国家占全身恶性肿瘤的第5或第6位，在我国居全身恶性肿瘤的第8位，而且有不断增长的趋势，每年以3%～5%的速度递增，在过去30年里，非霍奇金淋巴瘤在世界范围内的发病率几乎增长了1倍。人口老龄化、免疫功能低下、HIV感染和环境污染等可能是其发病率快速增长的原因，发达国家的发病率明显高于发展中国家。

在中医学文献中未见有恶性淋巴瘤病名的记载，但有很多类似于恶性淋巴瘤临床表现的描述。归纳总结，恶性淋巴瘤应属于"石疽""失荣""阴疽""恶核""瘰疬"等范畴。《灵枢》中指出："寒热瘰疬在于颈腋者，皆何气使生？"《类证治裁》中指出："结核经年，不红不痛，坚而难移，久而肿痛者为痰核，多生于耳、项、肘、腋等处。"《医宗金鉴》称："失荣证生于耳之前后及肩项，其证初期，状如凝核，推之不移动，坚硬如石，皮色不变，日渐长大。"这些论述与恶性淋巴瘤颈、腋下淋巴结肿大症状相似。明代张景岳《景岳全书》中有类似恶性淋巴瘤治疗的描述，书中曰："痰有虚实，不可不辨……盖虚实二字，全以元气为言，凡可攻者便是实痰；不可攻者便是虚痰。何为可攻？以其年力犹盛，血气未伤，或以肥甘过度，或以湿热盛行，或风寒外闭皮毛，或逆气内连肝膈，皆能聚致痰饮，但察其形气病气俱属有余者，即实痰也。实痰者何？谓其元气犹实也。此则宜行消伐，但去其痰，无不可也。何为不可攻？则或以形羸气弱，年及中衰者，即虚痰也。或以多病，或以劳倦，或以忧思酒色，致成劳损、非风、卒厥者，亦虚痰也……虚痰者何？谓其元气已虚也。此则但宜调补，若或攻之，无不危矣。"由此可见，中医对本病的症状表现早有认识及论述。

一、病因病机

恶性淋巴瘤的病因至今尚未完全阐明，它是在机体内外因素的共同作用下，不同发育阶段的免疫活性细胞发生分化和增殖异常引起的疾病，其发生发展涉及遗传、病毒、理化因素、免疫状态等诸多方面。

以HL的流行病学特点为线索，结合分子生物学手段，人们对其复杂病因的认识已经取得了一些进展，例如HL与遗传的关系比NHL更为密切，HL患者发生HIV感染的机会比正常人群高7倍，并且这些患者几乎均存在EB病毒的感染等。而对NHL多种病理类型的流行病学和风险因素的认识却很有限。目前普遍认为，宿主免疫功能与感染性因素以及其他环境因素的相互作用，似乎是所有恶性淋巴瘤发病途径中的一个共同因素。

中医对本病的病因病机早有认识及论述。明代陈实功说："失荣由于郁火，隧痰决道，或忧思喜怒，气血凝结而成。"清代王洪绪说："阴疽色之不明而散漫，乃气血两虚，恶核寒凝甚结，毒根自深。"因此，本病主要是外由风热血燥，或寒痰凝滞，内因忧思喜怒，肝郁气结，郁痰化火，气滞血凝，积而成结，日久脏腑功能失调，肝肾亏损，气血两亏。故多表现为本虚标实，速长难消。

二、诊断要点

（一）病史采集

仔细采集病史，特别是"B"症状的有无；既往慢性病史，特别注意传染病史（乙肝病史），糖尿病、冠心病等慢性病史。

（二）临床表现

临床表现多样化，任何部位的淋巴组织都可作为原发部位或在病程中受到累及，而呈现出不同的症状。此外，晚期恶性淋巴瘤还可以侵犯到淋巴组织以外的部位，症状则更为复杂。

1．局部表现

以浅表淋巴结肿大为首发症状者占60%以上，而其中发生于颈部者占60%～80%，其次为腋下占6%～20%，腹股沟占6%～12%，累及颌下、耳前后等处淋巴结者较少。淋巴结肿大常不对称，质韧而有弹性，无疼痛，早期互不粘连，深部淋巴结肿大可引起局部浸润及压迫症状；少数病例首发于结外淋巴组织或器官，如在扁桃体、鼻咽部可有吞咽困难、鼻塞、鼻衄及颌下淋巴结肿大；如在胃肠道可出现腹部包块、呕血、黑便、贫血、腹痛、腹泻等；如在肝脾可见肝脾肿大、黄疸、腹水等；如在呼吸道可发生咳嗽、咯血、胸闷、胸腔积液等；如在神经系统可见头痛、截瘫、癫痫样发作；如在皮肤可有肿块、结节、皮疹瘙痒；发生在骨骼软组织可有骨痛、肌肉酸痛、局部肿胀、病理性骨折等。

2．全身表现

主要见发热（可以是不规则热型，也可是特征性周期热型——回归热）、消瘦（半年内无特殊原因体重减轻10%以上）、盗汗（很明显），有三种之一者被认为有"B"症状；此外，还有食欲减退、贫血、易于疲劳等，部分病例起病时或病程中有皮肤瘙痒（伴或不伴皮疹）。

全身症状HL比NHL多见。

一般HL与NHL的临床特点有下述不同。

（1）HL绝大多数以浅表淋巴结，特别是颈淋巴结肿大为首发症状，而NHL则约有40%首发于结外淋巴组织，包括韦氏环及腹腔内，而表现为扁桃体肿大、咽部肿块、腹块、腹痛等。

（2）HL常先表现为一组浅表淋巴结肿大，并可在相当长时间内保持稳定或时大时小，以后经一定途径逐步向邻近的淋巴结组织扩张（但左锁上淋巴结可越过纵隔直接向腹内蔓延，有人认为系沿胸导管逆行扩展）。而NHL病变的发展则缺乏规律性，不少患者一开始就表现为全身淋巴结普遍肿大。

（3）HL所致的淋巴结肿块往往较软、活动性大，与基底的皮肤及几个淋巴结肿块之间往往互不粘连，而NHL特别是属高度恶性者往往浸润淋巴结周围的软组织甚至皮肤，形成一比较硬实固定的肿物。

（4）HL较多见发热、盗汗、皮疹、皮痒、嗜酸粒细胞增加等；皮肤延迟超敏反应，对多种抗原的反应性亦较常见。

（5）一般来说，HL似发展稍慢，病程稍长，治疗反应较好。而NHL病例（除低度恶性类型外）则往往发展较快，病程较短，治疗反应不一，即使缓解也易于复发，预后较差。

（三）体格检查

特别注意淋巴区域及韦氏环，皮肤、胸腹部是否有包块、肝脾的大小及有无骨压痛等。

（四）病理组织学检查

病理组织学检查是确诊淋巴瘤的主要根据，完整的淋巴结活检对确诊淋巴瘤非常重要。恶性淋巴瘤的患者多数同时要做骨髓活检或者骨髓穿刺，还有40%左右原发于结外，如胃肠道、上呼吸道、皮肤、眼眶、乳腺、甲状腺、肺等处。用上述标本进行淋巴瘤的诊断和鉴别诊断，难度较淋巴结活检更大。一般判断为恶性淋巴瘤的组织学依据主要为淋巴结正常结构破坏、淋巴结包膜浸润和细胞呈异型性。

（五）实验室检查

全血常规、尿常规、便常规、红细胞沉降率、血电解质、肝肾功能、乙肝两对半（如有必要需要进一步查HBV-DNA）、生化常规（包括血糖、血清乳酸脱氢酶、碱性磷酸酶、尿酸、β2-微球蛋白）、免疫功能检查（包括IgG、IgA、IgM定量，T细胞亚群等）。HL骨髓侵犯发生率较低，一般见于晚期病例；NHL需经双侧骨髓穿刺或活检确诊排除骨髓侵犯（骨髓活检样本应在1.6cm以上）。

（六）影像学检查

1．X线检查

胸片主要目的是观察肺门、纵隔、气管隆嵴下及内乳区淋巴结，同时也观察肺内是否受侵。骨痛的患者应予疼痛部位照片，有胃肠道症状者建议进行胃肠钡餐检查。

2．CT、超声和MRI检查

胸部CT在诊断淋巴瘤的胸部病灶方面比常规的X线检查更敏感，已推荐为淋巴瘤治疗前的常规检查。腹部超声、CT或MRI检查能发现腹腔的病灶，也为治疗前的必要检查之一，有条件者应选择CT检查。MRI检查也可用于检查中枢神经系统、头颈部、骨或骨髓的病变，不推荐为常规检查，仅用于出现受累组织器官的相关症状时。

3．PET/CT扫描

PET/CT在淋巴瘤治疗前分期和治疗后发现残余病灶上明显优于常规的CT扫描，目前PET/CT不但可以用于治疗前分期、治疗后疗效评价，而且可以用于病变恶性程度的评估、治疗后的预后预测，甚至成为治疗中是否改变治疗策略的重要因素之一（表44-1）。

表44-1　PET（Deauville标准）评分

评 分	PET/CT 检查结果
1	无摄取
2	摄取小于或等于纵隔
3	摄取大于纵隔但小于或等于肝

（续表）

评 分	PET/CT 检查结果
4	摄取程度较肝脏适度增加
5	摄取明显高于肝脏和/或新病灶
X	新的摄取区域不太可能与淋巴瘤相关

4．内镜诊断

有胃肠道症状者除予胃肠钡餐或钡灌肠检查外，可进一步予胃、肠镜检查。孤立的纵隔或腹腔肿块可应用纵隔镜和腹腔镜进行组织活检，以明确病理。

三、鉴别诊断

浅表淋巴结肿大需与淋巴结的非特异性感染或病毒感染、转移癌、传染性单核细胞增多症等鉴别。凡直径≥1cm的淋巴结肿大且观察6周以上仍不消退者，均应做活检。无浅表淋巴结肿大的纵隔及肺门肿块，常需与肺癌、结节病等鉴别。

四、临床分期

（一）Ann Arbor分期

安娜堡（Ann Arbor）分期系统虽然最初为霍奇金淋巴瘤设计，但目前也常规应用于非霍奇金淋巴瘤的临床分期。但对NHL来说，临床分期不像霍奇金淋巴瘤那样重要，特别是进展型或高度进展型 NHL，即使临床分期比较局限，仍应视为全身性疾病，着重给予系统治疗。在1989年Cotswolds会议上对Ann Arbor分期做了进一步修订，明确了巨大肿块的定义。Ann Arbor分期具体内容详见表44-2。

表44-2　Ann Arbor分期

分期	分期标准
Ⅰ期	病变仅累及单一的区域淋巴结或病变仅侵及淋巴结以外的单一器官（ⅠE）
Ⅱ期	侵犯2个或2个以上淋巴结区域，但均在膈肌的同侧（Ⅱ），可伴有同侧的局限性结外器官侵犯（ⅡE）
Ⅲ期	膈肌上下淋巴结区域均有侵犯（Ⅲ），可伴有局限性结外器官侵犯（ⅢE）或脾侵犯（ⅢS）或二者均侵犯（ⅢES）
Ⅳ期	病变已侵犯多处淋巴结及淋巴结以外的部位
A	无"B"症状

（续表）

分期	分期标准
B	有"B"症状，即发热≥38℃、盗汗（夜间大量出汗，需要更换衣服被褥）、6个月内体重减轻超过10%，无其他可解释的原因
E	侵犯一邻近于淋巴结区域的结外器官
X	有巨大肿块（bulky disease），指在T5～6水平上纵隔肿块超过1/3胸径或肿瘤直径超过10cm

说明：纵隔肿块为一个部位；肺门淋巴结分两侧；脾、胸腺和Waldeyer's环视为淋巴组织；分期后可随后标明解剖位置的数量。

（二）Lugano分期

恶性淋巴瘤的分期还采用Lugano分期，目前临床上还在使用的是2014年版的，其具体内容详见表44-3。

表44-3　Lugano分期（2014年版）

分期		分期标准
局限期	Ⅰ期	仅侵及单一淋巴结区域（Ⅰ），或侵及单一结外器官不伴有淋巴结受累（ⅠE）
	Ⅱ期	侵及≥2个淋巴结区域，但均在膈肌同侧（Ⅱ），可伴有同侧淋巴结引流区域的局限性结外器官受累（ⅡE）（例如：甲状腺受累伴颈部淋巴结受累，或纵隔淋巴结受累直接延伸至肺脏受累）
	Ⅱ期大包块*	Ⅱ期伴有大包块者
进展期	Ⅲ期	侵及膈肌上下淋巴结区域，或侵及膈上淋巴结，并有脾脏受累（ⅢS）
	Ⅳ期	侵及淋巴结引流区域之外的结外器官（Ⅳ）

说明：CT、MRI或PET/CT作为分期检查方法。

*所示：不再对淋巴瘤的大包块（bulky）病灶进行具体的数据限定，只需在病例中明确记载最大病灶之最大径即可；Ⅱ期伴有大肿块的患者，应根据病理类型及疾病不良预后因素而酌情选择治疗原则，如伴有大包块的惰性淋巴瘤患者可选择局限期治疗模式，但是伴有大包块的侵袭性淋巴瘤患者，则应选择进展期治疗模式。

Ann Arbor分期对于淋巴结分布区域的定义仍然适用于Lugano分期。目前将淋巴结分布区域分为膈上和膈下两部分。

膈上（共12个区域，由于不能被一个放射野涵盖，因此左右各为一个区域）：韦氏环（Waldeyer's环，鼻咽及口咽部的淋巴组织环，包括腭扁桃体、咽后壁腺样体、舌扁桃体及其他，该部位淋巴组织为一个区域）、左/右颈部（单侧耳前、枕部、颌下、颈内、锁骨上为一个区域）、左/右锁骨下、左/右腋窝（含胸部及内乳）、左/右滑车上（含肘窝）、纵隔（含气管旁、胸腺区域）、左/右肺门；

膈下（共9个区域）：脾脏、上腹部（脾门、肝门、腹腔）、下腹部（腹主动脉旁、腹膜

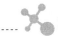

后、肠系膜周围、腹部其他非特指淋巴结为一个区域）、左/右髂血管旁、左/右腹股沟（含股部）、左/右腘窝。

"B"症状主要在HL中有预后意义并需要记录；最新研究文献表明B症状在NHL中的价值较低，但是仍然建议在病例中记录。

五、预后

（一）霍奇金淋巴瘤的预后因素

早期HL的预后不良因素为B症状、红细胞沉降率升高（≥50mm/h）、巨大肿块［纵隔肿块的最大宽度同胸腔内最大直径的比值即纵隔肿块比＞0.33，或任何单个淋巴结或淋巴结肿块的直径＞10cm或多个淋巴结区（＞3个区域）受侵犯］。

晚期（Ⅲ～Ⅳ期）霍奇金淋巴瘤的国际预后评分包括以下因素：年龄≥45岁；男性；Ⅳ期病变；人血清白蛋白＜4.0g/dL；血红蛋白＜10.5g/dL；白细胞≥15×10^9/L；淋巴细胞减少［淋巴细胞绝对值＜0.6×10^9/L 和/或淋巴细胞比例＜8%］。晚期霍奇金淋巴瘤用目前的常规方法治疗，7个因素中每个因素降低8%～9%的5年无进展生存率。

（二）非霍奇金淋巴瘤的预后因素

1. 侵袭性NHL的非霍奇金淋巴瘤国际预后指数

侵袭性NHL的国际非霍奇金淋巴瘤预后指数（international prognostic index，IPI），其中包括年龄（＞60岁）、临床分期（Ⅲ～Ⅳ期）、血清LDH水平（＞1倍）、体能状态评分（PS评分≥2）、多处结外器官侵犯（＞1）这5个因素。进一步将弥漫大B细胞淋巴瘤（DLBCL）分为低危组（0～1个因素）、低中危组（2个因素）、高中危组（3个因素）和高危组（4～5个因素）4个预后组，5年生存率分别是73%、51%、46%和26%。目前IPI也应用于其他进展型NHL的预后预测。

2. 滤泡淋巴瘤国际预后指数

滤泡淋巴瘤的治疗选择比较多，如观察等待、单药治疗、免疫化疗、放射免疫治疗和HSCT等。GELF肿瘤负荷标准包括淋巴结受累多（至少3个淋巴结区受累，且每个淋巴结肿块直径≥3cm）、巨大肿块（任意结内或结外病变肿块直径≥7cm）、有B症状、脾大、胸腔积液或腹水、白细胞＜1.0×10^9/L和/或血小板＜100×10^9/L、外周血肿瘤细胞＞5.0×10^9/L。有任何一个因素均可提示需要治疗。

近十年来，研究发现滤泡淋巴瘤国际预后指数（FLIPI和FLIPI2）为重要的预后因素，根据这5个预后因素将其分为低危组（0～1个因素）、中危组（2个因素）和高危组（3～5个因素），其长期的无进展生存期和总生存期有明显的差别（表44-4）。

表44-4 FLIPI和FLIPI2不良因素

FLIPI	FLIPI2
年龄≥60岁	年龄＞60岁
Ⅲ/Ⅳ期	骨髓侵犯
贫血（Hb＜120g/L）	贫血（Hb＜120g/L）
淋巴结侵犯区域≥5个	淋巴结最大径＞6cm
LDH大于上限值	β2M大于上限值

第二节 治疗

一、西医治疗

淋巴瘤是一种全身性的血液系统恶性肿瘤，其治疗手段包括化学治疗、放射治疗、外科手术治疗等。根据患者的年龄、身体状况、淋巴瘤亚型、病变部位、分期等因素，在遵循治疗指南和治疗原则的前提下，对患者进行规范的、综合性的、个体化的治疗是获得良好疗效的关键。在过去几十年里，淋巴瘤的新化疗药物不断涌现，对淋巴瘤病理、分子分型的进一步细化以及治疗理念不断进步，使得淋巴瘤的整体疗效得到了极大的提高。霍奇金淋巴瘤以及某些非霍奇金淋巴瘤（如弥漫大B细胞淋巴瘤）已成为可以治愈的恶性肿瘤；既往认为不可治愈的某些淋巴瘤（如结外NK/T细胞淋巴瘤）的疗效也有了很大改善。

（一）手术治疗

淋巴瘤作为一种全身性的血液系统恶性肿瘤，手术切除多不作为首选治疗手段。然而在某些特殊情况下仍需外科干预，主要包括：①肿大淋巴结或可疑侵犯器官行手术切取（或切除）活检，以明确病理诊断；②早期原发胃肠道的淋巴瘤，可先给予手术切除，再行化放疗巩固；③淋巴瘤压迫所引起的脊髓压迫综合征、空腔脏器梗阻等并发症，可行减状手术。

（二）放疗

放疗是淋巴瘤治疗的重要组成部分，目前放疗仍是早期惰性淋巴瘤和结外鼻型NK/T细胞淋巴瘤最主要的根治性手段。随着有效化疗药物和方案的不断发展与创新，新的预后评价手段和指标的引进，放疗的作用也发生调整。如何给患者带来治疗的最大获益，需要医生全面掌握现有的循证医学证据，根据患者基本情况来推荐治疗。放疗靶区范围：①累及野照射（IFRT），包括受侵部位的整个淋巴区域；②受累淋巴结照射（INRT）/受累区域照射（ISRT），仅照射化疗前由临床和影像学检查（PET显示病灶的上下界以精确定位照射野范围）确认的肿瘤部位。

（三）药物治疗

1. 霍奇金淋巴瘤的治疗

目前霍奇金淋巴瘤（HL）综合治愈率在80%以上。化学治疗和放射治疗均为治疗HL非常有效的手段。根据患者的临床分期和预后因素，仍有不同的选择。目前国内外多倾向于以联合化疗为主结合放疗的综合治疗方法，在争取高治愈率的同时，注意减少化疗与放疗导致的继发第2种肿瘤和不育等远期毒副反应的发生。治疗霍奇金淋巴瘤的常用化疗方案见表44-5。

表44-5 霍奇金淋巴瘤的常用化疗方案

方案	药物组成	剂量	用法	时间
ABVD （每4周重复）	多柔比星	25mg/m²	静脉注射	第1、15天
	博来霉素	10mg/m²	静脉注射	第1、15天
	长春花碱	6mg/m²	静脉注射	第1、15天
	达卡巴嗪	375mg/m²	静脉注射	第1、15天
BEACOPP或提高剂量的BEACOPP （每3周重复）	博来霉素	10mg/m²	静脉注射	第1、15天
	依托泊苷	100（200*）mg/m²	静脉注射	第1、15天
	多柔比星	25（35*）mg/m²	静脉注射	第1、15天
	环磷酰胺	650（1250*）mg/m²	静脉注射	第1、15天
	长春新碱	1.4mg/m²（最大2mg）	静脉注射	第1、15天
	丙卡巴肼	100mg/m²	口服	第1、15天
	泼尼松	40mg/m²	口服	第1、15天
	*提高剂量BEACOPP的剂量，高剂量强度方案使用G-CSF支持			
Stanford V	博来霉素	5 U/m²	静脉注射	第2、4、6、8、10、12周
	依托泊苷	60mg/m²	静脉注射	第3、7、11周，第1、2天
	多柔比星	25mg/m²	静脉注射	第1、3、5、7、9、11周
	长春碱	6mg/m²	静脉注射	第1、3、5、7、9、11周
	长春新碱	1.4mg/m²（最大2mg）	静脉注射	第2、4、6、8、10、12周
	氮芥	6mg/m²	静脉注射	第1、5、9周
	泼尼松	40mg/m²	口服	隔日1次，维持12周

经典型HL和结节性淋巴细胞为主型的HL在治疗上有一定区别。

1）经典型霍奇金淋巴瘤

经典型霍奇金淋巴瘤依据分期及有无预后不良因素进行分层治疗。

（1）Ⅰ～Ⅱ期霍奇金淋巴瘤的治疗原则是以化疗联合放疗为主的综合治疗，单纯化疗适用于放疗长期毒性风险超过疾病短期控制获益的患者。

A．预后良好组：2～4个周期ABVD方案化疗联合放疗是标准治疗。2个周期ABVD方案化疗后序贯放疗（20Gy）为合适的治疗选择。基于PET/CT中期疗效评价，2个周期ABVD方案化疗后PET/CT阴性者，继续给予ABVD方案1～2个周期后行放疗（20Gy），而PET/CT阳性者行增强剂量的BEACOPP方案化疗2个周期及放疗（30Gy）。

B．预后不良组：4个周期ABVD方案化疗联合30Gy放疗是标准治疗，也可以用Stanford V方案或2个疗程BEACOPP方案序贯2个疗程ABVD化疗后加侵犯野放疗，不推荐行单纯化疗。若2个周期ABVD方案化疗后进行中期PET/CT评价，则PET/CT阴性者，再继续ABVD方案化疗2个周期后行放疗（30Gy）；而PET/CT阳性者，改为增强剂量的BEACOPP方案化疗2个周期及放疗（30Gy）。对于小于60岁的年轻患者，可选择强化方案，2个周期剂量增强BEACOPP方案化疗后给予ABVD方案2个周期及联合放疗（30Gy）。疗程结束后再重新分期，PET扫描仍阳性者推荐行活检，若阳性则按难治性HL治疗。

（2）Ⅲ～Ⅳ期经典型霍奇金淋巴瘤的治疗原则通常为化疗，局部放疗仅限于化疗后残存病灶超过2.5cm以上者。小于60岁的年轻患者可给予ABVD方案化疗6个周期，或增强剂量的BEACOPP方案4～6个周期，可联合或不联合局部放疗。ABVD方案化疗后中期PET/CT检查推荐在化疗2个周期后进行，若检查结果为阴性，则后续4个周期可采用ABVD方案进行化疗，尤其适用于老年及应用博来霉素肺毒性风险明显增加的患者；若检查结果为阳性，可行ABVD或增强剂量BEACOPP方案化疗4个周期，但有研究结果证实更换为剂量增强BEACOPP方案的预后优于ABVD方案，但该方案增加了粒细胞减少性发热及外周神经毒性的风险，推荐化疗后预防性应用G-CSF支持治疗。增强剂量BEACOPP方案化疗后中期PET/CT检查推荐在化疗2个周期后进行，若检查结果为阴性，则继续BEACOPP方案化疗2个周期（共4个周期）；若检查结果为阳性，则再进行BEACOPP方案化疗4个周期（共6个周期）。一线治疗疗效未达到CR者，适合行自体造血干细胞移植挽救治疗。值得注意的是，增强剂量的BEACOPP方案对于年龄超过60岁的老年患者增加了治疗相关死亡率，因此推荐ABVD方案为老年患者的标准治疗方案。

2）复发/难治性经典型霍奇金淋巴瘤

复发/难治性经典型霍奇金淋巴瘤的治疗首选二线挽救方案化疗后进行大剂量化疗联合自体造血干细胞移植，挽救方案可选择DHAP（地塞米松、大剂量阿糖胞苷、顺铂）、ICE（异环磷酰胺、卡铂、依托泊苷）、IGEV（异环磷酰胺、吉西他滨和长春瑞滨）等方案，肿瘤原发耐药或一线治疗后12个月内复发或复发时伴有结外病灶等不良因素的患者，行造血干细胞移植治疗后可进行维布妥昔单抗（Brentuximab Vedotin）（CD30单抗）单药维持治疗。自体造血干细胞移植失败后亦可选择Brentuximab Vedotin治疗。免疫检查点抑制剂信迪利单抗、纳武利尤单抗（Nivolumab）和帕博利珠单抗（Pembrolizumab）通常被推荐用于基于合并症或首次解救化疗失败的不适合移植的复发/难治性经典型霍奇金淋巴瘤患者，以及大剂量化疗联合自体造血干细胞移植及Brentuximab Vedotin治疗后复发的患者，自体造血干细胞移植后复发且仍对化疗敏感的年轻患者，可考虑行异基因干细胞移植治疗。复发/难治性经典型霍奇金淋巴瘤的常用化疗方案见表44-6。

表44-6 复发/难治性经典型霍奇金淋巴瘤的常用化疗方案

方案	药物组成	剂量	用法	时间
MOPP （每4周重复）	氮芥	6mg/m²	静脉注射	第1、8天
	长春新碱	1.4mg/m²（最大2mg）	静脉注射	第1、8天
	丙卡巴肼	100mg/m²	口服	第1～14天
	泼尼松	40mg/m²	口服	第1～14天
	（泼尼松仅用于第1疗程和第4疗程）			
GVD （每3周重复）	吉西他滨	1 000mg/m²	静脉注射	第1、8天
	长春瑞滨	20mg/m²	静脉注射	第1、8天
	脂质体多柔比星	15mg/m²	静脉注射	第1、8天
IGEV （每3周重复）	异环磷酰胺	2 000mg/m²	静脉注射（2h）	第1～4天
	吉西他滨	800mg/m²	静脉注射	第1、4天
	长春瑞滨	20mg/m²	静脉注射	第1天
	泼尼松	100mg	静脉注射	第1～4天
	使用G-CSF支持			

3）结节性淋巴细胞为主型霍奇金淋巴瘤

结节性淋巴细胞为主型霍奇金淋巴瘤的治疗，除无临床不良预后因素的IA期患者可采用单纯放疗（30Gy）外，其余各期的治疗均参照经典型霍奇金淋巴瘤的治疗原则。由于该类型肿瘤细胞CD20表达阳性，因此可采用化疗±利妥昔单抗±放疗治疗，化疗方案可选择ABVD、CHOP（环磷酰胺+多柔比星+长春新碱+泼尼松）、CVP（环磷酰胺+长春新碱+泼尼松）方案。对疑似复发者推荐重新进行活检以排除转化为侵袭性淋巴瘤的可能，复发时病变局限者可应用利妥昔单抗单药治疗，病灶广泛者可选择利妥昔单抗联合二线解救方案治疗。转化为弥漫大B细胞淋巴瘤患者的治疗参考相应章节。由于结节性淋巴细胞为主型霍奇金淋巴瘤不表达CD30，因此不推荐应用Brentuximab Vedotin治疗。

2．非霍奇金淋巴瘤的治疗

非霍奇金淋巴瘤（NHL）治疗应当采用多种治疗措施的综合治疗，并结合患者的身体状况、病变部位、经济情况等因素进行个体化治疗。NHL的治疗与病理亚型密切相关，与HL相比较，NHL的病理亚型繁多，各亚型的生物学行为相差较大，因此不同亚型的治疗原则迥异，其中最重要的治疗手段是化学治疗，尤其是对中高度恶性者。放射治疗在NHL的治疗中也有一定的地位。而手术治疗在部分结外病变的综合治疗中也是有益的选择，例如，胃肠道淋巴瘤的治疗，特别是肿瘤局部有穿孔危险时。复杂的治疗方案建议在有经验的肿瘤中心应用。每个患者在每治疗2～3个疗程后和治疗结束前应接受全面检查再分期，评价治疗效果，决定下一步治疗策略。现将临床常见的NHL的治疗方案概述如下。

1）弥漫性大B细胞淋巴瘤

最常用的治疗为8R联合6～8个疗程CHOP21方案。R-CEOP70（70mg/m^{2}表柔比星）与R-CHOP50（50mg/m^{2}表柔比星）等效。年轻患者采用蒽环类加量的化疗方案R-CEOP90可获得生存获益。6个周期与8个周期的CHOP21对于DLBCL疗效相当。对于年轻、预后良好的患者可进一步减少2个周期化疗，预后无显著差别。因而对于初治患者，根据其危险分层，可考虑适当减少化疗周期。化疗前大肿块或结外器官受侵、化疗后未达CR是放疗适应证。局限期患者短程化疗后联合放疗可取得与长程单纯化疗相同的疗效，足量化疗后联合放疗可能进一步提高疗效。化疗后达CR者推荐放疗剂量为30～36Gy，化疗PR或SD后剂量为30～40Gy，而在化疗后进展行挽救放疗时应给予更高剂量40～50Gy。大剂量化疗联合自体造血干细胞移植作为一线治疗方案可应用于高危患者，但仍需进一步试验。

对于双打击淋巴瘤患者，通常采用强化治疗方案，如R-HyperCVAD、R-DAEPOCH等，R-DAEPOCH方案作为一线治疗方案与R-CHOP方案相比，显著延长PFS，但OS无统计学差异。MYC重排阳性患者存在较高的CNS复发风险，推荐进行CNS预防性治疗。对于<65岁的non-GCB患者，伊布替尼联合R-CHOP可改善患者的生存。原发纵隔大B细胞淋巴瘤的一线治疗推荐R-CHOP方案联合放疗，或R-DAEPOCH方案（如化疗后PET/CT阴性则无须放疗）。原发中枢神经系统DLBCL推荐R-HD-MTX（3.0g/m^2）为基础的化疗方案联合HD-araC静脉滴注，化疗达CR后行可减量的全脑放疗，老年患者可不行全脑照射，未达CR则行全脑照射和局部补量，或PR/SD行挽救性放疗。原发睾丸化疗后行对侧睾丸预防放疗。

对于高肿瘤负荷的患者，应采取措施预防溶瘤综合征。对于HBsAg阳性的患者，无论其HBV-DNA是否可测，需预防性抗病毒治疗。对于抗-HBc阳性/HBsAg阴性患者，需持续监测HBV-DNA或预防性抗病毒治疗。对于抗-HBs阴性/HBV-DNA不可测的患者，需持续监测HBV-DNA。

2）滤泡性淋巴瘤（FL）

FL1～2级为惰性淋巴瘤，病程进展缓慢，但是除极少数病灶非常局限的患者经放疗联合化疗后有望得到治愈外，绝大部分患者不能治愈，因此治疗原则因不同临床分期而定。FL3b级按照DLBCL进行治疗。而FL3a级是按照滤泡性淋巴瘤还是按照弥漫性大B细胞淋巴瘤进行治疗，目前还存在争议。2019年中国临床肿瘤学会指南推荐FL1～3a级按照滤泡性淋巴瘤进行治疗。

FL1～3a级的基本治疗原则：

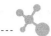

Ⅰ～Ⅱ期：以积极治疗为主，患者有望得到长期疾病控制。放疗是早期患者的标准治疗方法。有大肿块的Ⅰ/Ⅱ期或病灶较广泛的Ⅱ期，利妥昔单抗或obinutuzumab±化疗是常用的治疗模式。早期年轻患者应考虑放疗±化疗，不适于观察。

Ⅲ～Ⅳ期：属不可治愈性疾病，由于病变进展缓慢，因此无治疗指征者（无症状和低肿瘤负荷）可观察等待；有治疗指征者可选择治疗。治疗指征包括：①有适合的临床试验；②有任何不适症状，影响正常工作生活；③终末器官功能受损；④淋巴瘤侵及骨髓继发的血细胞减少症；⑤巨块型病变（参照GELF标准）；⑥病情持续或快速进展。

3）套细胞淋巴瘤

本病化疗有效率高，但缓解期短，易复发，预后差。套细胞淋巴瘤常规细胞毒联合化疗方案，如CHOP方案疗效不满意，只有少数患者达到长期完全缓解。强烈的联合化疗方案（如HyperCVAD/MTX-araC和EPOCH等）联合自体造血干细胞移植有望进一步提高年轻患者的远期疗效。目前推荐R-Hy-perCVAD/MTX-araC、Nordic方案、R-EPOCH、R-CHOP/R-DHAP等作为一线治疗方案。对于可以移植的患者，均推荐在诱导治疗达到缓解后行自体造血干细胞移植巩固。而移植前选择什么诱导化疗方案到目前为止仍然未统一。

4）黏膜相关淋巴组织淋巴瘤（MALT淋巴瘤）

此型为低度恶性B细胞淋巴瘤，多见于中老年人。胃是最常侵犯的部位，其他部位还包括唾液腺、肺、甲状腺、乳腺、眼、皮肤、膀胱、肾、前列腺、胆囊、宫颈等。MALT淋巴瘤发展缓慢，少数可向弥漫大B细胞淋巴瘤转化。研究发现原发胃MALT淋巴瘤90%以上与幽门螺杆菌感染（HP）有关。经抗生素、抑酸药和胃黏膜保护剂三联治疗，约90%的患者可以实现HP转阴，但仍有复发。经抗HP治疗无效后可考虑行全胃放疗，或采用免疫治疗。由于免疫化疗和全胃放疗的广泛应用，目前除胃大出血或穿孔等并发症外已很少行全胃切除。

5）T淋巴母细胞性淋巴瘤（T-lymphoblastic lymphoma，T-LBL）

该型好发于青少年，男性多见。大多数原发于淋巴结，少数原发于结外。前纵隔巨大肿块多见，常累及胸腺。常有骨髓和中枢神经系统的侵犯，部分病例最终转为白血病。就诊时即使为局限期病变者亦应给予强烈化疗。采用治疗白血病类似的Berlin-Frankfurt-M治疗白血病类似-90（BFM-90）方案，包括积极的诱导缓解，巩固治疗，早期中枢神经系统病变预防，鞘内注射以及长期维持。

6）伯基特淋巴瘤（Burkitt lymphoma，BL）

成人采用常规的利妥昔单抗联合CHOP方案疗效欠佳，目前常使用短期、多药物、剂量强化的化疗联合方案同时联合中枢神经系统治疗（参考成人或儿童急性淋巴细胞白血病方案），大部分患者可以长期生存，使得治愈成为可能。鉴于BL的高增殖性，化疗的同时需给予积极的支持治疗（调整化疗剂量，充分水化、碱化），以预防肿瘤细胞溶解综合征。自体造血干细胞移植可延长患者的生存期。放疗在Burkitt淋巴瘤中的作用有限。

7）结外NK/T细胞淋巴瘤（鼻型）

放疗照射野和照射剂量是治疗成败的关键，与肿瘤局部区域控制率和预后密切相关，早期患者推荐扩大受累野照射和50Gy根治剂量。含左旋门冬酰胺的化疗方案成为治疗结外NK/T细胞淋巴瘤最有效的全身化疗方案。P-Gemox方案疗效高，不良反应较轻，是现阶段治疗初治结外NK/T细胞淋巴瘤患者的一种高效、低毒、应用简便和性价比高的治疗选择（表44-7）。

表44-7　非霍奇金淋巴瘤的常用化疗方案

方案	药物组成	剂量	用法	时间
CHOP（每3周重复）	环磷酰胺	750mg/m²	静脉注射	第1天
	长春新碱	1.4mg/m²（最大2mg）	静脉注射	第1天
	多柔比星	50 m/m²（60mg/m²）	静脉注射	第1天
	泼尼松	60mg/m²	口服	第1~5天
EPOCH（每3周重复）	依托泊苷	50mg/m²	持续静脉输注	96h
	长春新碱	0.4mg/m²	持续静脉输注	96h
	多柔比星	10mg/m²	持续静脉输注	96h
	环磷酰胺	750mg/m²	静脉注射	第5天
	泼尼松	60mg/m²	口服	第1~5天
SMILE（每28天重复）	氨甲蝶呤	2.0g/m²	持续输注12h	第1天
	异环磷酰胺	1.5g/m²	静脉注射	第2~4天
	美司钠	300mg/m²	静脉注射	第2~4天，IFO后0、4、8h
	门冬酰胺酶	6 000U/m²	静脉注射	第8~20天，隔天1次，共7次
	地塞米松	40mg	静脉注射	第2~4天
	四氢叶酸	15mg	静脉注射	MTX结束后6h开始，间隔6h，总计4次
P-Gemox（每3周重复）	培门冬酶	2 500U/m²	肌内注射	第1天
	吉西他滨	1 000mg/m²	静脉注射	第1、8天
	奥沙利铂	130mg/m²	静脉注射	第1天
ICE（每2周重复）	异环磷酰胺	5 000mg/m²	持续输注24h	第2天开始，采用美司钠解救
	卡铂	AUC=5（最高800mg）	静脉注射	第2天
	依托泊苷	100mg/m²	静脉注射	第1~3天

（续表）

方案	药物组成	剂量	用法	时间
ICE（每2周重复）	美司钠	5 000mg/m²	持续输注24h	和异环磷酰胺同时
	G–CSF	5 μg/kg	每天1次	第5～12天
GDP（每3周重复）	吉西他滨	1 000mg/m²	静脉注射	第1、8天
	顺铂	75mg/m²	静脉注射	第1天
	地塞米松	40mg	静脉注射	第1～4天
DHAP	顺铂	100mg/m²	静脉注射	第1天
	阿糖胞苷	2 000mg/m²	静脉注射2h1次	第2天
	地塞米松	40mg	静脉注射/口服	第1～4天
ESHAP	依托泊苷	60mg/m²	静脉注射（1h）	第1～4天
	顺铂	25mg/m²	静脉注射（持续输注）	第1～4天
	阿糖胞苷	2 000mg/m²	静脉注射（2h）	第5天
	甲泼尼龙	500mg	静脉注射（15min）	第1～4天
利妥昔单抗（每3周重复）	Rituximab	375mg/m²	静脉注射	第1天
CEPP（每4周重复）	环磷酰胺	600mg/m²	静脉注射	第1、8天
		递增50mg/m²		之后每周
	依托泊苷	70mg/m²	静脉注射	第1～3天
		递增15mg/m²		之后每周
	丙卡巴肼	60mg/m²	口服	第1～10天
	泼尼松	60mg/m²	口服	第1～10天
	有/无博来霉素	15mg/m²	静脉注射	第1、15天

Nordic方案

方案	药物组成	剂量	用法	时间
Maxi–CHOP（3个疗程，和大剂量阿糖胞苷方案交替，每3周重复）	环磷酰胺	1 200mg/m²	静脉注射	第1天
	长春新碱	2mg	静脉注射	第1天
	多柔比星	75mg/m²	静脉注射	第1天
	泼尼松	100mg	口服	第1～5天
大剂量阿糖胞苷（3个疗程，和Maxi–CHOP方案交替）	阿糖胞苷	3g/m²或2g/m²（小于60岁者）	静脉注射，12h1次	第1～2天
	每3周重复：利妥昔单抗375mg/m²用在第4疗程、第5疗程化疗的第1天及第6疗程化疗的第1天和第9天。治疗有效者行自体干细胞支持下的大剂量化疗			
R–Bendamustin（每4周重复）	利妥昔单抗	375mg/m²	静脉注射	第1天
	苯达莫司汀	90mg/m²	静脉注射	第2～3天

（续表）

方案	药物组成	剂量	用法	时间
Rituximab+ Thalidomide/ Lenalidomide （每3～4周重复）	利妥昔单抗	375mg/m^2	静脉注射	第1天
	沙利度胺	200mg	口服	
	或雷那度胺	25mg	口服	

二、中医治疗

（一）辨证选方

1．治疗前

1）风热血燥型

主证：时有发热恶寒，鼻衄，咽痛，尿黄，大便干结，硬结，不红不痛，舌红苔黄，脉滑数。

治则：疏风清热，润燥散结。

方剂：防风通圣汤合增液汤加减。

药物：防风10g、防己10g、荆芥10g、连翘20g、黄芩10g、当归12g、桔梗10g、生地黄15g、玄参10g、夏枯草30g、山慈菇20g。上药可煎汤送服犀黄丸。

2）寒痰凝滞型

主证：面色㿠白，形寒肢冷，胃纳欠佳，皮肤瘙痒，颈项部及腋下硬结，不痛不痒，皮色不变，难消难溃，小便清长，大便溏，舌质略淡，苔白微腻，脉沉细。

治则：温阳化痰，软坚散结。

方剂：阳和汤合消瘰丸加减。

药物：熟地黄15g、肉桂6g、白芥子10g、党参15g、鹿角胶10g、玄参10g、土贝母10g、猫爪草30g、夏枯草20g、白鲜皮20g、海藻20g、生牡蛎30g。上药可煎汤送服小金丹（打碎，临睡前服1粒）。

3）痰瘀互结型

主证：咳嗽，胸闷胸痛，或局部有固定性疼痛，心悸气短，甚或喘息，面颈浮肿，唇舌青紫，脘腹结瘤，颈、腋及腹股沟等处作核累累，唇舌青紫，舌有瘀点或瘀斑，苔薄黄，脉弦滑。

治则：化痰祛瘀，解毒软坚。

方剂：瓜蒌薤白半夏汤合失笑散、逐瘀汤加减。

药物：全瓜蒌15g、薤白10g、半夏10g、猪苓30g、蒲黄10g、五灵脂10g、丹参30g、三七6g、莪术12g、露蜂房15g、鳖甲15g、忍冬藤20g。

4）肝肾阴虚型

主证：潮热盗汗，腰酸目眩，食欲不振，消瘦乏力，全身多处淋巴结肿大，质硬，舌质红，苔薄黄，脉细数。

治则：益肾补肝，养阴散结。

方剂：六味地黄丸加减。

药物：生地黄15g、茯苓30g、山茱萸10g、女贞子15g、旱莲草15g、牡丹皮15g、泽泻15g、青蒿15g、鳖甲15g、地骨皮20g、生牡蛎30g、生黄芪30g、玄参10g。

5）气血双亏型

主证：面色苍白，少气懒言，心悸，消瘦，食欲不振，舌淡而胖，苔薄白，脉沉细无力。

治则：益气补血，健脾补肾。

方剂：八珍汤加减。

药物：人参10g、白术15g、茯苓20g、甘草6g、当归15g、白芍15g、熟地黄15g、大枣30g、黄芪30g、鸡血藤30g、骨碎补30g、补骨脂15g。

2．手术后

1）脾胃虚弱型

主证：胃纳欠佳，或腹胀腹痛，便溏或便秘，舌淡，苔白腻，脉细弱。

治则：健脾和胃理气。

方剂：六君子汤加减。

药物：党参20g、白术15g、茯苓15g、陈皮6g、法半夏12g、鸡内金15g、麦芽30g、怀山药15g、甘草6g。

2）气血亏虚型

主证：面色苍白，神疲乏力，头晕目眩，或心悸自汗，畏风怕冷，胃纳欠佳，舌淡，脉搏沉细无力。

治则：补气养血。

方剂：八珍汤加减。

药物：人参6g（蒸兑）、白术15g、茯苓15g、当归10g、熟地黄15g、白芍15g、川芎6g、黄芪30g、大枣30g、防风12g、黄精15g、鸡内金15g、麦芽30g。

3．放疗后

1）肺胃阴虚型

多见于头颈及胸部放疗。

主证：口干咽燥，喜饮，干咳，痰少或无痰，大便干结，舌红，苔薄黄干或苔少，脉细数。

治则：养阴生津，清热解毒。

方剂：增液汤合沙参麦冬汤加减。

药物：生地黄15g、麦冬20g、玄参15g、沙参30g、天花粉30g、芦根15g、太子参30g、石斛12g、知母12g、桑叶15g、金银花15g、甘草6g。

2）脾胃虚弱型

多见于腹、盆腔及腹股沟部放疗。

主证：食欲不振，恶心呕吐，或腹胀不适，便溏或便秘，舌淡红，苔白，脉细。

治则：健脾益气，清热解毒。

方剂：六君子汤加减。

药物：党参20g、白术15g、茯苓15g、陈皮6g、法半夏12g、鸡内金15g、麦芽30g、山药20g、竹茹12g、败酱草15g、蒲公英15g、金银花15g。

3）气血虚弱型

主证：神疲乏力，头晕目眩，胃纳欠佳，畏风怕冷，心悸自汗，舌淡，脉沉细无力。

治则：补气养血。

方剂：八珍汤加减。

药物：党参20g，白术12g，茯苓15g、熟地黄15g、白芍15g、生黄芪30g、大枣30g、鸡内金15g、麦芽30g、怀山药30g。

4．化疗后

1）脾胃虚弱型

主证：恶心呕吐，食欲不佳，腹胀或腹痛，便溏或便秘，舌淡白，苔薄白，脉细弱。

治则：健脾和胃。

方剂：香砂六君汤加减。

药物：木香6g（后下）、砂仁8g（后下）、党参30g、白术15g、茯苓15g、佛手12g、大枣30g、山药30g、鸡内金15g、麦芽30g、甘草6g。

2）气血两虚型

主证：面色苍白无华，唇甲淡白或紫暗，少气乏力，畏寒自汗，头晕目眩，手指麻痹感，或心悸，纳差，舌淡白，苔薄白，脉沉细无力。

治则：补气养血。

方剂：八珍汤加减。

药物：人参6g（蒸兑）、白术15g、茯苓15g、熟地黄15g、白芍12g、川芎6g、黄芪30g、鸡血藤30g、骨碎补30g、大枣30g。

（二）辨病选方

1．配伍药物加强功效

本病在辨证分型治疗的基础上，可选用下列药物加强散结化痰之功效：白花蛇舌草30g、夏枯草30g、浙贝母30g、天门冬15g、蜈蚣5条、山慈菇20g、穿山甲30g、皂角刺20g、猫爪草30g、生牡蛎30g、海藻15g、昆布15g。

2．随症加减

（1）发热：可酌加银柴胡10g、生石膏30g、青天葵12g、牛黄清热散3g、犀黄丸3g。

（2）盗汗：可酌加浮小麦30g、糯稻根15g、黄芪30g、五味子10g、煅龙骨30g、煅牡蛎30g。

（3）皮肤瘙痒：可酌加地肤子30g、白鲜皮30g、百部10g、丹参20g、川萆薢15g、苦参15g。

（4）贫血：可酌加紫河车10g、仙鹤草30g、阿胶10g、鹿角胶10g、熟地黄10g、骨碎补30g。

（5）肝脾肿大：可加服大黄䗪虫丸，每日3丸；也可酌加三棱15g、莪术15g。

（6）淋巴结肿大：可酌加柴胡15g、生南星30g、夏枯草30g、皂角刺20g、昆布15g、海藻15g、蒲公英20g、猫爪草30g等。

（三）单方验方

（1）猫爪草120g。水煎服，每日1剂，黄酒适量送服。

（2）明雄黄30g。研细末，每日分3次服用。

（3）五叶参60g、半枝莲60g。煎服，每日1剂。

（4）玄参30g、浙贝母30g、生牡蛎30g、炒僵蚕25g。水煎服，每日1剂。

（5）长春花30g。水煎服，每日2次。

（6）新鲜蜂房20～40g（内有老幼蜂）。煎汤服用。

（7）小金丹，由白胶香、草乌、五灵脂、地龙、木鳖子、乳香、没药、当归、麝香、墨炭制成。早晚各服1丸。

（8）犀黄丸，由牛黄、麝香、乳香、没药制成，每次3g，每日2次。

（9）消瘤丹：白僵蚕、蝉蜕各60g，斑蝥6只（去头，足、翅及胸甲分别纳入6个去核红杏中，焙焦研细）。上三味药共研细末，分为12份装胶囊，每次1份，每日2次。

（10）抗癌I号：乳香、没药、朱砂、天花粉各100g，轻粉2.1g，血竭、枯矾、雄黄、全蝎、蜈蚣、生水蛭各50g。共研末泛水为丸，如绿豆大。每次服2～10丸，每日3次。副作用稍有恶心。至少服药3个月才能产生效果，久服未见肝肾功能、血常规等损害。

（11）化坚丸：牡蛎、海蛤壳、海藻、昆布各60g，贝母、夏枯草、当归、藿香各30g，川芎、桂枝、细辛、白芷、山慈菇各15g。诸药研末泛丸，如绿豆大，每次服10g，每日服3次。

（12）柴胡7g、当归10g、白芍10g、浙贝母10g、天花粉15g、夏枯草15g、穿山甲10g、丝瓜络10g、昆布10g、海浮石10g、炙鳖甲15g、焦三仙各10g。水煎服，每日1剂。

（13）蛇六谷30g（先煎2h）、天葵子15g、黄药子15g、红木香15g、七叶一枝花15g。水煎服，每日1剂。

（14）板蓝根30g、马勃4.5g、薄荷10g、蒲公英30g、瓜蒌15g、玄参15g、苦桔梗10g、生地黄12g、赤芍12g、草河车12g、郁金10g、蜂房3g。水煎服，每日1剂。

（四）治疗后饮食调护

（1）芦笋400g、白糖75g、醋30g。将芦笋切薄片，放入开水中煮沸，捞出沥干，加入糖、醋、盐、麻油等，拌匀即成。每日1次，连服7日。适用于有发热者。

（2）蝎子5只、猪瘦肉75g。加水共煮，喝汤吃肉。

（3）大蓟根90g、猪瘦肉50g。加水共煮，喝汤吃肉。

（4）白花蛇舌草50g、白茅根50g、红糖50g。将白花蛇舌草、白茅根加水适量煎煮浓汁，加入红糖再煎，去渣取汁。每日1剂，分2次服，连服15剂。

（5）冬虫夏草10g、金钱龟1只（重200～250g）。煲汤，只饮汤，不吃龟。

（6）人参6g、荞麦10g、猪瘦肉75g。加水煲汤，喝汤吃肉。适用于自汗、纳差者。

（7）龙眼肉20g、大枣30g、粳米100g。共煮为粥食用。适用于放、化疗后白细胞下降者。

（8）黄芪100g、粳米50g、红糖10g、橘络4g。浓煎黄芪取其汁，加入粳米、橘络、红糖共煮为粥食用。适用于有胸腹水者。

三、预防保健

本病病因不明，很难提出有效的预防办法，关键是早期诊断及早期治疗。如有原因不明的淋巴结肿大、纵隔肿物、腹部肿块及不明原因的发热、盗汗、皮肤瘙痒、体重减轻等，均要想到淋巴瘤的可能性，及早进行活体组织检查，取得病理组织学诊断。目前，本病致死原因主要为：①广泛播散、重要脏器功能衰竭；②长期消耗或多疗程治疗后严重贫血、出血、白细胞减少及免疫功能低下，合并感染；③如放射性肺纤维化、脊髓炎、脏器穿孔、肿瘤坏死溶解综合征等并发症。因此，在本病的治疗阶段，要保持乐观、豁达、坚强的心态，积极配合治疗，宜多休息，合理安排膳食，不要过多忌口。对多程化疗的患者应用补气血、滋肝肾、健脾胃的中药，可以保护造血功能，提升血常规及提高机体的细胞免疫功能。放疗的同时，配合应用益气养阴、清热润燥的中药也能减轻放疗引起的副反应。在缓解期可用中药攻补兼施维持治疗，提高机体的抗癌能力，以期达到长期缓解和治愈的目的。

本病不会传染，家人要多关心照顾患者。定期到医院复查、随访，既可释疑，又可及时发现复发、转移病灶，及早治疗。

（张蓓　黄圆圆）

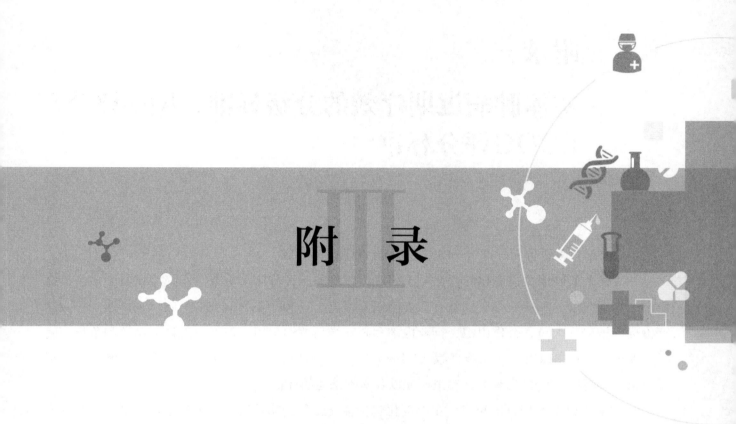

附 录

附录一

实体肿瘤近期疗效的分级标准、KPS评分/ECOG评分标准

实体瘤疗效评价新标准——RECIST指南修订版（1.1版）。

【摘要】肿瘤负荷变化的评估对于癌症治疗的临床评价非常重要。在临床试验中，瘤体缩小（客观缓解）和疾病进展均是有意义的研究终点。自2000年RECIST出版以来，这些疗效评价标准被研究人员、合作组织、行业内部和政府当局普遍采用。但亦出现许多问题和争议，随之便诞生了该RECIST指南修订版（1.1版）。本次修订的依据（请见各章的专题）源于对大型数据库（超过6 500例患者）、模拟研究以及文献综述的评估。

1.1版RECIST修订的重点，主要变化包括需要评价的病灶数目，根据来自大量试验数据库合并后的分析用数。

据仓库的证据，为判断疗效而进行的肿瘤负荷评估所需的病灶数量由原来的最多10个减至目前的最多5个（每个器官由最多5个减至2个）。目前亦纳入对病理性淋巴结的评价：短径≥15mm的淋巴结被视为可测量和可评价的靶病灶。评价肿瘤疗效时，应将（淋巴结病灶）短径的测量值包括在病灶（直径）总和中。淋巴结短径缩小至<10mm时可被认为是正常组织。在肿瘤缓解为主要终点的试验中要求进行疗效确认，但在随机研究中因对照组已提供了合适的数据解释，所以已不再要求进行疗效确认。疾病进展的概念也从以下几个方面做了澄清：在直径总和很小时，为预防过高估计进展程度，判断疾病进展的条件除原先定义的靶病灶的直径总和须增加20%外，其绝对值也须增加5mm。另外，还阐述了何为不可测量病灶/非靶病灶的"明确进展"，即初版RECIST指南中令人困惑之处。最后，还有一节专门介绍新病灶的检测，包括FDG-PET的扫描结果评价的解读。修订后的RECIST包含了新的影像学附录，内有更新了的病灶最佳解剖学评估的推荐。

工作组在修订RECIST1.1时考虑到的一个关键问题：评估肿瘤负荷从一维的解剖学评估修改为三维（测定体积）的解剖学评估或用PET/MRI的类似功能评估是否恰当。目前的结论是放

弃对肿瘤负荷的解剖学评估尚缺乏足够标准或证据。唯一例外的是可以使用FDG-PET成像作为疾病进展判断的辅助手段。正如最后一章的专题中详细讨论的那样，使用这些前景诱人的新技术需要有相应的临床验证研究。

【关键词】疗效评价标准；实体瘤；指南

一、背景

（一）RECIST标准的历史

评价肿瘤负荷的变化是癌症治疗的临床评价的一项重要内容。肿瘤缩小（客观缓解）和疾病进展的时间都是癌症临床试验中的重要终点。多年研究的证据支持将肿瘤缩小作为Ⅱ期试验终点用于筛查新药的抗肿瘤效果，这说明对于很多实体肿瘤来说，在部分患者中，有肿瘤缩小作用的药物以后都有合理的（尽管不完美）机会在Ⅲ期随机试验中改善患者的总生存期或改变其他特定事件的发生时间。目前，在Ⅱ期筛查试验中，支持将客观缓解用作预测治疗效果的指标的证据多于任何其他生物标志物。而且，在Ⅱ期和Ⅲ期药物开发试验中，基于晚期疾病的临床试验正越来越多地使用疾病进展的时间（或者无进展生存期）作为获得疗效结论的终点，而这也建立在对肿瘤大小的解剖学测量基础上。

然而，客观缓解和疾病进展时间这两个肿瘤终点，只有建立在广泛接受和易于使用的以解剖学肿瘤负荷为基础的标准准则上才有价值。1981年世界卫生组织（WHO）首次出版了肿瘤疗效评价标准，主要用于以肿瘤疗效为主要终点的试验中。WHO标准引入了综合评估的概念，通过合计病灶的二维测量结果评估肿瘤负荷，并评价病灶在治疗期间相对基线时的改变而确定疗效。然而，在该标准出版后数十年间，使用它们的合作组织和制药公司通常对其进行"调整"以适应新的技术或解释原版本中不明确的地方。这一情况导致了对试验结果诠释的混乱；实际上，使用不一致的疗效评价标准已导致同一疗法的疗效结论大相径庭。针对这些问题，于20世纪90年代中期成立了国际工作组，以标准化和简化疗效评价标准。新的标准，也称为RECIST（实体肿瘤的疗效评价标准）于2000年出版。最初的RECIST的关键内容包括可测量病灶的最小值的定义、对观察病灶数目的建议（最多10个；每个器官部位最多5个）、一维而不是二维测量的使用、肿瘤负荷的总体评价等。这些标准后来被学术团体、合作组织和行业内部在以客观缓解或疾病进展为主要终点的试验中广泛采用。另外，监管部门也将RECIST作为这些评价的适用指南。

（二）更新RECIST的原因

自2000年RECIST出版后，许多研究者在前瞻性研究中证实了以一维测量代替二维测量（甚至是三维测量）为基础的标准的有效性。除了极个别情况（如间皮瘤），一维测量标准似乎在

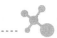

实体肿瘤Ⅱ期试验中表现很好。

然而，也出现了大量有待解答和进一步阐明的问题。其中有：在不影响患者整体预期疗效评价（或者试验活动的结论）的情况下，是否可以使用少于10个病灶来进行评估？在以疾病进展而非肿瘤缓解作为主要终点指标的Ⅲ期随机试验中，特别是并非所有的患者都有可测量病灶时，如何应用RECIST？是否应该或怎样使用新的影像学技术，如FDG-PET和MRI？如何评价淋巴结病灶？疗效的确认是否真的需要？尤其是，RECIST在靶向非细胞毒性药物试验中的适用性。本次RECIST指南的修订包括了所有这些问题的相关更新。

（三）RECIST 1.1版的产生过程

RECIST 工作组由来自学术研究机构、政府和行业内部早期药物开发方面的专业临床医生、影像学专家和统计学家组成，他们为 RECIST 更新定期举行会议，确定修订所需的支持信息，并审阅新出现的证据。修订过程中一个最重要的方面是建立一个回顾性的数据库，以收集来自行业内部和学术机构的试验中获得的实体肿瘤相关数据。这个数据库是在Jan Bogaerts和Patrick Therasse领导下，在EORTC资料中心完成的。该数据库有>6 500名患者、>18 000个靶病灶，被用来研究各种问题（如需要的靶病灶数量、是否需要进行疗效确认，淋巴结测量的规则）对缓解和无进展生存期终点的影响。这项工作的结果经RECIST工作组审评后，提供了本修订版的大部分更新内容，在这一专期中单独对此结果做了具体报道。Larry Schwartz和Robert Ford（本指南的共同作者）也提供了获得这些修订结论时所参考的关键数据。

我们相信这个修订版指南的出版是及时的，因为它参考诸多变化而将临床试验肿瘤负荷的评价进行了简化、优化和标准化。由于基本的评价方法仍以解剖学为基础，而不是从功能上评价疾病，因此我们将这个版本命名为RECIST1.1，而不是RECIST2.0。

（四）体积或功能评价的效果

这里出现了一个经常被提及的问题，即现在是否"是时候"将肿瘤负荷的解剖学的一维评价转变为体积解剖评价或功能学评价（如动态对比增强MRI或CT或（18）F-FDG-PET评价肿瘤代谢）。正如大家看到的，工作组特别是那些从事影像学的研究者，认为目前还没有足够的标准化水平和广泛的基础来推荐这些替代评价方法。正如指南后面描述的，唯一的例外是FDG-PET作为确定疾病进展的辅助工具。根据文献的详细介绍，我们认为这些有前景的新方法（可能辅助或替代RECIST中描述的解剖学评价）的使用需要通过适当的和严格的临床研究证实。

Sargent等的文章说明了定义这些形式的"终点"所需要的数据类型，以及如何确定这些标准/形式在何时何处使用，以提高它们相对RECIST标准在Ⅱ期筛查试验中识别真正有活性新药和排除真正无活性新药的可靠性。RECIST工作组期望在接下来的几年里出现这样的资料，以允许在下一版的RECIST标准中做出适当改动。

二、本指南的目的

本指南描述了实体瘤的测量标准方法和定义，以在成人和小儿癌症的临床试验中客观评估肿瘤大小的变化。希望这些标准能有助于所有以客观缓解为主要终点的试验，以及评估疾病稳定、肿瘤进展或进展时间的试验，因为所有这些终点的衡量都是基于研究中解剖学肿瘤负荷及其变化的评估。本文对于达到表明某一药物或治疗方案有效的终点标准的患者比例没有任何假设：那些定义取决于正在进行的试验中癌症的类型以及正在研究中的具体药物。方案必须包括适当的统计学部分，以试验样本量大小和判断标准为基础来界定疗效参数。除了为肿瘤疗效评估提供定义和标准外，本指南也对以肿瘤缓解为终点的试验进行了标准的研究结果报告的推荐。

虽然本指南可用于恶性脑肿瘤的研究，但在这一领域关于疗效的评估已有单独的标准出版。由于淋巴瘤疗效评估的国际准则也已单独出版，本指南无意用于恶性淋巴瘤研究。

最后，许多肿瘤学家在他们的日常临床实践中反复使用影像学检查来跟踪患者的恶性疾病，并在客观和症状标准的基础上决定进一步的治疗方案。除非经施行治疗的肿瘤学专家合理判断，本指南不宜用于此类决策。

三、基线肿瘤的可测量性

（一）定义

在基线期，肿瘤病灶/淋巴结被分为可测量与不可测量两类。

1. 可测量

1）肿瘤病灶

必须至少准确测量一个维度（记录测量仪器上测得的最长直径），其尺寸不小于：

（1）用CT扫描（CT扫描层厚度≤5mm）：10mm。

（2）临床检查用卡尺测量（不能用卡尺准确测量的病灶，应记录为不可测量的）：10mm。

（3）胸部X线检查：20mm。

2）恶性淋巴结

当用 CT 扫描（CT扫描层厚度建议≤5mm）评估时，淋巴结短径必须达到15mm才可视为病理性增大和可测量。基线期和后续随访中，只测量并跟踪短径长度。还可从"基线靶病灶与非靶病灶的记录"中的注解获取淋巴结测量方面的信息。

2．不可测量

其他所有病灶，包括小病灶（最长直径＜10mm或病理性淋巴结短径为10～15mm）以及真正的不可测量病灶中，被视为真正不可测量的病灶包括：软脑膜疾病、腹水、胸腔积液、心包积液、炎性乳腺病变、皮肤或肺的淋巴浸润以及通过体格检查证实但影像学技术无法重现的腹部肿块/腹部器官肿大。

3．病灶可测量性的注意事项

需特别注意骨病灶、囊性病灶和之前进行了局部治疗的病灶。

1）骨病灶

（1）骨扫描、PET 扫描或平片不被认为是足以测量骨病灶的影像技术。但是，这些技术可以用来确认骨病灶的存在或消失。

（2）如果软组织部分的可测量性符合上述定义，带有可识别的软组织成分的溶解性骨病灶或溶解—成骨性混合病灶如果可以通过CT 或MRI 等交叉成像技术进行评估，则可作为可测量病灶。

（3）成骨性骨病灶是不可测量病灶。

2）囊性病灶

（1）符合放射影像学定义的简单囊肿标准的病灶不应视为恶性病灶（既非可测量的，也非不可测量的）；因为根据其定义，它们是简单的囊肿。

（2）如果符合上述可测量性的定义，被认为提示囊性转移的"囊性病灶"可视为可测量病灶。但是，如果同一患者体内存在非囊性病灶，则此类"囊性病灶"最好选为靶病灶。

3）既往接受过局部治疗的病灶

位于先前照射区或经过其他局部治疗的部位的肿瘤病灶，除非已证明该处病灶出现进展，否则通常不认为可测量。试验方案中应详细说明在何种条件下将这种病灶视为可测量病灶。

（二）具体测量方法

1．病灶的测量

所有测量结果都应采用米制单位记录，临床评估时应该用测径器（卡尺）测量。所有基线评估必须尽可能在接近治疗开始时进行，且不能早于治疗开始前四周。

2．评估方法

对每个已识别和报告的病灶，应在基线期和后续随访时使用同样的评估方法和技术进行描述。除不适合用影像检查而可用临床检查评估的病灶外，其他病灶应采用影像检查评估，而不要采用临床检查。

1）临床病灶

只有在体表且测量直径≥10mm的临床病灶（如皮肤小结）才考虑为可测量病灶。皮肤表浅病灶建议使用彩色照片记录，照片附标尺以测量病灶的大小。如前所述，由于影像学更客观并可用于治疗后研究终点的回顾，当病灶既可用临床检查也可用影像学检查时，应该进行影像学检查。

2）胸部X线片

胸部CT优于胸部X线片，特别是以疾病进展为重要终点指标时；因为CT在发现新病灶方面比X线片更为敏感。然而，胸部X线片中被充气肺组织包围、边界清楚的病灶也可作为可测量病灶。

3）CT、MRI

CT是目前评估疗效最好且具备可重复性的检查方法。本指南定义的病灶测量基于CT扫描层厚不超过5mm的假定。当CT层厚超过5mm，可测量病灶（直径）最小应是层厚的两倍。在某些情况下也可使用MRI（如全身扫描）。

4）超声检查

超声检查不适用于评估病灶大小，不应作为测量方法。超声检查在两次相邻的观察间不能完全再现，而且因其结果依赖于检查者，不能保证从某次到下次评估使用相同的测量技术和方法。如果研究过程中通过超声发现新病灶，建议用CT或MRI验证。如果对CT的射线暴露有顾虑，可用MRI代替CT来检测特定病例。

5）内诊镜、腹腔镜

不建议用这些技术进行客观的肿瘤评价。不过，它们可在获得活检组织时用于证实完全的病理学缓解，或在以完全缓解或手术切除后的复发为终点的试验中证实复发。

6）肿瘤标志物

肿瘤标志物不能单独用于评估客观疗效。然而，如患者肿瘤标志物开始时就高于正常值上限，评价为完全缓解时，其标志物必须恢复正常。因为肿瘤标志物具有疾病特异性，对于某一特殊疾病，方案中应包括有针对性的检测说明。关于CA125变化（在卵巢癌复发）和PSA变化（在前列腺癌复发）的具体指南已经出版。此外，妇科肿瘤组织已制定了CA125进展标准，用于一线卵巢癌试验的客观肿瘤评估。

7）细胞学、组织学

根据方案要求，这些技术可用于个别病例区分部分缓解和完全缓解（如生殖细胞肿瘤之类的残留病灶中，已知残留病灶为良性可以保留时）。当渗出被认为是治疗可能导致的潜在不良反应时（如某些紫杉醇类化疗药或血管生成抑制剂），如果可测量肿瘤病灶满足缓解或者疾病稳定的标准，可通过对治疗过程中出现或增多的渗出液的性质进行细胞学确认，以区别缓解（或稳定）和疾病进展。

四、肿瘤疗效评价

（一）整体肿瘤负荷和可测量病灶的评估

为了评估客观缓解或者将来的进展，有必要在基线时估计整体肿瘤负荷，并将其与以后的测量结果做对比。在以客观肿瘤缓解为主要终点的方案中，仅在基线时具有可测量病变的患者才可以入选。可测量病变的定义是至少存在一个可测量病灶。在以疾病进展（不论是出现疾病进展的时间还是在特定时间出现疾病进展的比例）为主要研究终点的研究中，方案必须说明是只有存在可测量病灶的患者才能入选，还是只有不可测量病灶的患者也可以入选。

（二）靶病灶和非靶病灶的基线记录

当基线期有不止一个可测量病灶存在时，可最多选择5个能代表所有受累器官的病灶（每个脏器最多2个病灶）作为靶病灶，并且应在基线时进行测量和记录（这就是说实际上如果患者仅有1或2个相关器官部位的话，可能仅有最多2个或者4个病灶会被分别记录）。

靶病灶的选择应该按照病灶大小（最长直径病灶）进行，要能代表所有受累器官，并且应易于重复测量。这样就可以在最大的病灶不易于重复测量的情况下，选择可以重复测量的第二大的病灶作为靶病灶。

需要特别说明的是，因为淋巴结是正常的解剖学结构，即使不被肿瘤侵犯也可以通过影像学观察到。将病理性淋巴结定义为可测量病灶甚或作为靶病灶须满足CT扫描最短径≥15mm的标准。只有这些淋巴结的短径会对基线的总值有贡献。放射医师通常采用直径表示淋巴结的短轴以判断其是否被实体瘤侵犯。淋巴结的大小通常被记录为基于扫描平面的2个方向的尺寸（CT扫描中通常是轴面；MRI中采集面可能是轴面，矢状面或冠状面），这些测量值中较小的就是短径。例如，一个腹部淋巴结报告为20mm×30mm，最短径为20mm，且是恶性、可测量的淋巴结。这里，20mm应该被记录为淋巴结的测量结果。所有其他的病理性淋巴结（最短径≥10mm且<15mm）应被视为非靶病灶。最短径<10mm的淋巴结应被视为非病理性的，不需要记录和跟踪。

所有靶病灶的直径（非淋巴结病灶为最长径，淋巴结病灶为最短径）总和将被计算并报告为基线期的直径总和。如果淋巴结也包括在总和里，如上所述，则只有短径可以计入总和。基线期的直径总和将在以后在疾病可测量指标方面描述客观的肿瘤消退情况时作为参照。

所有其他病灶（或疾病部位），包括病理性淋巴结都应被视为非靶病灶，且在基线时也应记录。这些病灶的测量是不做要求的，但是应该跟踪状态是"存在"还是"消失"，或在罕见情况下"明确进展"（更多详细内容请参考下文）。另外，可将相同器官的多个非靶病灶作为一个整体记录在病例记录表中（如"盆腔多个淋巴结肿大"或者"多发肝转移"）。

（三）疗效评价标准

本部分提供用以确定靶病灶客观肿瘤疗效标准的定义。

1. 靶病灶的疗效评价

完全缓解（CR）：所有靶病灶消失，任何病理性淋巴结（无论是否为靶病灶）的短径必须缩小至＜10mm。

部分缓解（PR）：以基线的直径总和为参照，所有靶病灶的直径总和至少缩小30%。

疾病进展（PD）：以研究中直径总和的最小值（如果基线时总和值最小，则包括基线值）为参照，靶病灶直径的总和增加至少 20%。除此以外，总和绝对值也必须证实增加至少5mm（出现一个或多个新病灶也被视为疾病进展）。

疾病稳定（SD）：既未出现足够的缩小符合PR，也未出现参照直径总和的最小值有足够的增大而符合PD的情况。

2. 靶病灶疗效评价的注意事项

1）淋巴结

若靶病灶为淋巴结时需记录其实际的短径（与基线检查时相同的解剖学平面进行测量），即使在研究中淋巴结缩小至10mm以下。这意味着当靶病灶为淋巴结时，即使达到了完全缓解标准（因为短径＜10mm的淋巴结被定义为正常淋巴结），靶病灶的直径总和也不会是0。病例报告表或其他资料收集方法可能在设计时需单独记录淋巴结类靶病灶；符合完全缓解时，每个淋巴结都必须达到短径＜10mm。在判断PR、SD和PD时，淋巴结的实际短径值将包括在靶病灶（直径）的总和中。

2）变得"太小而不能测量"的靶病灶

研究中基线期记录的所有病灶（结节性和非结节性的）都必须在随后的评价中记录它们的实际测量值，即使其很小（如2mm）。但是，有时候在基线时记录的病灶或淋巴结在CT扫描时信号太弱，放射医师可能不易给出一个精确的测量值，而是报告为"太小而不能测量"。出现这种情况时在病例报告表中记录测量值是很重要的。如果放射医师认为病灶可能已经消失，测量值可记为0。如果病灶确实存在而信号又太弱，可记录为默认值5mm（这条规则不太适合淋巴结，因为正常淋巴结的大小有一个明确的值且经常被脂肪组织包裹，如腹膜后的淋巴结；但是，若淋巴结确实存在但信号又太弱而不好测量时，同样可记录为默认值5mm）。默认值5mm来源于CT扫描断层的厚度（若此厚度有改变，默认值5mm还是不宜改变）。这种（太小而不能测量）病灶的测量值可能缺乏重复性，给出一个默认值可防止因测量错误而导致假缓解或假进展。再次强调的是，如果放射医师能给出一个实际测量值，哪怕是小于5mm，也应记录下来。

3）治疗中发生散裂或融合的病灶

当非结节性病灶"碎裂"时，所有碎片的最长直径必须加在一起用来计算靶病灶（直径）的总和。同样，当病灶融合时，它们的长径可被保留，这样有助于获得合并前各病灶的最大直径值。如果病灶完全融合而不再彼此分离，这种情况下直径最长者的测量值就是融合病灶的直径值。

3．非靶病灶的评价

本部分提供用于确定非靶病灶肿瘤疗效的标准的定义。即便某些非靶病灶事实上可以测量，它们也不需要测量，而应在方案的特殊时点对其进行定性评估。

完全缓解（CR）：所有非靶病灶消失且肿瘤标志物的水平正常。所有淋巴结在大小上必须是非病理性的（即短径＜10mm）。

非完全缓解/非疾病进展（非CR/非PD）：一个或多个非靶病灶持续存在，和/或肿瘤标志物维持在正常水平以上。

疾病进展（PD）：现有的非靶病灶明确进展，请见下面的说明。（出现一个或多个新病灶也要评价为疾病进展）

4．判断非靶病灶进展时的注意事项

非靶病灶进展的概念需要补充解释如下：

1）当患者同时有可测量病灶时

在这种情况下，要根据非靶病灶评价疾病为"明确进展"，须有非靶病灶总体水平的实质性恶化，例如虽然靶病灶被评价为SD或PR，但整体肿瘤负荷仍然明显增加而导致治疗中止。一个或多个非靶病灶在体积上稍微增加一般不足以达到"明确进展"的程度，所以当靶病灶评价为SD或PR时，仅根据非靶病灶的变化评价为总体进展的情况是极为罕见的。

2）当患者仅有不可测量病灶时

这样的情况发生于某些入选标准中不要求有可测量病灶的Ⅲ期临床试验，此时上述基本观点同样适用。但是，在这一情况下没有可测量病灶的评价结果作为参考来评估不可测量病灶肿瘤负荷的增加。因为非靶病灶的恶化确实不容易量化（根据定义：如果所有的病灶确实都是不可测量的），在判定患者为明确进展时一个有用的方法是，看根据不可测量病灶的变化所评估的总体肿瘤负荷增加和评价为PD所要求的可测量病灶大小增加两者的程度是否可比。即肿瘤负荷增加表现为其（不可测量病灶）"体积"增加了73%（相当于可测量病灶直径增加20%）。同样的例子还包括胸腔积液从"微量"到"大量"，淋巴管病变从局限到播散，或者在方案中被描述为"足以需要调整治疗方案"。在"明确进展"出现的时点，患者应被评价为总体进展。用客观评价标准来评价不可测量病灶当然是理想的，但这类病灶的本质使得这一点无法做到，所以其肿瘤负荷的增加必须是实质性的。

5．新病灶

新的恶性病灶的出现意味着疾病进展，所以对新病灶的检测加以说明十分重要。虽然没有专门的标准来鉴定影像学检查显示的新病灶，但发现新病灶的指征必须非常明确，即不能归因于扫描技术的差异、影像检查模式的改变或疑为非肿瘤病变的发现（如某些"新"的骨病灶可能只是原有病灶的痊愈或突现）等。当患者的基线病灶表现为部分缓解或完全缓解时这一点尤其重要。例如：肝脏病灶的坏死可能被CT扫描报告为"新的囊性病灶"，但实际上不是。

若在后续随访中在基线扫描中未检出病灶的解剖学位置发现了病灶，可以认为是新的病灶并意味着疾病进展。这样的例子可见于基线期有内脏疾病的患者需在研究中做脑部CT或MRI以发现转移灶的情况。此患者的脑部转移灶可认为是PD的证据，不论他/她在基线期有没有做脑部影像检查。

如果新病灶很难鉴定，例如太小，继续的治疗和后续随访评价可以说明其是否确实是新病灶。如果重复扫描证实确实是新病灶，则应该评价为进展，进展时间是初次发现该病灶的扫描日期。

鉴于用FDG-PET进行疗效评估需要进一步研究，有时可以结合FDG-PET扫描来补充CT扫描以评价进展情况（尤其是存在"新"病灶可能时）。可根据下面的原则来识别FDG-PET成像发现的新病灶。

基线检查时FDG-PET阴性，后续随访检查FDG-PET阳性，说明有新病灶，应评价为PD。

基线检查时未做FDG-PET，但后续随访检查FDG-PET阳性为PD。

若后续随访检查FDG-PET阳性，同时CT证实有新病灶，则为PD。

若后续随访检查FDG-PET阳性，CT检查未证实为新病灶，则需要在后期增加CT检查来确认该处是否确属进展（如是，则FDG-PET初次扫描发现异常的日期为PD的时间）。

若后续随访检查中FDG-PET阳性的病灶是CT发现的已经存在的病灶，且根据解剖学成像没有进展，则不是PD。

（四）总体最佳疗效的评价

总体最佳疗效是指考虑了各种需要确认的要求后，从研究治疗开始到治疗结束记录的最佳疗效。有时疗效记录可能到治疗结束后才能获得，因此方案设计时应该明确在判定总体最佳疗效时是否需要参考治疗后的评估结果。方案设计必须规定在进展之前引入新的治疗时对最佳疗效的确定有何影响。患者总体最佳疗效的确定将依据靶病灶和非靶病灶的表现，也要考虑新病灶出现的情况。此外，根据研究的性质和方案的要求，可能也需要进行验证性测量，特别是在以肿瘤缓解为主要终点的非随机试验中，需要对PR或CR进行确认以确定哪个为"总体最佳疗效"。下面将进一步描述这一内容。

1. 时点疗效

假定在每次方案指定的时点都进行疗效评估。附表1提供了基线时有可测量病灶的患者在各时点总体疗效计算情况的总结。

当患者仅有不可测量（即非靶）病灶时，使用附表2。

附表1　时点疗效：有靶（+/-非靶）病灶的患者

靶病灶	非靶病灶	新发病灶	总体疗效
CR	CR	无	CR
CR	非 CR/非 PD	无	PR
CR	无法评价	无	PR
PR	非 PD 或不能完全评估	无	PR
SD	非 PD 或不能完全评估	无	SD
不能完全评估	非 PD	无	NE
PD	任何	有或无	PD
任何	PD	有或无	PD
任何	任何	有	PD

注：CR＝完全缓解，PR＝部分缓解，SD＝疾病稳定，PD＝疾病进展，NE＝不可评价。

附表2　时点疗效：仅有非靶病灶的患者

非靶病灶	新发病灶	总体疗效
CR	无	CR
非 CR/非 PD	无	非 CR/非 PD*
不能完全评估	无	NE
明确 PD	有或无	PD
任何	有	PD

注：CR＝完全缓解，PD＝疾病进展，NE＝不可评价。

*最好评价非靶病灶疗效为"非CR/非PD"，而非"SD"，因为在一些试验中，当没有可测量病灶时，SD正越来越多地被用于疗效评估终点，因此不建议再将非靶病灶疗效归类到SD。

2. 遗漏的评估和不可评价的情况

如果在某一特定时点未进行影像学检查或测量，那么患者在该时点为不可评价（NE）。如果在一次评估中仅进行了一部分病灶的测量，通常情况下该时点的评价亦被视为NE，除非有令人信服的证据表明所遗漏的病灶不会改变指定时点疗效。这很可能在PD的情况下发生。例如，如果一个患者基线时有三个可测量病灶，其直径总和是50mm，后续随访时仅两个病灶被评估，但病灶总和达到了80mm，我们就认为患者处于进展状态，无须考虑遗漏病灶。

3．总体最佳疗效：所有时点

一旦患者所有数据资料都已知，则可确定其总体最佳疗效。

在不需要对完全或部分缓解进行确认的试验中的最佳疗效：这些试验中的总体最佳疗效定义为所有时点中最好的疗效（例如患者第一次评估为SD，第二次评估为PR，最后评估为PD，则总体最佳疗效为PR）。当认为SD是最佳疗效时，它的评价时间也必须达到方案规定的自基线期起的最短时间长度。如果SD是最好的疗效但评价时间未达到规定的最短时间长度时，患者的最佳疗效取决于后续的评估结果。例如，患者第一次评价为SD，第二次为PD，而SD时间未达到最短时长，则其最佳疗效为PD；如该患者首次评价为SD后失访，则被视为不可评价。

在完全或部分缓解需要确认的试验中的最佳疗效确定：只有在方案规定的后续时点（一般4周后）的检查也符合其评价标准时，才能评价为完全缓解或部分缓解。在这种情况下，最佳疗效的解释见附表3。

附表3 CR 和 PR 需要确认的总体最佳疗效

第一个时点的总体疗效	随后时点的总体疗效	总体最佳疗效
CR	CR	CR
CR	PR	SD，PD 或 PR
CR	SD	满足规定的最短SD 期限标准的SD，其他，PD
CR	PD	满足规定的最短SD 期限标准的SD，其他，PD
CR	NE	满足规定的最短SD 期限标准的SD，其他 NE
PR	CR	PR
PR	PR	PR
PR	SD	SD
PR	PD	满足规定的最短SD 期限标准的SD，其他，PD
PR	NE	满足规定的最短SD 期限标准的SD，其他 NE
NE	NE	NE

注：CR=完全缓解，PR=部分缓解，SD=疾病稳定，PD=疾病进展，NE=不可评价。

a. 如果在第一个时点确认为CR，然后，在随后的时点出现病灶，即使疾病相对基线标准出现 PR，在这个时点也应评价为进展（因为疾病在CR后复发）。最佳疗效取决于稳定病灶的最低期限是否满足。然而，有时评价为"CR"后，随后的扫描检查显示可能依然存在小病灶，即患者在第一个时点为PR而非CR。这种情况下，原来的"CR"应改为"PR"，最佳疗效也应该是PR。

4．疗效评估的特别说明

当淋巴结病灶被纳入靶病灶总和中，且淋巴结减小到"正常"大小（<10mm）时，在扫描结果中它们可仍有测量数据。即使淋巴结已正常，这个测量结果也应记录，以免出现基于淋巴结增大的疾病进展时夸大进展的程度。如前所述，这意味着CR的患者可能在病例报告表

（CRF）的记录中肿瘤直径总和并不是"0"。

在需要对疗效进行确认的试验中，重复的"不可评价"时点评估结果可能使最佳疗效的确定复杂化。试验的分析计划必须说明在确定缓解和进展时如何处理丢失的数据/评估信息。例如，在大多数试验中，将三次时点疗效评价为PR—NE—PR的病例作为经确认的疾病缓解是合理的。

如果患者整体健康状况恶化而需要中断治疗，但又没有该时点疾病进展的客观证据，此时应报告为"症状性恶化"。即使中断治疗后，也应积极记录其客观进展情况。症状性恶化不是客观疗效的描述，只是一个停止治疗的原因。这类患者的客观疗效情况应通过表1至表3中靶病灶和非靶病灶的评价情况来确定。

定义"早期进展，早期死亡和不可评价"的情况因具体研究而异，应该在每个方案中明确规定（取决于治疗持续时间、治疗周期等）。

在某些情况下，区分残留病灶和正常组织可能很困难。如果需要根据这些结果来评价完全缓解，建议在下完全缓解的结论前先检查残留病灶（细针穿刺/活检）。影像学下的残留病变疑为纤维化或瘢痕时，可使用类似活检的FDG-PET检查，以确认疗效为CR。在这种情况下FDG-PET的使用应该在方案中预先说明，同时也应该有针对其适应证的具体疾病相关医学文献的支持。然而，必须承认FDG-PET和活检分辨率和灵敏度的局限性会导致CR的假阳性。

对于不确定是否疾病进展的发现（例如，非常小而且确定的新病灶，已有病灶中的囊性改变或坏死等），可持续治疗到下一次预定的评估时间。如果下次评估时确认为进展，进展的日期应该为之前怀疑进展时的日期。

（五）肿瘤再评价的频率

治疗期间肿瘤再评价的次数应依据研究计划及肿瘤的类型和治疗安排而定。但在疗效未知的Ⅱ期临床试验中，每6～8周随访检查1次（结合治疗周期结束的时间安排）是合理的。可根据特定疗法或具体情况确定更短或更长的评价周期。方案应当具体规定哪些器官需在基线期进行评价（通常是那些在研究的肿瘤最容易转移的部位）以及再评价的频度。正常情况下每次评估都要对所有靶病灶和非靶病灶的部位进行评价。在特定情况下，可减少某些非靶器官的评价频率。例如，骨扫描仅在确认靶病灶完全缓解或怀疑有骨病灶进展时才需要进行。

治疗结束后，肿瘤是否需要再评价取决于试验目标涉及缓解率还是事件（进展/死亡）发生的时间。若研究的主要终点是"事件发生的时间"（如疾病进展时间、无病生存期、无进展生存期），则需确保对方案规定的疾病部位进行已规划的例行评价。特别是在随机对照试验中，应根据确定的日历日程计划进行预定的评估（如治疗期间每6～8周或治疗后每3～4个月），且不可因治疗延误、服药休息期或任何其他事件影响评估，以免在疾病评估的时间方面导致治疗组间失衡。

（李婷炜）

附录二
体力状态评分表

附表4　东部肿瘤协作组（ECOG）— 体力状态评分表

分级	标准
0	完全正常，能毫无限制地进行所有正常活动
1	不能进行剧烈的体力活动，但可以走动，并能从事轻体力活动或办公室工作
2	可以走动，生活可以自理，但不能进行任何工作，白天卧床时间不超过50%
3	生活勉强可以自理，白天超过50%的时间需要卧床或坐在椅子上休息
4	完全丧失活动能力，生活严重不能自理，必须卧床或使用轮椅
5	死亡

（李婷炜）

附录三
化疗毒性分级标准及常用化疗药物剂量表

附表5　化疗毒性分级标准

毒副反应指标	分　级（级）				
	0	1	2	3	4
血液系统					
白细胞（$\times10^9$/L）	≥4	3～3.9	2～2.9	1～1.9	<1
中性粒细胞（$\times10^9$/L）	≥2	1.5～1.9	1.0～1.4	0.5～0.9	<0.5
血红蛋白（g/L）	≥110	95～109	80～94	65～79	<65
血小板（$\times10^9$/L）	≥100	75～99	50～74	25～49	<25
出血（临床）	无	轻度、无须输血	明显，每次需输血小板1～2 U	明显，每次需输血小板3～4 U	大量，每次需输血小板4 U
胃肠道					
恶心	无	能吃，食欲正常	食欲明显下降但能进食	不能进食	—
呕吐	无	24h内1次	24h内2～5次	24h内6～10次	24h内大于10次需胃肠支持治疗
腹泻	无	大便次数每天增加2～3次	大便每天增加4～6次或夜间大便或中度腹痛	大便每天增加7～9次，或大便失禁，或严重腹痛	大便每天增加超过10次，或明显血性腹泻，或需胃肠支持治疗
口腔黏膜炎	无	无痛性溃疡，红斑或有轻度疼痛	疼痛性红斑，水肿或溃疡，但能进食	疼痛性红斑，水肿或溃疡，不能进食	需胃肠外或胃肠支持治疗

（续表）

毒副反应指标	分 级（级）				
	0	1	2	3	4
胆红素	正常	<1.5×N	（1.5～3）×N	（3～10）×N	>10×N
转氨酶（ALT/AST）	正常	≤2.5×N	（2.6～5）×N	（5.1～20）×N	>20×N
肾、膀胱					
肌酐	正常	<1.5×N	（1.5～3）×N	（3～6）×N	>6×N
蛋白尿	无	（+）或<3g/L	（++）～（+++）或3～10g/L	（++++）或>10g/L	肾病综合征
血尿	阴性	镜下血尿	肉眼血尿无血块	严重血尿，带血块	需输血
心脏、肺					
心律失常	无	无症状，一过性，不需治疗	经常发生或持久的，但不需要治疗	需治疗	需监护，或低血压，或室性心动过速或颤动
心功能	正常	无症状，静息时LVEF比化疗前降低<20%	无症状，静息时LVEF比化疗前降低≥20%	轻度慢性心力衰竭，治疗有效	严重难治性慢性心力衰竭
心肌缺血或心肌梗死	无	非特异性T波变平	无症状，ST及T波改变提示缺血	心绞痛，但无心肌梗死证据	急性心肌梗死
肺	无	无症状，肺功能正常	用力活动后呼吸困难	一般活动后呼吸困难	休息时呼吸困难
神经系统					
感觉	无或无变化	轻度感觉异常，深腱反射消失	轻度或中度客观感觉消失或中度感觉异常	严重的客观感觉消失或感觉异常，影响功能	—
运动	无或无变化	主观感觉异常但常规检查无异	轻度无力，无明显功能障碍	检查肌无力伴功能障碍	麻痹
皮质	无	轻度嗜睡或躁动	中度嗜睡或躁动	严重嗜睡，躁动，定位障碍，幻觉	昏迷，发作性精神失常
小脑	无	轻度共济运动失调或轮替运动障碍	意向性震颤，辨距障碍，口齿不清，眼球震颤	共济失调	小脑坏死

（续表）

毒副反应指标	分　　级（级）				
	0	1	2	3	4
情绪	无	轻度焦虑或抑郁	中度焦虑或抑郁	严重焦虑或抑郁	自杀倾向
听力	无或无变化	无症状，听力测定时有丧失	耳鸣	听力下降需要助听器	耳聋，不可纠正
视力	无或无变化	—	—	有症状，视力不全丧失	失明
其他					
脱发	无	轻度	显著或完全脱发	—	—
皮肤	无或无变化	散在斑疹、丘疹、红斑，但无症状	散在斑疹、丘疹、红斑，伴瘙痒或其他相关症状	有症状的全身性斑疹、丘疹或疱疹	剥脱性皮炎或溃疡性皮炎
过敏（包括药物热）	无	一过性皮疹，药物性发热<38℃	荨麻疹，药物性发热≥38℃，轻度支气管痉挛	血清病，支气管痉挛	过敏反应
疲劳	无	比化疗前加重但不影响正常活动	中度（如KPS评分下降，大于20%）或致日常活动困难	严重（如KPS评分下降，大于40%）或不能进行日常活动	卧床或病残

注：N=正常；一字线（—）：指此定义不存在。

附表6　常用化疗药物剂量表

药名	不良反应	适应证	用法与剂量
氮芥	骨髓抑制，胃肠道反应，局部组织坏死	霍奇金病	静脉注射，0.1mg/kg，加生理盐水10mL静脉注入，并用生理盐水和5%的葡萄糖注射液冲洗血管。每周1次，连用2次，休息1～2周重复
环磷酰胺	骨髓抑制，胃肠道反应，泌尿道反应	恶性淋巴瘤，急性或慢性淋巴细胞白血病，多发性骨髓瘤，乳腺癌，卵巢癌，睾丸肿瘤，鼻咽癌，肺癌等	成人常用量：单药静脉注射按体表面积每次500～1 000mg/m²，每周1次，连用2次，休息1～2周重复。联合用药500～600mg/m²。儿童常用量：静脉注射每次10～15mg/kg。每周1次，连用2次，休息1～2周重复。也可肌内注射

（续表）

药名	不良反应	适应证	用法与剂量
异环磷酰胺	出血性膀胱炎，骨髓抑制，中枢神经系统毒性，胃肠道反应，脱发及低血钾	各种软组织肉瘤和骨肉瘤，复发和转移性睾丸肿瘤，非霍奇金淋巴瘤，乳腺癌，肺癌，食管癌，卵巢癌，宫颈癌	单药治疗，静脉注射按体表面积每次1.2～2.5g/m^2，连续5天为1个疗程联合用药，静脉注射按体表面积每次1.2～2.0g/m^2，连续5天为1个疗程。每1个疗程间隔3～4周
白消安	骨髓抑制，药物性再生障碍性贫血，肺纤维化，皮肤色素沉着，高尿酸血症及性功能减退	慢性粒细胞白血病及真性红细胞增多症，原发性血小板增多症，骨髓纤维化	口服，成人每天2～8mg，儿童每天0.05mg/kg
尼莫司汀	食欲不振，恶心，呕吐，乏力，发热，脱发，皮疹，迟发性骨髓抑制，肝功能损害	脑瘤，肺癌，恶性淋巴瘤和黑色素瘤	静脉注射，每次2～3mg/kg，每6周给药1次；或每次2mg/kg，每周1次，连用2～3次，疗程总剂量300～500mg
替莫唑胺	恶心，呕吐，骨髓抑制	多形性胶质母细胞瘤或间变性星形细胞瘤	1个疗程28天，最初剂量为按体表面积口服1次150mg/m^2，每天1次，在1个治疗周期内连续服用5天
达卡巴嗪	骨髓抑制，胃肠道反应，泌尿生殖系统损害，精神神经系统损害，流感样综合征	恶性黑色素瘤，霍奇金病，食管癌，胃癌腺癌及结肠癌，软组织肉瘤，肺癌等	用于ABVD方案，375mg/m^2，每次200～400mg，稀释于5%的葡萄糖注射液250mL中静脉滴注，每天1次，连用3～5天。亦可单次大剂量650～1450mg/m^2，每4～6周重复
丙卡巴肼	骨髓抑制，胃肠道反应，精神神经系统反应	恶性淋巴瘤，恶性黑色素瘤，多发骨髓瘤，脑瘤，小细胞肺癌	口服，成人1次50mg，每天3次，连用2周，每4周重复。儿童每天3～5mg/kg，分次服用，使用1～2周后停药2周
顺铂	消化道反应，骨髓抑制，听神经毒性及肾毒性	对多数实体瘤均有效，如睾丸肿瘤、乳腺癌、头颈部肿瘤等	静脉滴注，单次化疗（每4周1次），1次用量50～120mg/m^2；化疗每周1次，共2次，1次用量50mg/m^2；化疗每天1次，连用5天，每次用量15～20mg/m^2。每3～4周重复疗程。动脉内注射，和其他药物联合应用，每次30～50mL/m^2，每3～4周1次。胸、腹内注射，需根据胸、腹腔积液和胸膜厚度而定。一般可给全身用药剂量的1/3～1/2

（续表）

药名	不良反应	适应证	用法与剂量
奥沙利铂	神经毒性，血液系统毒性，胃肠道反应	多种实体瘤，以大肠癌、胃癌等胃肠道肿瘤为主	联合用药，85mg/m²，每2周重复1次，在单独和联合用药时，推荐剂量为130mg/m²，每3周给药1次
奈达铂	骨髓抑制，胃肠道反应，肾功能损害	非小细胞肺癌，小细胞肺癌，头颈部癌，食管癌，卵巢癌，宫颈癌，膀胱癌，睾丸肿瘤	每次80～100mg/m²，溶于至少300mL生理盐水，静脉滴注60min以上，进滴后再补液1 000mL，每4周1次
卡铂	骨髓抑制，胃肠道毒性，神经毒性，过敏反应	上皮来源晚期卵巢癌，小细胞和非小细胞肺癌，头颈部鳞癌，晚期膀胱癌，子宫颈癌	按体表面积1次200～400mg/m²，每3～4周给药1次，2～4次为1个疗程。也可采用按体表面积1次50mg/m²，每天1次，连用5天，间隔4周重复
门冬酰胺酶	过敏反应，肝损害，胰腺炎，食欲减退，凝血因子Ⅴ、Ⅶ、Ⅷ、Ⅸ及纤维蛋白原减少等	急性淋巴细胞白血病，急性粒细胞白血病，急性单核细胞白血病，慢性淋巴细胞白血病，霍奇金病及非霍奇金淋巴瘤，黑色素瘤等	根据不同病种，不同的治疗方案，本品的用量有较大的差异，以急性的诱导缓解方案为例，剂量可根据体表面积计，日剂量500U/m²，或1 000U/m²，最高可达2 000U/m²，以10～20天为1个疗程
培美曲塞	AST、ALT和GGT升高，神经障碍，运动神经元病，腹痛，肌酐升高等	本品联合顺铂用于治疗无法手术的恶性胸膜间皮瘤及肺癌，尤其是腺癌	本品联合顺铂用于治疗恶性胸膜间皮瘤的剂量为每21天500mg/m²
氟尿嘧啶	恶心，食欲减退或呕吐，口腔黏膜炎和溃疡，白细胞减少，神经系统毒性	主要用于治疗消化道肿瘤，或较大剂量氟尿嘧啶治疗绒毛膜上皮癌。也常用于治疗乳腺癌、卵巢癌、肺癌、宫颈癌、膀胱癌及皮肤癌等	单药静脉注射剂量一般为按体重每天10～20mg/kg，连用5～10天，每个疗程5～7g。若为静脉滴注，通常按体表面积1日300～500mg/m²，连用3～5天。腔内注射按体表面积1次500～600mg/m²，每周1次，2～4次为1个疗程
替加氟	骨髓抑制，神经毒性，恶心，呕吐，腹泻，肝肾功能改变等	消化道肿瘤，如胃癌、直肠癌、胰腺癌、肝癌，也可用于乳腺癌	单药，成人日剂量800～1 000mg。或按体重每次15～20mg/kg，溶于5%葡萄糖注射液和0.9%的氯化钠注射液500mL中，每天1次静滴，总量20～40g为1个疗程

（续表）

药名	不良反应	适应证	用法与剂量
替吉奥	骨髓抑制，肝功能损害，食欲不振，恶心，呕吐，腹泻等	胃癌，头颈肿瘤	体表面积＜1.25㎡的患者，每次用40mg，每天2次，28天为1个周期，间隔14日再重复； 体表面积在1.25㎡和1.5㎡之间的患者，每次用50mg，每天2次，28天为1个周期，间隔14天再重复； 体表面积＞1.5㎡的患者，每次用60mg，每天2次，28天为1个周期，间隔14天再重复
卡培他滨	消化道反应，手足综合征，骨髓抑制，神经系统毒性等	晚期乳腺癌，大肠癌	每天2 500mg/m²，分两次在早晚饭后半小时用水吞服，连用2周停1周，第4周重复
吉西他滨	骨髓抑制，消化道反应，泌尿生殖系统毒性，过敏等	非小细胞肺癌，胰腺癌，卵巢癌，肾癌，头颈部癌，转移性膀胱移行细胞癌，小细胞肺癌，肝癌等	800～1 000mg/m²静滴，每周1次，连用3周
氟达拉滨	骨髓抑制，肺炎，咳嗽，发热，疲倦，虚弱，恶心，呕吐，腹泻，胃肠道出血，周围神经病变，视力障碍，黏膜炎，口腔炎，皮疹等	慢性淋巴细胞白血病	静脉注射，成人每天25mg/m²，连续5天，28天为1个周期。 口服：每次40mg/m²，每天1次，连续5天，28天为1个周期
甲氨蝶呤	胃肠道反应，肝功能损害，高尿酸血症肾病，骨髓抑制等	各型急性白血病，头颈部癌，肺癌，各种软组织肉瘤，银屑病，乳腺癌，卵巢癌，宫颈癌，恶性葡萄胎，绒毛膜上皮癌，睾丸癌	口服：成人每次5～10mg，每天1次，每周1～2次。1个疗程安全量为50～100mg。用于急性淋巴细胞白血病维持治疗，1次15～20mg/m²，每周1次
羟基脲	造血系统毒性，消化系统毒性，皮肤反应等	慢性粒细胞白血病，黑色素瘤，真性红细胞增多症，头颈部原发性鳞癌，复发性转移性卵巢癌等	口服：每天1.5g，分1～2次，或每次50mg/kg，每周2次，一般用药6～7周。与放疗合用，每次1～2g，每周2～3次

（续表）

药名	不良反应	适应证	用法与剂量
长春新碱	神经系统毒性，骨髓抑制和消化道反应，对局部组织的刺激	急性白血病，恶性淋巴瘤，生殖细胞肿瘤，小细胞肺癌，尤因肉瘤，神经母细胞瘤，乳腺癌，消化道癌，黑色素瘤和多发性骨髓瘤等	成人剂量1～2mg，最大≤2mg。年龄>65岁者，最大用量为每次1mg。儿童2mg/m²，每周1次静脉注射或冲入
长春瑞滨	血液系统毒性，神经毒性，胃肠道毒性，支气管、肺毒性	乳腺癌，非小细胞肺癌，卵巢癌，恶性淋巴瘤，头颈部肿瘤，小细胞肺癌，食管癌	单药化疗常用剂量是每周25～30mg/m²。联合化疗通常每次为25mg/m²，每周1次，连用2次为1个周期
长春地辛	骨髓抑制，胃肠道反应，神经毒性，生殖毒性和致畸作用，局部组织刺激反应	非小细胞肺癌，小细胞肺癌，恶性淋巴瘤，乳腺癌，食管癌及恶性黑色素瘤	单一用药，每次3mg/m²，每周1次。通常连续用药3次为1个周期
紫杉醇	血液学毒性，过敏反应，神经系统毒性，心血管系统毒性，关节和肌肉疼痛，脱发	难治性卵巢癌，乳腺癌，非小细胞肺癌，恶性头颈部鳞癌，胃癌，食管癌，泌尿生殖系统肿瘤等	175mg/m²，每3周1次。如每周用药则75mg/m²，4周用3次，停1周
多西他赛	骨髓抑制，过敏反应，皮肤反应，体液潴留，胃肠道反应等	主要用于乳腺癌、非小细胞肺癌	推荐剂量为每3周1次，每次75mg/m²，滴注1h
注射用紫杉醇脂质体	过敏反应，骨髓抑制，神经毒性，心血管毒性，胃肠道反应，肝脏毒性，脱发	卵巢癌和卵巢转移性癌，乳腺癌，非小细胞肺癌	常用剂量为135～175mg/m²
多柔比星	骨髓抑制，胃肠道反应，皮肤黏膜反应，脱发，心脏毒性，肝肾功能异常	膀胱癌，肝癌，肺癌，前列腺癌，胃癌，甲状腺癌，骨和软组织肉瘤，霍奇金病和非霍奇金淋巴瘤，儿童肾母细胞瘤等	单一用药时，每3周1次，以50～60mg/m²给药。联合用药时，每3周1次，以30～40mg/m²给药。总剂量不宜超过400mg/m²
表柔比星	心脏毒性和骨髓抑制，脱发，黏膜炎，胃肠道反应	恶性淋巴瘤，乳腺癌，肺癌，软组织肉瘤，食管癌，胃癌，肝癌，胰腺癌，黑色素瘤，结直肠癌，卵巢癌，多发性骨髓瘤，白血病	单独用药时，成人剂量为60～90mg/m²；联合化疗时，每次50～60mg/m²，每3周重复

（续表）

药名	不良反应	适应证	用法与剂量
吡柔比星	骨髓抑制，心脏毒性，胃肠道反应，肝功能异常，脱发等	恶性淋巴瘤和急性白血病，乳腺癌，头颈部癌，胃癌，泌尿系统恶性肿瘤，卵巢癌，子宫内膜癌，子宫颈癌等	静脉用药，每次25~40mg/m²，3~4周重复
柔红霉素	骨髓抑制和心脏毒性，过敏，肝肾损害，脱发等	急性粒细胞白血病，急性淋巴细胞白血病，神经母细胞瘤和横纹肌肉瘤	静脉注射或滴注，成人1个疗程的用量为0.4~1mg/kg，儿童为1mg/kg。给药总量不超过20mg/kg
柔红霉素脂质体	骨髓抑制，胃肠道反应，皮肤黏膜反应，心脏毒性，注射反应等	进展期卡波西肉瘤	40mg/m²，静脉注射，持续60min以上，每2周重复
平阳霉素	发热，胃肠道反应，口腔炎，肝肾功能损伤，皮肤反应，脱发，静脉炎等	唇癌，舌癌，齿龈癌，鼻咽癌，皮肤癌，乳腺癌，宫颈癌，食管癌，阴茎癌，外阴癌，恶性淋巴瘤等	肌内、静脉和肿瘤内注射，1次8mg，隔天1次，1个疗程总量为240mg
博来霉素	过敏反应，间质性肺炎，消化道反应，发热，皮疹，色素沉着等	头颈部鳞癌，皮肤鳞癌，食管鳞癌，肺鳞癌，宫颈鳞癌，恶性淋巴瘤，脑瘤，恶性黑色素瘤，纤维肉瘤	成人：肌内、静脉注射，15mg/d，每天1次或每周2~3次。儿童：每次10mg/m²
米托蒽醌	骨髓抑制，胃肠道反应，心血管系统毒性，泌尿生殖系统毒性	恶性淋巴瘤，乳腺癌和急性白血病	成人：单药治疗时，每次12~14mg/m²，每3~4周1次。联合用药时，每次5~10mg/m²。儿童：单药治疗时，最高剂量可达24mg/m²；联合用药时，剂量为8~10mg/m²，每3周1次
伊立替康	迟发性腹泻，恶心与呕吐，脱水，骨髓抑制，急性胆碱能综合征等	大肠癌，胃癌，食管癌，广泛期小细胞肺癌	静脉滴注，单药，350mg/m²，每3周1次或者每周90mg/m²；或者180mg/m²，每2周1次
拓扑替康	骨髓抑制，食欲不振，恶心呕吐，乏力，脱发，口腔炎，腹泻，腹痛等	小细胞肺癌，一线化疗失败的晚期转移性卵巢癌	静脉滴注，单药1.2~1.5mg/m²，每天1次，连用5天，21天为1个周期

（续表）

药名	不良反应	适应证	用法与剂量
依托泊苷	骨髓抑制，恶心呕吐，皮肤黏膜反应，肝毒性，腹泻，周围神经毒性等	小细胞肺癌，恶性淋巴瘤，恶性生殖细胞瘤，白血病等	50mg/m² 口服，每天1次，连用21天，休息1～2周后重复。实体瘤：120mg/m² 静脉注射，第1～3天，每3周重复。白血病：每天60～100mg/m²，连用5天
他莫昔芬	代谢/内分泌系统毒性，胃肠道反应，肝损害，心血管系统毒性等	雌激素受体和孕激素受体阳性的女性转移性乳腺癌	口服给药，每次10～20mg，每天2次，早晚各1次
依西美坦	面部潮红，恶心，疲劳，头晕，出汗增加等	用于经他莫昔芬治疗后，病情仍有进展的自然绝经或人工绝经后妇女的晚期乳腺癌	口服，推荐剂量为1次25mg，每天1次，饭后服用
来曲唑	恶心，头痛，骨痛，潮热，体重增加等	绝经后晚期乳腺癌	口服，每次2.5mg，每天1次
戈舍瑞林	过敏反应，关节痛，皮疹，血压变化等	前列腺癌，乳腺癌	成人在腹部皮下注射3.6mg，每28天1次
比卡鲁胺	面色潮红，瘙痒，乳房触痛和男性乳房女性化，腹泻，恶心，呕吐，乏力	与黄体生成素释放的激素类似物或外科睾丸切除术联合应用于晚期前列腺癌的治疗	成年男性每天50mg。应与黄体生成素释放的激素类似物或外科睾丸切除术同时开始
甲地孕酮	体重增加，偶见呕吐，罕见呼吸困难，乳房疼痛，阴道流血等	晚期乳腺癌和子宫内膜腺癌	口服，每天160mg
西妥昔单抗	皮疹，疲倦，腹泻，恶心，呕吐，腹痛，便秘等	KRAS野生型的晚期大肠癌，复发或转移性头颈部鳞癌	400mg/m²，每2周1次
尼妥珠单抗	轻度发热，血压下降，恶心，头晕，皮疹等	与放疗联合治疗表皮生长因子受体（EGFR）表达阳性的Ⅲ/Ⅳ期鼻咽癌	每次100mg本品稀释到250mL生理盐水中，静脉输液给药，持续60min以上，在给药过程中及给药结束后1h内，密切监测患者的状况。首次给药应在放疗的第1天，并在放射治疗开始前完成，之后每周给药1次，共8次，患者同时接受标准的放射治疗

（续表）

药名	不良反应	适应证	用法与剂量
曲妥珠单抗	过敏反应，心脏毒性，骨髓抑制	Her-2阳性的乳腺癌，胃癌等	首次8mg/kg，以后6mg/kg，每3周1次
利妥昔单抗	发热，寒战，衰弱，头痛，腹痛，低血压，恶心，呕吐，骨髓抑制等	CD20阳性的非霍奇金淋巴瘤	推荐剂量为375mg/m^2。每3周1次
贝伐珠单抗	高血压，出血，胃肠道穿孔，充血性心衰，肾病综合征等	大肠癌，非小细胞肺癌和乳腺癌	5～10mg/kg，静脉滴注，每2～3周1次
厄洛替尼	皮疹和腹泻，胃肠道出血，间质性肺病等	非小细胞肺癌和晚期胰腺癌	每天150mg，口服
吉非替尼	腹泻，皮疹，瘙痒，皮肤干燥，痤疮等	非小细胞肺癌	每天250mg，口服
伊马替尼	下肢水肿，皮疹，消化不良，头晕，头痛，味觉障碍，失眠，血压异常等	费城染色体阳性的慢性粒细胞白血病和胃肠道间质瘤	一般慢性粒细胞白血病患者400mg，加速期患者600mg，每天1次，胃肠道间质瘤患者400～800mg，每天1次
索拉非尼	皮疹，脱发，手足皮肤反应，瘙痒，红斑，皮肤干燥，剥脱性皮炎，痤疮，骨髓抑制，营养代谢异常，消化道反应等	晚期肾细胞癌	400mg，每天2次
Nivolumab	免疫介导的肝炎、肾炎、肺炎、心脏毒性、甲亢、甲减、内分泌毒性等，疲乏无力、食欲下降、恶心、呕吐、便秘、周围性水肿、高血压、皮肤瘙痒、肌肉骨骼疼痛、关节酸痛等	转移性或含铂化疗后进展的非小细胞肺癌，尿路上皮癌，不可切除或转移性黑色素瘤，晚期肾细胞癌，难治性经典型霍奇金淋巴瘤，复发或转移性头颈部鳞癌，转移性结直肠癌，晚期肝癌	3mg/kg或240mg，每2周1次，每次静脉输注60min

（续表）

药名	不良反应	适应证	用法与剂量
Pembrolizumab	免疫介导的肝炎、肾炎、肺炎、心脏毒性、甲亢、甲减、内分泌毒性等，疲乏无力、食欲下降、恶心、呕吐、便秘、周围性水肿、高血压、皮肤瘙痒、肌肉骨骼疼痛、关节酸痛等	尿路上皮癌、非小细胞肺癌、不可切除或转移性黑色素瘤、晚期肾细胞癌、经典型霍奇金淋巴瘤、复发或转移性宫颈癌、复发或转移性头颈部鳞癌、任何MSI-H或dMMR的不可切除或转移性实体瘤等	2mg/kg或200mg，每3周1次，每次静脉输注30min
Atezolizumab	免疫介导的肝炎、肾炎、肺炎、心脏毒性、甲亢、甲减、内分泌毒性等，疲乏无力、食欲下降、恶心、呕吐、便秘、周围性水肿、高血压、皮肤瘙痒、肌肉骨骼疼痛、关节酸痛等	转移性或含铂化疗后进展的非小细胞肺癌、尿路上皮癌	1 200mg，每3周1次，每次静脉输注60min

（李婷炜）

附录四
恶性肿瘤常用中草药选择

1．清热解毒类

1）白花蛇舌草

【性味与归经】苦、甘，寒。归心、肺、脾、肝经。

【功能与主治】清热解毒，消痈散结，利水消肿。用于咽喉肿痛、肺热喘咳、热淋涩痛、湿热黄疸、毒蛇咬伤、疮肿热痛。

2）半枝莲

【性味与归经】辛、苦，寒。归肺、肝、肾经。

【功能与主治】清热解毒，化瘀利尿。用于疗疮肿毒、咽喉肿痛、跌扑伤痛、水肿、黄疸、蛇虫咬伤。

3）龙葵

【性味与归经】苦，寒；有小毒。归心、膀胱经。

【功能与主治】清热解毒，利尿，活血消肿。用于治疗疔疮、痈肿、丹毒、跌打损伤、小便不利。

4）石上柏

【性味与归经】甘、微苦、涩，凉。归肺、胃、肝经。

【功能与主治】清热解毒，祛风除湿。用于咽喉肿痛、目赤肿痛、肺热咳嗽、乳腺炎、湿热黄疸、风湿痹痛、外伤出血。

5）透骨消

【性味与归经】辛、微苦，平。归肺、肾、脾经。

【功能与主治】利尿通淋，活血消肿，利胆退黄。用于淋证、跌打损伤、瘀血肿痛、黄疸、带下。

6）白英

【性味与归经】甘、苦，寒；有小毒。归肝、胆、肾经。

【功能与主治】清热利湿，解毒消肿。用于湿热黄疸、胆囊炎、胆石症、肾炎水肿、风湿关节痛、湿热带下、小儿高热惊搐、痈肿瘰疬、湿疹瘙痒、带状疱疹。

7）藤梨根

【性味与归经】苦、涩，凉。归胃、肾经。

【功能与主治】清热解毒，活血散结，祛风利湿。用于风湿性关节炎、淋巴结结核、跌扑损伤。

8）山豆根

【性味与归经】苦，寒；有毒。归肺、胃经。

【功能与主治】清热解毒，消肿利咽。用于火毒蕴结、乳蛾喉痹、咽喉肿痛、齿龈肿痛、口舌生疮。

9）土茯苓

【性味与归经】甘、淡，平。归肝、胃经。

【功能与主治】解毒，除湿，通利关节。用于梅毒及汞中毒所致的肢体拘挛、筋骨疼痛，湿热淋浊，带下，痈肿，瘰疬，疥癣。

10）紫花地丁

【性味与归经】苦、辛，寒。归心、肝经。

【功能与主治】清热解毒，凉血消肿。用于疔疮肿毒、痈疽发背、丹毒、毒蛇咬伤。

11）冬凌草

【性味与归经】苦、甘，微寒。归肺、胃、肝经。

【功能与主治】清热解毒，活血止痛。用于咽喉肿痛、癥瘕痞块、蛇虫咬伤。

12）蒲公英

【性味与归经】苦、甘，寒。归肝、胃经。

【功能与主治】清热解毒，消肿散结，利尿通淋。用于疔疮肿毒、乳痈、瘰疬、目赤、咽痛、肺痈、肠痈、湿热黄疸、热淋涩痛。

13）重楼

【性味与归经】苦，微寒；有小毒。归肝经。

【功能与主治】清热解毒，消肿止痛，凉肝定惊。用于疔疮痈肿、咽喉肿痛、蛇虫咬伤、跌扑伤痛、惊风抽搐。

14）鱼腥草

【性味与归经】辛，微寒。归肺经。

【功能与主治】清热解毒，消痈排脓，利尿通淋。用于肺痈吐脓、痰热喘咳、热痢、热淋、痈肿疮毒。

15）凤尾草

【性味与归经】微苦，凉。归肝、胃、大肠经。

【功能与主治】清热利湿，凉血止血，消肿解毒。用于黄疸、痢疾、泄泻、淋浊、带下、吐血、便血、崩漏、尿血、湿疹、痈肿疮毒。

16）金银花

【性味与归经】甘，寒。归肺、心、胃经。

【功能与主治】清热解毒，疏散风热。用于痈肿疔疮、喉痹、丹毒、热毒血痢、风热感冒、温病发热。

17）苦参

【性味与归经】苦，寒。归心、肝、胃、大肠、膀胱经。

【功能与主治】清热燥湿，杀虫，利尿。用于热痢、便血、黄疸、尿闭、赤白带下、阴肿阴痒、湿疹、湿疮、皮肤瘙痒、疥癣麻风，外用治滴虫性阴道炎。

18）黄芩

【性味与归经】苦，寒。归肺、胆、脾、大肠、小肠经。

【功能与主治】清热燥湿，泻火解毒，止血，安胎。用于湿温、暑湿、胸闷呕恶、湿热痞满、泻痢、黄疸、肺热咳嗽、高热烦渴、血热吐衄、痈肿疮毒、胎动不安。

19）虎杖

【性味与归经】微苦，微寒。归肝、胆、肺经。

【功能与主治】利湿退黄，清热解毒，散瘀止痛，止咳化痰。用于湿热黄疸、淋浊、带下、风湿痹痛、痈肿疮毒、水火烫伤、经闭、癥瘕、跌打损伤、肺热咳嗽。

20）大蓟

【性味与归经】甘、苦，凉。归心、肝经。

【功能与主治】凉血止血，散瘀解毒消痈。用于衄血、吐血、尿血、便血、崩漏、外伤出血、痈肿疮毒。

21）栀子

【性味与归经】苦，寒。归心、肺、三焦经。

【功能与主治】泻火除烦，清热利湿，凉血解毒；外用消肿止痛。用于热病心烦、湿热黄疸、淋证涩痛、血热吐衄、目赤肿痛、火毒疮疡，外用治扭挫伤痛。

22）野菊花

【性味与归经】苦、辛，微寒。归肝、心经。

【功能与主治】清热解毒，泻火平肝。用于疔疮痈肿、目赤肿痛、头痛眩晕。

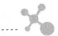

23）白茅根

【性味与归经】甘，寒。归肺、胃、膀胱经。

【功能与主治】凉血止血，清热利尿。用于血热吐血、衄血、尿血、热病烦渴、湿热黄疸、水肿尿少、热淋涩痛。

24）肿节风

【性味与归经】苦、辛，平。归心、肝经。

【功能与主治】清热凉血，活血消斑，祛风通络。用于血热发斑发疹、风湿痹痛、跌打损伤。

25）鸦胆子

【性味与归经】苦，寒；有小毒。归大肠、肝经。

【功能与主治】清热解毒，截疟，止痢；外用腐蚀赘疣。用于痢疾、疟疾，外用治赘疣、鸡眼。

26）菝葜

【性味与归经】甘、微苦、涩，平。归肝、肾经。

【功能与主治】利湿去浊，祛风除痹，解毒散瘀。用于小便淋浊、带下量多、风湿痹痛、疔疮痈肿。

27）人工牛黄

【性味与归经】甘，凉。归心、肝经。

【功能与主治】清心，豁痰，开窍，凉肝，息风，解毒。用于热病神昏，中风痰迷，惊痫抽搐，癫痫发狂，咽喉肿痛，口舌生疮，痈肿疔疮。

28）熊胆粉

【性味与归经】苦，寒。归肝、胆、心经。

【功能与主治】清热，平肝，明目。用于惊风抽搐，外用治目赤肿痛、咽喉肿痛。

2．活血化瘀类

1）三棱

【性味与归经】辛、苦，平。归肝、脾经。

【功能与主治】破血行气，消积止痛。用于癥瘕痞块、痛经、瘀血经闭、胸痹心痛、食积胀痛。

2）莪术

【性味与归经】辛、苦，温。归肝、脾经。

【功能与主治】行气破血，消积止痛。用于癥瘕痞块、瘀血经闭、胸痹心痛、食积胀痛。

3）三七

【性味与归经】甘、微苦，温。归肝、胃经。

【功能与主治】散瘀止血，消肿定痛。用于咯血、吐血、衄血、便血、崩漏、外伤出血、胸腹刺痛、跌扑肿痛。

4）丹参

【性味与归经】苦，微寒。归心、肝经。

【功能与主治】活血祛瘀，通经止痛，清心除烦，凉血消痈。用于胸痹心痛、脘腹胁痛、癥瘕积聚、热痹疼痛、心烦不眠、月经不调、痛经，闭经、疮疡肿痛。

5）鸡血藤

【性味与归经】苦、甘，温。归肝、肾经。

【功能与主治】活血补血，调经止痛，舒筋活络。用于月经不调、痛经、经闭、风湿痹痛、麻木瘫痪、血虚萎黄。

6）牡丹皮

【性味与归经】苦、辛，微寒。归心、肝、肾经。

【功能与主治】清热凉血，活血化瘀。用于热入营血、温毒发斑、吐血衄血、夜热早凉、无汗骨蒸、闭经、痛经、跌扑伤痛、痈肿疮毒。

7）土鳖虫

【性味与归经】咸，寒；有小毒。归肝经。

【功能与主治】破血逐瘀，续筋接骨。用于跌扑损伤、筋伤骨折、血瘀经闭、产后瘀阻腹痛、癥瘕痞块。

8）红花

【性味与归经】辛，温。归心、肝经。

【功能与主治】活血通经，散瘀止痛。用于经闭、痛经、恶露不行、癥瘕痞块、胸痹心痛、瘀滞腹痛、胸胁刺痛、跌扑损伤、疮疡肿痛。

9）桃仁

【性味与归经】苦、甘，平。归心、肝、大肠经。

【功能与主治】活血祛瘀，润肠通便，止咳平喘。用于闭经、痛经、癥瘕痞块、肺痈肠痈、跌扑损伤、肠燥便秘、咳嗽气喘。

10）水蛭

【性味与归经】咸、苦，平；有小毒。归肝经。

【功能与主治】破血通经，逐瘀消癥。用于血瘀经闭、癥瘕痞块、中风偏瘫、跌扑损伤。

11）乳香

【性味与归经】辛、苦，温。归心、肝、脾经。

【功能与主治】活血定痛，消肿生肌。用于胸痹心痛、胃脘疼痛、痛经、闭经、产后瘀阻、癥瘕腹痛、风湿痹痛、筋脉拘挛、跌打损伤、痈肿疮疡。

12）没药

【性味与归经】辛、苦，平。归心、肝、脾经。

【功能与主治】散瘀定痛，消肿生肌。用于胸痹心痛、胃脘疼痛、痛经、闭经、产后瘀阻、癥瘕腹痛、风湿痹痛、跌打损伤、痈肿疮疡。

13）姜黄

【性味与归经】辛、苦，温。归脾、肝经。

【功能与主治】破血行气，通经止痛。用于胸胁刺痛、胸搏心痛、痛经、闭经、癥瘕、风湿肩臂疼痛、跌扑肿痛。

14）川芎

【性味与归经】辛，温。归肝、胆、心包经。

【功能与主治】活血行气，祛风止痛。用于胸痹心痛、胸胁刺痛、跌扑肿痛、月经不调、闭经，痛经、癥瘕腹痛、头痛、风湿痹痛。

15）赤芍

【性味与归经】苦，微寒。归肝经。

【功能与主治】清热凉血，散瘀止痛。用于热入营血、温毒发斑、吐血衄血、目赤肿痛、肝郁胁痛、闭经、痛经、癥瘕腹痛、跌扑损伤、痈肿疮疡。

16）郁金

【性味与归经】辛、苦，寒。归肝、心、肺经。

【功能与主治】活血止痛，行气解郁，清心凉血，利胆退黄。用于胸胁刺痛、胸痹心痛、闭经、痛经、乳房胀痛、热病神昏、癫痫发狂、血热吐衄、黄疸尿赤。

17）蒲黄

【性味与归经】甘，平。归肝、心包经。

【功能与主治】止血，化瘀，通淋。用于吐血、衄血、咯血、崩漏、外伤出血、闭经、痛经、胸腹刺痛、跌扑肿痛、血淋涩痛。

18）大黄

【性味与归经】苦，寒。归脾、胃、大肠、肝、心包经。

【功能与主治】泻下攻积，清热泻火，凉血解毒，逐瘀通经，利湿退黄。用于实热积滞便秘、血热吐衄、目赤咽肿、痈肿疔疮、肠痈腹痛、瘀血经闭、产后瘀阻、跌扑损伤、湿热痢疾、黄疸尿赤、淋证、水肿，外用治烧烫伤。

19）牛膝

【性味与归经】苦、甘、酸，平。归肝、肾经。

【功能与主治】逐瘀通经，补肝肾，强筋骨，利尿通淋，引血下行。用于闭经、痛经、腰膝酸痛、筋骨无力、淋证、水肿、头痛、眩晕、牙痛、口疮、吐血、衄血。

20）延胡索

【性味与归经】辛、苦，温。归肝、脾经。

【功能与主治】活血，行气，止痛。用于胸胁痛、脘腹疼痛、胸痹心痛、闭经、痛经、产后瘀阻、跌扑肿痛。

21）穿山甲

【性味与归经】咸，微寒。归肝、胃经。

【功能与主治】活血消癥，通经下乳，消肿排脓，搜风通络。用于经闭癥瘕、乳汁不通、痈肿疮毒、风湿痹痛、中风瘫痪、麻木拘挛。

22）水红花子

【性味与归经】咸，微寒。归肝、胃经。

【功能与主治】散血消癥，消积止痛。用于癥瘕痞块、瘿瘤肿痛、食积不消、胃脘胀痛。

23）喜树果

【性味与归经】苦，寒；有毒。归脾、胃、肝经。

【功能与主治】破血化瘀，消肿散结。用于癥瘕积聚、肋下痞块、恶疮等。

24）茜草

【性味与归经】苦，寒。归肝经。

【功能与主治】凉血，祛瘀，止血，通经。用于吐血、衄血、崩漏、外伤出血、瘀阻经闭、关节痹痛、跌扑肿痛。

3. 化痰散结类

1）川贝母

【性味与归经】苦、甘，微寒。归肺、心经。

【功能与主治】清热润肺，化痰止咳，散结消痈。用于肺热燥咳、干咳少痰、阴虚劳嗽、痰中带血、瘰疬、乳痈、肺痈。

2）半夏

【性味与归经】辛、温；有毒。归脾、胃、肺经。

【功能与主治】燥湿化痰，降逆止呕，消痞散结。用于湿痰寒痰、咳喘痰多、痰饮眩悸、风痰眩晕、痰厥头痛、呕吐反胃、胸脘痞闷、梅核气，外用治痈肿痰核。

3）天南星

【性味与归经】苦、辛，温；有毒。归肺、肝、脾经。

【功能与主治】散结消肿。外用治痈肿、蛇虫咬伤。

4）僵蚕

【性味与归经】咸、辛，平。归肝、肺、胃经。

【功能与主治】息风止痉，祛风止痛，化痰散结。用于肝风夹痰、惊痫抽搐、小儿急惊、破伤风、中风口㖞、风热头痛、目赤咽痛、风疹瘙痒、发颐痄腮。

5）旋覆花

【性味与归经】苦、辛、咸，微温。归肺、脾、胃、大肠经。

【功能与主治】降气，消痰，行水，止呕。用于风寒咳嗽、痰饮内结、胸膈痞闷、喘咳痰多、呕吐嗳气、心下痞硬。

6）夏枯草

【性味与归经】辛、苦，寒。归肝、胆经。

【功能与主治】清肝泻火，明目，散结消肿。用于目赤肿痛、目珠夜痛、头痛眩晕、瘰疬、瘿瘤、乳痈、乳癖、乳房胀痛。

7）黄药子

【性味与归经】苦，寒；有毒。入肺、肝、心经。

【功能与主治】散结消瘿，清热解毒，凉血止血。用于瘿瘤痰核、癥瘕痞块、咽喉肿痛、吐血、咯血、毒蛇咬伤。

8）山慈菇

【性味与归经】甘、微辛，凉。归肝、脾经。

【功能与主治】清热解毒，化痰散结。用于痈肿疔毒、瘰疬痰核、蛇虫咬伤、癥瘕痞块。

9）猫爪草

【性味与归经】甘、辛，温。归肝、肺经。

【功能与主治】化痰散结，解毒消肿。用于瘰疬痰核、疔疮肿毒、蛇虫咬伤。

10）牡蛎

【性味与归经】咸，微寒。归肝、胆、肾经。

【功能与主治】重镇安神，潜阳补阴，软坚散结。用于惊悸失眠、眩晕耳鸣、瘰疬痰核，癥瘕痞块。煅牡蛎收敛固涩，制酸止痛，用于自汗盗汗、遗精滑精、崩漏带下、胃痛吞酸。

11）昆布

【性味与归经】咸，寒。归肝、胃、肾经。

【功能与主治】消痰软坚散结，利水消肿。用于瘿瘤、瘰疬、睾丸肿痛、痰饮水肿。

12）海藻

【性味与归经】苦、咸，寒。归肝、胃、肾经。

【功能与主治】消痰软坚散结，利水消肿。用于瘿瘤、瘰疬、睾丸肿痛、痰饮水肿。

4．扶正固本类

1）人参

【性味与归经】甘、微苦，微温。归脾、肺、心、肾经。

【功能与主治】大补元气，复脉固脱，补脾益肺，生津养血，安神益智。用于体虚欲脱、肢冷脉微、脾虚食少、肺虚喘咳、津伤口渴、内热消渴、气血亏虚、久病虚羸、惊悸失眠、阳痿宫冷。

2）西洋参

【性味与归经】甘、微苦，凉。归心、肺、肾经。

【功能与主治】补气养阴，清热生津。用于气虚阴亏、虚热烦倦、咳喘痰血、内热消渴、口燥咽干。

3）党参

【性味与归经】甘，平。归脾、肺经。

【功能与主治】健脾益肺，养血生津。用于脾肺气虚、食少倦怠、咳嗽虚喘、气血不足、面色萎黄、心悸气短、津伤口渴、内热消渴。

4）北沙参

【性味与归经】甘、微苦，微寒。归肺、胃经。

【功能与主治】养阴清肺，益胃生津。用于肺热燥咳、劳嗽痰血、胃阴不足、热病津伤、咽干口渴。

5）灵芝

【性味与归经】甘，平。归心、肺、肝、肾经。

【功能与主治】补气安神，止咳平喘。用于心神不宁、失眠心悸、肺虚咳喘、虚劳短气、不思饮食。

6）云芝

【性味与归经】甘，平。归心、脾、肝、肾经。

【功能与主治】健脾利湿，清热解毒。用于湿热黄疸、胁痛、纳差、倦怠乏力。

7）黄芪

【性味与归经】甘，微温。归肺、脾经。

【功能与主治】补气升阳，固表止汗，利水消肿，生津养血，行滞通痹，托毒排脓，敛疮生肌。用于气虚乏力，食少便溏，中气下陷，久泻脱肛，便血崩漏，表虚自汗，气虚水肿，内热消渴、血虚萎黄、半身不遂、痹痛麻木、痈疽难溃、久溃不敛。

8）红芪

【性味与归经】甘，微温。归肺、脾经。

【功能与主治】补气升阳，固表止汗，利水消肿，生津养血，行滞通痹，托毒排脓，敛疮生肌。用于气虚乏力、食少便溏、中气下陷、久泻脱肛、便血崩漏、表虚自汗、气虚水肿、内热消渴、血虚萎黄、半身不遂、痹痛麻木、痈疽难溃、久溃不敛。

9）当归

【性味与归经】甘、辛，温。归肝、心、脾经。

【功能与主治】补血活血，调经止痛，润肠通便。用于血虚萎黄、眩晕心悸、月经不调、经闭痛经、虚寒腹痛、风湿痹痛、跌打损伤、痈疽疮疡、肠燥便秘。酒当归活血通经，用于经闭痛经、风湿痹痛、跌打损伤。

10）白芍

【性味与归经】苦、酸，微寒。归肝、脾经。

【功能与主治】养血调经，敛阴止汗，柔肝止痛，平抑肝阳。用于血虚萎黄、月经不调、自汗、盗汗、胁痛、腹痛、四肢挛痛、头痛眩晕。

11）枸杞子

【性味与归经】甘，平。归肝、肾经。

【功能与主治】滋补肝肾，益精明目。用于虚劳精亏、腰膝酸痛、眩晕耳鸣、阳痿遗精、内热消渴、血虚萎黄、目昏不明。

12）菟丝子

【性味与归经】辛、甘，平。归肝、肾、脾经。

【功能与主治】补益肝肾，固精缩尿，安胎，明目，止泻；外用消风祛斑。用于肝肾不足、腰膝酸软、阳痿遗精、遗尿尿频、肾虚胎漏、胎动不安、目昏耳鸣、脾肾虚泻，外用治白癜风。

13）补骨脂

【性味与归经】辛、苦，温。归肾、脾经。

【功能与主治】温肾助阳，纳气平喘，温脾止泻；外用消风祛斑。用于肾阳不足、阳痿遗精、遗尿尿频、腰膝冷痛、肾虚作喘、五更泄泻，外用治白癜风、斑秃。

14）淫羊藿

【性味与归经】辛、甘，温。归肝、肾经。

【功能与主治】补肾阳，强筋骨，祛风湿。用于肾阳虚衰、阳痿遗精、筋骨痿软、风湿痹痛、麻木拘挛。

15）沙苑子

【性味与归经】甘，温。归肝、肾经。

【功能与主治】补肾助阳，固精缩尿，养肝明目。用于肾虚腰痛、遗精早泄、遗尿尿频、白浊带下、眩晕、目暗昏花。

16）巴戟天

【性味与归经】甘、辛，微温。归肾、肝经。

【功能与主治】补肾阳，强筋骨，祛风湿。用于阳痿遗精、宫冷不孕、月经不调、少腹冷痛、风湿痹痛、筋骨痿软。

17）女贞子

【性味与归经】甘、苦，凉。归肝、肾经。

【功能与主治】滋补肝肾，明目乌发。用于肝肾阴虚、眩晕耳鸣、腰膝酸软、须发早白、目暗不明、内热消渴、骨蒸潮热。

18）山茱萸

【性味与归经】酸、涩，微温。归肝、肾经。

【功能与主治】补益肝肾，收涩固脱。用于眩晕耳鸣、腰膝酸痛、阳痿遗精、遗尿尿频、崩漏带下、大汗虚脱、内热消渴。

19）石斛

【性味与归经】甘，微寒。归胃、肾经。

【功能与主治】益胃生津，滋阴清热。用于热病津伤、口干烦渴、胃阴不足、食少干呕、病后虚热不退、阴虚火旺、骨蒸劳热、目暗不明、筋骨痿软。

20）生地黄

【性味与归经】甘，寒。归心、肝、肾经。

【功能与主治】清热生津，凉血，止血。用于热病伤阴、舌绛烦渴、温毒发斑、吐血、衄血、咽喉肿痛。

21）麦冬

【性味与归经】甘、微苦，微寒。归心、肺、胃经。

【功能与主治】养阴生津，润肺清心。用于肺燥干咳、阴虚劳嗽、喉痹咽痛、津伤口渴、内热消渴、心烦失眠、肠燥便秘。

22）天冬

【性味与归经】甘、苦，寒。归肺、肾经。

【功能与主治】养阴润燥，清肺生津。用于肺燥干咳、顿咳痰黏、腰膝酸痛、骨蒸潮热、内热消渴、热病津伤、咽干口渴、肠燥便秘。

5．利水渗湿类

1）茯苓

【性味与归经】甘、淡，平。归心、肺、脾、肾经。

【功能与主治】利水渗湿，健脾，宁心。用于水肿尿少、痰饮眩悸、脾虚食少、便溏泄泻、心神不安、惊悸失眠。

2）猪苓

【性味与归经】甘、淡，平。归肾、膀胱经。

【功能与主治】利水渗湿。用于小便不利、水肿、泄泻、淋浊、带下。

3）薏苡仁

【性味与归经】甘、淡，凉。归脾、胃、肺经。

【功能与主治】利水渗湿，健脾止泻，除痹，排脓，解毒散结。用于水肿、脚气、小便不利、脾虚泄泻、湿痹拘挛、肺痈、肠痈、赘疣、癌肿。

4）防己

【性味与归经】苦，寒。归膀胱、肺经。

【功能与主治】祛风止痛，利水消肿。用于风湿痹痛、水肿脚气、小便不利、湿疹疮毒。

5）葶苈子

【性味与归经】辛、苦，大寒。归肺、膀胱经。

【功能与主治】泻肺平喘，行水消肿。用于痰涎壅肺、喘咳痰多、胸胁胀满、不得平卧、胸腹水肿、小便不利。

6）车前草

【性味与归经】甘，寒。归肝、肾、肺、小肠经。

【功能与主治】清热利尿通淋，祛痰，凉血，解毒。用于热淋涩痛、水肿尿少、暑湿泄泻、痰热咳嗽、吐血衄血、痈肿疮毒。

7）泽泻

【性味与归经】甘、淡，寒。归肾、膀胱经。

【功能与主治】利水渗湿，泄热，化浊降脂。用于小便不利、水肿胀满、泄泻尿少、痰饮眩晕、热淋涩痛、高脂血症。

8）淡竹叶

【性味与归经】甘、淡，寒。归心、胃、小肠经。

【功能与主治】清热泻火，除烦止渴，利尿通淋。用于热病烦渴、小便短赤涩痛、口舌生疮。

9）海金沙

【性味与归经】甘、咸，寒。归膀胱、小肠经。

【功能与主治】清利湿热，通淋止痛。用于热淋、石淋、血淋、膏淋、尿道涩痛。

10）茵陈

【性味与归经】苦、辛，微寒。归脾、胃、肝、胆经。

【功能与主治】清利湿热，利胆退黄。用于黄疸尿少、湿温暑湿、湿疮瘙痒。

11）瞿麦

【性味与归经】苦，寒。归心、小肠经。

【功能与主治】利尿通淋，活血通经。用于热淋、血淋、石淋、小便不通、淋沥涩痛、经闭瘀阻。

12）红豆杉

【性味与归经】微甘、苦，平；有小毒。归肾、心经。

【功能与主治】消肿散结、通经利尿。用于癥瘕积聚、水肿、小便不利、风湿痹痛等。

13）川木通

【性味与归经】苦，寒。归心、小肠、膀胱经。

【功能与主治】利尿通淋，清心除烦，通经下乳。用于淋证、水肿、心烦尿赤、口舌生疮、经闭乳少、湿热痹痛。

14）石韦

【性味与归经】甘、苦，微寒。归肺、膀胱经。

【功能与主治】利尿通淋，清肺止咳，凉血止血。用于热淋、血淋、石淋、小便不通、淋沥涩痛、肺热喘咳、吐血、衄血、尿血、崩漏。

6．消肿止痛类

1）两面针

【性味与归经】苦、辛，平；有小毒。归肝、胃经。

【功能与主治】活血化瘀，行气止痛，祛风通络，解毒消肿。用于跌打损伤、胃痛、牙痛、风湿痹痛、毒蛇咬伤，外用治烧烫伤。

2）全蝎

【性味与归经】辛，平；有毒。归肝经。

【功能与主治】息风镇痉，通络止痛，攻毒散结。用于肝风内动、痉挛抽搐、小儿惊风、中风口㖞、半身不遂、破伤风、风湿顽痹、偏正头痛、疮疡、瘰疬。

3）蜈蚣

【性味与归经】辛，温；有毒。归肝经。

【功能与主治】息风镇痉，通络止痛，攻毒散结。用于肝风内动、痉挛抽搐、小儿惊风、中风口㖞、半身不遂、破伤风、风湿顽痹、偏正头痛、疮疡、瘰疬、蛇虫咬伤。

4）守宫

【性味与归经】咸，寒；有小毒。

【功能与主治】祛风镇痉，解毒散结。用于中风瘫痪、风痰惊痫、破伤风、风湿疼痛、瘰疬、恶疮。

5）蜂房

【性味与归经】甘，平。归胃经。

【功能与主治】攻毒杀虫，祛风止痛。用于疮疡肿毒、乳痈、瘰疬、皮肤顽癣、鹅掌风、牙痛、风湿痹痛。

6）皂角刺

【性味与归经】辛，温。归肝、胃经。

【功能与主治】消肿托毒，排脓，杀虫。用于痈疽初起或脓成不溃，外用治疥癣麻风。

7）马钱子

【性味与归经】苦，温；有大毒。归肝、脾经。

【功能与主治】通络止痛，散结消肿。用于跌打损伤、骨折肿痛、风湿顽痹、麻木瘫痪、痈疽疮毒、咽喉肿痛。

8）蟾酥

【性味与归经】辛，温；有毒。归心经。

【功能与主治】解毒，止痛，开窍醒神。用于痈疽疔疮、咽喉肿痛、中暑神昏、痧胀腹痛、吐泻。

（房财富）

附录五
恶性肿瘤常用中成药简介

1）消癌平注射液

【主要成分】通关藤，辅料为聚山梨酯80。

【功能主治】清热解毒，化痰软坚。用于食管癌、胃癌、肺癌、肝癌。并可配合放疗、化疗。

【用法用量】肌内注射：每次2～4mL，每天1～2次；或遵医嘱。静脉滴注：用5%或10%葡萄糖注射液稀释后滴注，每次20～100mL，每天1次；或遵医嘱。

【不良反应】偶见低热、皮疹、多汗、游走性肌肉关节疼痛、注射局部刺激痛等不适。

【注意事项】个别患者在用药期间有低热，多汗，游走性肌肉、关节疼痛等不适，一般不需特殊处理。

2）康艾注射液

【主要成分】黄芪、人参、苦参素。

【功能主治】益气扶正，增强机体免疫功能。本品用于原发性肝癌、肺癌、直肠癌、恶性淋巴瘤、妇科恶性肿瘤；各种原因引起的白细胞低下及减少症；慢性乙型肝炎的治疗。

【用法用量】缓慢静脉注射或滴注；每天1～2次，每天40～60mL，用5%葡萄糖或0.9%生理盐水250～500mL稀释后使用。30天为1个疗程或遵医嘱。

【不良反应】本品不良反应十分罕见，在临床使用过程中罕见过敏反应的报道。

【禁忌】①急性心力衰竭，急性肺水肿，对人参、黄芪过敏者；②禁止和含有藜芦的制剂配伍使用。

3）复方苦参注射液

【主要成分】苦参、白土苓。

【功能主治】清热利湿，凉血解毒，散结止痛。用于癌肿疼痛、出血。

【用法用量】肌内注射，每次2～4mL，每天2次；或静脉滴注，每次20mL，用氯化钠注射液200mL稀释后应用，每天1次，儿童酌减，全身用药总量200mL为1个疗程，一般可连续使用

2～3个疗程。

【不良反应】本品无明显全身毒副反应，局部使用有轻度刺激，但吸收良好。

【禁忌】严重心肾功能不全者慎用。

4）鸦胆子油乳注射液

【主要成分】精制鸦胆子油、大豆磷脂、甘油。

【功能主治】用于肺癌、肺癌脑转移及消化道肿瘤。

【用法用量】静脉滴注，每次10～30mL（每次1～3支），每天1次（本品须加灭菌生理盐水250mL，稀释后立即使用）。

【不良反应】本品主要为恶心、呕吐、消化道反应、静脉炎、头晕、潮红，偶见有药物性肝损害、过敏性休克、心律失常死亡。

5）参麦注射液

【主要成分】红参、麦冬。

【功能主治】益气固脱，养阴生津，生脉。用于治疗气阴两虚型之休克、冠心病、病毒性心肌炎、慢性肺心病、粒细胞减少症。能提高肿瘤患者的免疫功能，与化疗药物合用时，有一定的增效作用，并能减少化疗药物所引起的毒副反应。

【用法用量】肌内注射，每次2～4mL，每天1次。静脉滴注，每次20～100mL（用5%葡萄糖注射液250～500mL稀释后应用），或遵医嘱。

【不良反应】以过敏反应、输液反应为主，严重过敏反应主要有过敏性休克，呼吸困难。

6）香菇多糖注射液

【主要成分】香菇多糖。

【功能主治】免疫调节剂，用于恶性肿瘤的辅助治疗。

【用法用量】每周2次，每次1瓶2mL（含1mg），加入250mL生理盐水或5%葡萄糖注射液中滴注，或用5%葡萄糖注射液20mL稀释后静注。

7）参芪扶正注射液

【主要成分】党参、黄芪。

【功能主治】益气扶正。用于肺脾气虚引起的神疲乏力，少气懒言，自汗眩晕；肺癌、胃癌见上述证候者的辅助治疗。

【用法用量】静脉滴注。每次250mL（1瓶），每天1次，1个疗程为21天；与化疗合用，在化疗前3日开始使用，疗程可与化疗同步结束。

【禁忌】有内热者忌用，以免助热动血。有出血倾向者慎用。

8）人参多糖注射液

【主要成分】人参多糖。

【功能主治】①用于减轻肿瘤放、化疗引起的副作用，亦可作为肿瘤治疗的辅助用药。②免疫调节剂，可提高机体免疫功能，用于急慢性肝炎及各种肝损伤、各种慢性感染、糖尿病及各种免疫性疾病。

【用法用量】肌内注射，每次4mL，每天2次。

9）康莱特注射液

【主要成分】注射用薏苡仁油。

【功能主治】益气养阴，消癥散结。适用于不宜手术的气阴两虚、脾虚湿困型原发性非小细胞肺癌及原发性肝癌。配合放、化疗有一定的增效作用。对中晚期肿瘤患者具有一定的抗恶病质和止痛作用。

【用法用量】缓慢静脉滴注200mL，每天1次，21天为1个疗程，间隔3～5天后可进行下一个疗程。联合放、化疗时，可酌减剂量。

【不良反应】临床偶见脂过敏现象，如寒战、发热、轻度恶心及肝转氨酶可逆性升高，使用3～5天后此症状大多可自然消失而适应。偶见轻度静脉炎。

10）生脉注射液

【主要成分】红参、麦冬、五味子。

【功能主治】益气养阴，复脉固脱。用于气阴两亏，脉虚欲脱的心悸、气短、四肢厥冷、汗出、脉欲绝及心肌梗死、心源性休克、感染性休克等具有上述证候者。

【用法用量】肌内注射，每次2～4mL，每天1～2次。静脉滴注，每次20～60mL，用5%葡萄糖注射液250～500mL稀释后使用，或遵医嘱。

【不良反应】本品偶见红色斑丘疹、瘙痒、面色潮红、角膜水肿、低血压、过敏性休克、呕吐、腹胀、静脉炎、多形性室性心动过速、窦性停搏。

11）康力欣胶囊

【主要成分】阿魏、九香虫、丁香、木香、大黄、姜黄、冬虫夏草、诃子。

【功能主治】扶正祛邪，软坚散结。用于消化道恶性肿瘤，乳腺恶性肿瘤，肺恶性肿瘤见气血瘀阻证者。

【用法用量】口服，每次2～3粒，每天3次；或遵医嘱。

12）肝复乐片

【主要成分】党参、鳖甲（醋制）、重楼、土鳖虫、大黄、桃仁等。

【功能主治】健脾理气，化瘀软坚，清热解毒。用于以肝瘀脾虚为主证的原发性肝癌，症见上腹肿块，胁肋疼痛，神疲乏力，食少纳呆，脘腹胀满，心烦易怒，口苦咽干等。对于有上述证候的乙型肝炎肝硬化患者的肝功能及肝纤维化血清学指标有改善作用。

【用法用量】口服，薄膜衣片6片/次，3次/d。Ⅱ期原发性肝癌疗程2个月，Ⅲ期患者疗程1

个月，乙型肝炎等病症疗程3个月或遵医嘱。

【不良反应】少数患者开始服药后出现腹泻，一般不影响继续治疗，多可自行缓解。

13）平消胶囊

【主要成分】郁金、仙鹤草、五灵脂、白矾、硝石、干漆（制）、麸炒枳壳、马钱子粉。

【功能主治】活血化瘀，散结消肿，解毒止痛。对瘀毒内结所致的肿瘤患者具有缓解症状，缩小瘤体，提高机体免疫力，延长生存时间的作用。

【用法用量】口服。每次4～8粒，每天3次。

【不良反应】少见恶心，药疹，偶见头晕，腹泻，停药后上述症状可自行消失。

14）安康欣胶囊

【主要成分】半枝莲、山豆根、夏枯草、蒲公英、石上柏等。

【功能主治】活血化瘀、软坚散结、清热解毒、扶正固本。用于肺癌、胃癌、肝癌等肿瘤的辅助治疗。

【用法用量】口服，饭后温开水送服。每次4～6粒，每天3次。30天为1个疗程。

15）华蟾素片

【主要成分】干蟾皮提取物。

【功能主治】解毒，消肿，止痛。用于中、晚期肿瘤，慢性乙型肝炎等症。

【用法用量】口服。每次3～4片，每天3～4次。

【不良反应】口服初期偶有腹痛、腹泻等胃肠道刺激反应。如无其他严重情况，无须停药，继续使用，症状会减轻或消失。

【禁忌】避免与剧烈兴奋心脏药物配伍。

16）安替可胶囊

【主要成分】当归、蟾皮。

【功能主治】软坚散结、解毒定痛、养血活血。用于食管癌瘀毒证，与放疗合用可增强疗效；用于晚期原发性肝癌瘀毒证，对不宜手术、放化疗者有一定抑制肿瘤增长作用，可改善生存质量；用于中晚期胃癌（瘀毒证）的化疗辅助治疗，配合5-FU-DDP方案（5-FU、MMC、DDP），可改善临床症状、生存质量。

【用法用量】口服。每次2粒，每天3次，饭后服用；疗程6周，或遵医嘱。

【不良反应】少数患者使用后可出现恶心、白细胞降低。过量、连续久服可致心悸。

17）复方斑蝥胶囊

【主要成分】斑蝥、人参、黄芪、刺五加、三棱、半枝莲、莪术、山茱萸、女贞子、熊胆粉、甘草。

【功能主治】破血消瘀，攻毒蚀疮。用于原发性肝癌、肺癌、直肠癌、恶性淋巴瘤、妇科恶性肿瘤等。

【用法用量】口服，每次3粒，每天2次。

【注意事项】糖尿病患者及糖代谢紊乱者慎用。

18）回生口服液

【主要成分】益母草、红花、水蛭、当归、三棱、川芎、降香、香附、人参、没药、苦杏仁、大黄、桃仁等。

【功能主治】消癥化瘀，用于原发性肝癌、肺癌。

【用法用量】口服，每次10mL，每天3次，或遵医嘱。

【注意事项】过敏体质者慎服。

19）化癥回生口服液

【主要成分】益母草、红花、制水蛭、当归、苏木、三棱、川芎、降香、香附、大黄、人工麝香等。

【功能主治】消癥化瘀。用于癥积，产后瘀血。少腹疼痛拒按，适用于属血瘀气滞型的原发性支气管肺癌及原发性肝癌。

【用法用量】口服，每次10mL（1支），每天2次。

【注意事项】经期妇女、体质虚弱者、出血性疾病患者慎用。

20）槐耳颗粒

【主要成分】槐耳菌质经加工制成的颗粒。

【功能主治】消癥化瘀。用于癥积，产后瘀血。少腹疼痛拒按，适用于属血瘀气滞型的原发性支气管肺癌及原发性肝癌。

【用法用量】口服，每次1袋，每天2次。

【注意事项】经期妇女、体质虚弱者、出血性疾病患者慎用。

21）红金消结胶囊

【主要成分】三七、香附、八角莲、鼠妇虫、黑蚂蚁、五香血藤、鸡矢藤、金荞麦、大红袍、柴胡。

【功能主治】疏肝理气，软坚散结，活血化瘀、消肿止痛，用于气滞血瘀所致乳腺小叶增生，子宫肌瘤，卵巢囊肿。

【用法用量】口服；每次4粒，每天3次。

22）参一胶囊

【主要成分】人参皂苷Rg3。

【功能主治】培元固本，补益气血。与化疗配合用药，有助于提高原发性肺癌、肝癌的疗效，可改善肿瘤患者的气虚症状，提高机体免疫功能。

【用法用量】饭前空腹口服，每次2粒，每天2次。8周为1个疗程。

【注意事项】①火热证或阴虚内热证者慎用。②有出血倾向者忌用。

23）小金胶囊

【主要成分】人工麝香、木鳖子（去壳去油）、制草乌、枫香脂、乳香（制）、没药（制）、五灵脂（醋炒）、当归（酒炒）、地龙、香墨。

【功能主治】散结消肿，化瘀止痛。用于阴疽初起、皮色不变、肿硬作痛，多发性脓肿，瘿瘤，瘰疬，乳岩，乳癖。

【用法用量】口服。每次3～7粒，每天2次，小儿酌减。

【不良反应】偶见皮肤过敏反应。

24）鸦胆子油软胶囊

【主要成分】鸦胆子油、豆磷脂。

【功能主治】抗癌。用于肺癌，肺癌脑转移，消化道肿瘤及肝癌的辅助治疗。

【用法用量】口服。每次4粒，每天2～3次，30天为1个疗程。

【注意事项】本品无明显毒副作用，但少数患者偶有油腻感，恶心，厌食等消化道不适的反应。

25）威麦宁胶囊

【主要成分】威麦宁。

【功能主治】活血化瘀，清热解毒，祛邪扶正。配合放、化疗治疗肿瘤有增效、减毒作用；单独使用可用于不适宜放、化疗的肺癌患者的治疗。

【用法用量】饭后口服。每次6～8粒，每天3次，或遵医嘱。

【不良反应】偶有恶心等消化道症状。

26）紫龙金片

【主要成分】黄芪、当归、白英、龙葵、丹参、半枝莲、蛇莓、郁金。

【功能主治】益气养血，清热解毒，理气化瘀。用于气血两虚证原发性肺癌化疗者，症见神疲乏力，少气懒言，头昏眼花，食欲不振，气短自汗，咳嗽，疼痛。

【用法用量】口服，每次4片，每天3次，与化疗同时使用。每4周为1个周期，每2个周期为1个疗程。

27）安多霖胶囊

【主要成分】含黄芪以黄芪甲苷计。

【功能主治】益气补血，扶正解毒。主治气血两虚证，适用于放、化疗引起的白细胞下降、免疫功能低下、食欲不振、神疲乏力、头晕气短等症。对肿瘤放射治疗中因辐射损伤造成的淋巴细胞微核率增高等有改善作用，可用于辐射损伤。

【用法用量】口服。每次4粒，每天3次。

28）地榆升白片

【主要成分】地榆。

【功能主治】升高白细胞。用于白细胞减少症。

【用法用量】口服，每次2～4片，每天3次。

29）灵芝孢子粉胶囊

【主要成分】破壁灵芝孢子。

【功能主治】健脾益气，养心安神。用于心脾两虚，病后体弱，肿瘤患者的辅助治疗。

【用法用量】口服。每次4～6粒，每天3次。

30）参芪十一味颗粒

【主要成分】人参（去芦）、黄芪、当归、天麻、熟地黄、泽泻、决明子、鹿角、菟丝子、细辛、枸杞子。

【功能主治】补脾益气。用于脾气虚所致的体弱、四肢无力。

【用法用量】口服。每次2g，每天3次。

31）香菇益血口服液

【主要成分】香菇多糖、茯苓、白术（炒）、山药、鸡血藤、阿胶、地黄、枸杞子。

【功能主治】健脾补气，益气生津。用于肿瘤化疗后引起的骨髓抑制，免疫功能下降或兼有恶心、食欲不振、气短乏力等症的辅助治疗。

【用法用量】口服。每次1支，每天2次，或遵医嘱，用时摇匀。

32）胃复春片

【主要成分】红参、香茶菜、麸炒枳壳。

【功能主治】健脾益气，活血解毒。用于胃癌癌前病变、胃癌手术后辅助治疗、慢性浅表性胃炎属脾胃虚弱证者。

【用法用量】口服。每次4片，每天3次。

33）复方红豆杉胶囊

【主要成分】红豆杉皮、红参、甘草、二氧化硅。

【功能主治】祛邪散结。用于气虚痰瘀所致的中晚期肺癌化疗的辅助治疗。

【用法用量】口服。每次2粒，每天3次，21天为1个疗程。

34）复方天仙胶囊

【主要成分】本品为天花粉、威灵仙、白花蛇舌草、人工牛黄、龙葵、胆南星、乳香（制）、没药、人参、黄芪、珍珠（制）、猪苓、蛇蜕、冰片、人工麝香等制成的胶囊剂。

【功能主治】清热解毒，活血化瘀，散结止痛。对食管癌、胃癌有一定抑制作用；配合化疗、放疗，可提高其疗效。

【用法用量】口服，每次2～3粒，每天3次。饭后半小时用蜂蜜水或温水送下（吞咽困难者可将药粉倒出服用）。每1个月为1个疗程。停药3～7天再继续服用。

【注意事项】不宜与洋地黄类药物同用。运动员慎用。

35）复方万年青胶囊

【主要成分】虎眼万年青、半枝莲、虎杖、郁金、白花蛇舌草、人参、丹参、黄芪、全蝎、蜈蚣。

【功能主治】解毒化瘀，扶正固本。适用于肺癌、肝癌、胃癌化疗合并用药，具有减毒增效的作用。

【用法用量】口服，每次3粒，每天3次。

【禁忌】孕妇禁服，忌与藜芦同服。

36）金龙胶囊

【主要成分】鲜守宫、鲜金钱白花蛇、鲜蕲蛇。

【功能主治】破瘀散结，解郁通络。用于原发性肝癌血瘀郁结证，症见右胁下积块，胸胁疼痛，神疲乏力，腹胀，纳差等。

【用法用量】口服。每次4粒，每天3次。

【注意事项】服药期间出现过敏者，应及时停药，并给予相应的治疗措施。妊娠及哺乳期妇女禁用。

（房财富）

参考文献

［1］张蓓，周志伟．实用中西医结合肿瘤学[M]．广州：广东人民出版社，2004．

［2］李佩文．中西医临床肿瘤学[M]．北京：中国中医药出版社，1996．

［3］梅全喜．现代中药药理与临床应用手册[M]．北京：中国中医药出版社，2016．

［4］贾英杰．中西医结合肿瘤学[M]．武汉：华中科技大学出版社，2009．

［5］DEVITA V T，LAWRENCE T S，ROSENBERG S A．Cancer：Principles and Practice of Oncology Review[M]．Philadelphia：Lippincott Williams & Wilkins，2009．

［6］DAVID L BARTLETT，PRAGATHEESHWAR THIRUNAVUKARASU，MATTHEW D NEAL．Surgical Oncology Fundamentals，Evidence-Based Approaches and New Technology[M]．St Louis：Jaypee Brothers Medical Publishers，2014．

［7］万德森．临床肿瘤学[M]．北京：科学出版社，2014．

［8］JOHN NIEDERHUBER，JAMES ARMITAGE，JAMES DOROSHOW，et al．Abeloff's Clinical Oncology[M]．5th Edition．Philadelphia：Elsevier Churchill Livingstone，2014．

［9］徐瑞华，姜文奇，管忠震．临床肿瘤内科学[M]．北京：人民卫生出版社，2014．

［10］周际昌．实用肿瘤内科学[M]．北京：人民卫生出版社，1999．

［11］殷蔚伯，余子豪，徐国镇，等．肿瘤放射治疗学[M]．4版．北京：中国协和医科大学出版社，2008．

［12］Steel G G（ed）．Basic Clinical Radiobiology[M]．3rd edition．Amold，London，New York：Sydney，Auckland，2002．

［13］王俊杰．放射性粒子组织间近距离治疗肿瘤[M]．2版．北京：北京大学医学出版社，2004．

［14］International Commission on Radiation Units and Measurements．Prescribing，recording and reporting photon beam therapy，Supplement to report 50，Report 62[M]．Washington，D.C.：ICRU，1999．

［15］于金明，殷蔚伯，李宝生，肿瘤精确放射治疗学（上、下卷）[M]．济南：山东科技出版社，2004．

［16］周光炎．免疫学原理[M]．3版．北京：科学出版社，2003．

［17］夏建川．肿瘤生物治疗基础与临床应用[M]．北京：科学出版社，2011．

［18］黄文林．肿瘤分子靶向治疗[M]．北京：人民卫生出版社，2009．

［19］曾维威，曾川，范卫东，等．2016年ASCO会议非小细胞肺癌化学治疗的相关进展[J]．中华肺部疾病杂志（电子版），2016，9（4）：463-464．

［20］秦虹，曾川，范卫东，等．2016年ASCO会议非小细胞肺癌免疫治疗的相关进展[J]．中华肺部疾病杂志（电子版），2016，9（4）：464-466．

［21］GREENWALD R J，FREEMAN G J，SHARPE A H．The B7 family revisited[J]．Annual Reviews of Immunology，2005，23：515-548．

［22］WALUNAS T L，LENSCHOW D J，BAKKER C Y，et al．CTLA-4 can function as a negative regulator of T cell activation[J]．Immunity，1994，1（5）：405-413．

［23］LYNCH T J，BONDARENKO I，LUFT A，et al．Ipilimumab in combination with paclitaxel and carboplatin as first-line treatment in stage ⅢB/Ⅳ non-small-cell lung cancer：results from a randomized，double-blind，multicenter phase Ⅱ study[J]．Journal of Clinical Oncology，2012，30（17）：2046-2054．

［24］BRAHMER J，RECKAMP K L，BAAS P，et al．Nivolumab versus Docetaxel in Advanced Squamous-Cell Non-Small-Cell Lung Cancer[J]．The New England Journal of Medicine，2015，373（2）：123-135．

［25］WEBER J S，O'DAY S，URBA W，et al．Phase Ⅰ/Ⅱ study of ipilimumab for patients with metastatic melanoma[J]．Journal of Clinical Oncology，2008，26（36）：5950-5956．

［26］YANG J C，HUGHES M，KAMMULA U，et al．Ipilimumab（anti-CTLA4 antibody）causes regression of metastatic renal cell cancer associated with enteritis and hypophysitis[J]．Journal of Immunotherapy，2007，30（8）：825-830．

［27］RECK M，BONDARENKO I，LUFT A，et al．Ipilimumab in combination with paclitaxel and carboplatin as first-line therapy in extensive-disease-small-cell lung cancer：results from a randomized，double-blind，multicenter phase 2 trial[J]．Annals of oncology：offical journal of the European Society for Medical Oncology，2013，24（1）：75-83．

［28］TOPALIAN S L，HODI F S，BRAHMER J R，et al．Safety，activity，and immune correlates of anti-PD-1 antibody in cancer[J]．The New England Journal of medicine，2012，366（26）：2443-2454．

［29］BORGHAEI H，PAZ-ARES L，HORN L，et al．Nivolumab versus Docetaxel in Advanced Nonsquamous Non-Small-Cell Lung Cancer[J]．The New England Journal of medicine，2015，373（17）：1627-1639．

［30］BRAHMER J R，TYKODI S S，CHOW L Q，et al．Safety and activity of anti-PD-L1 antibody in patients with advanced cancer[J]．The New England Journal of medicine，2012，

366（26）：2455-2465.

[31] ARENDT M，NASIR L，MORGAN I M. Oncolytic gene therapy for canine cancers：teaching old dog viruses new tricks[J]. Veterinary and comparative oncology，2009，7（3）：153-161.

[32] COUTELLE C，THEMIS M，WADDINGTON S N，et al. Gene therapy progress and prospects：fetal gene therapy—first proofs of concept—some adverse effects[J]. Gene Therapy，2005，12（22）：1601-1607.

[33] DRANOFF G. Cytokines in cancer pathogenesis and cancer therapy[J]. Nature reviews Cancer，2004，4（1）：11-22.

[34] MELIEF C J. Cancer immunotherapy by dendritic cells[J]. Immunity，2008，29（3）：372-383.

[35] VULINK A，RADFORD K J，MELIEF C，et al. Dendritic cells in cancer immunotherapy[J]. Advances in Cancer Research，2008，99：363-407.

[36] ARORA A，SCHOLAR E M. Role of tyrosine kinase inhibitors in cancer therapy[J]. The journal of Pharmacology and experimental Therapeutics：Official publication of the American Society for pharmacology and Experimental Therapeutics，2005，315（3）：971-979.

[37] HANRAHAN E O，HEYMACH J V. Vascular endothelial growth factor receptor tyrosine kinase inhibitors vandetanib（ZD6474）and AZD2171 in lung cancer[J]. Clinical cancer Research：an official Journal of the American Association for Cancer Research. 2007，13（15 Pt 2）：4617-4622.

[38] ABDOLLAHI A，HAHNFELDT P，MAERCKER C，et al. Endostatin's antiangiogenic signaling network[J]. Molecular Cell，2004，13（5）：649-663.

[39] BLAGOSKLONNY M V. Antiangiogenic therapy and tumor progression[J]. Cancer Cell，2004，5（1）：13-17.

[40] WACHSBERGER P，BURD R，DICKER A P. Tumor response to ionizing radiation combined with antiangiogenesis or vascular targeting agents：exploring mechanisms of interaction[J]. Clinical cancer Research：an official Journal of the American Association for Cancer Research，2003，9（6）：1957-1971.

[41] CIARDIELLO F. Epidermal growth factor receptor tyrosine kinase inhibitors as anticancer agents[J]. Drugs，2000，60 Suppl 1：25-32.

[42] TOPALIAN S L，MUUL L M，SOLOMON D，et al. Expansion of human tumor infiltrating lymphocytes for use in immunotherapy trials[J]. Journal of Immunological Methods，1987，102（1）：127-141.

［43］CHANG A E，LI Q，BISHOP D K，et al．Immunogenetic therapy of human melanoma utilizing autologous tumor cells transduced to secrete granulocyte-macrophage colony-stimulating factor[J]．Human Gene Therapy，2000，11（6）：839-850.

［44］JOHNSON L A，MORGAN R A，DUDLEY M E，et al．Gene therapy with human and mouse T-cell receptors mediates cancer regression and targets normal tissues expressing cognate antigen[J]．Blood：The journal of the American society of Hematology，2009，114（3）：535-546.

［45］谭兴贵．中医药膳学[M]．北京：北京中医药出版社，2003.

［46］黎燕芳．癌症病人护理[M]．广州：广东科技出版社，2006.

［47］张广清．临床常见病中医专科专病护理常规[M]．上海：上海科学技术出版社，2018.

［48］陈健雯，邝敏欢．抗PD-1抗体和抗PD-L1抗体临床使用的护理[J]．全科护理，2017，15（11）：1349-1351.

［49］徐波，耿翠芝，等．肿瘤治疗血管通道安全指南[M]．北京：中国协和医科大学出版社，2015.

［50］张丽娟，黄中英，朱晓丽，等．徒手淋巴引流预防乳腺癌术后上肢淋巴水肿的效果[J]．实用医学杂志，2015，31（17）：2910-2913.

［51］张丽娟，罗庆华，张慧珍，等．乳腺癌保乳术后患者淋巴水肿的手法引流综合消肿治疗[J]．护理学杂志，2018，33（12）：8-11.

［52］杜宜华，陆培华，丁军利．肿瘤分子靶向治疗的规范化护理流程管理及对患者的影响[J]．中国肿瘤临床与康复，2018，25（7）：837-840.

［53］郝智慧，徐兰凤．艾灸抗肿瘤作用研究概况[J]．江苏中医药，2014，46（1）：79-81.

［54］周莉媛．中医护理干预癌性疼痛价值及对患者心理状况改善探讨[J]．实用临床护理学电子杂志，2018，3（13）：152-153.

［55］徐莎，刘亚莉．程序死亡受体1抗体（PD-1）治疗恶性肿瘤患者中免疫相关不良反应的观察与护理[J]．护士进修杂志，2018，33（4）：355-356.

［56］李兰曼，魏玮．肺癌流行病学和危险因素研究进展[J]．肿瘤研究与临床，2018，30（12）：875-879.

［57］张蓓，胡丕丽，黄国贤，等．不同治则中药治疗鼻咽癌放疗后青紫舌的临床研究[J]．新中医，2003（5）：29-30.

［58］黄国贤，赵充，韩非，等．中药防治鼻咽癌综合治疗中口咽急性毒性的临床研究[J]．癌症，2003（10）：1084-1087.

［59］张力．鼻咽癌治疗的新进展[J]．临床肿瘤学杂志，2008（3）：193-196.

［60］汪桃利，张蓓，黄圆圆，等．大剂量生南星治疗鼻咽癌的毒性学研究[J]．中药材，2009，32（5）：829-831．

［61］夏良平，郭桂芳，丘惠娟，等．鼻咽癌放疗后残留和复发颈淋巴结的分布规律[J]．中山大学学报（医学科学版），2009，30（S2）：199-202．

［62］马俊，张大为，伍丽娟，等．鼻咽癌患者血清抗EB病毒潜伏膜蛋白2A抗体的检测及其临床意义[J]．中国临床药理学与治疗学，2016，21（8）：890-893．

［63］陈平，黄圆圆，权琦，等．名中医张蓓治疗鼻咽癌临床经验拾要[J]．世界中西医结合杂志，2017，12（11）：1505-1508．

［64］CHEN Y P，CHEN L，LI W F，et al．Reporting Quality of Randomized．Controlled Trials Evaluating Combined Chemoradiotherapy in Nasopharyngeal Carcinoma[J]．International Journal of Radiation Oncology Biology Physics，2017，98（1）：170-176．

［65］王传喜，刘少峰，马俊，等．鼻咽癌放疗性后鼻孔闭锁的手术治疗及术后复发相关因素分析[J]．中国眼耳鼻喉科杂志，2018，18（6）：416-419．

［66］MA S X，ZHOU T，HUANG Y，et al．The efficacy of first-line chemotherapy in recurrent or metastatic nasopharyngeal carcinoma：a systematic review and meta-analysis[J]．Annals of Translational Medicine，2018，6（11）：201．

［67］ZHANG Y，ZHANG Z C，LI W F，et al．Prognosis and staging of parotid lymph node metastasis in nasopharyngeal carcinoma：An analysis in 10,126 patients[J]．Oral Oncology，2019，95：150-156．

［68］ZHANG Y，SUN Y，MA J．Induction gemcitabine and cisplatin in locoregionally advanced nasopharyngeal carcinoma[J]．Cancer Commun（Lond），2019，39（1）：364-367．

［69］CHEN XD，LIANG W，WAN N，et al．Cost-effectiveness analysis of gemcitabine plus cisplatin versus fluorouracil plus cisplatin for first-line treatment of recurrent or metastatic nasopharyngeal carcinoma[J]．Oral Oncology，2019，94：80-85．

［70］李少林，周琦．实用临床肿瘤学[M]．北京：科学出版社，2014．

［71］丘惠娟，夏良平，徐瑞华，等．含Cetuximab方案治疗10例胃癌或食管癌的近期疗效分析[J]．肿瘤学杂志，2010，16（4）：294-297．

［72］王峰，高阳，张力，等．胃癌术后预后因素的Cox比例风险回归[J]．青岛医药卫生，2010，42（4）：253-255．

［73］SUN Y，YU W，GUAN W，et al．Integrated assessment of PD-L1 expression and molecular classification facilitates therapy selection and prognosis prediction in gastric cancer[J]．Cancer Management and Research，2019，11：6397-6410．

[74] LEE J G，KIM S A，EUN C S，et al．Impact of age on stage-specific mortality in patients with gastric cancer：A long-term prospective cohort study[J]．PLoS One，2019，14（8）：e220660.

[75] CHEN X，YANG K，ZHANG X，et al．Meta-analysis of preoperative oral nutritional supplements for patients with gastric cancer：East Asian experience[J]．European Journal of clinical nutrition，2020，74（7）：991-1000.

[76] YOON J H，PARK Y G，NAM S W，et al．The diagnostic value of serum gastrokine 1 （GKN1）protein in gastric cancer[J]．Cancer Medicine，2019，8（12）：5507-5514.

[77] LI S，CHUNG D C，MULLEN J T．Screening high-risk populations for esophageal and gastric cancer[J]．Journal of Surgical Oncology，2019，120（5）：831-846.

[78] 李小梅，焦顺昌．哈里森肿瘤学手册[M]．北京：军事科学出版社，2017.

[79] 万赤丹，王国斌．原发性肝癌治疗进展[J]．腹部外科，2019，32（1）：1-6，22.

[80] 潘敏求，黎月恒．肿瘤特色方药[M]．北京：人民卫生出版社，2006.

[81] 文娟娟，周晓军．肾细胞癌预后的影响因素[J]．中华病理学杂志，2013，42（12）：850-853.

[82] 李平，刘志红．肾癌的手术治疗及残余肾功能评估与保护[J]．肾脏病与透析肾移植杂志，2018，27（4）：358-363.

[83] VARTOLOMEI MD，FOERSTER B，KIMURA S，et al．Oncologic outcomes after minimally invasive surgery for cT1 renal masses：a comprehensive review[J]．Current Opinion in Urology，2018，28（2）：132-138.

[84] CAMPBELL S，UZZO R G，ALLAF M E，et al．Renal mass and Localized renal cancer：AUA guideline[J]．The Journal of Urology，2017，198（3）：520-529.

[85] UBRIG B，ROOSEN A，WAGNER C，et al．Tumor complexity and the impact on MIC and trifecta in robot-assisted partial nephrectomy：a multi-center study of over 500 cases[J]．World Journal of Urology，2018，36（5）：783-788.

[86] PATEL A R，PRASAD S M，SHIH Y C，et al．The association of the human development index with global kidney cancer incidence and mortality[J]．The Journal of Urology，2012，187（6）：1978-1983.

[87] DELAHUNT B，MEKENNEY J K，LOHSE C M，et al．A novel grading system for clear cell renal cell carcinoma incorporating tumor necrosis[J]．American Journal of Surgical Pathology，2013，37（3）：311-322.

[88] FLANIGAN R C，POLCARI A J，HUGEN C M．JS-7 Prognostic variables and nomograms

for renal cell carcinoma[J]. International Journal of Urology, 2011, 18（1）: 20-31.

[89] 王楷峰. 饮食因素、生活方式与前列腺癌发生发展的研究进展[J]. 国际泌尿系统杂志, 2018, 38（2）: 299-303.

[90] 吴铁球, 李可. 前列腺癌发病的危险因素研究现状[J]. 国外医学泌尿系统分册, 2003, 23（5）: 519-522.

[91] 赵年欢, 王朋, 崔邦平, 等. 前列腺癌 Gleason 评分与不同影像学检查的关系[J]. 华中科技大学学报（医学版）, 2018, 47（3）: 375-378, 382.

[92] 陈征, 邵春奎, 高新. Gleason评分研究进展及评估前列腺癌预后的重要性[J]. 中华腔镜泌尿外科杂志（电子版）, 2016, 10（6）: 367-372.

[93] EPSTEIN J I, EGEVAD L, AMIN M B, et al. The 2014 international society of urological pathology（ISUP）consensus conference on gleason grading of prostatic carcinoma: definition of grading patterns and proposal for a new grading system [J]. American Journal of Surgical Pathology, 2017, 40（2）: 244-252.

[94] 蒋智铭, 张惠箴, 陈洁晴, 等. 几种特殊类型前列腺癌的病理特点[J]. 中华病理学杂志, 2001, 30（6）: 474-476.

[95] 李磊, 贺大林. 根治性前列腺切除术的规范与挑战[J]. 现代泌尿外科杂志, 2014, 19（8）: 502-504.

[96] LIU Y P, JIN J, LI Y X, et al. Hypofmctionated intensity modulated radiation therapy for prostate cancer confined to the pelvis: analysis of efficacy and late toxicity[J]. Journal of Radiation Oncology, 2015, 4: 95-101.

[97] HAMDY F C, DONOVAN J L, LANE J A, et al. 10-Year outcomes after monitoring, surgery, or radiotherapy for localized prostate cancer[J]. The New England journal of medicine, 2016, 375（15）: 1415-1424.

[98] 王晓东. 前列腺癌内分泌治疗现状及研究进展[J]. 国际泌尿系统杂志, 2017, 37（2）: 267-271.

[99] 邵立钦, 范锐, 岳俊敏, 等. 手术去势联合间歇性雄激素全阻断疗法治疗局部进展期前列腺癌的疗效[J]. 中国老年学杂志, 2015（14）: 3934-3935.

[100] OH W K. The evolving role of estrogen therapy in prostate cancer [J]. Clinical Prostate Cancer, 2002, 1（2）: 81-89.

[101] 李恭会. 《转移性前列腺癌化疗中国专家共识》解读[J]. 中华泌尿外科杂志, 2018, 39（2）: 85-86.

[102] 贺大林, 何志嵩, 薛蔚. 晚期前列腺癌化疗的临床实践[J]. 中华泌尿外科杂志, 2017,

38（21）：11-12.

[103] 王腾春，高伟，袁守娴，等．化疗联合生物免疫治疗应用于晚期前列腺癌临床研究[J]．国际泌尿系统杂志，2018，38（3）：365-368.

[104] 罗妍，葛蕙心，王文玲，等．前列腺癌免疫治疗的研究进展[J]．医学综述，2016，22（12）：2334-2338.

[105] MONTIRONI R，LOPEZ-BELTRAN A．The 2004 WHO classification of bladder tumors：a summary and commentary[J]．International Journal Surgical Pathology，2005，13（2）：143-153.

[106] VIKRAM R，SANDLER C M．Ng CS Imaging and staging of transitional cell carcinoma：part 1，lower urinary tract[J]．American Journal of Roentgenology，2009，192（6）：1481-1487.

[107] 殷小涛，高江平．膀胱肿瘤靶向治疗现状及研究进展[J]．解放军医学院学报，2017，38（1）：75-78.

[108] 曹达龙，叶定伟．免疫治疗在膀胱癌中的最新研究进展和未来展望[J]．中国癌症杂志，2018，28（2）：81-87.

[109] 兰卫华．膀胱灌注预防膀胱肿瘤复发：长疗程是必要的[J]．现代泌尿外科杂志，2013，18（3）：285-287.

[110] 曾甫清，蒋国松．非肌层浸润性膀胱癌的规范治疗[J]．临床泌尿外科杂志，2015，30（4）：287-290.

[111] SANSALONE S，SILVANI M，LEONARDI R，et al．Sexual outcomes after partial penectomy for penile cancer：results from a multi-institutional study[J]．Asian Journal of Andrology，2017，19（1）：57.

[112] DALING J R，MADELEINE M M，JOHNSON L G，et al．Penile cancer：importance of circumcision，human papillomavirus and smoking in situ and invasive disease[J]．International Cancer，2005，116（4）：606-616.

[113] VAN HOWE R S，HODGES F M．The carcinogenicity of smegma：debunking a myth[J]．Journal of the European Academy of Dermatology & Venerelogy Jeadv，2006，20（9）：1046-1054.

[114] PASCUAL A，PARIENTE M，GODINEZ J M，et al，High prevalence of human papillomavirus 16 in penile carcinoma[J]．Histology and Histopathology，2007，22（2）：177-183.

[115] PIZZOCARO G，ALGABA F，HORENBLAS S，et al．EAU penile cancer guidelines 2009[J]．

European urology，2010，57（6）：1002-1012.

［116］LI Z S，YAO K，CHEN P，et al. Disease-specific survival after radical lymphadenectomy for penile cancer：prediction by lymph node count and density[J]. Urologic Oncology：Seminars and Original Investigations，2014，32（6）：893-900.

［117］吕炳建，程亮. 2016版WHO睾丸和阴茎肿瘤新分类解读[J]. 中华病理学杂志，2016，45（8）：518-521.

［118］CARTHON B C，NG C S，PETTAWAY C A，et al. Epidermal growth factor receptor targeted therapy in locally advanced or metastatic squamous cell carcinoma of the penis[J]. BJU international，2014，113（6）：871-877.

［119］那彦群，叶章群，孙颖浩，等. 中国泌尿外科疾病诊断治疗指南[M]. 北京：人民卫生出版社，2013.

［120］SILVA V B，AZEVODO A L，COSTA I M，et a1. Mixed testicular germ cell tumour in a patient with previous pineal germinoma[J]. Journal of Neuro-oncology，2011，101（1）：125-128.

［121］ROY O P，DUTY B D，KAVOUSSI L R. Minimally invasive retroperitoneal lymph node dissection for testicular cancer[J]. Urologic Clinics of North America，2011，38（4）：451-458.

［122］汤壮，魏强. 睾丸肿瘤的影像学诊断及治疗[J]. 临床外科杂志，2015，23（2）：98-100.

［123］杜俊华，丁强. 临床Ⅰ期睾丸非精原细胞瘤的治疗进展[J]. 国际泌尿系统杂志，2009，29（4）：545-548.

［124］LIP S Z，MURCHISON L E，CULLIS P S，et al. A meta-analysis of the risk boys with isolated cryptorchidism developing testicular cancer in later life[J]. Archives of disease in childhood，2013，98（1）：20-26.

［125］FONKALSRUD E W. Current management of the undescended testis[J]. Seminars in Pediatric Surgery，1996，5（1）：2-7.

［126］ALBERS P，ALBRECHT W，ALGABA F，et al. EAU guidelines on testicular cancer：2011 update[J]. European Urology，2011，60（2）：304-319.

［127］DIECKMANN K P，WILKEN S，LOY V，et al. Treatment of testicular intraepithelial neoplasia（intratubular germ cell neoplasia unspecified）with local radiotherapy or with platinumbased chemotherapy：a survey of the German Testicular Cancer Study Group[J]. Annals of Oncology，2013，24（5）：1332-1337.

［128］STEPHENSON A J，BOSL G J，MOTZER R J，et al．Retroperitoneal lymph node dissection for nonseminomatous germ cell testicular cancer：impact of patient selection factors on outcome[J]．Journal of Clinical Oncology，2005，23（12）：2781-2788.

［129］李向东，郭胜杰，陈思亮，等．转移性睾丸非精原细胞瘤化疗后腹膜后淋巴结清扫术的疗效及预后因素分析[J]．中华外科杂志，2017，55（8）：603-607.

［130］卢淮武，林仲秋．《2018 NCCN卵巢癌包括输卵管癌及原发性腹膜癌临床实践指南》解读[J]．中国实用妇科与产科杂志，2018，34（5）：526-536.

［131］周琦，吴小华，刘继红，等．卵巢恶性肿瘤诊断与治疗指南（第四版）[J]．中国实用妇科与产科杂志，2018，34（7）：739-749.

［132］周雍明，周豫昆，侯炜．中医药治疗软组织肉瘤研究进展[J]，中医学，2018，7（01）：1-6.

［133］赵越洋．刘伟胜教授中医辨证论治肉瘤经验点集[J]．时珍国医国药，2015，26（9）：2255-2256.

［134］黄子菁，孙玲玲．林丽珠治疗软组织肉瘤用药规律的数据挖掘研究[J]，广州中医药大学学报，2018，35（6）：1112-1116.

［135］王臻．晚期软组织肉瘤的治疗：机遇与挑战[J]．中国骨与关节杂志，2019，8（1）：1-2.

［136］许宋锋，余子豪．软组织肉瘤的放射治疗[J]．中国肿瘤临床，2017，44（1）：19-23.

［137］殷静，杨锡贵．软组织肉瘤综合治疗进展[J]．实用癌症杂志，2009，24（3）：321-323.

［138］贾东东，夏李明，金谷，等．软组织肉瘤外科治疗进展[J]．肿瘤学杂志，2018，24（8）：823-827.

［139］姚伟强．软组织肉瘤的放射治疗[J]．中国实用外科杂志．2013，33（2）：122-124.

［140］KHOSHNOOD A. Gastrointestinal stromal tumor - A review of clinical studies[J]．journal of oncology Pharmacy practice：official publication of the International Society of oncology Pharmacy Practitioners，2019，25（6）：1473-1485.

［141］WU C E，TZEN C Y，WANG S Y，et al．Clinical Diagnosis of Gastrointestinal Stromal Tumor（GIST）：From the Molecular Genetic Point of View[J]．Cancers（Basel），2019，11（5）：395.

［142］CUMSILLE P，GODOY M，GERDTZEN Z P，et al．Parameter estimation and mathematical modeling for the quantitative description of therapy failure due to drug resistance in gastrointestinal stromal tumor metastasis to the liver[J]．PLoS One，2019，14（5）：e0217332.

［143］WAN W，XIONG Z，ZENG X，et al．The prognostic value of gastrointestinal bleeding in gastrointestinal stromal tumor：A propensity score matching analysis[J]．Cancer Medicine，2019，8（9）：4149-4158.

［144］古建立．骨肿瘤中医诊疗体会[J]．江苏中医药，2008（9）：6-8.

［145］韩海宁．骨肉瘤化疗后中医证候规范化研究[D]．广州：广州中医药大学，2011.

［146］王镔，赵刚．脑胶质瘤免疫治疗的进展与展望[J]．中国微侵袭神经外科杂志，2018（11）：523-526.

［147］陆道培．白血病治疗学[M]．北京：科学出版社，1992.